3ステップ式

パーソン・センタード・ケアでよくわかる認知症看護のきほん

浜松医科大学臨床看護学講座教授
鈴木みずえ 監修

メモリーケアクリニック湘南理事長・院長
内門大丈 監修協力

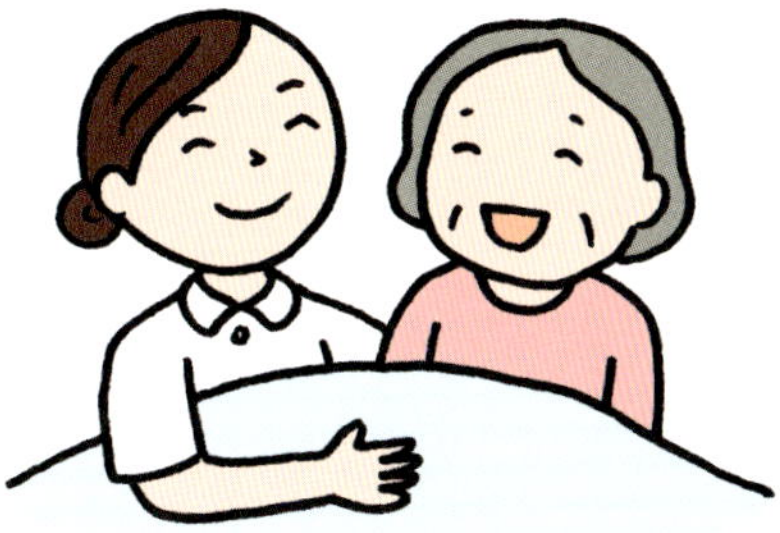

JN154425

池田書店

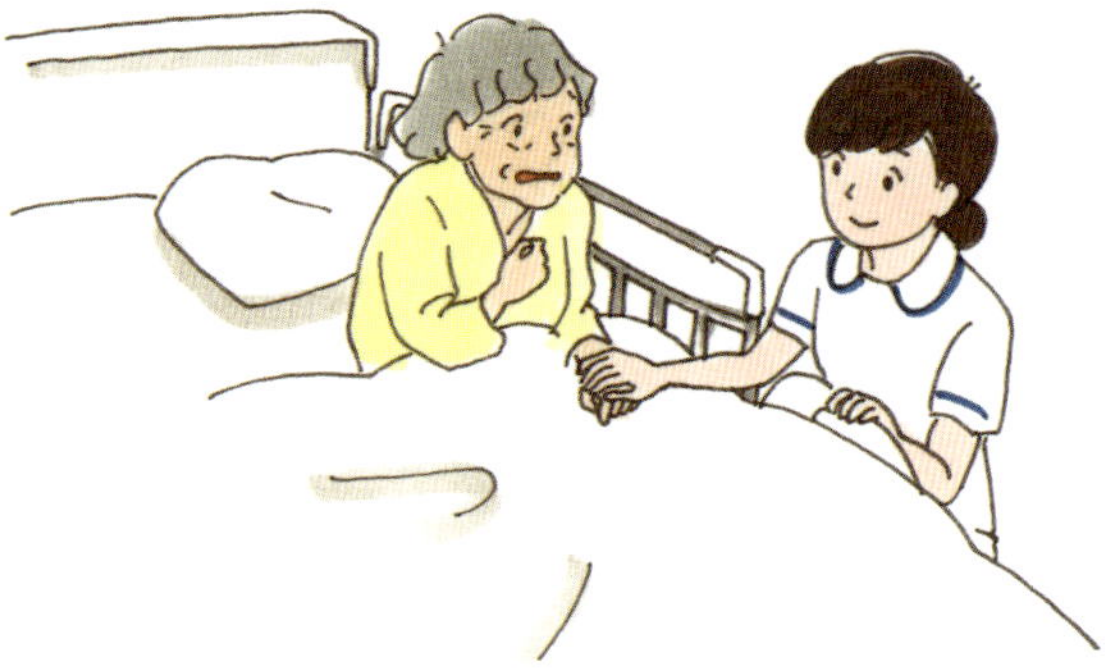

はじめに

認知症ケアの歴史を振り返ると、当たり前のように身体拘束が行われるなど、認知症の人が、非人間的な扱いをされていた時代がありました。その後、認知症の人の生活やその人らしさを重視したケアのあり方が模索されてきましたが、常に提供する側からの見方が中心であったことは、大いに反省しなければなりません。

今では、認知症の当事者自らが、認知症になってからも希望と尊厳をもって暮らし続けることができる社会を創り出していくために、さまざまな発信をしています。

先端医療技術の進歩により、人類は今、不治の病とされてきたガンを克服し、長寿遺伝子さえも手に入れようとしています。この長寿社会において、認知症は、もはやすべての人が経験する可能性があると言えるでしょう。認知症は、人が最期まで、いかに人としての尊厳を保ちつつ生きていくか、という課題を問いかけており、看護師の意識の変革をも求めています。認知症の当事者の声に耳を傾けることは、認知症の人のためだけではなく、私たちのためにもなっていくのです。看護師が、身体拘束をしないケアを工夫することで、認知症の人が適切な治療を受け、退院して自宅に帰ることができれば、これは、看護

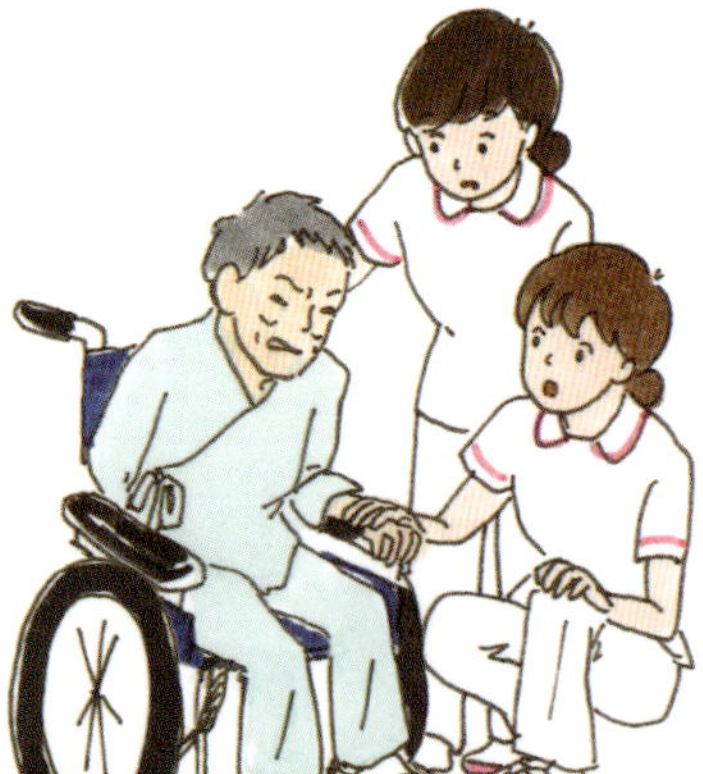

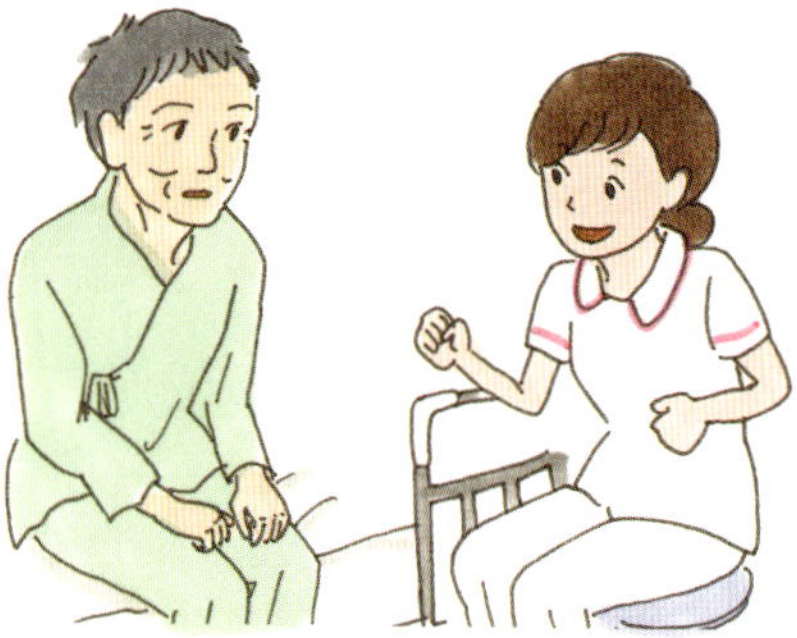

師にとっても何よりの喜びであり、看護師の自信や専門性の確立にもつながります。

この本では、「(認知症の本人の)思いを聞く」「情報を集める」「ニーズを見つける」の3ステップを行うことで、パーソン・センタード・ケアを実践していく方法をご紹介します。認知症の人の本当の思いや意思を反映したケアが、その人の心身の回復だけでなく、生きる意欲の回復へとつながっていくことを目標としています。そして、認知症看護のエキスパートによる経験値から引き出されたベストプラクティスも、具体的にご紹介します。すぐに活用できるテクニックばかりです。

また、認知症の当事者が、受診や入院経験などから感じたことについてのお話もご紹介します。お読みになり、ご自身の実践を、ぜひ振り返っていただきたいと思います。

認知症の人たちが、おだやかな入院生活を過ごすためには、その人の能力を奪うことなくともに回復を目指すためには、どのようにしたらよいのか。看護師として、人として、一緒に考え、実践していきましょう。あなたの日々の実践から、認知症ケアの歴史は変わっていきます。

浜松医科大学 臨床看護学講座教授
鈴木みずえ

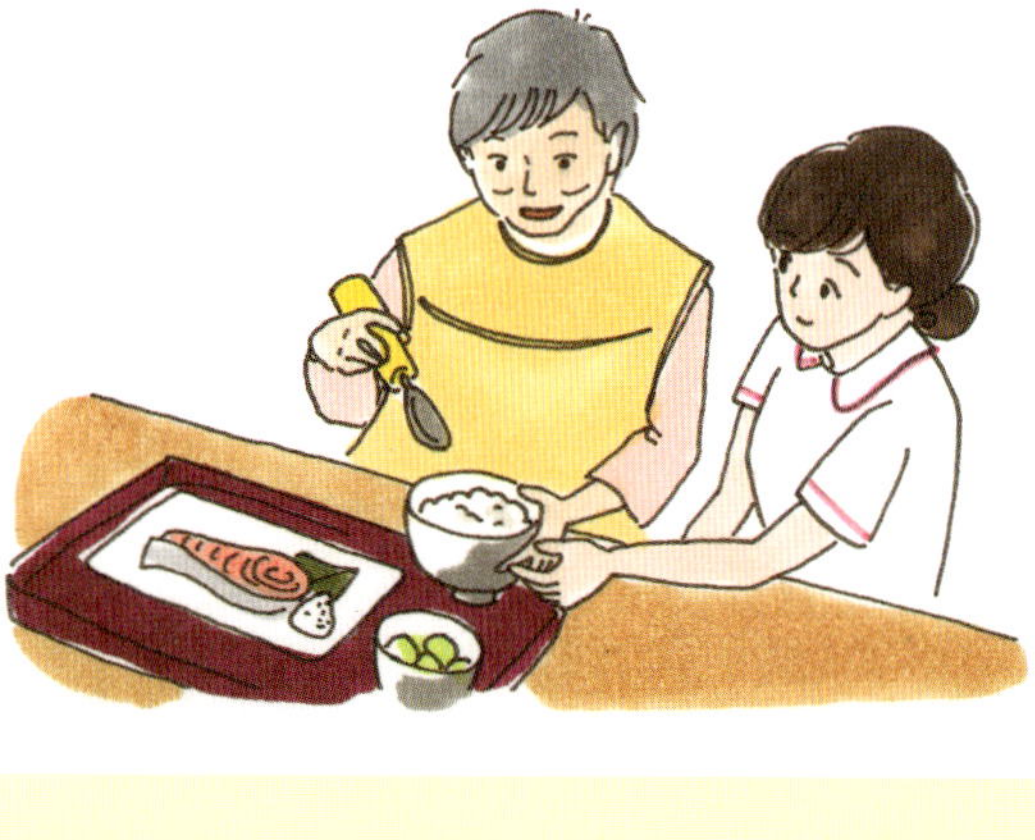

目次

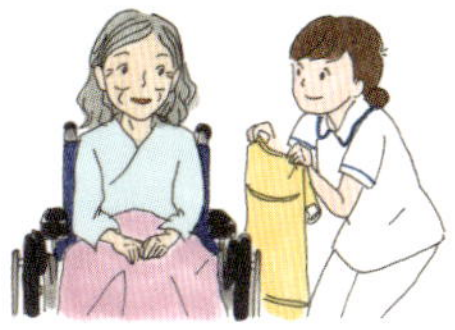

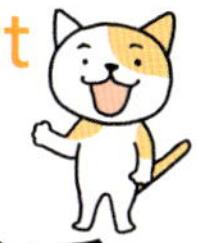

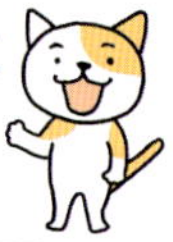

Part 4 認知症ケアの歴史と新しいケアへの挑戦

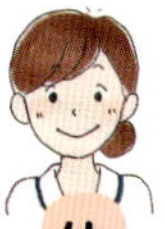

仲本りさのイラストエッセイ

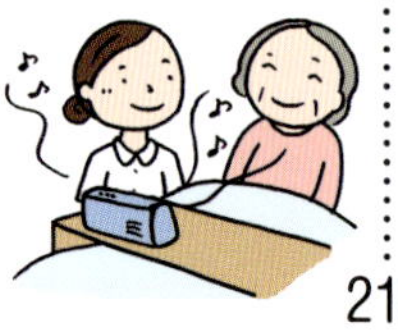

コラム

ここを見よう

Part

1

認知症の基礎知識

ひとくちに認知症といっても原因はさまざまで、表出する症状も異なります。そこで、認知症の人をケアするために、必ず知っておきたい「認知症についての 13 の基礎知識」をご紹介します。これを読み、あらためて自分の中に認知症に対する誤解や偏見がないか見つめ直し、認知症の人にとって心地よいケアとはどのようなケアかを考え、実践していきましょう。

認知症は「病名」ではなく「状態」

認知症を起こす疾患は60以上

認知症とは、「獲得された認知機能が、意識障害によらず、なんらかの脳の障害により持続的に低下し、日常生活や社会生活に支障をきたすようになった状態」のことを言います。

認知症といえば、アルツハイマー型認知症が有名ですが、ほかにも認知症や認知症様症状をきたす疾患・病態は60以上あると言われています（P9参照）。そのなかには、慢性硬膜下血腫や正常圧水頭症、ビタミンB_1欠乏症など治療できるものもあり、早期発見・早期治療により回復が可能です（P10参照）。

また、同じ認知症でも、障害されている脳の部分により、表出する症状が異なるのも特徴です。

脳の構成とその働き

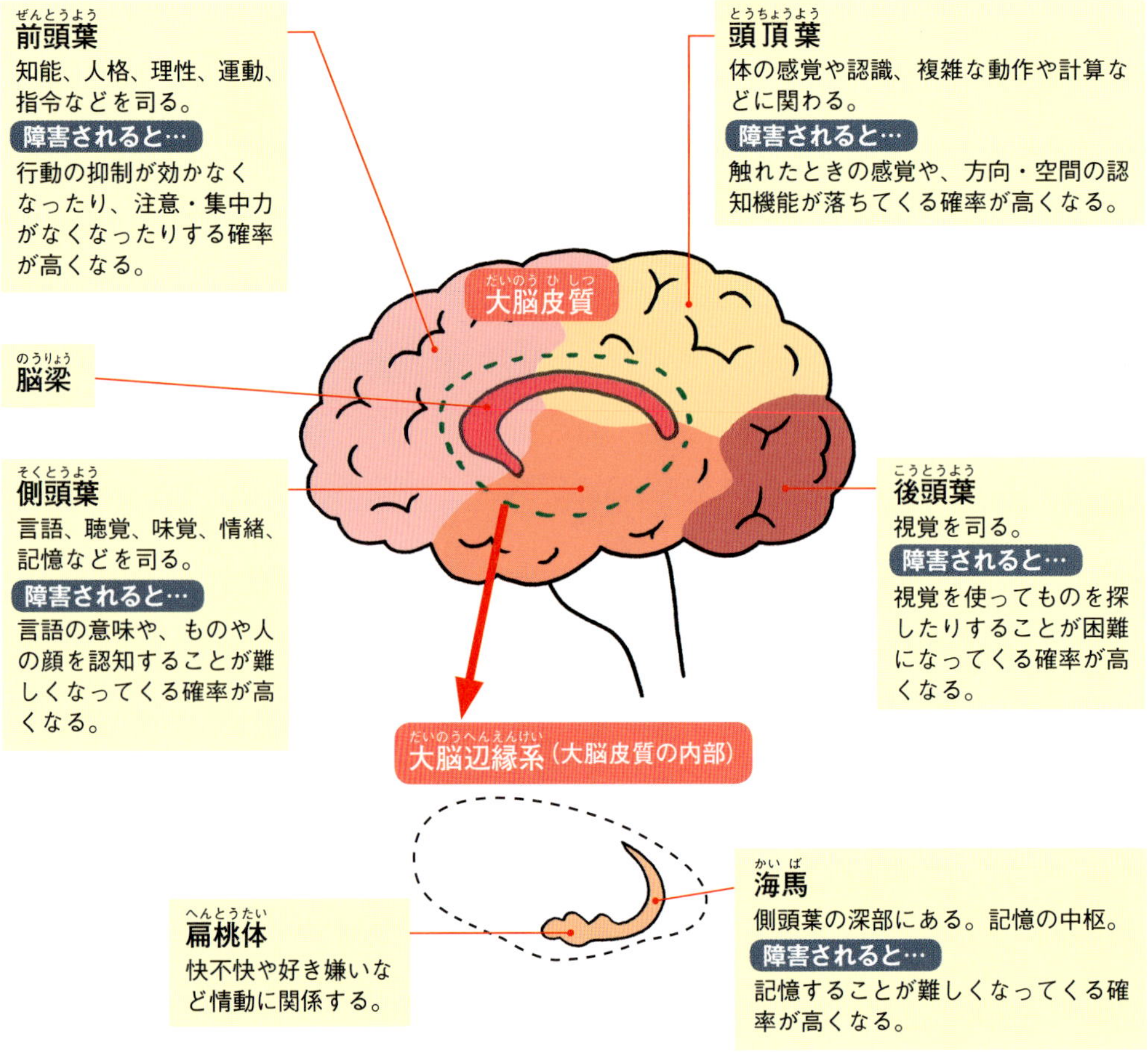

前頭葉《ぜんとうよう》
知能、人格、理性、運動、指令などを司る。
障害されると…
行動の抑制が効かなくなったり、注意・集中力がなくなったりする確率が高くなる。
頭頂葉《とうちょうよう》
体の感覚や認識、複雑な動作や計算などに関わる。
障害されると…
触れたときの感覚や、方向・空間の認知機能が落ちてくる確率が高くなる。
大脳皮質《だいのうひしつ》
脳梁《のうりょう》
側頭葉《そくとうよう》
言語、聴覚、味覚、情緒、記憶などを司る。
障害されると…
言語の意味や、ものや人の顔を認知することが難しくなってくる確率が高くなる。
後頭葉《こうとうよう》
視覚を司る。
障害されると…
視覚を使ってものを探したりすることが困難になってくる確率が高くなる。
大脳辺縁系《だいのうへんえんけい》（大脳皮質の内部）
海馬《かいば》
側頭葉の深部にある。記憶の中枢。
障害されると…
記憶することが難しくなってくる確率が高くなる。
扁桃体《へんとうたい》
快不快や好き嫌いなど情動に関係する。

認知症や認知症様症状をきたすおもな疾患・病態

中枢神経変性疾患
- アルツハイマー型認知症
- レビー小体型認知症／パーキンソン病
- 前頭側頭型認知症
- 進行性核上性麻痺
- 大脳皮質基底核変性症
- ハンチントン病
- 嗜銀顆粒性認知症
- 神経原線維変性型老年期認知症

など

無酸素性あるいは低酸素性脳症

臓器不全および関連疾患
- 腎不全、透析脳症
- 肝不全、門脈肝静脈シャント
- 慢性心不全
- 慢性呼吸不全

など

欠乏性疾患、中毒性疾患、代謝性疾患
- アルコール依存症
- Marchiafava-Bignami病
- 一酸化炭素中毒
- ビタミンB_1欠乏症（ウェルニッケ・コルサコフ症候群）
- ビタミンB_{12}欠乏症
- ビタミンD欠乏症
- 葉酸欠乏症
- 薬物中毒（抗がん薬、向精神薬、抗菌薬、抗痙攣薬など）
- 金属中毒（水銀、マンガン、鉛など）
- ウイルソン病

など

そのほか
- ミトコンドリア脳筋症
- 進行性筋ジストロフィー
- ファール病

など

血管性認知症
- 多発梗塞性認知症
- 小血管病変性認知症
- 慢性硬膜下血腫

など

脳腫瘍
- 原発性脳腫瘍
- 転移性脳腫瘍
- がん性髄膜症

正常圧水頭症

頭部外傷

神経感染症
- 急性ウイルス性脳炎（単純ヘルペス脳炎、日本脳炎など）
- HIV感染症（AIDS）
- クロイツフェルト・ヤコブ病

など

内分泌機能異常症および関連疾患
- 甲状腺機能低下症
- 下垂体機能低下症
- 副腎皮質機能低下症
- 反復性低血糖

など

脱髄疾患などの自己免疫性疾患
- 多発性硬化症
- 急性散在性脳脊髄炎
- ベーチェット病
- シェーグレン症候群

など

蓄積病
- 遅発性スフィンゴリピド症
- 副腎白質ジストロフィー
- 糖尿病

など

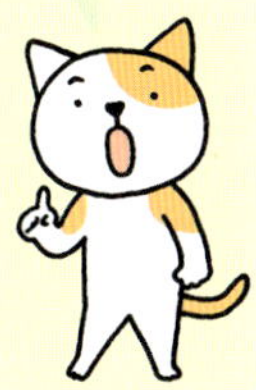

参考資料：日本神経学会　認知症疾患診療ガイドライン2017

早期発見が望まれる、治療できる認知症

慢《まん》性《せい》硬《こう》膜《まく》下《か》血《けっ》腫《しゅ》

●原因 硬膜と脳の間にゆっくりと血液が溜まり、血腫ができている状態。頭の打撲で発症したり、外傷がなくても発症したりする。

●症状 血腫により脳が圧迫され、頭痛や麻痺、認知機能障害などが出てくる。

●治療 血腫を取り去ることで症状がよくなる。

甲《こう》状《じょう》腺《せん》機《き》能《のう》低《てい》下《か》症《しょう》

●原因 甲状腺の働きが低下し甲状腺ホルモンの分泌がうまくいかなくて起こる。

●症状 甲状腺ホルモンの不足により表情が乏しくなる、声がかすれる、顔や目が腫れる、便秘になる、もの忘れが目立つなどが起こる。

●治療 甲状腺ホルモンの補充により改善される。

正《せい》常《じょう》圧《あつ》水《すい》頭《とう》症《しょう》

●原因 頭蓋骨と脳の間にある脳脊髄液の循環がなんらかの原因で妨げられ、脳室に水が溜まっていき、脳を圧迫している状態。

●症状 脳への圧迫により脳機能が低下し、認知機能障害、歩行障害、失禁などの症状が現れる。

●治療 脳脊髄液を脳室から流すことで改善される。ただし、治療の時期が遅くなると回復が困難になる。

ビタミンB_1欠乏症（ウェルニッケ・コルサコフ症候群）

●原因 チアミンとも呼ばれるビタミンB_1が不足することから引き起こされる神経系の急性疾患。アルコールの多量摂取と関連して発症するケースが多い。ウェルニッケ脳症が起こり、それに続発して起こるのがコルサコフ症候群。

●症状 意識障害、眼球運動の異常、運動失調（バランスを取ってまっすぐに歩くことが困難になる）などが起こる。

●治療 ビタミンB_1の大量投与により改善される。ただし、ビタミンB_1の欠乏を引き起こしている病態に対しての治療も必要。

てんかん（複雑部分発作）

●原因 てんかんにはいろいろな種類の発作があり、代表的な強直間代発作は、大脳全体の神経細胞が過剰に興奮することで起こるが、複雑部分発作は高齢者に多く、側頭葉や前頭葉など大脳の一部の神経細胞が興奮することによって起こる。脳卒中や脳腫瘍など原因がわかっている症候性てんかんと、原因不明の潜因性てんかん・特発性てんかんがある。

●症状 発作が起こると、意識がなくなり、一点を見つめたまま、動きが止まる（動作の停止）。手をもぞもぞさせたり（手の自動症）、口をもぐもぐさせたりする（口部自動症）ことが多い。数十秒から数分続くが、本人はその間のことを覚えていないので自覚できない。発作後、言葉をうまく話せない状態が続くことがある。発作が起きていないときの特徴的な症状に、エピソード記憶の障害がある。印象深く、忘れるはずのない出来事の記憶が失われる。

●治療 抗てんかん薬による治療が中心。治療効果が高く、少ない量でも効果があることが知られている。副作用を避けるためにも少ない量から徐々に増やしていくことがすすめられている。

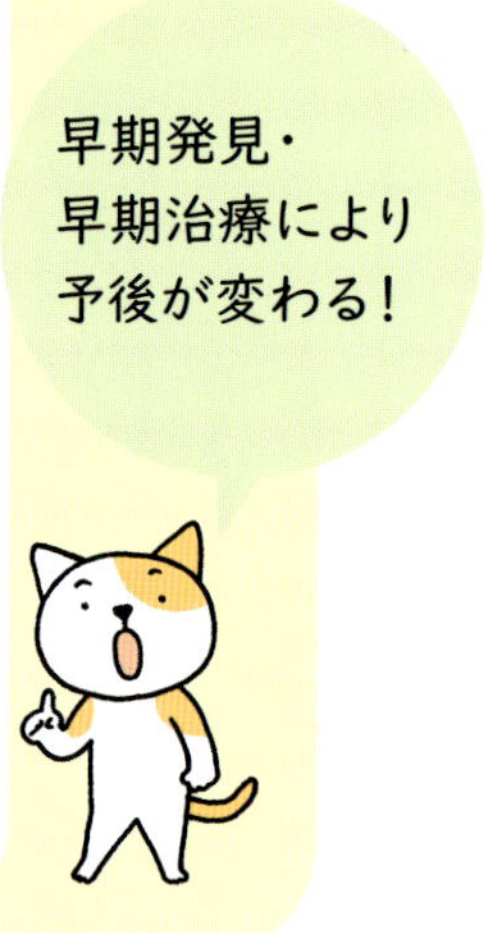

認知症ではなく「せん妄」の場合もある

せん妄は一過性のもの

認知症と間違われやすい状態に、「せん妄」があります。この二つはまったく異なるものです。認知症は脳の病気が原因で起こる状態ですが、せん妄はからだの病気が原因となる意識障害が起こる状態のことを言います。急に症状が現れて、数時間から数週間で消失する一過性のものであることが特徴です。

しかし、入院してすぐに、落ち着きがない、興奮して歩き回る、反応が乏しい、うつらうつらしている……というような症状を見たときに、これが認知症によるものかせん妄によるものか、判断に困ることもあるでしょう。その場合は、その人の状態が、入院する前と違うのかどうか、確認をします。たとえば、家族が今の様子を見て「いつもとは違う」と言うときは、せん妄の可能性が高くなります。

せん妄はこうして起こる！

準備因子

- 高齢
- 認知症をもつ
- 脳血管疾患の既往
- 慢性疾患の既往
- 視聴覚障害
- 低栄養
- 脱水
- アルコール依存
- 薬物依存

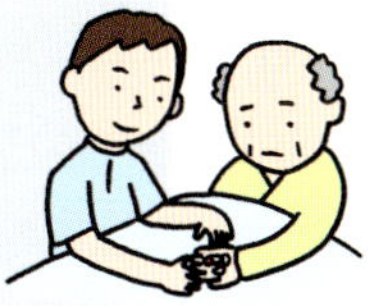

＋

直接因子

- 中枢神経疾患（脳血管疾患、変性疾患、頭部外傷など）
- 代謝障害（脱水、水・電解質平衡障害、肝不全、糖尿病など）
- 心肺疾患（心不全、呼吸不全）
- 感染症（発熱、下痢、体力低下）
- 慢性疾患の増悪
- 悪性腫瘍
- 薬物（パーキンソン病治療薬、抗精神病薬、催眠・鎮静薬、消化性潰瘍治療薬、降圧薬、気管支拡張薬など）

誘発因子

- 環境の変化（入院、感覚刺激の減少、音や光や対人交流など過剰な刺激）
- 心理的問題（孤独感、喪失感、不安、ストレス）
- 体動制限（手術、ライン類の挿入、身体拘束）
- 不快症状（疼痛、かゆみ）
- 睡眠障害（不眠、昼夜逆転）
- 排泄トラブル（膀胱留置カテーテル挿入、尿失禁、尿閉、頻尿、便秘、下痢）

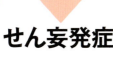

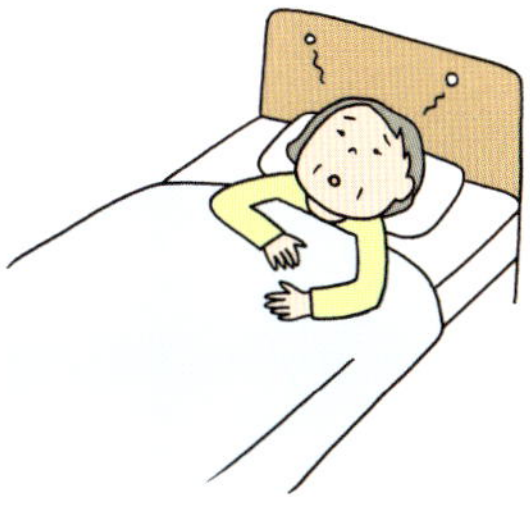

せん妄発症

せん妄が起こると、その人は不安が大きくなり、入院生活がつらくなります。その影響で治療が進まず、入院が長引き、一層つらい思いをすることに。そうならないためにも、せん妄は予防と早期発見がとても大切です。

そこで、70歳以上の人が入院するときは、まずは、せん妄のハイリスク要素（P11の準備因子、直接因子）があるかを確認したうえで、せん妄のスクリーニングテストを実施しましょう。せん妄のスクリーニングテストには、DRS (Delirium Rating Scale)、日本語版ニーチャム混乱錯乱状態スケール（J-NCS）、DST (Delirium Screening Tool) などがあります。このテストにより、せん妄のリスクがある、またはすでにせん妄が起こっていると判断された場合は、次のページにある「せん妄の予防と対策」をすぐに始めましょう。

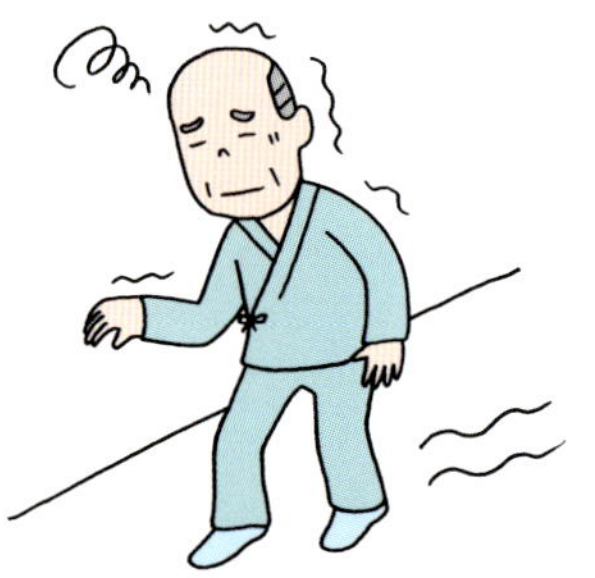

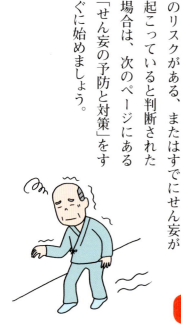

せん妄と認知症の違い

	せん妄	認知症
発症と進行	急激に発症。一過性。	月から年単位で徐々に発症・進行。
症状の変動	数時間から数日の変動。反応が鈍い状態から激しい興奮状態まで、症状が激しく変動する。夜に症状が悪化するケースが多い。	あまりない（一日の間で変動があることも）。
知覚	しばしば幻視や幻聴を伴う。	レビー小体型認知症以外は幻覚は少ない。
治癒	数時間から数週間で消失する。	根治できない。
注意力の障害	必ず起こる。	初期から必ず起こるわけではない。

もともと認知症のある人がせん妄を起こすと、認知症が悪化したように見えることもあります。しかし、認知症は短時間や数日で悪化することはほとんどありません。せん妄を治療することで、いつものその人に戻れるでしょう。

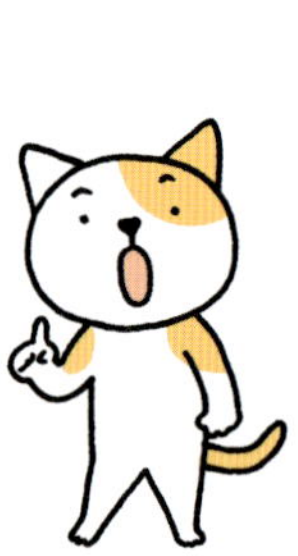

care

せん妄の予防と対策

1 からだの病気のケア

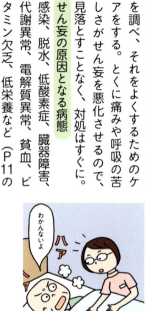

せん妄の原因となっているからだの病気（便秘などの持病も含む）を調べ、それをよくするためのケアをする。とくに痛みや呼吸の苦しさがせん妄を悪化させるので、見落とすことなく、対処はすぐに。

せん妄の原因となる病態

感染、脱水、低酸素症、臓器障害、代謝異常、電解質異常、貧血、ビタミン欠乏、低栄養など（P11の準備因子、直接因子、誘発因子）

2 処方薬の検討

せん妄を悪化させる可能性のある薬は、医師と相談のうえ使用を中止するか、変更をする。

せん妄の原因となる薬剤

睡眠薬、H_2ブロッカー、オピオイド、ステロイド、抗コリン薬、抗ヒスタミン薬など

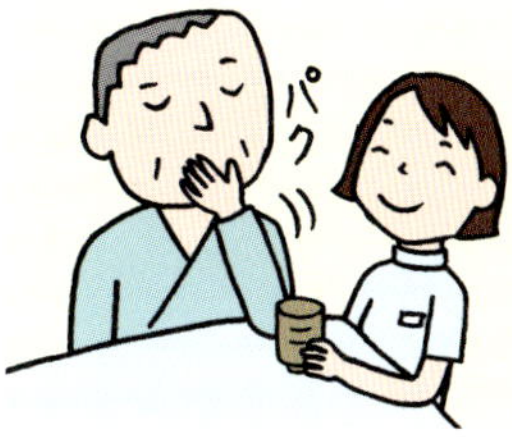

3 本人の心のケア

本人は状況がわからず、不安になっている。そうしたなか、幻覚を体験したり、人に何かされたりすることで、恐怖感が強くなり、興奮したり、ソワソワしたり……人として当たり前の反応が出てくる。そこで、不安にならないように、見当識を補う声かけを続けながら寄り添う時間を多く取るようにする。使い慣れた時計、メガネ、補聴器、カーディガンなどを用意する。必要性の低いカテーテルを抜去したり、アラーム音や環境雑音に配慮したりする。安心のために家族に付き添いをお願いする。

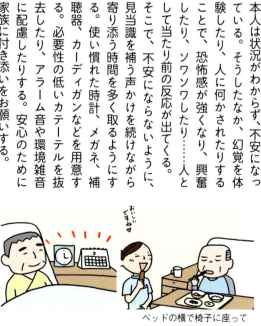

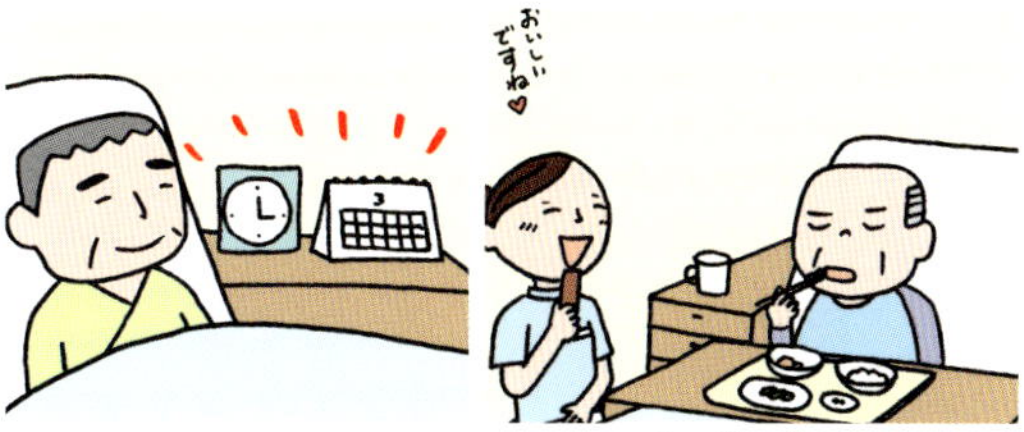

ベッドの横で椅子に座ってじっくりと話をする。

4 生活リズムの改善

体調管理と、見当識を補うためにも、昼夜のリズムを整えることが大切。安静の必要性にもよるが、日中は好きな活動（テレビを見る、ラジオを聴く、新聞を読むなど）ができるようにし、夜は明かりを暗くするなどして眠りやすい環境を整えるようにする。

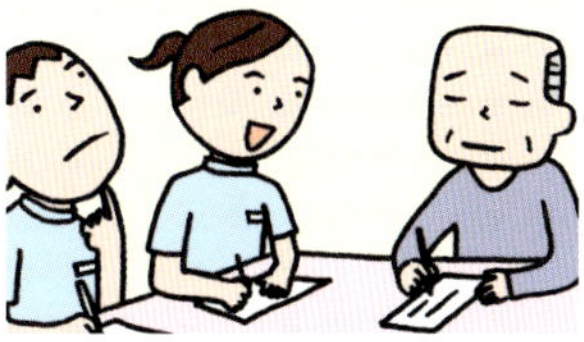

記憶障害から始まる「アルツハイマー型」(AD)

きっかけは アミロイドβタンパクと タウタンパクの蓄積

アルツハイマー型認知症（AD）* の原因となるのはアルツハイマー病。アミロイドβタンパクとタウタンパクが脳に蓄積、増加することで、老人斑、神経原線維変化が現れ、神経細胞が破壊されて、脳全体が萎縮する病気です。

記憶の中枢である「海馬」を含む側頭葉内部の萎縮が目立つため、記憶障害（P22参照）が顕著に現れます。

進行の過程は人それぞれですが、記憶障害から始まり、見当識障害、実行機能障害、視空間認知障害が現れ、注意障害や運動障害については、現れるとすれば重度に近いころであるケースが多いようです。

＊ Alzheimer's disease の略

MRI検査　アルツハイマー型認知症の画像検査

（MRI画像・水平断）

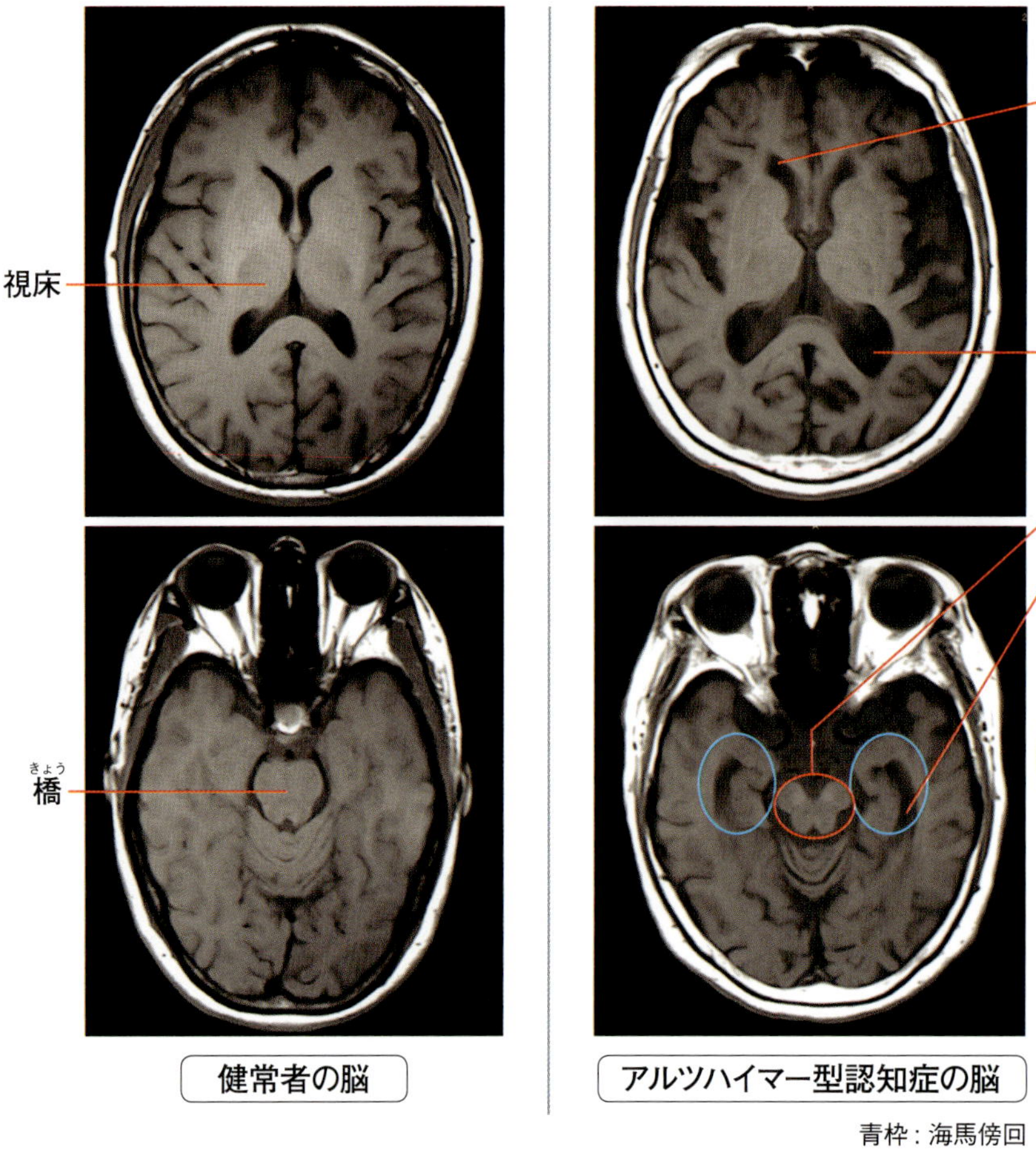
視床
橋《きょう》
側脳室前角
側脳室後角
中脳
側脳室下角

健常者の脳　　アルツハイマー型認知症の脳

青枠：海馬傍回

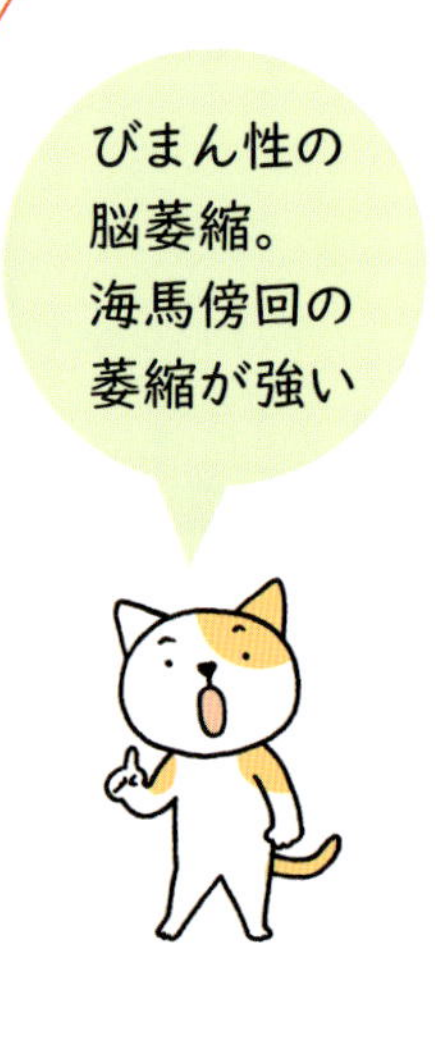
びまん性の脳萎縮。海馬傍回の萎縮が強い

神経心理学的検査

認知症の診断は、おもに神経心理学的検査と画像検査により行われます。スクリーニング検査には、改訂長谷川式簡易知能評価スケール、MMSE、ABC認知症スケールなどがあります。

改訂長谷川式簡易知能評価スケール

9の質問に本人が答え、その答え方次第で点数が決まる。30点満点。20点以下の場合は認知機能が低下して日常生活に影響を及ぼしている可能性があるという目安になる。精神科医の長谷川和夫氏が開発した認知機能簡易検査。

MMSE（ミニメンタルステート検査）

11の質問に本人が答え、その答え方次第で点数が決まる。30点満点。23点以下の場合は認知機能が低下して日常生活に影響を及ぼしている可能性があるという目安になる。国際的な認知機能簡易検査。21点以上は軽度、20から11点は中等度、10から0点は重度と評価される。

ABC認知症スケール

介護者が本人の状態を評価する。13の項目に対してそれぞれ1～9までの点数で評価。合計点の最高は117点。100から86点は軽度、85から71点は中等度、70から13点は重度という結果になる。アルツハイマー型認知症の重症度評価を目的に日本の研究者によって開発された検査。

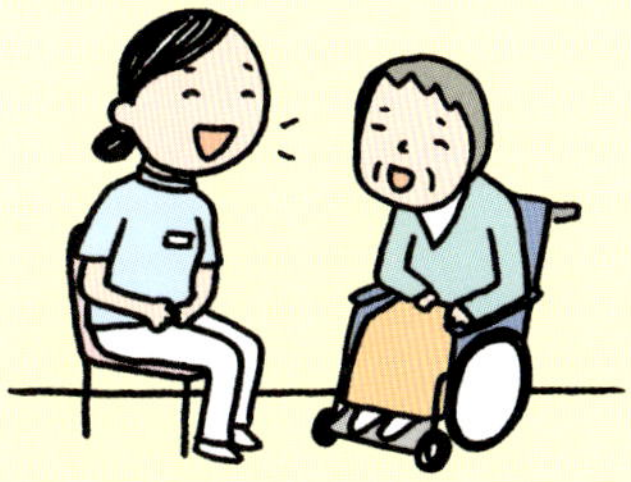

自律神経に障害が出る「レビー小体型」(DLB)

レビー小体型認知症（DLB*）の原因となるのはレビー小体病。** αシヌクレインという物質（タンパク質）からなる異常な構成物である「レビー小体」が、脳の大脳皮質に広く現れることにより、さまざまな症状を引き起こす病気です。なお、レビー小体がおもに脳幹に現れるとパーキンソン病になります。

レビー小体型認知症は自律神経に障害が出る全身の病気であることが大きな特徴です。起立性低血圧、食後性低血圧、臥位高血圧、便秘、神経因性膀胱、多汗などが見られ、環境にも左右されやすくなります。レビー小体型認知症を疑うときは、立位と臥位で血圧測定をする方法もあります。また、うつ状態になる人が多く、うつ病と間違われて診断されることもよくあります。

＊dementia with Lewy bodies の略
＊＊精神科医の小阪憲司氏が１９７６年に大脳皮質にも多数のレビー小体が出現する認知症を報告。１９８０年にレビー小体病という名称を提唱した。

4つの中核症状

中核症状は以下の４つ。このうち、２つ以上あると
レビー小体型認知症であることが疑われる。

パーキンソン症状

パーキンソニズムともいう。動作緩慢、寡動、筋肉が硬くなる筋強剛、安静時振戦などの症状がある。症状が強くなると、姿勢保持障害が出現することが多い。

幻覚

幻覚には、幻視、幻聴、幻臭、幻味、幻触などがある。レビー小体病の初期に体験することが多いのは幻視（実際に存在していないものが存在して生々しく見える）。

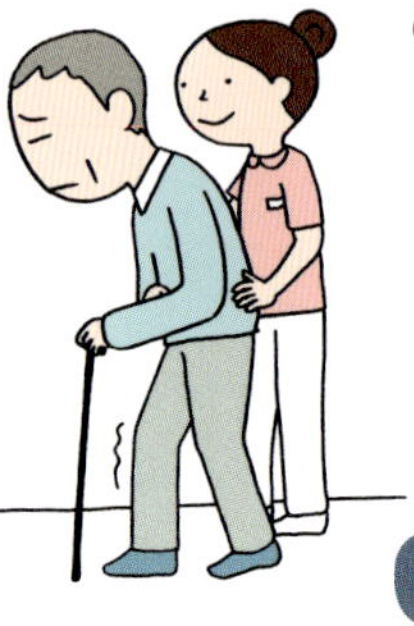

認知機能の変動

認知機能が分単位で変動することもあれば、時間単位、週月単位での変動などもある。変動を起こす背景はさまざま。せん妄との識別が難しいことも。

レム睡眠行動障害

レム睡眠（からだは眠っているが脳は目を覚ましているときに近い状態にある睡眠）時にからだが動くことをレム睡眠行動障害という。夢と同じ行動を起こすため、大声をあげたり、起き上がったり、手足を激しく動かしたりすることがある。

レビー小体型認知症(DLB)の臨床診断基準・臨床症状バイオマーカー(2017年改訂版)より

レビー小体型認知症の画像検査

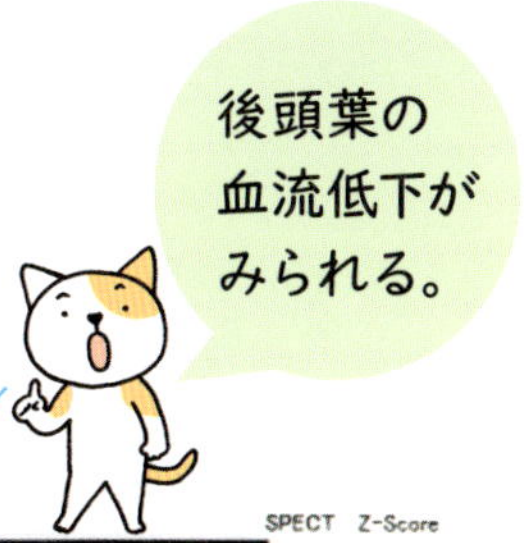
後頭葉の
血流低下が
みられる。

SPECT 検査

単一光子放射断層撮影といい、脳内の血流の状態を見る画像検査。微量の放射線を放出する薬剤を静脈注射してから3時間後に頭部の撮影を実施する。

レビー小体型認知症では、視覚を認知する後頭部での血流低下が見られることがある。

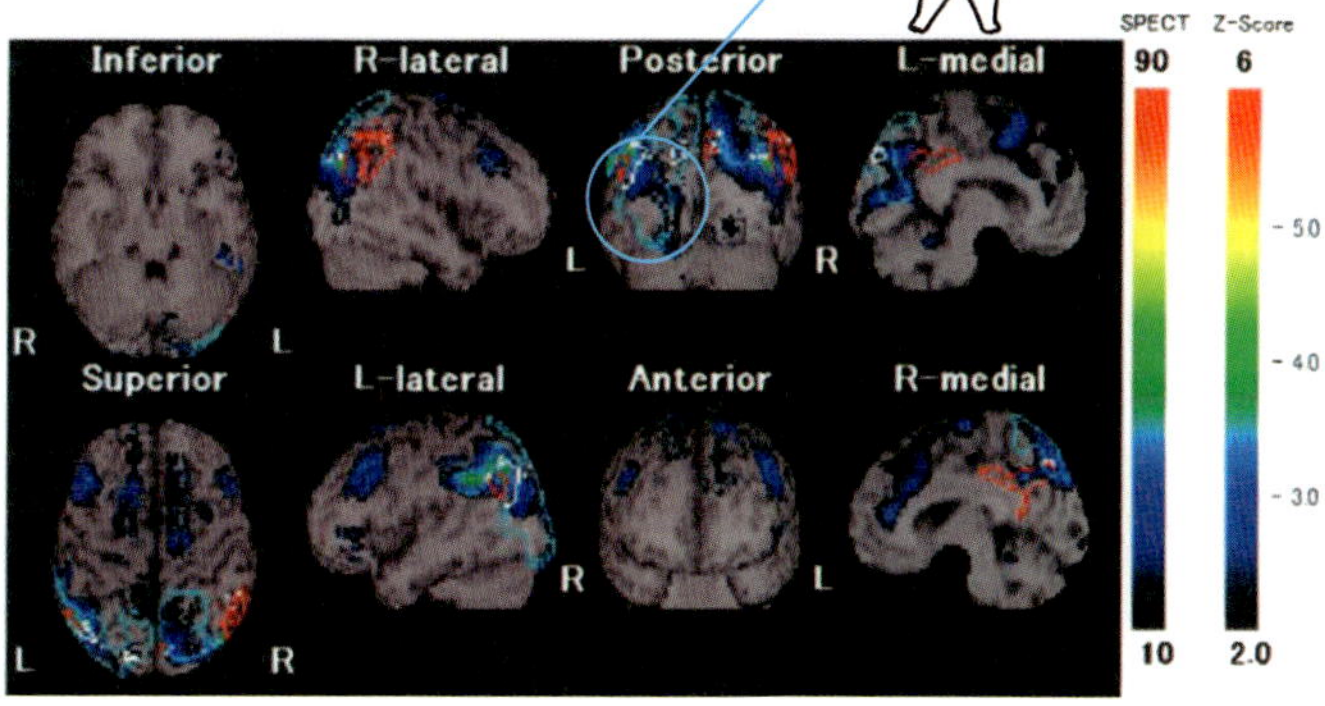
Inferior
R-lateral
Posterior
L-medial
Superior
L-lateral
Anterior
R-medial
R
L
SPECT
Z-Score
90
6
10
2.0
50
40
30

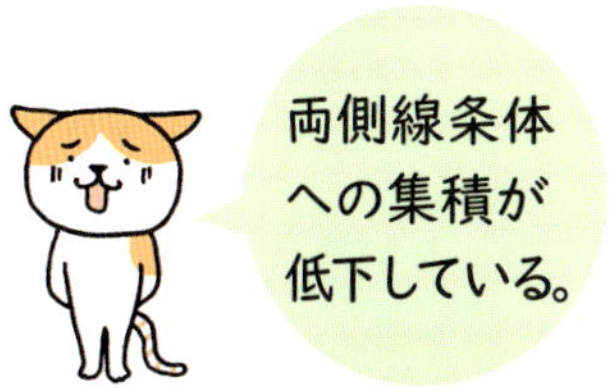
両側線条体
への集積が
低下している。

脳ドパミントランスポーターシンチ（ダットスキャン®）

脳内の黒質から線条体に向かう神経経路（ドパミン神経）に存在するドパミントランスポーター（DAT）を画像化し、ドパミン神経の変性・脱落の程度を評価する検査。微量の放射線を放出する薬剤を静脈注射してから3時間後に頭部の撮影を実施する。

レビー小体型認知症では、神経終末に存在するドパミントランスポーター（DAT）密度が低下していることが知られている。

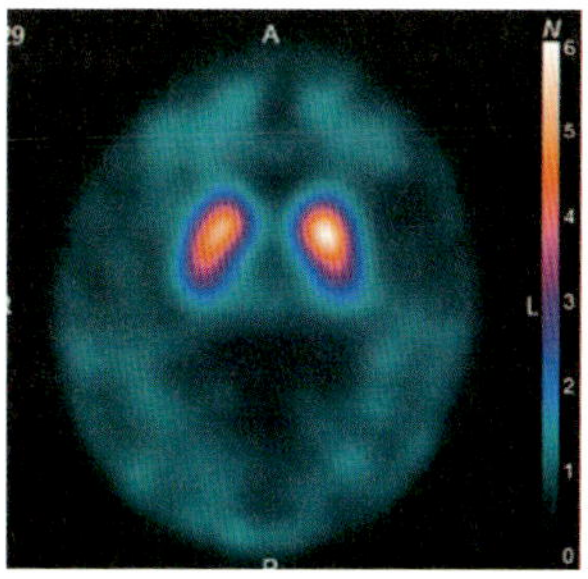

健常者の脳

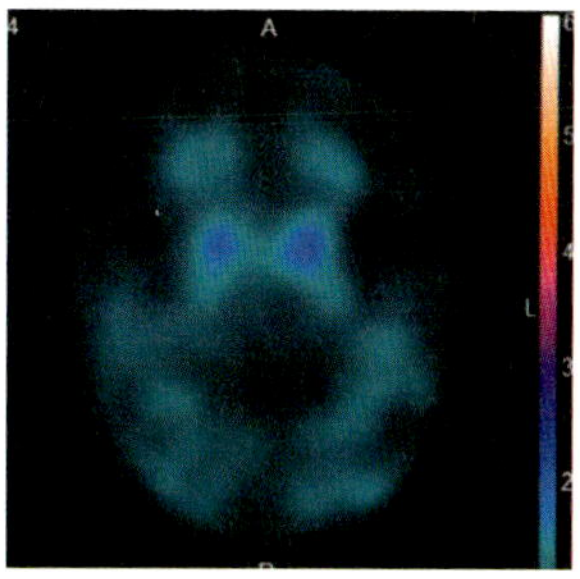

レビー小体型認知症の脳

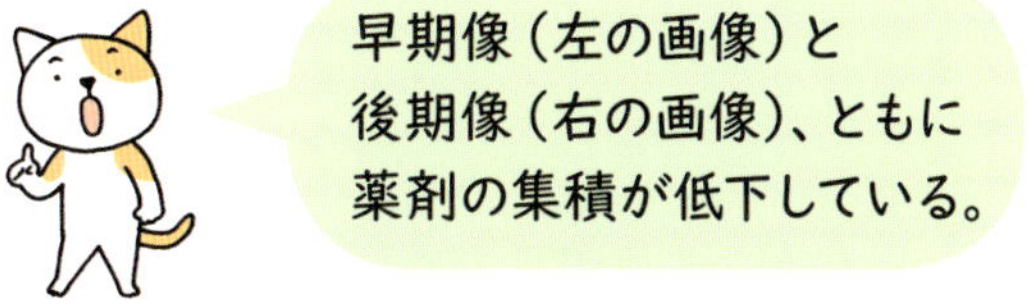
早期像（左の画像）と
後期像（右の画像）、ともに
薬剤の集積が低下している。

MIBG心筋シンチグラフィー

心筋へ流れる血液の量や心筋の機能を画像化する方法。微量の放射線を放出する薬剤を静脈注射してから15～30分後（早期像）と3～4時間後（後期像）に頭部の撮影を実施する。

レビー小体は、心臓を支配する交感神経にも蓄積することが知られている。

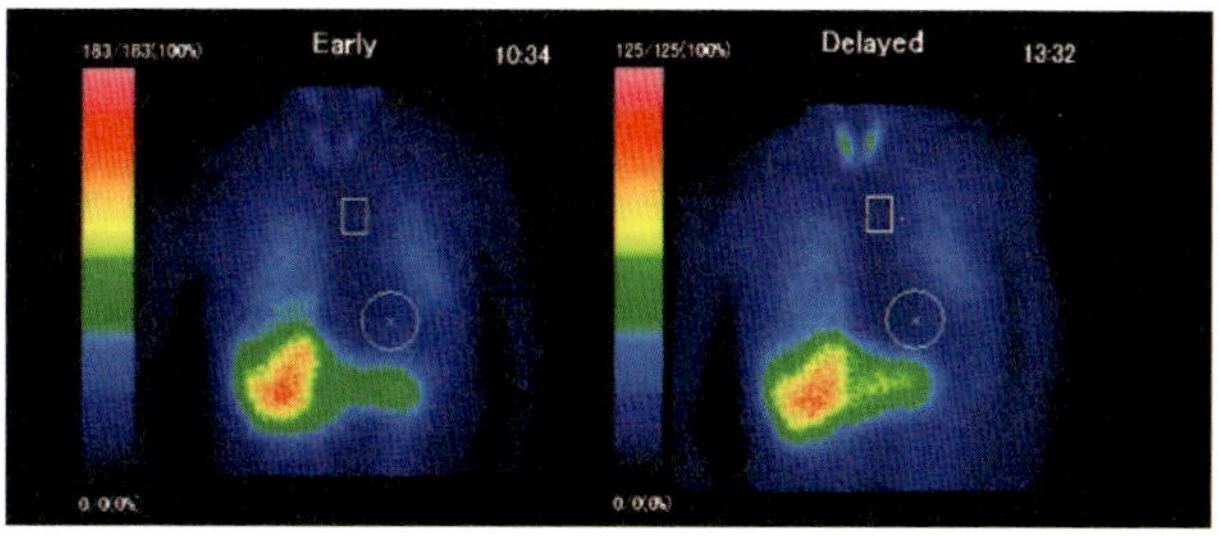
Early
10:34
Delayed
13:32

早期像　後期像

脳血管障害から始まる「血管性」（VaD）

脳の障害部位により症状が変わる

血管性認知症（VaD）*の原因となるのは脳血管障害。血管障害が起こった部分の神経細胞が損傷され、脳の働きが低下します。脳血管障害を起こすきっかけとなるものには、心原性脳塞栓、脳出血、脳梗塞、多発ラクナ梗塞などがあります。障害の部位により、症状が変わるのが特徴です。歩行障害、構音障害（ろれつが回らないなど）、嚥下障害など。症状の変動は激しく、同じことでもできたりできなかったりする「まだら認知症」とも呼ばれるような症状が出ることもあります。また、意欲が低下する傾向にあります。病状を自覚していることが多く、うつ状態になることも。

* vascular dementia の略

MRI 検査 **血管性認知症の画像検査**

（MRI 画像・水平断）

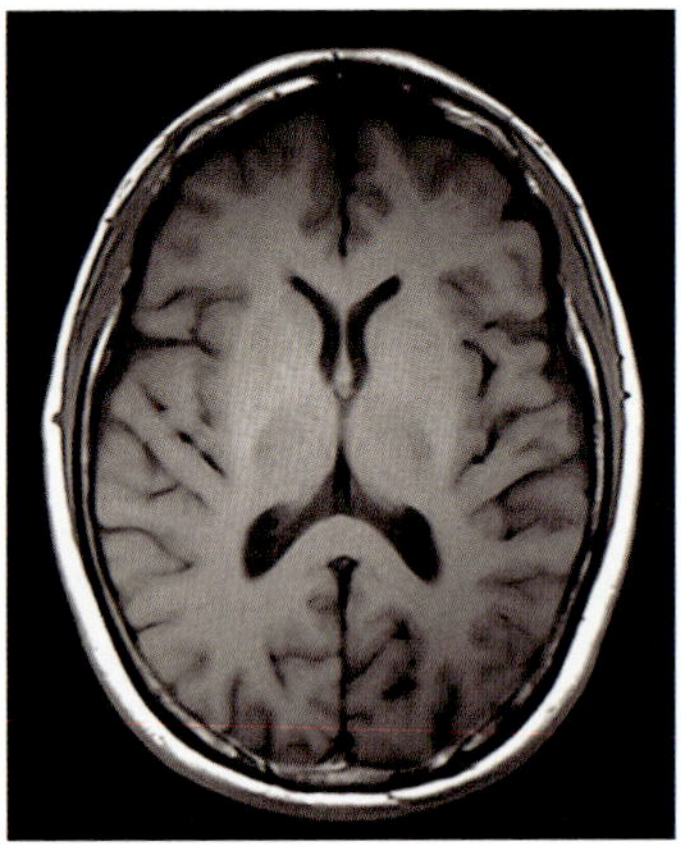

健常者の脳

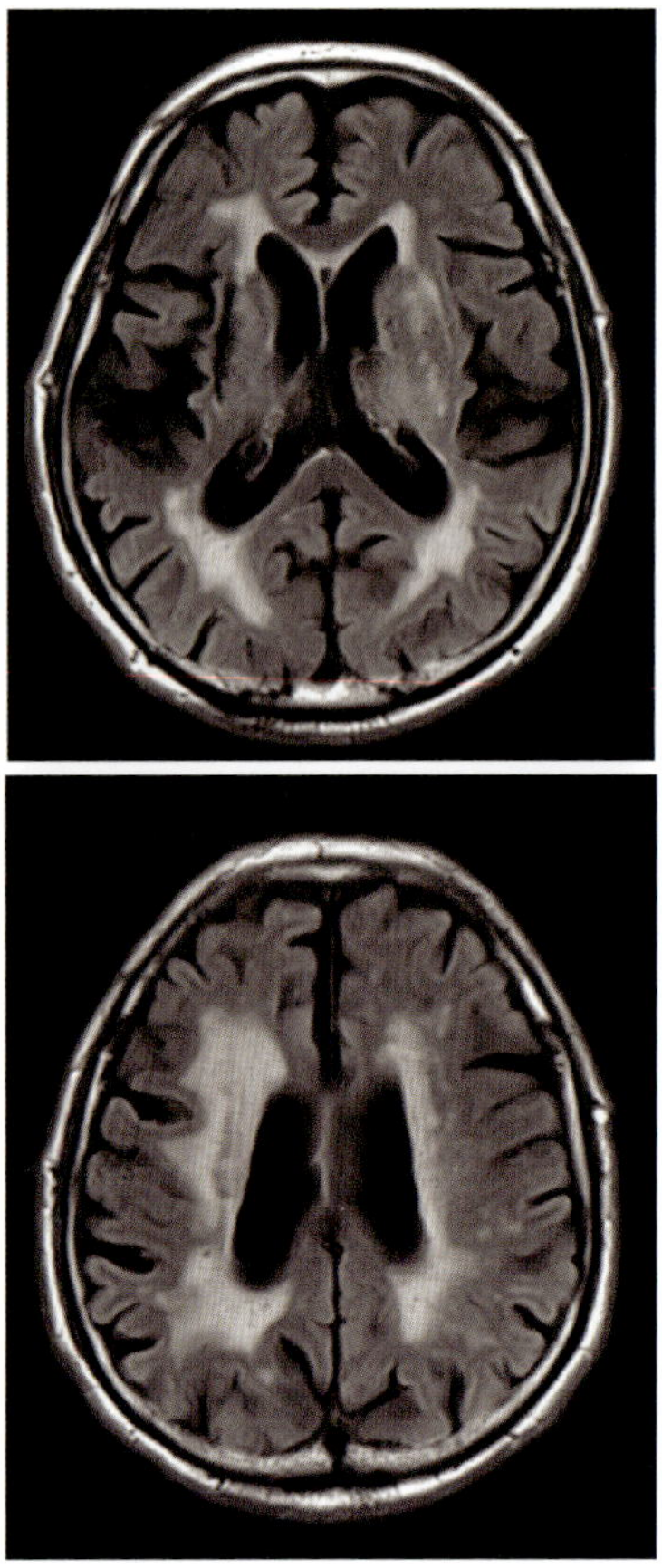

血管性認知症の脳

深部白質の虚血性変化および小さな梗塞（ラクナ梗塞）を認める。

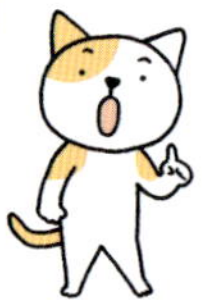

社会的行動が難しくなる「前頭側頭型」(FTD)

臨床的には3つの種類がある

前頭側頭型認知症（FTD）*は、若年での発病が多く見られます。原因となるのは、前頭葉と側頭葉が障害される変性疾患の一つである前頭側頭葉変性症。臨床的には、意味性認知症（言葉の意味がわからなくなるなどの症状を呈する）、進行性非流暢性失語（言葉のしゃべりづらさ、言葉のもつれなどの症状を呈する）、前頭側頭型認知症の3亜型に区分されています。よく見られる症状に次の2つがあります。

●**脱抑制**　社会ルールに沿った行動ができず、感情や気分のおもむくままに行動する傾向。

●**常同行動**　同じ行動を繰り返す。

ほかにも、注意・集中力低下、感情・情動の変化、病識の欠如、被影響性の亢進（周囲の人の言葉に影響されやすくなる）、食行動異常などがあります。

＊ frontotemporal dementia の略

MRI検査　**前頭側頭型認知症の画像検査**

（MRI 画像・水平断）

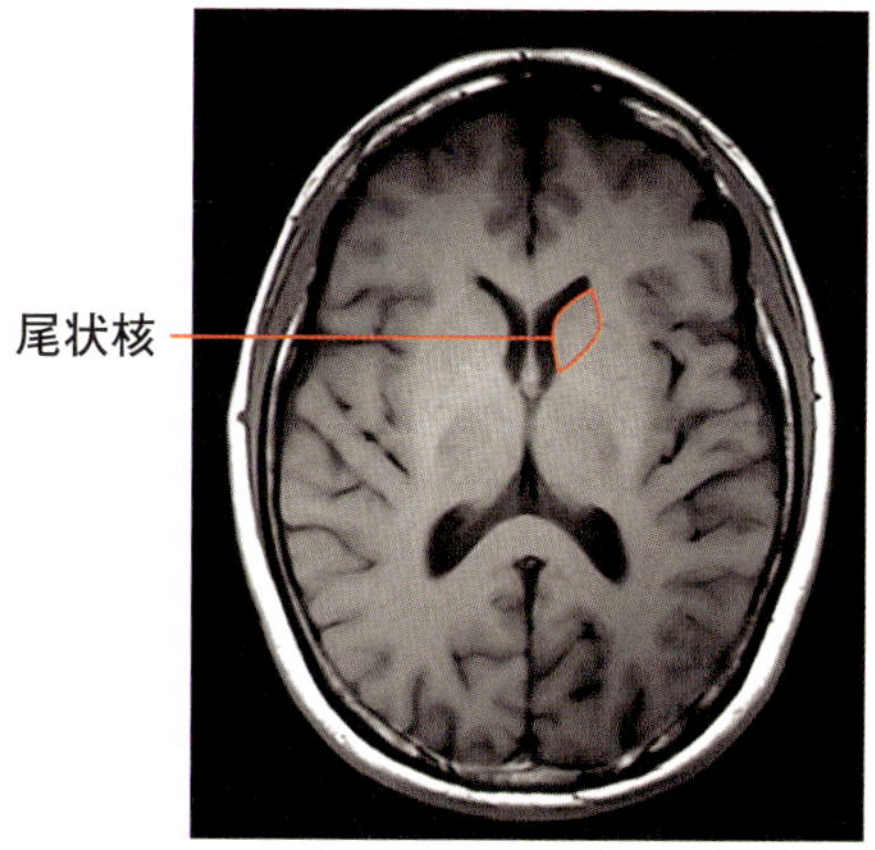
尾状核

健常者の脳

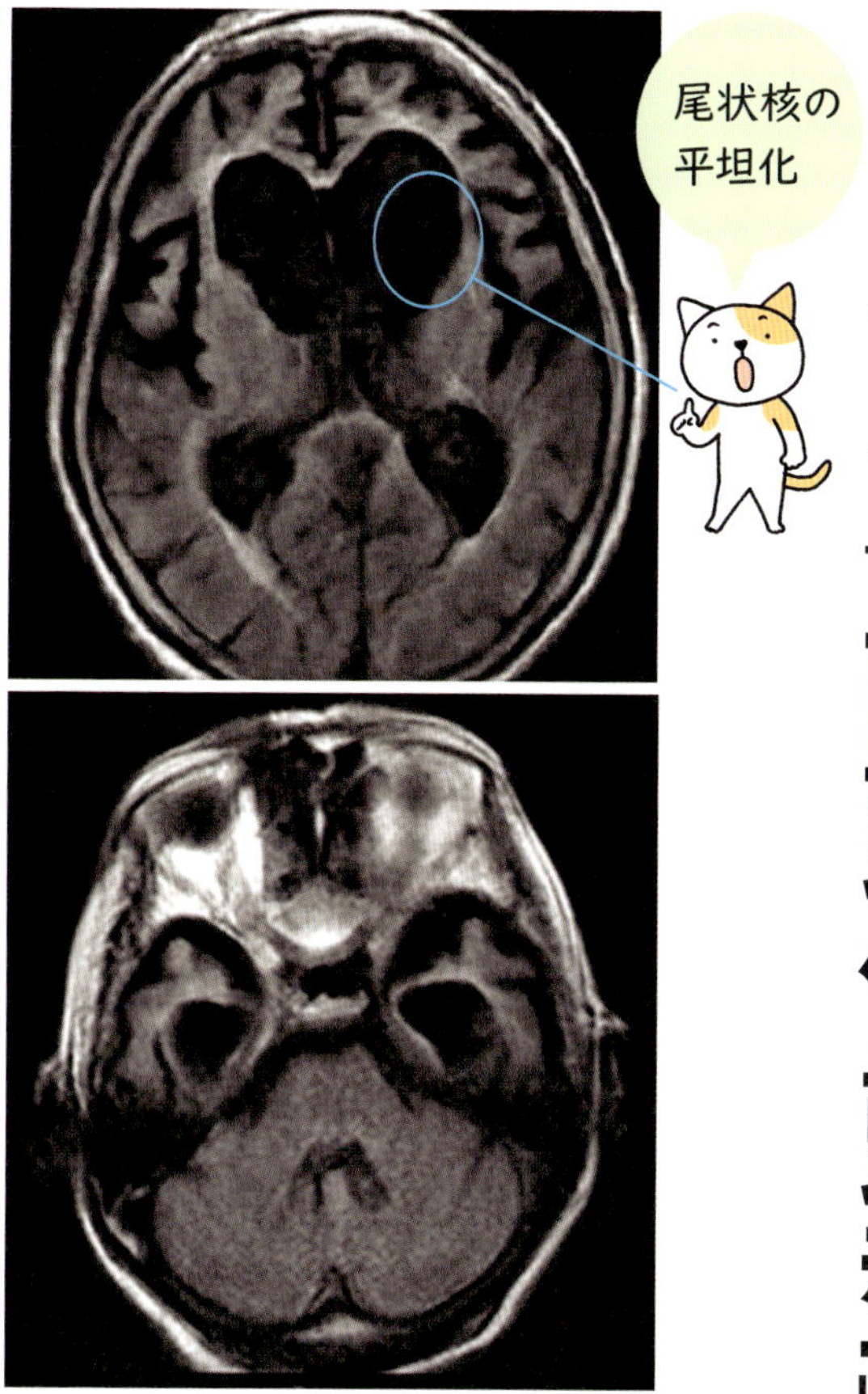
尾状核の平坦化

前頭側頭型認知症の脳

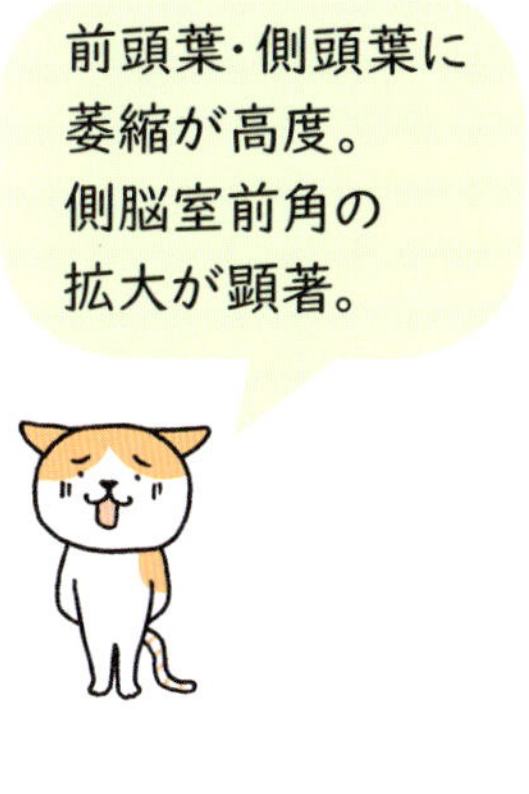
前頭葉・側頭葉に萎縮が高度。
側脳室前角の拡大が顕著。

「中核症状」は認知症の原因により変わる

中核症状は病気が原因で起こる

認知症の直接の原因（脳の神経細胞の障害）に関係して起こる症状のことを「中核症状」と言います。認知症では、認知機能障害が中核症状の中心となります。

現れる中核症状の種類や程度は、認知症の直接の原因（脳の神経細胞が障害される部位）や、その人の環境などによっても異なります。

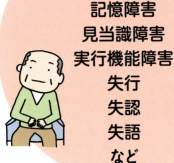

おもな
中核症状

記憶障害
見当識障害
実行機能障害
失行
失認
失語
など

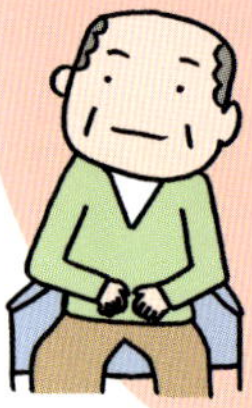

認知症の種類別中核症状の特徴

血管性認知症

血管障害が起こった部分の神経細胞が損傷され、脳の働きが低下する。

↓

血管障害が起こる場所により変わる。意欲や自発性の低下が起こることがある。

アルツハイマー型認知症

神経細胞が破壊され、脳全体が萎縮。記憶の中枢である海馬を含む側頭葉内部の萎縮が目立つ。

↓

初期より記憶障害が目立つ。

前頭側頭型認知症

前頭葉と側頭葉が障害される変性疾患。

↓

初期より理解・判断力の低下や失語が目立つ。脱抑制、常同行動なども。

レビー小体型認知症

レビー小体が脳の大脳皮質に広く現れる。

↓

初期には記憶障害はあまり目立たない。変動する認知障害、パーキンソン症状、繰り返す具体的な幻視、レム睡眠行動障害などの特徴的な症状がある。

「BPSD」はおもにストレスで起こる

本人に「困っている」ことが起こると現れる

中核症状が現れるようになると、人によってはＢＰＳＤ（認知症の行動と心理症状）も現れることがあります。

ＢＰＳＤは、環境の変化や身体の不調、ケアの不足により、認知症の人がストレスを感じることで現れます。言い換えれば、認知症の人が「困っている」ことで起こるのです。そのため、病気が直接関係して起こる中核症状とは違い、軽くしたり現れないようにすることができます。認知症の人が何に困っているのかを考え、困らないようにすればいいのです。

BPSDが現れるプロセス

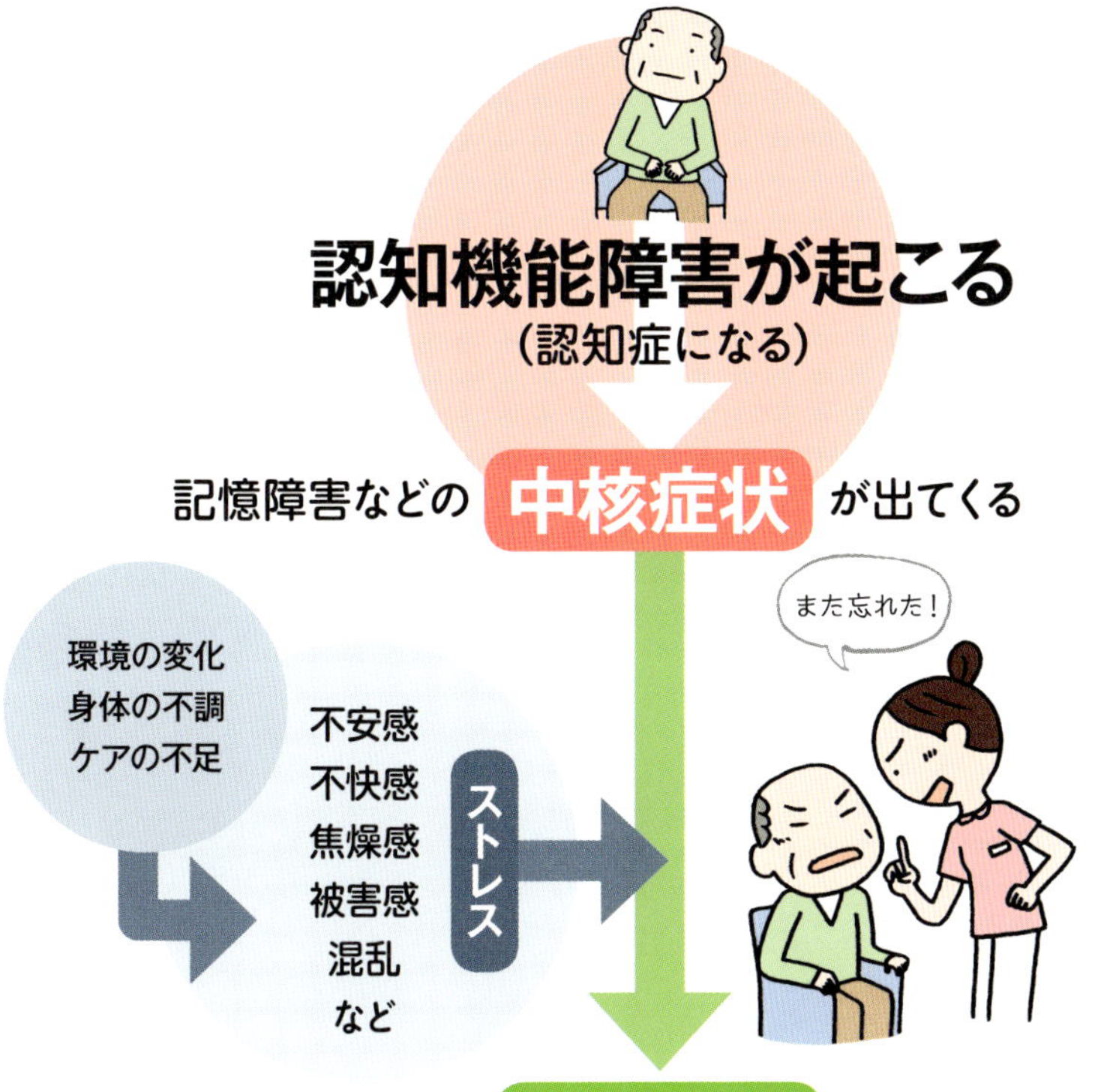
認知機能障害が起こる
（認知症になる）
記憶障害などの
中核症状
が出てくる
また忘れた！
環境の変化
身体の不調
ケアの不足
不安感
不快感
焦燥感
被害感
混乱
など
ストレス
BPSD
と呼ばれる

認知症の人の行動や心理的な反応が現れる

（認知症の行動と心理症状）
幻覚、昼間の傾眠、夜間の不眠、妄想、猜疑、誤認、アパシー、無為、自発性低下、脱抑制、常同行動、食行動異常、感情の障害（抑うつ、不安、焦燥など）、行動の障害（不穏、拒否・拒絶、暴言・暴力、徘徊、多動など）

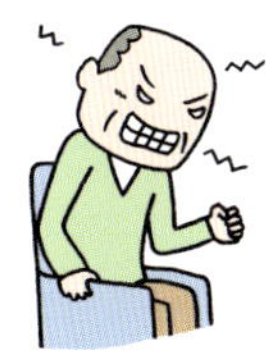

すべてを忘れるわけではない

強い感情を伴う記憶は残ることも

中核症状の一つである記憶障害は、記憶を司る「海馬」の萎縮が関係しています。

記憶は「記銘する」「保持する」「想起する」の3ステップで行われます。加齢によるもの忘れは想起することができずにモヤモヤとします。認知症によるもの忘れは、記銘からできず、まったく覚えていない状態になります。

最近のすべての記憶を残しておくことはできませんが、昔、記銘・保持した記憶を想起することは比較的できます（エピソード記憶）。自転車をこぐ、料理の手さばきなどの「手続き記憶」も比較的保たれます。また、とてもうれしいことや悲しいこと、つらいこと、怖いことなど、強い感情を伴う体験は記憶に残ることも多いです。

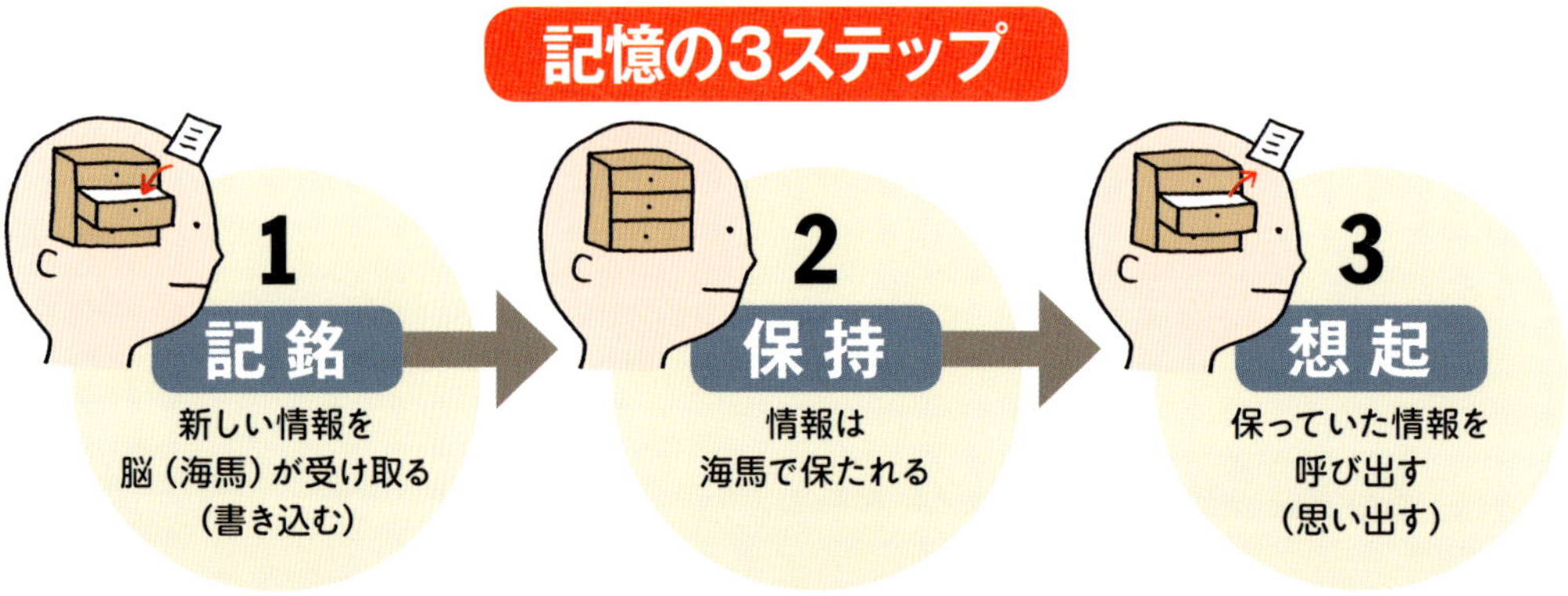
記憶の3ステップ
1
記銘
新しい情報を
脳（海馬）が受け取る
（書き込む）
2
保持
情報は
海馬で保たれる
3
想起
保っていた情報を
呼び出す
（思い出す）

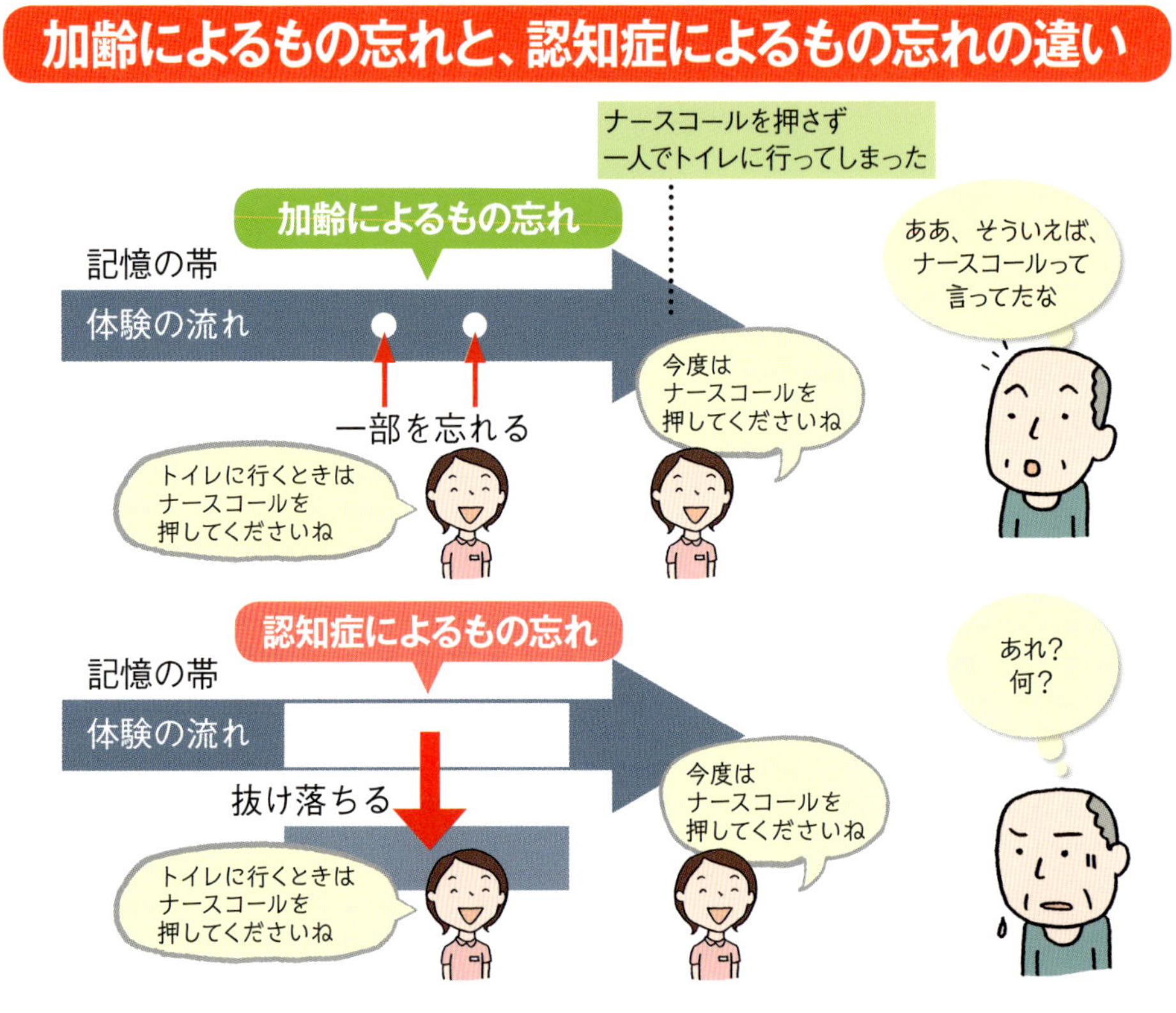
加齢によるもの忘れと、認知症によるもの忘れの違い
ナースコールを押さず
一人でトイレに行ってしまった
加齢によるもの忘れ
記憶の帯
体験の流れ
一部を忘れる
トイレに行くときは
ナースコールを
押してくださいね
今度は
ナースコールを
押してくださいね
ああ、そういえば、
ナースコールって
言ってたな
認知症によるもの忘れ
記憶の帯
体験の流れ
抜け落ちる
トイレに行くときは
ナースコールを
押してくださいね
今度は
ナースコールを
押してくださいね
あれ？
何？

記憶の種類

記憶の種類は分類の方法によって変わってきます。

時間の要素で分類

短期記憶
数秒から数十秒程度の記憶

出来事記憶
近時記憶……数分から数日程度の記憶
遠隔記憶……数ヶ月から数年以上の記憶

展望記憶
これから行うことを思い出す記憶

情報の種類で分類

意味記憶
食べ物や動物など長い年月をかけて習い覚えてきた事柄

エピソード記憶
子どものころの思い出など

手続き記憶
自転車をこぐ、料理の手さばきなど

care 記憶を補うケアの例

ベッドの柵を使って降りることを忘れてしまう。

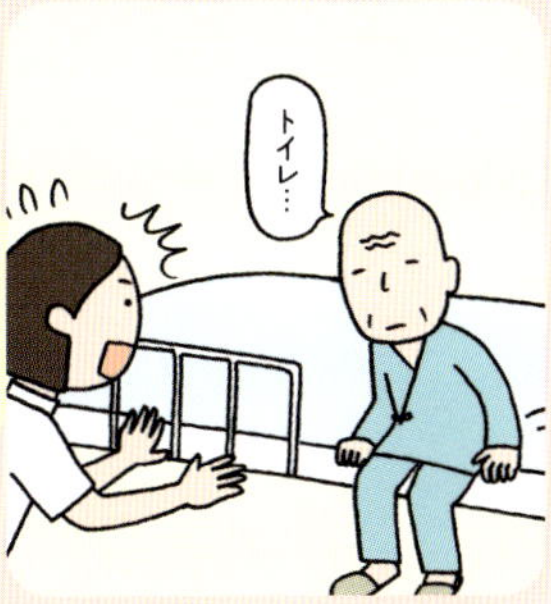
トイレ…

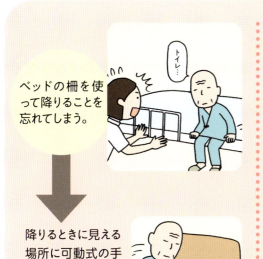

降りるときに見える場所に可動式の手すりを置く。（P118～121 参照）

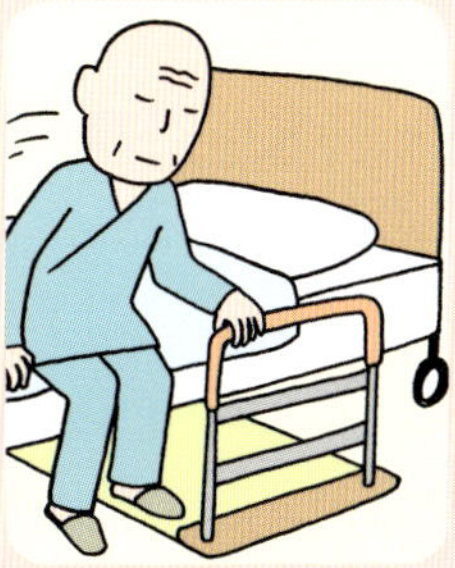

鼻カニューレをしていることを忘れて抜いてしまう。

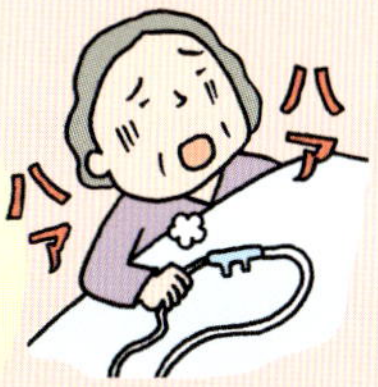
ハァ
ハァ

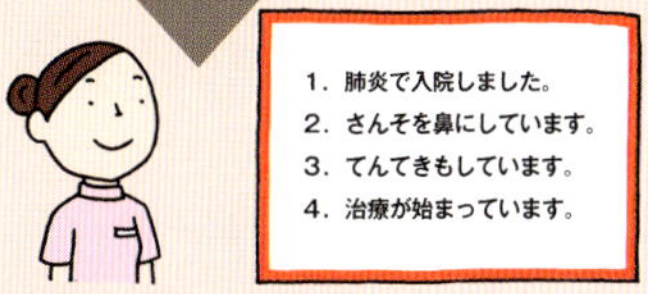
1. 肺炎で入院しました。
2. さんそを鼻にしています。
3. てんてきもしています。
4. 治療が始まっています。

今、入院して鼻カニューレをしていることを伝言ボードに書き込み、目が届くところに置く。看護師が訪ねるたびに、その伝言ボードを読んで繰り返し伝える。（P94～97 参照）

見当識は「補う」ことが大事

声かけを工夫する

見当識とは、時間、場所、周囲の人や状況について正しく認識する機能のことを言います。これに障害が起こると、「いつ」「どこで」「誰が」が把握できなくなります。アルツハイマー型認知症の場合は、障害が進むと、時間、場所、人の順に正しく認識できなくなっていくことがほとんどです。

「今、何時ごろか」「自分がどこにいるのか」「一緒にいるのは誰で、自分とどのような関係なのか」と思う状況を想像してみましょう。不安が強くなり、落ち着かず、そのことについて確認をしてみたくなりませんか？　確認しても記憶障害が伴えば覚えることができず、しばらくするとまた「今、何時ですか？」と聞きたくなるでしょう。このような、不安な気持ちが少しでも落ち着くように、見当識を補うケアを積極的に取り入れます。

care

見当識を補うケアの例

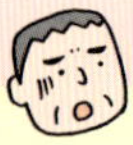

現在の時間がわからず、お昼ごはんを夕ごはんだと思う。

× 「これはお昼ごはんですよ。まだお昼ですからね」と言う。本人は失敗してしまったと感じる。

○ 配膳時に「ごはんです」ではなく、「お昼ごはんをお持ちしました」と声をかける。部屋には使い慣れた時計を置いておく。

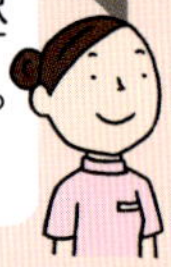

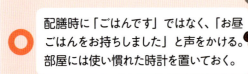

夏に「お正月の用意をしないと」と言う。

× 「お正月まではまだ4ヶ月あります」と言う。まだ4ヶ月あるということが理解できず、混乱するかもしれない。

○ 訪室のあいさつ時に、「外は暑いです。蝉が鳴いていました」などと夏の季節を感じる話題でコミュニケーションをとる。部屋には使い慣れたカレンダーを置いておく。

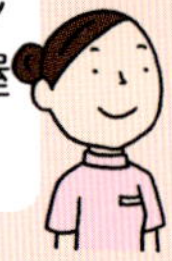

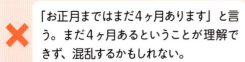

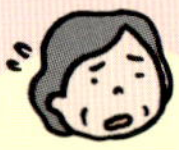

訪室するたびに「あなたはどなた?」と聞く。

× 「看護師の○○です。覚えてくださいね」と言うと、責められているように感じる。

○ 訪室するときは、「失礼します。こんにちは、看護師の○○です」と、毎回、初めてお会いするときと同じようにあいさつをする。用がなくても訪室して話をする。

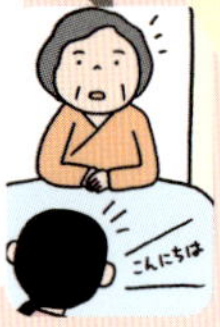

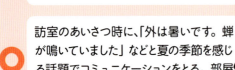

誰かが一緒ならできることはたくさん

サポートの方法を考える

先を見越しながら手順を踏んで何かを達成する機能のことを実行機能と言います。これに障害が起こると、行動するために必要な手順や段取りがわからなくなります。

更衣の途中で手が止まってしまう、ATMの使い方がわからなくなるなど、手順がいくつも必要なことをこなすのが困難になります。また整理整頓が難しくなる、人の会話についていけなくなることもあります。

しかし、更衣の途中で手が止まったとしても、誰かが隣で次に何をするのか伝えれば、最後まで自分で服を着ることができる例が多々あります。この障害が起こっても、すべてができなくなるわけではないのです。何ができるのか、何が困難なのか、情報を集め、必要なことをサポートしましょう。

care 実行機能を補うケアの例

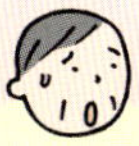

ベッドから降りようとしたが、どのようにして降りたらいいのかわからない。

× すぐに手を取って柵をにぎってもらい、からだを支えて起こす。

○ 「まずは、こちらの手でこの柵をにぎってください」と、手も使いながら案内をする。その後も、動きが止まってしまったら、その都度、次にすることを具体的に伝える。

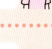

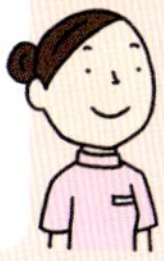

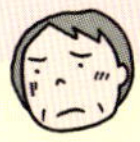

ベッドまわりの片付けができず、すぐに散らかってしまう。

× 「お片付けしますね」と言って、片付けをする。

○ 「どこにしまったらいいのかわからないので、一緒に片付けをしてもらえますか?」と言って、どこに何をしまうか、その人に指示をしてもらいながら、一緒に片付けをする。

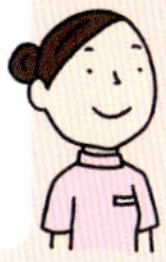

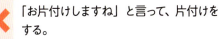

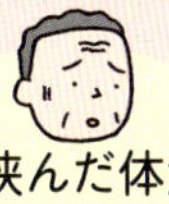

脇に挟んだ体温計の、計測終了のピピッという音が鳴っても、そのままの状態でいる。

× 何も言わずに脇から体温計を抜く。

○ 「○○さん、体温計の音が鳴りました。脇から体温計を取って、私に渡してもらえますか?」と、このあとの動きについて説明をする。

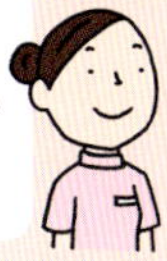

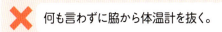

失行・失認・失語は「支え」が大事

できること・できないことを知る

失行とは、筋力低下やふるえといった身体機能の障害がないのに、目的に合った行動ができない状態を言います。衣服をうまく着られない、スプーンなどの道具や家電製品が使えない（観念失行）など、日常動作が困難になります。

失認とは、ほかの感覚を介せば認知可能であるが、ある感覚ではその対象を正しく認識できなくなる障害です。たとえば、歯ブラシを見ても何かわからないが、触ったり一緒に手に取って歯みがきをすることで認識できるということが起こります。ものともの、自分とものとの位置関係がわからなくなることも起きます（視空間失認）。

失語とは、聴覚器や発声器に障害がないのに、言語の理解や表出が困難になる状態を言います。大きく分けると以下の5種類になります。

5種類の失語

ブローカ失語／運動性失語

聞いて理解する能力はあるが、自分の思うことがうまく話せない。仮名に比べると漢字のほうが読んだり書いたりできる。ほとんどの人が右片麻痺を伴う。脳のブローカ領域の障害による失語。

ウェルニッケ失語／感覚性失語

聞いて理解することが困難。なめらかに話せるが言い間違い（錯語）が多い。仮名に比べると漢字のほうが読んだり書いたりできる例が多い。脳のウェルニッケ領域の障害による失語。

健忘失語

聞いて理解する能力はあるが、ものの名前がすぐに出てこない、回りくどい言い方が多い。読解や音読は保たれるが書字能力には個人差がある。

全失語

「聞く・話す・読む・書く」のすべての言語機能に重度の障害が起きている。読み書きは強く障害される。ほとんどの人が右片麻痺を伴う。日常のあいさつや本人の状態などの質問は理解できることも。

伝導失語

聞いて理解する能力はあるが、字性錯語（言葉の一部言い誤り）が多く、誤りに気づいて言い直そうとするため、発話の流れが妨げられる。漢字より仮名のほうが障害されることが多い。

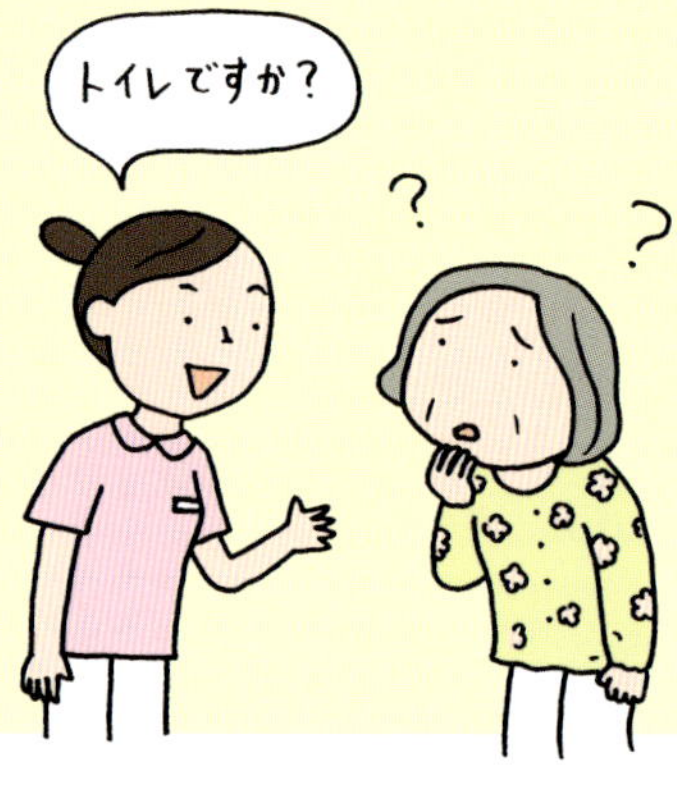

なめらかに話せても、聞いて理解することができないことも（ウェルニッケ失語）

参考／国立循環器病研究センター循環器病情報サービス
http://www.ncvc.go.jp/cvdinfo/pamphlet/brain/pamph15.html

ひとくちに失行、失認、失語といっても、人によって困難なことは異なります。本人に直接聞いたり、動作を観察したりして、具体的にどのようなサポートが適切なのかを見つけるようにしましょう。

care 失行を補うケアの例

スプーンを持っても、そのまま止まってしまう。

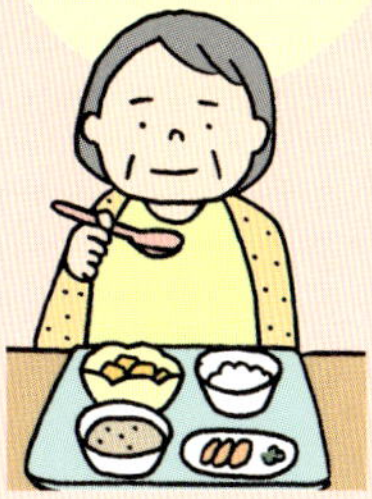

× もう自分で食べることはできないと思い込み、全介助する。

○ スプーンの上に料理をのせるまでを手伝い、そのあとの動きを観察し、どこで手が止まるのかなどを確認する。いつもの食事の様子を家族などに確認し、どのようなサポートが必要かを考える。(P130 ～ 133 参照)

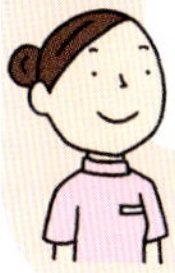

care 失認を補うケアの例

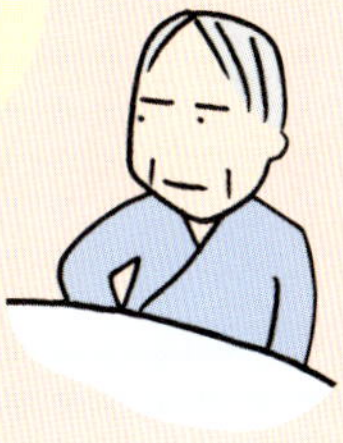

オムツの中の便を触ってしまう。

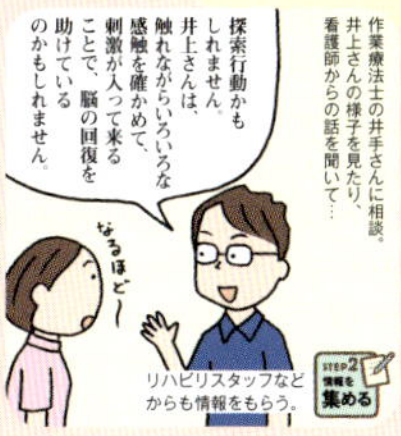
作業療法士の井手さんに相談。井上さんの様子を見たり、看護師からの話を聞いて…

探索行動かもしれません。井上さんは、触れながらいろいろな感触を確かめて、刺激が入って来ることで、脳の回復を助けているのかもしれません。

なるほど～

STEP2 情報を集める
リハビリスタッフなどからも情報をもらう。

× 「触ってはいけません」と注意をし、ミトン型手袋をつける。

○ 便であることがわかっていないかもしれないので、なぜ触るのかその人に聞いてみる、様子を確認する、日頃の様子を家族などに聞くなどして、理由を探る。(P142 ～ 145 参照)

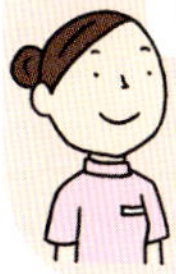

care 失語を補うケアの例

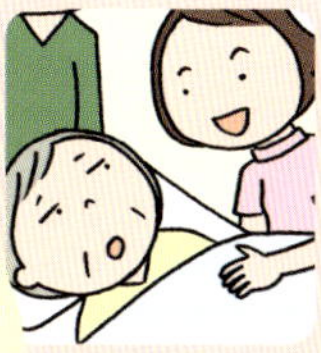

話すことができない。

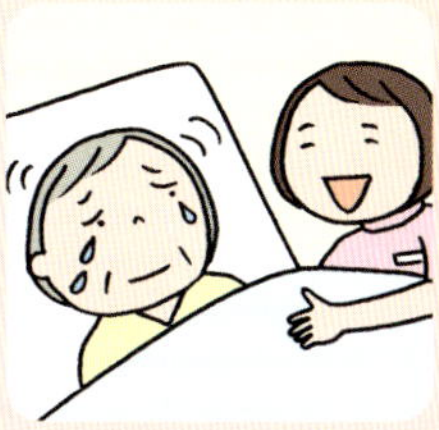

× 話すことができないから、理解もできないと思い、本人に話しかけることをせず、確認が必要なことは家族に聞く。

○ 自分から話すことができない様子だが、まずは話しかけてみる。そして、その人の様子をしっかりと見る。まばたきやうなずき、口の動きなどで返事をしていたり、小さな声が出ていることもあるので見逃さないようにする。(P170 ～ 171 参照)

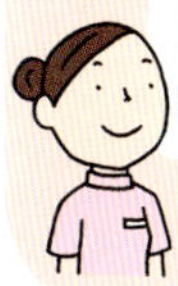

薬をやめたらBPSDがなくなることも

まずは薬以外でのケアを考える

現在、認知症を治療するための薬はありません。抗認知症薬と言われるものは、認知症の進行を遅らせるためのものです。

認知症薬にも副作用があり、使用することにより本人がつらい思いをすることがあります。そのつらい思いからくる行動を認知症によるBPSDと捉えてしまうことがあるので、注意が必要です。

また、高齢者はほかにも違う疾患のための薬を使用していることがほとんどです。そのため、ポリファーマシー＊が問題とされています。高齢者では6種類以上の投薬が、とくに有害事象（意識障害、低血糖、肝機能障害、電解質異常、ふらつき・転倒など）の発生増加に関連しているという報告もあります。

認知症の人は薬に対して敏感で、薬の副作用による有害事象が生じやすくなります。入院後は必ず左記を確認しましょう。

＊必要以上に多種類の薬を処方され、なんらかの有害事象が起こること、起こる状態。

抗認知症薬の種類

コリンエステラーゼ阻害薬

アセチルコリン（神経伝達物質）を分解する酵素（分解酵素）であるアセチルコリンエステラーゼの働きを抑えて、アセチルコリンが減るのを抑えるのが、この薬。情報の伝達をスムーズにする働きがある。

★アルツハイマー型認知症になるとアセチルコリンは少なくなる。

●アリセプト

一般名／ドネペジル

一日1回処方。レビー小体型認知症に対する処方においては唯一保険適用がある。

副作用

食欲不振、吐き気・嘔吐、下痢、徐脈など

●レミニール

一般名／ガランタミン

一日2回処方。アルツハイマー型認知症に有効とされる。さまざまな剤型がある。

副作用

食欲不振、吐き気・嘔吐、下痢、徐脈など

●リバスタッチパッチ、イクセロンパッチ

一般名／リバスチグミン

一日1回処方。唯一のパッチ剤。内服拒否や嚥下障害があっても使える。目で確認しやすい。胃腸の負担を軽減できる。

副作用

皮膚症状、吐き気・嘔吐、徐脈など

NMDA受容体拮抗薬

NMDA受容体が活発になることで、過剰にカルシウムイオンが神経細胞に流入するのを防ぐのが、この薬。神経伝達物質を整えるとともに、神経細胞を守る。

★アルツハイマー型認知症になるとNMDA受容体が活発になる。

●メマリー

一般名／メマンチン

一日1回処方

コリンエステラーゼ阻害薬と併用しても有用。妄想や興奮などの症状に有効との報告もある。

副作用

めまい、便秘、頭痛、眠気など

入院後すぐに確認！ 薬についての5つの情報

1 6種類以上の薬を使用していないか

多剤併用を避け、処方はシンプルなものにすることが基本。6種類以上の薬を使用している場合は、医師と相談をしながら減薬をすすめる。このとき、すぐにやめてしまうと弊害が出ることもあるので、慎重にすすめる。

2 症状が改善しているのに飲み続けている薬はないか

たとえば、今現在かゆみがないのに、アレルギーの薬が処方され続けていることがある。今、処方されている薬は、その人のどのような症状のために使われているのか、そしてそれに値する症状が現在どのようになっているのかを確認する。漫然と処方されている薬を見つけたら、中止するかどうかを医師に相談する。

ドラッグロックに注意！

鎮静剤、抗精神病薬、睡眠薬などの薬物により行動を制限することを「ドラッグロック」と言います。身体拘束の一つです。フィジカルロック（物理的な拘束による身体の動きの制限）、「スピーチロック」（言葉や態度による行動の制限）と合わせてスリーロックと言われています。

（P216 参照）

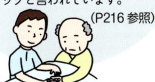

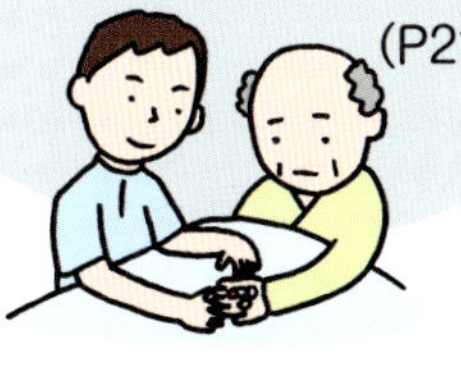

3 身長・体重に合った量になっているか

日中ウトウトしていて意識がぼんやりしているとき、その人が昨夜に使用した睡眠薬が体内に残っていることが原因であるケースが多々ある。

高齢者は生理的に肝機能、腎機能の低下があるため、薬剤によっては若年成人投与量の2分の1から4分の1の量から投与することがすすめられている。過剰量投与を防ぐためにも、その人の身長・体重や肝機能、腎機能の状態に合わせた量になっているかの確認を医師と共に進めていく必要がある。

4 副作用は出ていないか、出る危険性はないか

イライラ、ソワソワしていたり、興奮状態であったりするとき、薬の副作用が影響をしている場合もある。まずは、その人のことをよく観察する。同時に、せん妄を起こしやすい薬、認知症高齢者にとっては副作用が出やすい薬の使用についても確認をする。気になる薬があるときは、医師に相談する。

5 レビー小体型認知症の場合はより一層の注意を

認知症の中でも、レビー小体型認知症の人の場合は、薬剤に対してとても敏感に反応することを覚えておく。全身の病気でとくに自律神経系の障害が出やすいため、その障害に対して薬を使いがちだが、もし薬を使う場合は、体調の変化の確認をこまめに行うことが大事。適切な薬物療法と非薬物治療をうまく組み合わせることをおすすめする。

column

Let's think!

向精神薬の使用は慎重に

メモリーケアクリニック湘南理事長・院長　内門大丈

認知症の人が眠れない、元気がないなど、気になる状態のときは、非薬物的介入を最優先とします*。それでも、入院してきた人が向精神薬を処方されていたり、入院している人に対して新たに処方されたりすることもあるでしょう。そのときのためにも、向精神薬のリスクについて、知っておきましょう。向精神薬は使用を急にやめると離脱症状が出るため、すぐに使用中止とせず、医師と相談をし、慎重に行う必要があります。

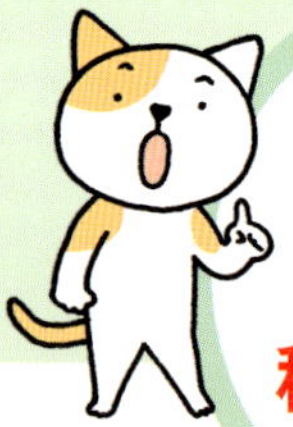

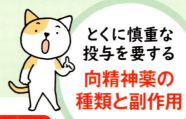

とくに慎重な投与を要する向精神薬の種類と副作用

（睡眠薬・抗不安薬についてはP163を参照）

抗精神病薬

代表的な一般名

- **定型抗精神病薬**
  ハロペリドール、クロルプロマジン、レボメプロマジンなど
- **非定型抗精神病薬**
  リスペリドン、オランザピン、アリピプラゾール、クエチアピン、ペロスピロンなど

副作用・推奨される使用法

- 高齢認知症患者への抗精神病薬投与により死亡率が1.6～1.7倍高くなる（FDA、2005年および2008年）。
- 副作用は、眠気、ふらつき、過鎮静、歩行障害、嚥下障害、構音障害、寡動、振戦、起立性低血圧、食欲低下など。
- 定型抗精神病薬の使用はできるだけ控える。非定型抗精神病薬は必要最小限の使用に止める。ブチロフェノン系（ハロペリドールなど）はパーキンソン病に禁忌。オランザピン、クエチアピンは糖尿病に禁忌。

抗うつ薬

代表的な一般名

- **三環系抗うつ薬**
  アミトリプチリン、クロミプラミン、イミプラミンなど
- **SSRI**
  パロキセチン、セルトラリン、フルボキサミン、エスシタロプラム

副作用・推奨される使用法

- 副作用は、てんかん発作閾値の低下、緑内障の悪化、心血管疾患の悪化。
- SSRIで頻発するのは、嘔気下痢などの消化器症状。転倒リスクあり。消化管出血や脳出血のリスクを高める。NSAIDsや抗血小板薬との併用は注意を要する。
- SSRI以外で留意する副作用は前立腺肥大症状の悪化。
- 三環系抗うつ薬については可能な限り使用を控える。SSRIは慎重投与。

参考資料：*『かかりつけ医のためのBPSDに対応する向精神薬使用ガイドライン』厚生労働省、『高齢者の安全な薬物療法ガイドライン2015』日本老年医学会、日本医療研究開発機構研究費・高齢者の薬物治療の安全性に関する研究研究班編

Part 2

3ステップで実践するパーソン・センタード・ケア

認知症看護の基本は、パーソン・センタード・ケアと言われています*。ここでは、パーソン・センタード・ケアの基本と、実践するときに役立つ「3ステップ」をご紹介します。

＊日本神経学会「認知症疾患診療ガイドライン 2017」

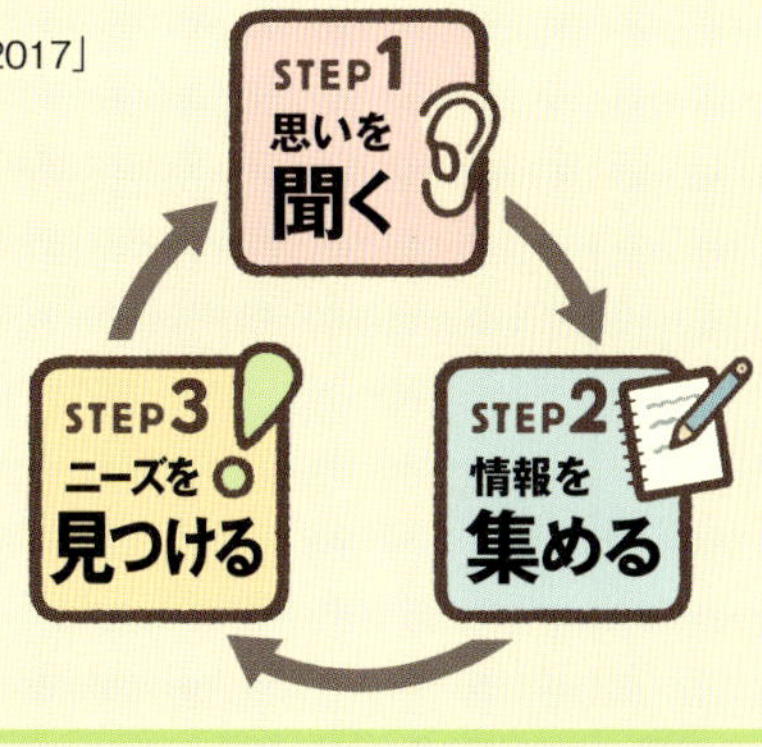

人間性を重視したケア

パーソン・センタード・ケアとは「人を中心としたケア」です。具体的には「年齢や健康状態にかかわらず、すべての人に価値があることを認め、尊敬し、一人一人の個性に応じた取り組みを行い、認知症をもつ人の視点を重視し、人間関係の重要性を強調したケア」のことを言います。クライエント中心のカウンセリングと異なり、単なる個別ではない、より大きな広がりをもつ人間性を重視するケアの取り組みを実践しようとする運動全体の総称でもあります。これは、老年心理学者トム・キットウッド（英国ブラッドフォード大学教授）が研究し、発展させてきたものです。

✕ 認知症の人の価値を低める行為

認知症の人がまるでもののように扱われています。

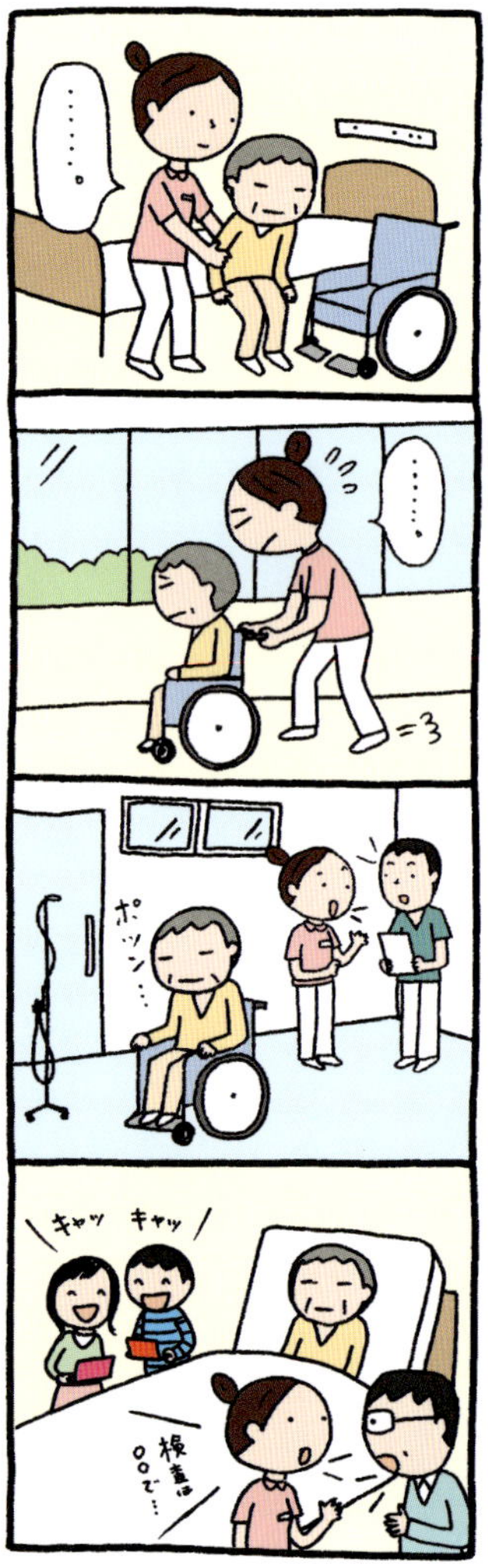
……。
……。
ポツン…
キャッ
キャッ
検査は○○で…

○ 認知症の人の価値を高める行為

認知症の人と共に行い、共にある過ごし方をしています。

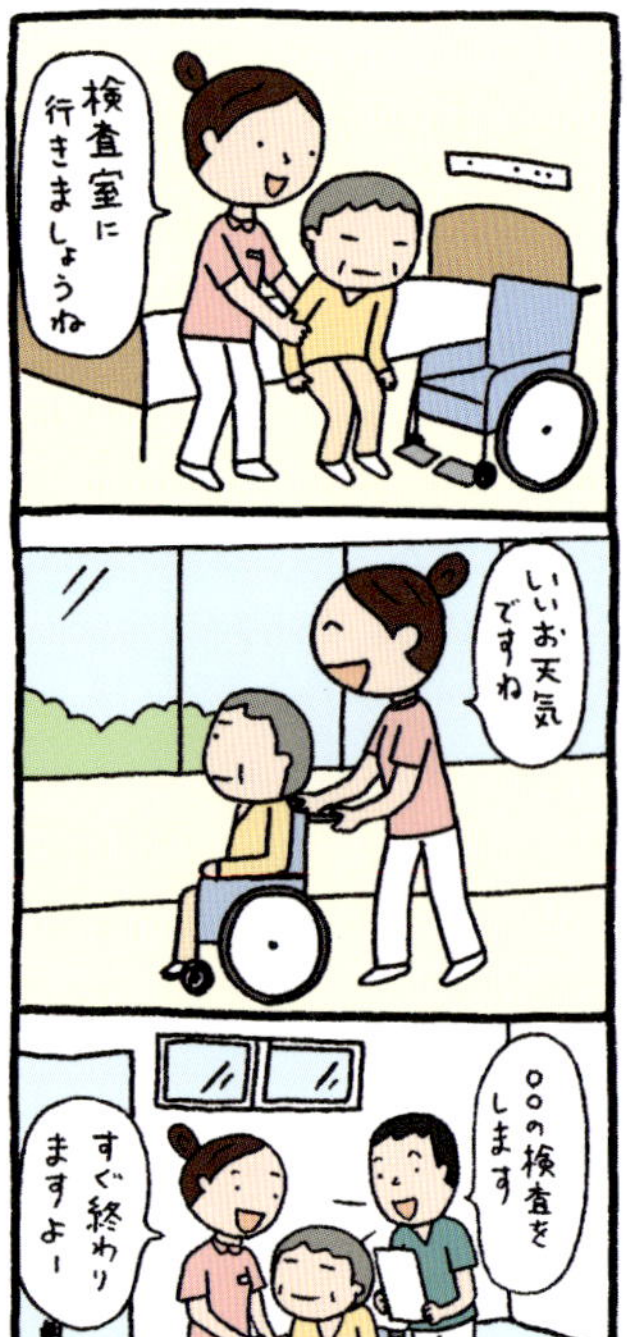
検査室に行きましょうね
いいお天気ですね
○○の検査をします
すぐ終わりますよー
おばあちゃんきたよ～

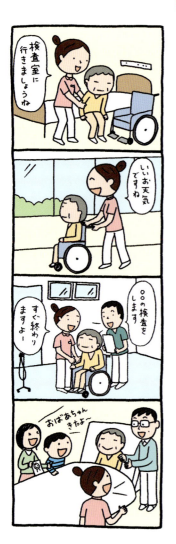

視点をその人に向ける

パーソン・センタード・ケアを実践するうえでもっとも大切になるのは「パーソンフッド」です。一人の人として周囲に受け容れられ、尊重されることを言います。パーソンフッドを保つケアを実践することで認知症の人のよい状態を高めることができます。これこそがパーソン・センタード・ケアの目標です。

そこで、認知症の人をケアするときに、まず確認したいのが、認知症の人が今、「よい状態」にあるのかということです。

ここで気をつけたいのは、ケアする側にとって都合のよい状態が認知症の人の「よい状態」ではない、ということです。

たとえば、「ベッドでボーッとしているけれど、自分で降りて骨折する危険がないからよい状態だ」という考え方は間違っています。「ベッドでボーッとしていて、いつものその人らしくないからよくない状態だ」という捉え方が適切です。

認知症の人のよい状態

「認知症と共に生きる人たちの心理的ニーズ（P35）」が満たされている

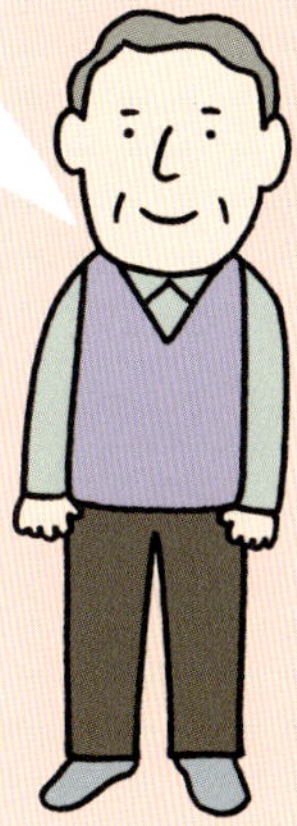

よい状態のサイン

- 自分に自信をもっている。
- 自己主張が強くできる。
- 身体がリラックスしている。
- ユーモアを返したりユーモアを使う。
- ほかの人たちのニーズに対して敏感。
- 創造的な自己表現をする。
- 喜び、楽しさを表す。
- 役に立とう、手伝おうとする（人に向かってしてあげようとする）。
- ほかの人との交流を自分から進んで始める。
- 愛情や好意を示す。
- 自尊心を示す。
- さまざまな感情を表現する。

認知症の人のよくない状態

「認知症と共に生きる人たちの心理的ニーズ（P35）」のうち、満たされていないものがある

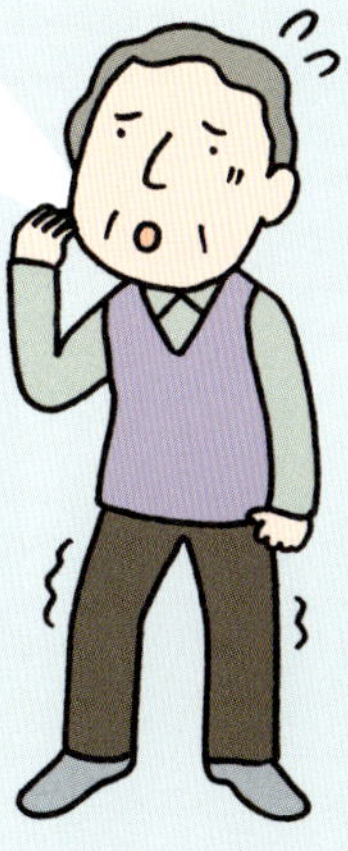

よくない状態のサイン

- 絶望しているときに誰からも相手にされない。
- 非常に強い怒りがある。
- 深く悲しんでいるときに誰からも相手にされない。
- 不安がある。
- 恐れがある。
- 退屈している。
- 身体的な苦痛、痛み、不快感がある。
- 身体が緊張している。
- 動揺している。
- 無気力である。
- 引きこもり。
- 文化的に疎外されている。
- 力のある他者に対して抵抗することが困難である。

参考資料／『DCM（認知症ケアマッピング）理念と実践　第8版　日本語版第4版』

その人の5つの要素に着目する

認知症の人をアセスメントするときは、視点をケアする側に向けるのではなく、本人に向けることが大切です。当たり前と思っていても実際にはなかなかできていないことが多いのではないでしょうか。

そこで、アセスメントをするときには「認知症のパーソン・センタード・モデル」を確認しましょう。これは「脳の障害」「身体の健康状態」「生活歴」「性格傾向」「社会心理」の5つの要素のことを言い、認知症の人の行動、感じ方、考え方に影響を与えているとトム・キットウッドは言います。これは「パーソンフッドを保つことを大切にしたケア」をするうえで欠かせないプロセスです。

認知症のパーソン・センタード・モデル

トム・キットウッド教授は、認知症の人に見られる症状のいくつかは、脳の構造的な障害よりも、理解やケアの誤りによるものではないかと考え、研究を進めました。そして、認知症の人の行動や気分は、脳の障害だけでなく、身体の健康状態、生活歴、性格傾向、社会心理の5つの要素が複雑に関連し合って生じていると考えました。この5つの要素のことを「認知症のパーソン・センタード・モデル」と言います。認知症の人を理解する手がかりとなる要素です。

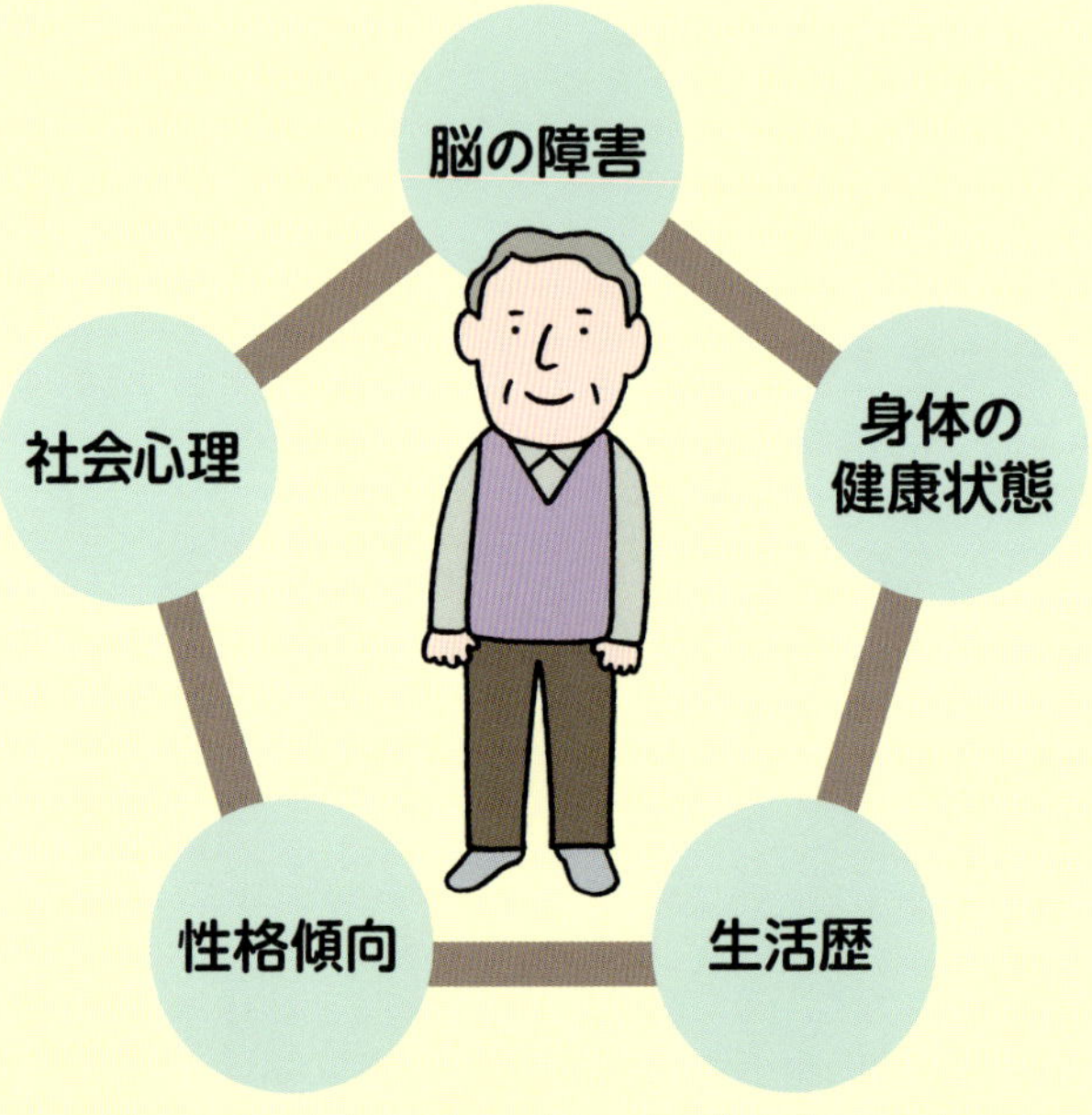

参考資料／『DCM（認知症ケアマッピング）理念と実践　第8版　日本語版第4版』

病院ではとくに大切にしたい「くつろぎ」

そして、もう一つ、認知症の人の状態を評価するために知っておきたいのが、トム・キットウッド教授が考えた「認知症と共に生きる人たちの心理的ニーズ」です。認知症の人たちには「愛」のニーズを中心に5つの心理的ニーズが重なり合うように存在していると彼は考えました。これらのニーズは、すべての人がもっていると思われますが、認知症の人は自分のニーズを自分で満たすことが難しいため、より強く出てきます。

この5つの心理的ニーズが満たされているとき、認知症の人はよい状態でいられます（P33参照）。その人の5つの心理的ニーズが満たされているのか、いないのか、今の様子から確認するようにします。とくに、病院では、入院により不安が強くなるため、「くつろぎ」が満たされているかどうかを確認しましょう。

認知症と共に生きる人たちの心理的ニーズ

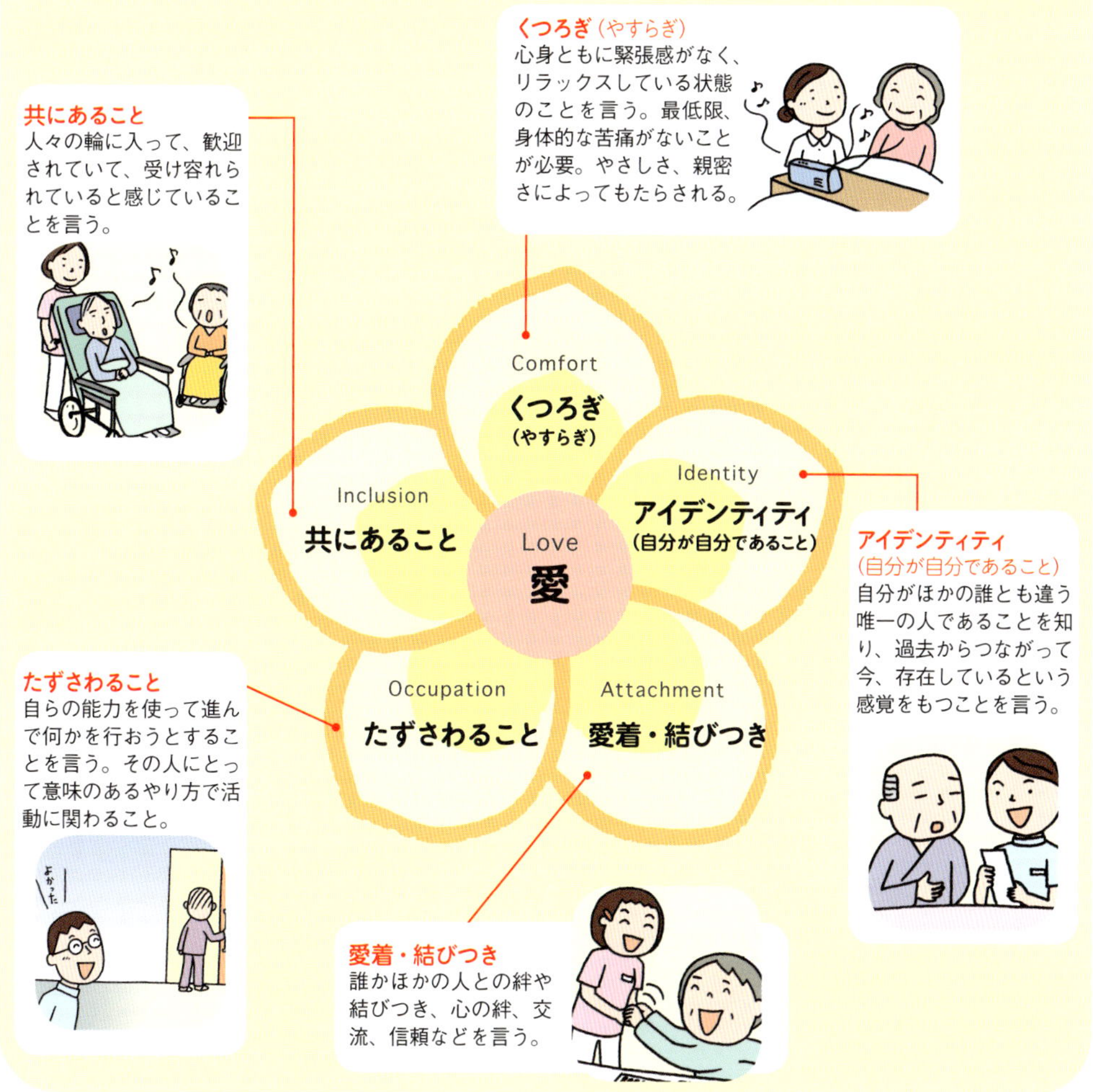
くつろぎ（やすらぎ）
心身ともに緊張感がなく、リラックスしている状態のことを言う。最低限、身体的な苦痛がないことが必要。やさしさ、親密さによってもたらされる。
共にあること
人々の輪に入って、歓迎されていて、受け容れられていると感じていることを言う。
Comfort
くつろぎ
（やすらぎ）
Inclusion
共にあること
Love
愛
Identity
アイデンティティ
（自分が自分であること）
アイデンティティ
（自分が自分であること）
自分がほかの誰とも違う唯一の人であることを知り、過去からつながって今、存在しているという感覚をもつことを言う。
Occupation
たずさわること
Attachment
愛着・結びつき
たずさわること
自らの能力を使って進んで何かを行おうとすることを言う。その人にとって意味のあるやり方で活動に関わること。
よかった
愛着・結びつき
誰かほかの人との絆や結びつき、心の絆、交流、信頼などを言う。

アセスメントから実践までの3ステップ

パーソン・センタード・ケアの目標は、「その人をよい状態にする」こと。そのためには「それぞれの人のニーズに合わせたケアプラン」の実施が欠かせません。

実践の場で、どのように進めていったらよいか、悩んだときには「3ステップ」を活用しましょう。とてもシンプルで実践可能なアプローチの方法です。「思いを聞く」「情報を集める」「ニーズを見つける」の3ステップを踏むことで、その人の満たされていない思い（心理的ニーズ）に気がつくことができ、その人にとって、今必要なケアの方法を見つけ、実践していくことができます。

認知症の人のよくない状態のサインを見たときは、繰り返し、この3ステップを行いましょう。その人をよい状態にするというパーソン・センタード・ケアの目標に近づいていくことができます。

パーソン・センタード・ケアを 実践するときに大変有効な「3ステップ」

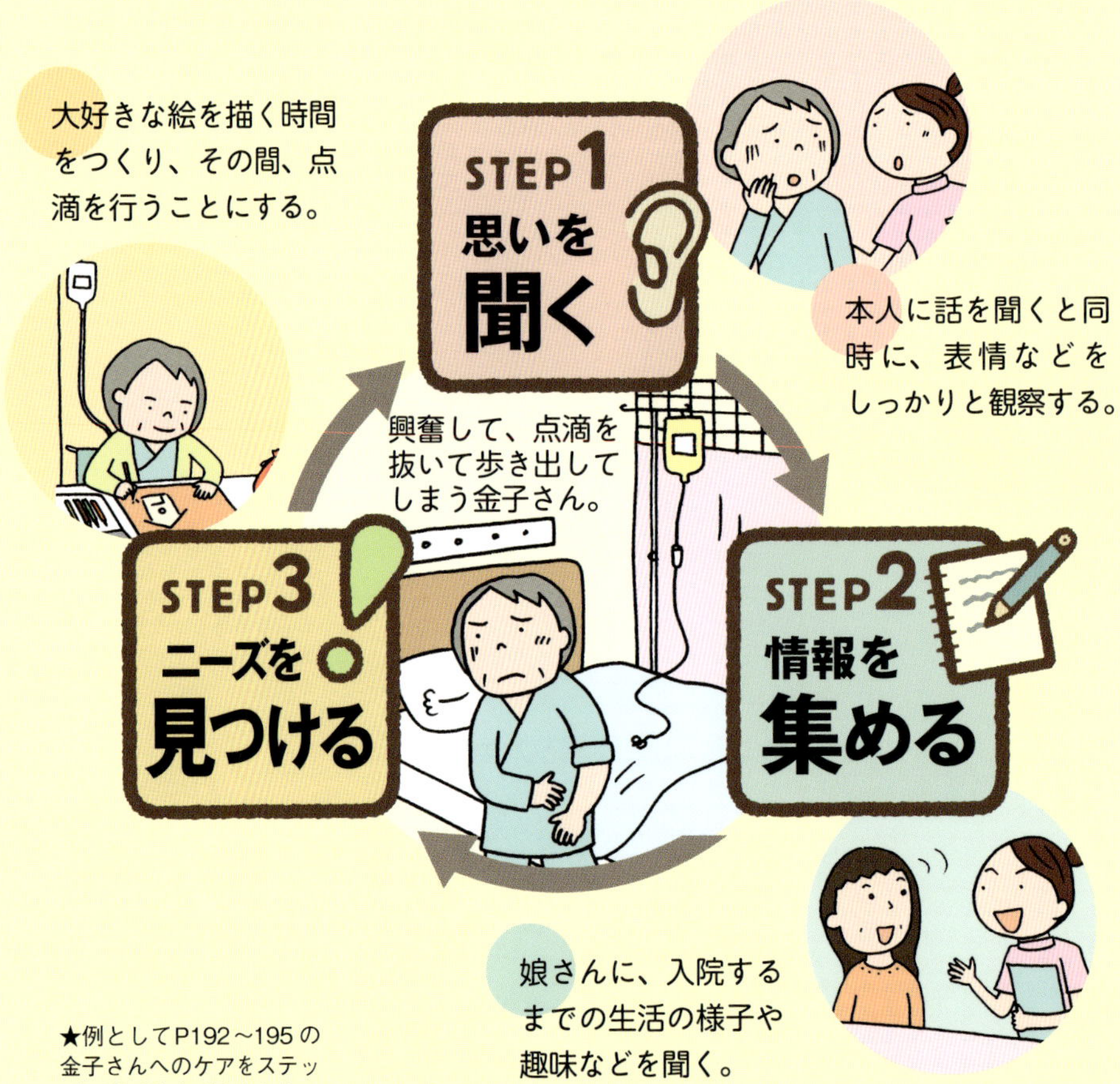

STEP1
思いを聞く
本人に話を聞くと同時に、表情などをしっかりと観察する。
STEP2
情報を集める
娘さんに、入院するまでの生活の様子や趣味などを聞く。
STEP3
ニーズを見つける
大好きな絵を描く時間をつくり、その間、点滴を行うことにする。
興奮して、点滴を抜いて歩き出してしまう金子さん。

★例としてP192～195の金子さんへのケアをステップに当てはめてみました。

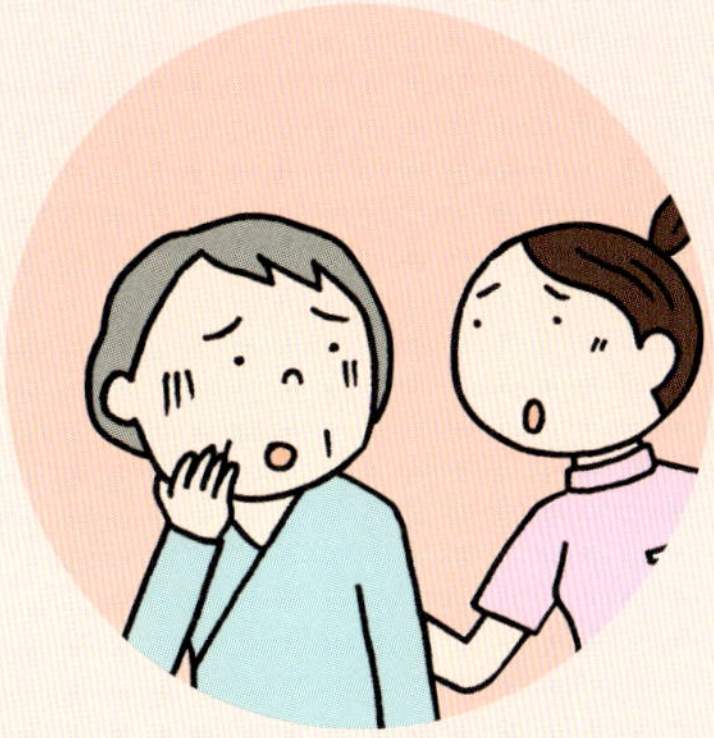

STEP1 思いを聞く

認知症の人の思いに向き合いましょう

今の、その人の思いを知るためには、まずは本人に話しかけて、「思いを聞く」ことが大事です。これができれば、その人のためのケアをスムーズに行うことができるのですが、実際にはとても難しいケースもあり、なかにはあきらめてしまう人もいるようです。

そこで、「思いを聞く」ために大切なことを6つご紹介します。この6つを心に留めて実践することで、コミュニケーションをとることがお互いにより楽しくなるでしょう。

大切なこと

1 先入観を捨てる

「認知症だから」と言わない

「認知症だから何もできない」「認知症だから痛みを感じない」などと、間違った先入観をもっていませんか? 認知症であっても、がんの人や糖尿病の人と同じように病気があるだけで、その人であることに変わりはありません。

認知症になっても人は変わらず豊かな感情をもち続けますし、痛みも感じます。たとえば、話すのが苦手になってくる人もいますが、すべての人がそうなるわけではなく、認知症の原因となる病気や進行程度によっても異なります。がんも種類や進行具合により、その人にとってできることやつらいことが変わります。認知症も同じです。ケアをするためには、その人の認知症の原因となっている病気や、今のその人ができること、つらいことに関心をもつことが大事です。

×	○
何もできない。	できることもたくさんある。
してあげたほうがいい。	本人ができることをし続けることにより心身の回復は早くなる。
話せない。	話せるような環境にないだけで本当は話ができる。話がうまくできなかったとしても、意思を伝えることはできる。
全部忘れてしまう。	昔のことや手続き記憶（料理の手順や自転車に乗ることなど）は残っている人がほとんど。最近のことでも印象に残ることは覚えていたり、感情は残る。

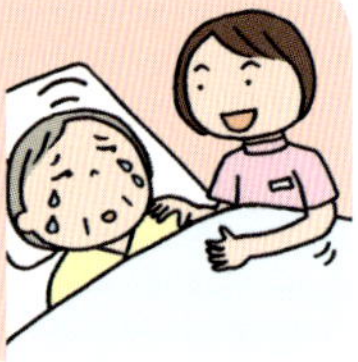

大切なこと 2

本人に聞く

必ず本人を「中心」にする

本人に関わることについては、どんなことでも、まずは本人に話をしましょう。「認知症の人はわからない」「決められない」という間違った先入観により、本人には話をせずに家族や施設の担当スタッフなどにだけ話をすることは避けます。

本人と話をしていて、もしもその人がうまく答えられなかったとしたら、今の話し方や伝え方がその人に合っていないのです。最初に考えるべきは、「どうやったらその人に話が伝わるか」ということです。その人にとってわかりやすい言語や非言語は何なのかを考え、工夫し、伝える努力をしましょう。言語聴覚士などに相談するのもいいでしょう。それでも答えることが難しい場合でも、本人を含めずに話すのではなく、本人を交えて話をするようにしましょう。

×

本人のこれからのことを決めるのに、本人には伝えず、家族にだけ話をする。

本人を入れない

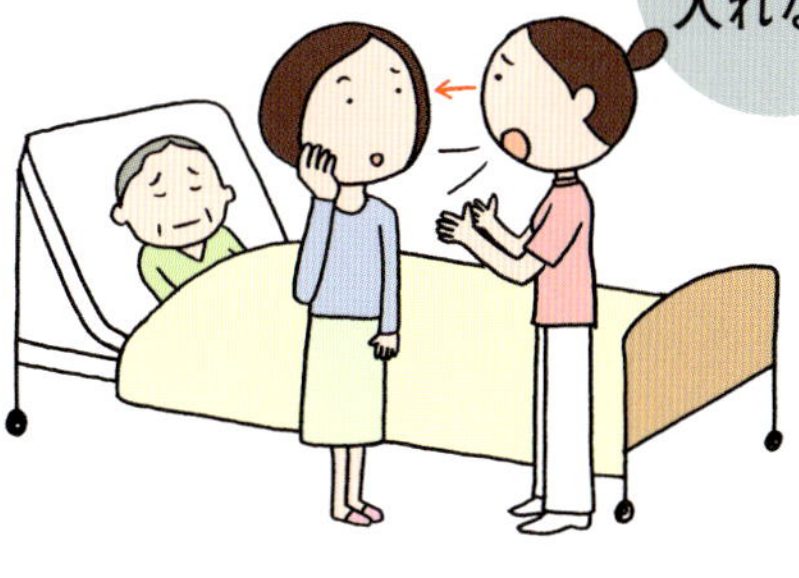

○

本人のこれからのことを決めるときは、必ず本人と一緒に話をする。

本人と一緒に

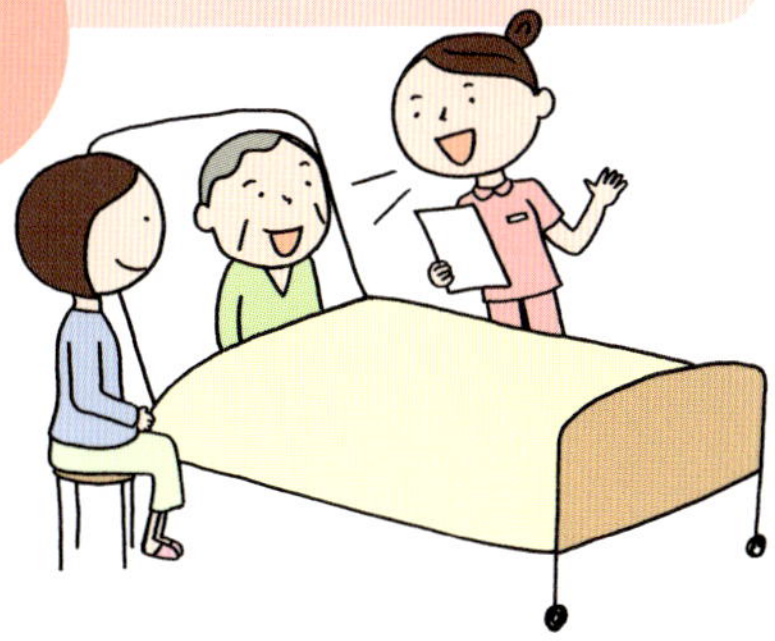

話しかけてみよう！

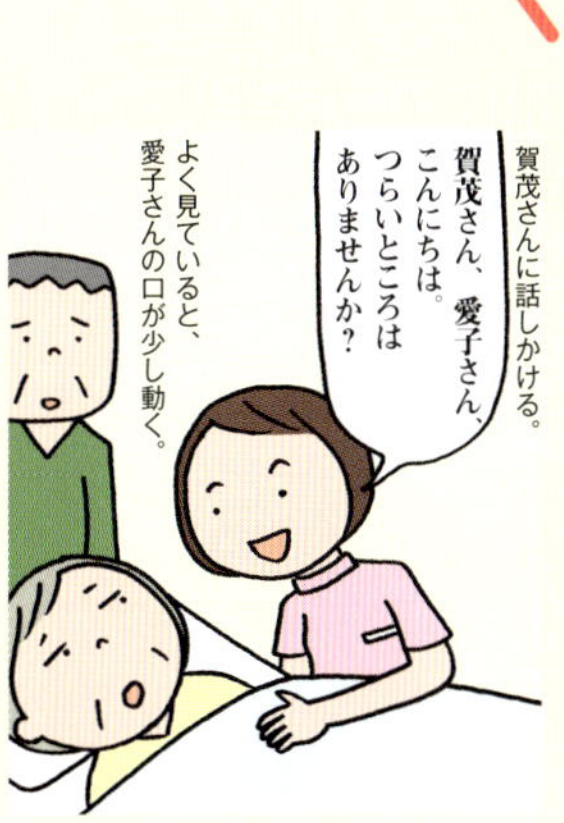
賀茂さんに話しかける。
賀茂さん、愛子さん、こんにちは。つらいところはありませんか？
よく見ていると、愛子さんの口が少し動く。

「この人は話せないんです」と、家族が言ったり書類に書いてあったりしても、最初からそれを鵜呑みにせず、本人の目を見ながら話しかけてみましょう。言葉が出ないだけで話は理解できていたり、問いかけに答える機会を奪われていたために表現することをあきらめてしまったりしている人もなかにはいます。実際に話しかけて、「わかっていますか？　うまく表現できないだけですよね」と伝えたら、涙を流して表現された人がいます。(P170 参照)

大切なこと

3 驚かせない

ゆっくりとていねいに笑顔で

看護師にとって病院は通い慣れた職場ですが、患者にとって病院は「いつもとは違う場所」です。さらに、その人が認知症であると、たとえ外来に何度も訪れていたとしても、ここは「初めて来る場所」かもしれませんし、入院3日目でも「目覚めたら知らないところにいる」と感じているかもしれません。

そうした不安な状態のとき、急にカーテンを開けて「体温を測ります」と言われたり、廊下を歩いていたら急に「歩いちゃダメ！」と怒られたりしたら驚いてしまい、怒りたくなる、泣きたくなる、帰りたくなるのは、ごく自然な反応です。

認知症の人だけでなく、どんな人にとっても過ごしやすい病院であるためにも、患者を驚かさないようなていねいなコミュニケーションを心がけましょう。

×	○
後ろから：後ろから話しかける。本人はどこから話しかけられているのかわからず、驚く。	**正面から**：正面から話しかけられると、本人は相手の顔がよく見えるので安心するし、声もよく聞こえる。
急いで：さーっとカーテンを開けていきなり近づいていく。	**ゆっくりと**：カーテンをそっと少し開けて「失礼します」と言い、ゆっくりと近づく。誰かが近づいてくることが予測できるので安心する。
マスクあり：大きなマスクをしたまま、急に近づく。本人からは目しか見えないので、笑っているかどうかもわからず、怖く感じる。	**マスクなし**：本人の正面から、目を見ながら笑顔で話しかける。相手の表情が見えると、相手の気持ちを推しはかることができる。笑顔が見えれば恐怖は感じないはず。

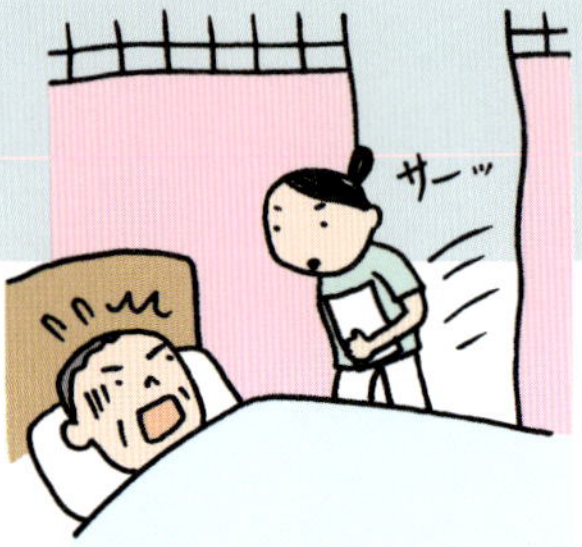

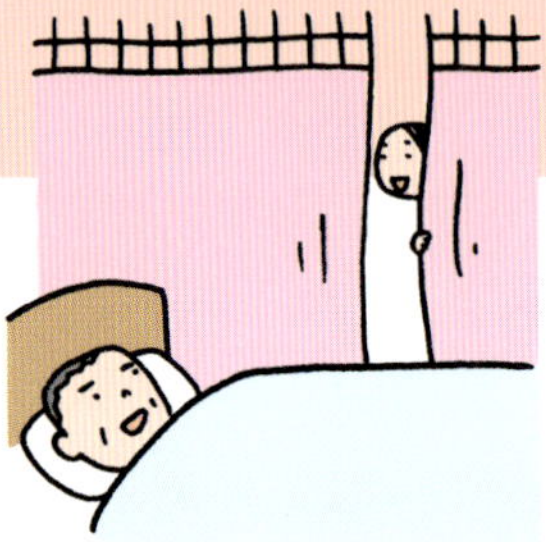

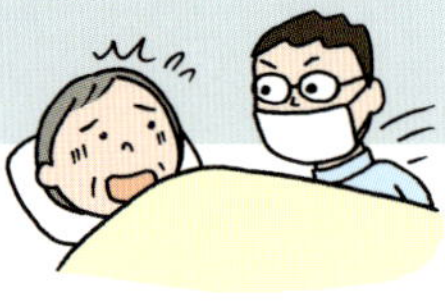

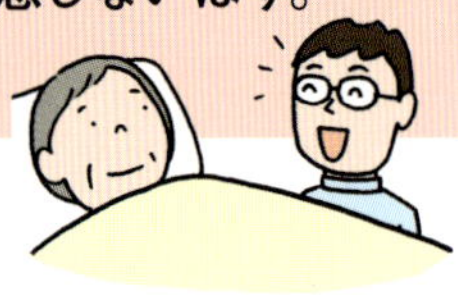

大切なこと 4

あいさつ&なにげない会話を大切に

1分でも長く一緒にいる

認知症の人を不安にさせないために、看護師ができることのなかでも効果が大きいのは、誰もができる「あいさつ」です。「○○さん、こんにちは。看護師の△△です」と、笑顔であいさつをしましょう。慣れない病院の中にいる患者さんにとって、自分のところに来た人が誰なのかわかることは、安心へとつながります。認知症の人は、一度会った人でも初めて会う人に感じることがあるので、会うたびに名乗ってあいさつをしましょう。

とくに大事なのは、最初の出会いです。あいさつをしたあと、その人となにげない会話をしばらく楽しみましょう。情報の収集は必要ありません。親しくなりたいという気持ちをもって楽しく話すことが大事です。「この人なら話を聞いてもらえそう」と思ってもらうことが大事です。

×

目を見ない

相手の顔も見ず、業務優先で、伝えたいことだけを伝える。本人は、自分に話しかけているのかもわからず、話しかけている人のこともよくわからない。わからないことばかりで、不安になる。

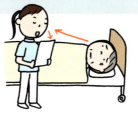

○

目を見る

本人の目を見て、笑顔で、「○○さん、こんにちは。看護師の△△です」と話しかける。伝えたいこともあるが、まずは「おしゃべりに来ました」という雰囲気で話をする。

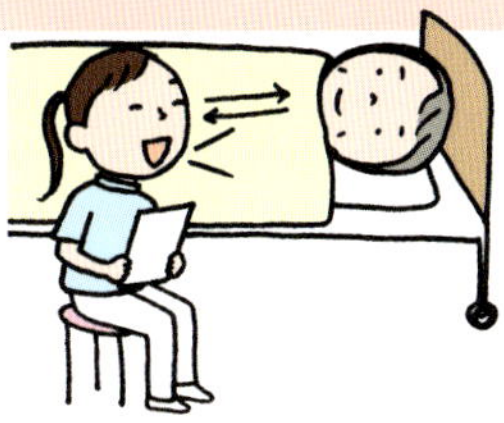

×

うるさい場所

雑音が気になる場所で話をする。認知症になると、いろいろな音がある場所では、そのなかから必要な音だけを聞くという力が弱くなるため、話が聞き取りにくくなる。

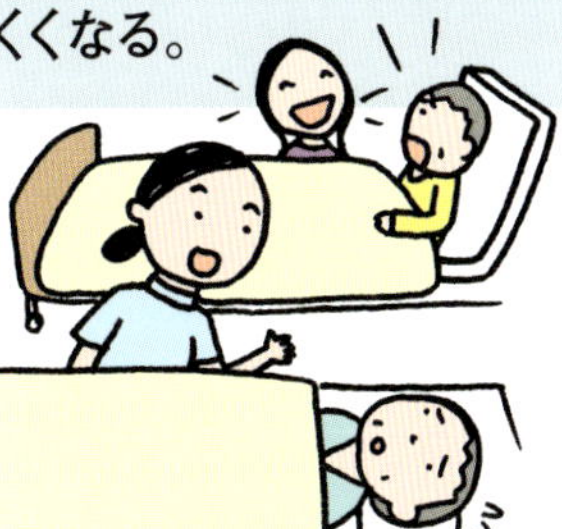

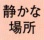

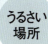

○

静かな場所

ベッドでは雑音が気になる場合、静かな部屋に移動して話をする。話をするときは、できるだけ静かな環境を選ぶ。

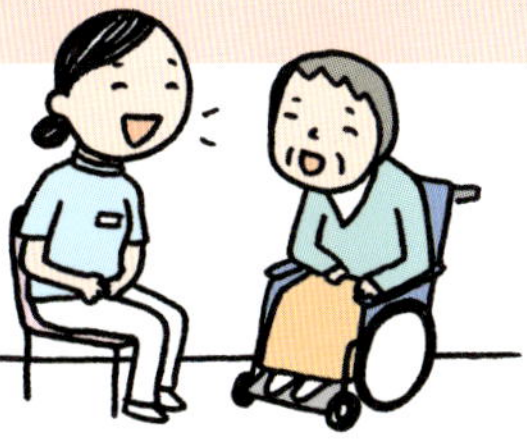

大切なこと

5

本人が理解できる言葉・方法を使う

何回でも違う方法で試す

ある認知症の人に看護師が、「オレンジ色のボタンを押してください」とナースコールを見せながら伝えたのですが、本人はそれを理解することができませんでした。よく調べてみると、その人は「オレンジ色」という言葉を知らず、同じ色のことを「だいだい色」と呼んでいました。そこで、「だいだい色のボタン」と伝えたところ、ナースコールを押せるようになりました。

このように、人によって理解できる言葉は異なります。もしも、その人に話しかけたとき、理解できていないように感じたら、その人が理解できる言葉や方法を探しましょう。とくに認知症の人に話しかけるときは、短い文章で、早口にならないようにしながら、少し低めのトーンにすると理解しやすいようです。

×

知らない言葉

ナースコールの色を「オレンジ色」と伝えた。その人は困った顔をしていた。

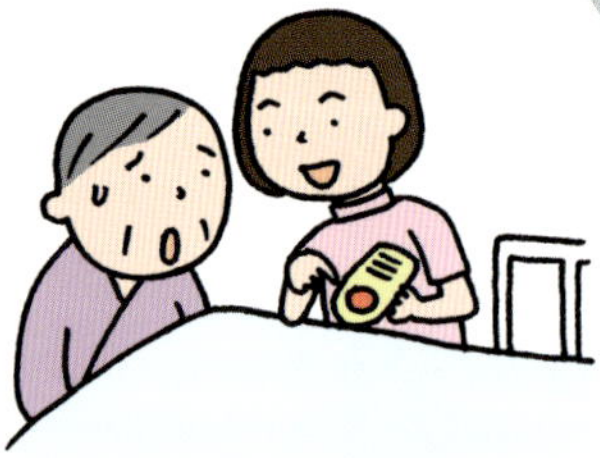

○

いつもの言葉

ナースコールの色を、その人がよく使っている言葉である「だいだい色」と伝える。

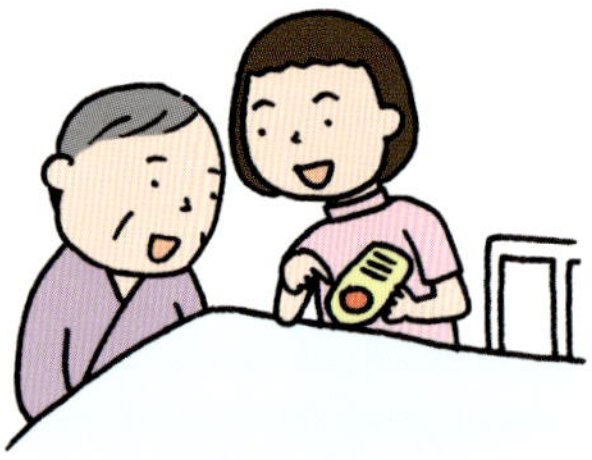

大声・早口

早口、大きくて圧倒する声、強すぎる口調、小声だと聞き取れない。

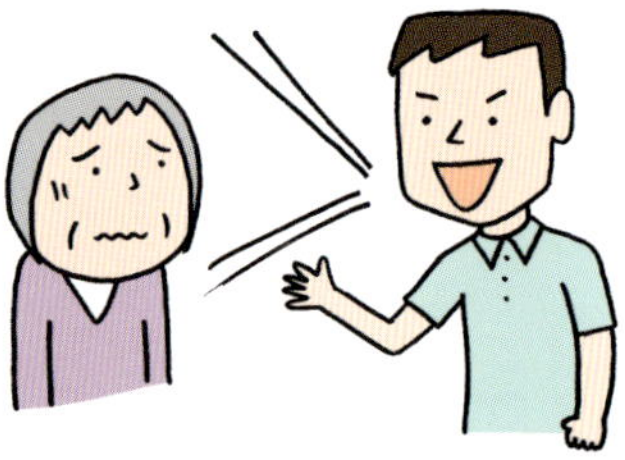

ゆっくり・優しく

ゆっくりとした声、優しいトーン、大きすぎず小さすぎない声だと聞き取りやすい。

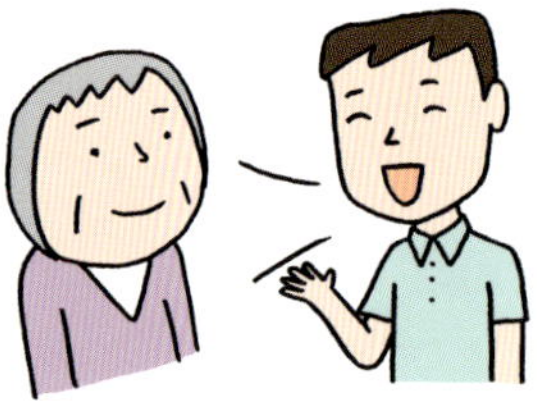

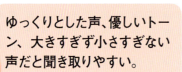

伝える工夫をしよう

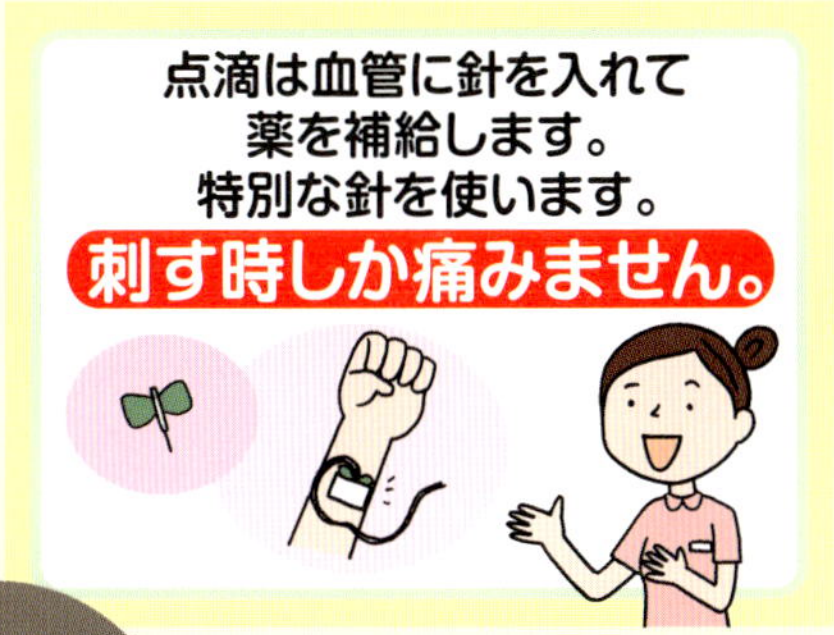
点滴は血管に針を入れて
薬を補給します。
特別な針を使います。
刺す時しか痛みません。

絵で伝える

たとえばトイレの看板に便器の絵を描いておくだけで、理解できるケースがある。文字で伝えるときも、絵や写真が一緒にあると、より理解しやすい。

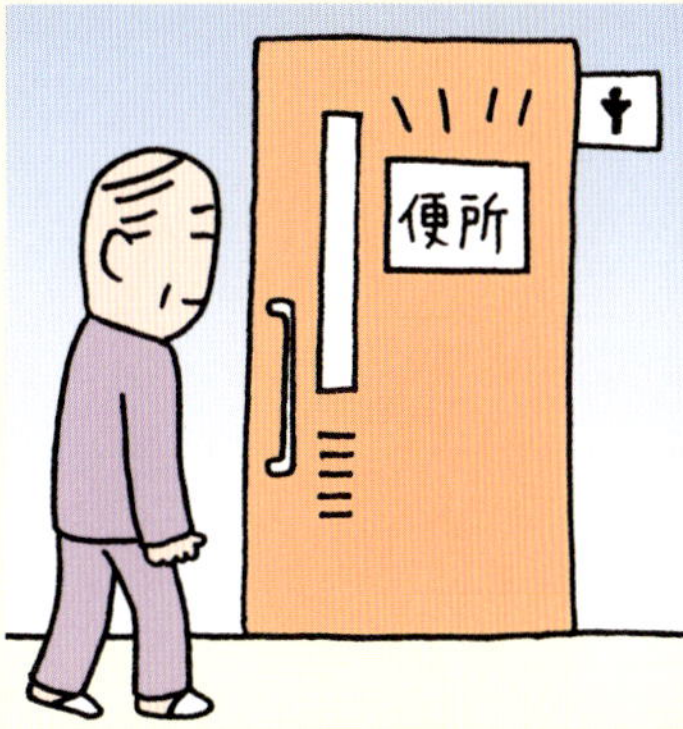
便所

トイレには、吉井さんが読める「便所」と書いた明るい色の紙を貼った。

文字で伝える

本人が読める字で書いた紙（伝言ボード）を使って伝える。このとき、カタカナ、ひらがな、漢字などで実際に書いたものを見てもらい、読めるかどうかを必ず確認する。(P99 参照)

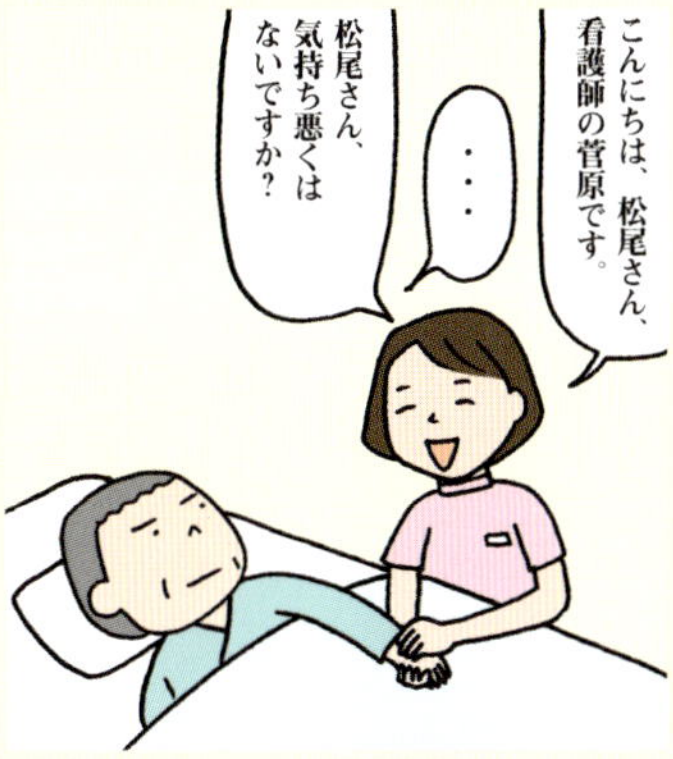
こんにちは、松尾さん、看護師の菅原です。
・・・
松尾さん、気持ち悪くはないですか？

触れて伝える

話をするときや聴いているときに、「きちんとお話を聞いていますよ」「安心してください」という思いを込めて、目を見ながら手をにぎったり、肩や背中に触れたりする。ただし、嫌がるときはすぐにやめる。

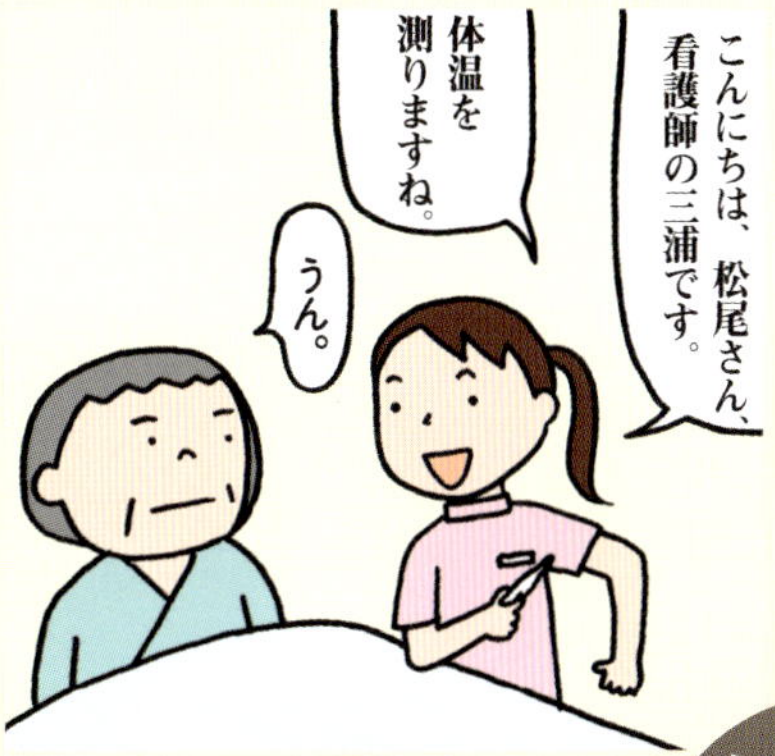
こんにちは、松尾さん、看護師の三浦です。
体温を測りますね。
うん。

ジェスチャーで伝える

身振り手振りで伝える。たとえば、「体温を測りますね」と言いながら、脇の下に体温計を挟むジェスチャーをすることで、耳と目の２カ所からの情報を伝えることができ、そのほうが、より理解しやすい。

大切なこと

6 返事を待つ

30秒から1分は必ず待つ

認知症になったことで、自分の考えをまとめるための時間が長くなる人が多くいます。そのことを理解していないと、「この人は返事ができないんだ」と勝手に思い込み、待つことなく話し続けてしまうことがあります。これでは、本人が話をする機会を奪われ、その看護師に対して信頼感をもつことはできません。

話しかけたら、その人が返事をするまでしっかりと待つようにしましょう。表情、とくに口もとを見ながら、30秒から1分は待ちます。「たっぷり待った」と感じてからもう30秒待つことが大事です。

言葉で意思を伝えられなくても、うなずいたり、まばたきをしたり、笑顔や悲しげな表情になったり、手で合図をしたり……その人にとっての意思を伝える方法があることを信じて、待ちましょう。

×

話し続ける

話をしていても返事がないので、伝わっているかどうかはわからないが、そのまま自分が伝えたいことをすべて話す。

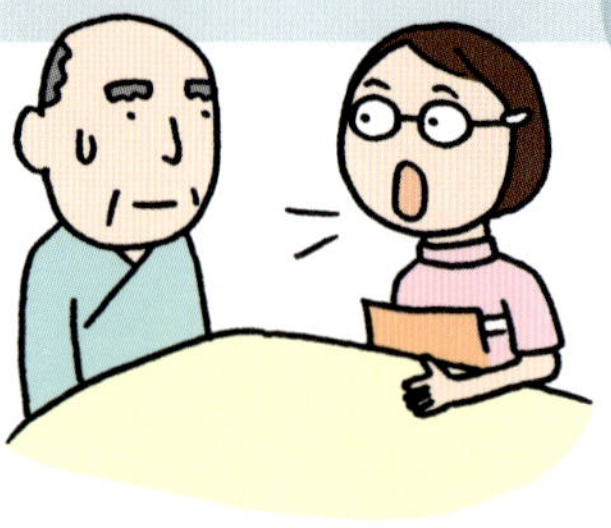

○

話したら待つ

短い言葉で語りかけてから、返事を待つ。その人の口もとを見ながら、じっと待つ。

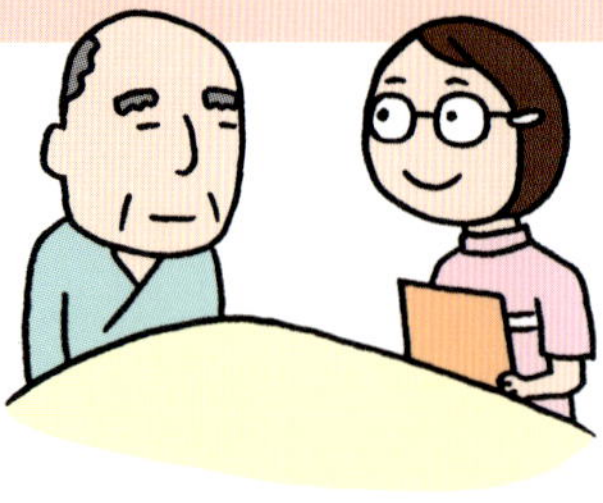

×

表情を見ない

話ができない人だから、一方的に伝えたいことを話す。

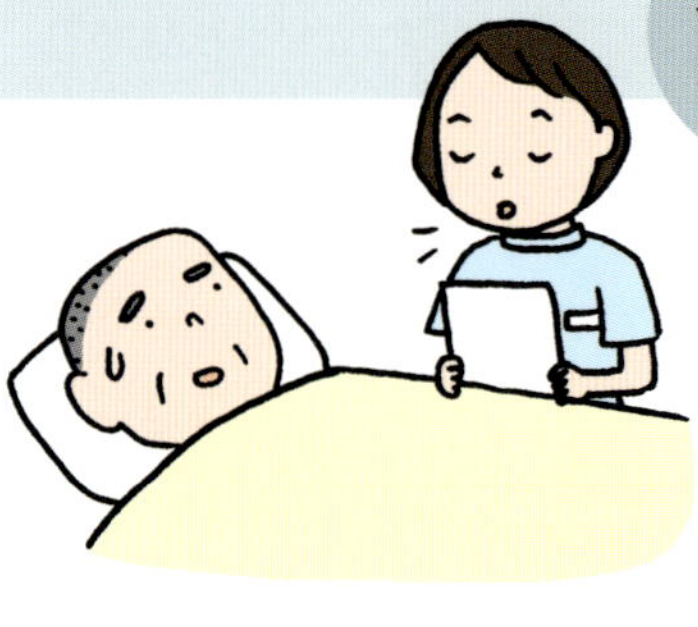

○

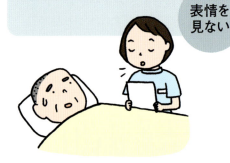

表情を見る

話ができないと言われている人でも、話しかけたあと、意思を伝えてくれていないか、じっと目もとや口もとを見る。

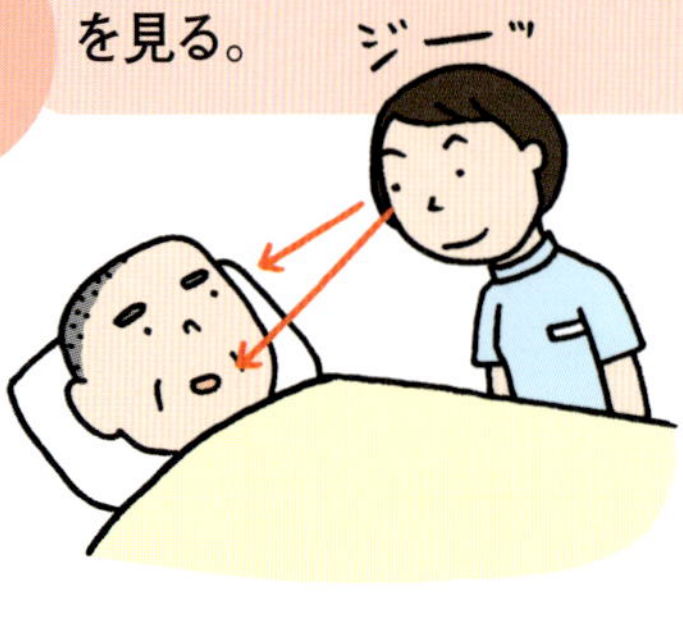

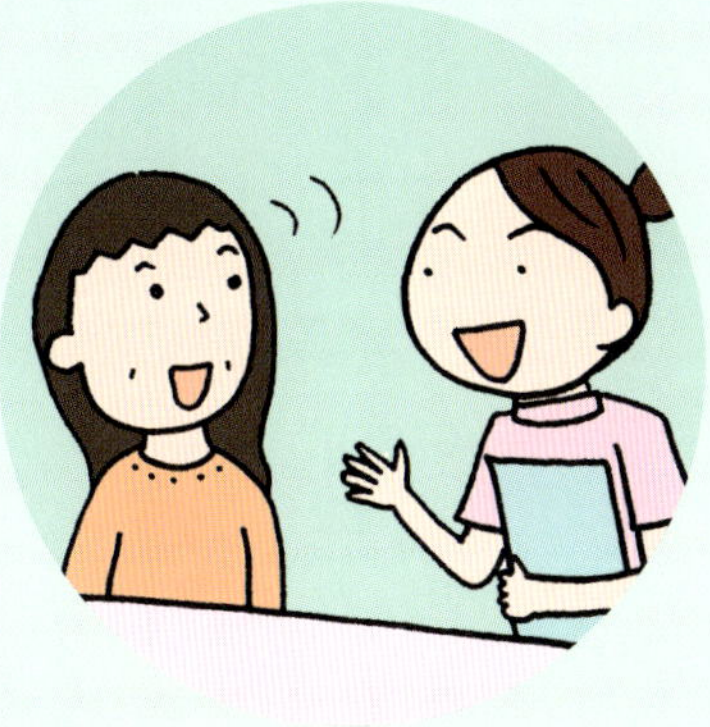

STEP2 情報を集める

STEP2
情報を集める

認知症の人を理解するための情報を集めましょう

入院時の患者情報を書くことだけを目的とした聞き取り方ではなく、その人のことを理解したいという思いをもって、その人に関わる情報を集めましょう。

パーソン・センタード・ケアを実施する場合は、認知症の人を理解する手がかりとなる「パーソン・センタード・モデル」（5つの要素）＝「身体の健康状態」「社会心理」「生活歴」「性格傾向」「脳の障害」についての情報を集めます。何かしらの病気をもって入院しているため、その人の「身体の健康状態」については十分な情報収集が必要であり、また環境の変化があるため、「社会心理」「生活歴」への理解がとくに重要となります。

情報 1

身体の健康状態

伝えられない苦痛はないか？

認知症の人の場合は、からだに症状が出ていて苦痛を感じているものの、その理由がわからないことがよくあります。「理由はわからないけれど、からだはつらい」ため精神的なストレスが重くのしかかり、このようなことが起こります。
・喉の渇きが感じにくい（加齢変化）、どこに水があるのかわからないなどの理由から脱水になる。
・腹部の不快を感じていても、それが便秘のためであることがわからず、不安な状況から逃げたいため、「ここにいてはいけない」などと感じ、歩き回る。
そこで、入院の直接の原因である疾患や持病を確認すると同時に、今、その人にとって身体的な苦痛がないか、不調をかかえていないかを確認します。

確認！

とくにこの7つのポイントについては、十分なアセスメントを

□**十分な栄養が摂れているか**
おなかが空いていると、不快に感じる。栄養が満たされていないと、からだを動かすことに倦怠感を感じる。

□**脱水症状を起こしていないか**
高齢になると脱水は自覚しにくい。皮膚の乾燥状態や口腔内の乾燥の有無、微熱などがないかを観察し、アセスメントする。

□**排泄パターンは整っているか**
下痢や便秘があると、不快に感じる。

□**睡眠パターンは整っているか**
不眠や昼夜逆転などがあると、心身がつらくなり、感情のコントロールがつきにくくなる。

□**運動機能に障害はないか**
麻痺などを起こしていても、その自覚がないこともある。その場合は、自分の思うようにからだが動かせず、いらだつ。

□**薬の影響が出ていないか**
日中ウトウトしているときは、前日に服用した睡眠薬の効果が残っている可能性もある。使用している薬の副作用の影響が出ていないか、確認する。

□**痛みがないか**
痛みを感じていても、それがどこの痛みなのかわかりにくい。不快であるけれど、それが痛みから来ていることがわかりにくい。顔の表情やからだの動きをよく観察する。

「本人が痛みやつらさを上手に
訴えることができない」ことを理解し、
その人の表情やからだの動きをよく観察し、
アセスメントしていきましょう。

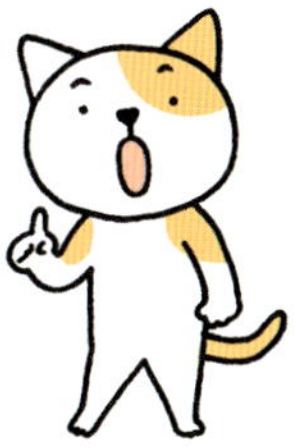

確認！

全身の健康状態をチェック！

痛みなどの不調を見落とさないために、
最初に確認したい事項です。
機嫌が悪いなど、その人の不調を感じたら、
まずは確認したい事項でもあります。

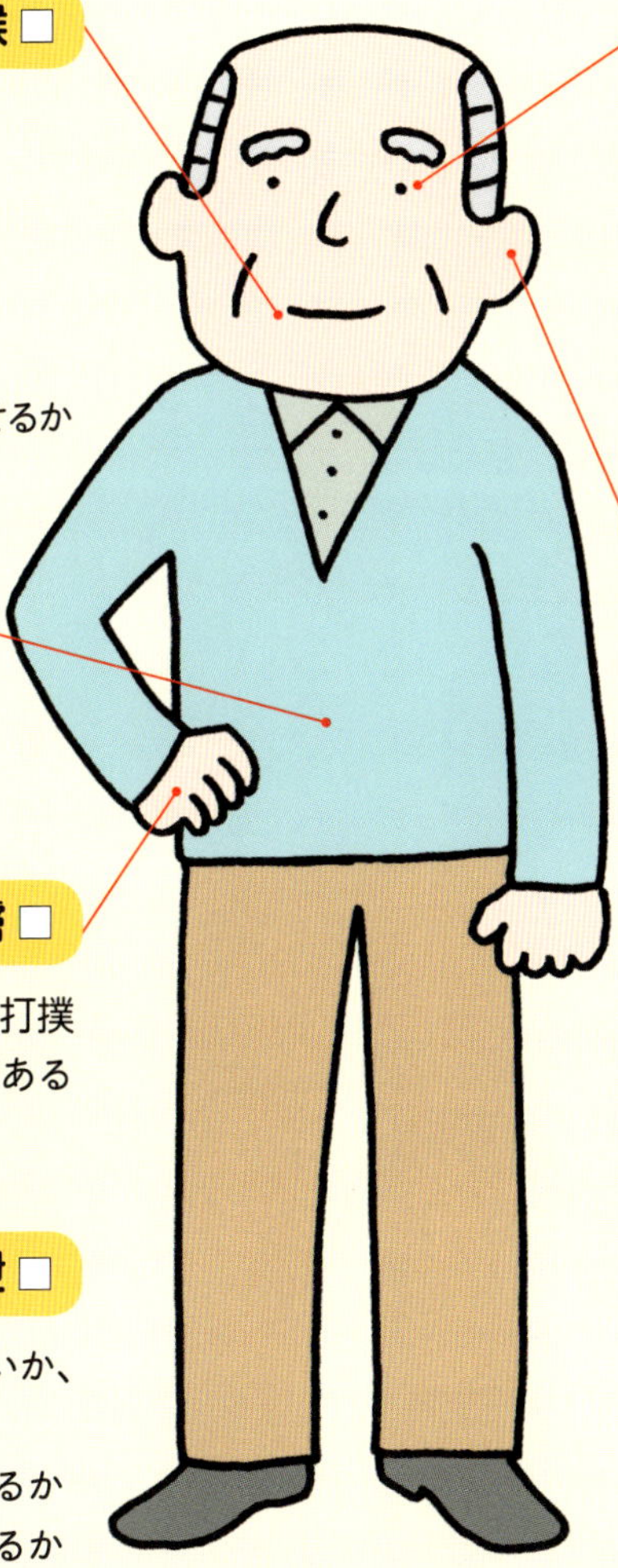

口と喉 □

- 唇が乾燥しているか
- 口内炎はあるか
- カビができているか（カンジダ症）
- 入れ歯に問題があるか
- 食べるときや飲むときにむせるか
- 味覚に異常がないか

など

おなか □

- 下痢をしているか
- 便秘か

など

皮膚 □

- 痛みやかゆみがあるか、打撲の痕やかきむしった痕があるか、乾燥しているか

など

排泄 □

- 排尿・排便の回数が少ないか、多いか
- 排尿・排便時に痛みがあるか
- いつも排泄は自分でできるか
- いつもオムツを使用しているか
- 尿はすっきりと出ているか（残尿はないか）

など

□ 目

- 見え方はどうか
- いつも眼鏡は使っているか
- 眼鏡は合っているのか（度や使いやすさ）
- 白内障や緑内障などの病気はあるのか

など

□ 耳・鼻

- 耳あかがつまっているか
- 補聴器は壊れていないか。電池は切れていないか
- よく聴こえているか
- においはわかるか

など

□ 運動機能

- 歩行障害やバランス機能の障害はあるか
- 歩くときや座るとき（車椅子に座るときも）、苦痛が伴うか
- いつも杖や歩行器、車椅子は使っているのか
- 使っている杖や歩行器、車椅子はその人に合っているか（使いやすさ）

など

情報 2

社会心理（人間関係・物理的環境）

人の態度や寒さなどで不快に

その人を取り囲む社会心理について調べます。社会心理とは、おもに人間関係と物理的環境です。

まずは、現在のその人を取り巻く人間関係について、確認をします。

病院では、どうでしょう。入院したばかりの人にとっては、病院のスタッフは初めて会う人ばかりです。また、認知症の人は、一度あいさつを交わした相手でも、次に会うときも初めて会った人のように感じることがよくあります。つまり、認知症の人にとって、入院したばかりのころは、病院では頼れる人もほとんどいない状態であることがわかります。また、その人の一番近くにいて生活をしていた人との関係についても調べておきます。もう一つ、その人がいる物理的な環境についても確認します。

確認！

ストレスを抱えがちな人間関係や物理的環境（例）

- □病院のスタッフとの関係がまだよくない。
- □一番近くにいて生活をしていた人（家族など）との関係があまりよくない。
- □家族や親戚との関係があまりよくない。
- □食事を運ぶワゴンの音がうるさい。
- □テレビの音や人の声がうるさい。
- □ライトがまぶしい。
- □トイレが狭い、くさい、汚れている、カーテンで仕切ってあるだけ（プライバシーが守れない）。
- □部屋が寒い、暑い。
- □布団がやわらかすぎる。枕が高すぎる。
- □車椅子が座りにくい。
- □椅子が座りにくい。
- □食器がプラスチックなので冷たく感じる。

など

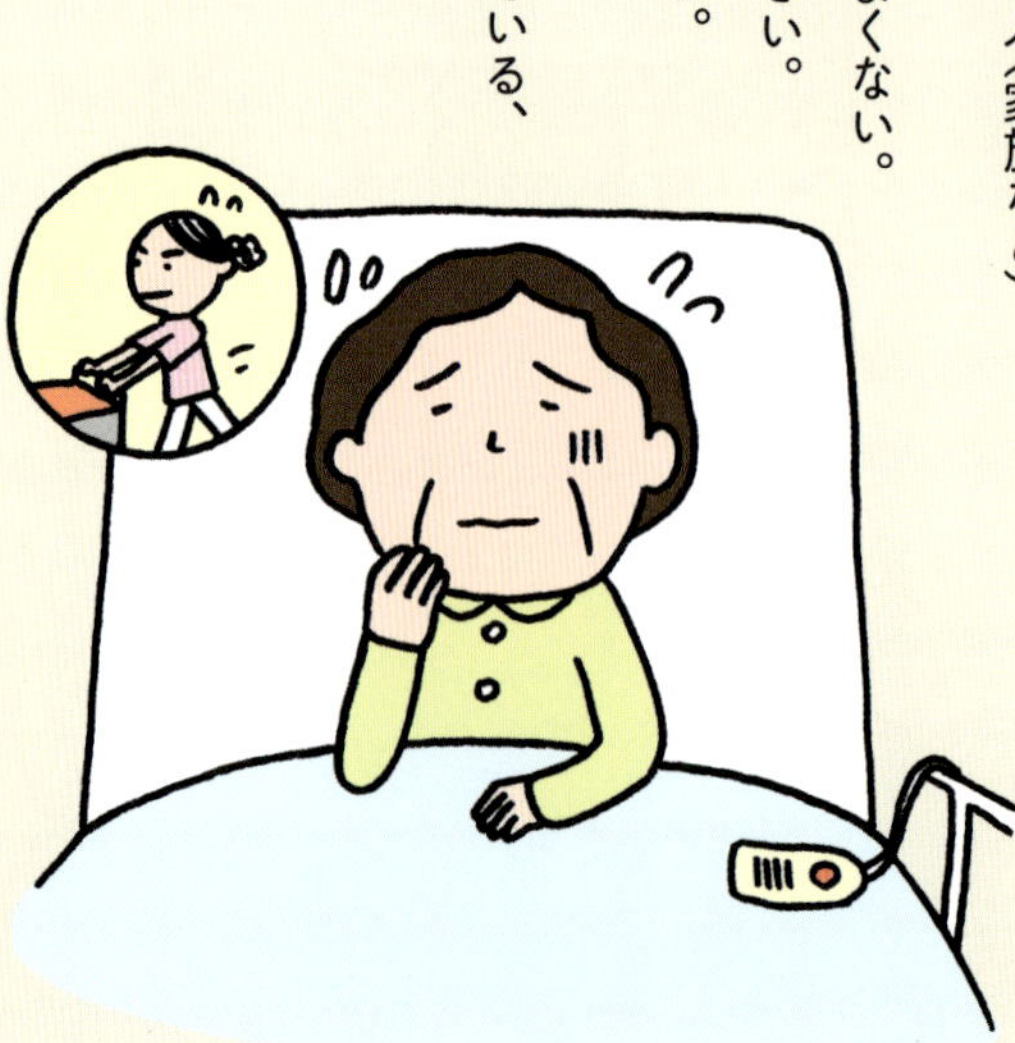

情報 3

生活歴

いつもの生活に近づけるために

認知症になって最近の出来事を忘れてしまったとしても、生活の中での習慣は身についています。そのため、病院での生活が始まると、環境がガラリと変わり、トイレの場所や食事の時間が変わったり、水道の蛇口の形が変わったりすることなどで、その人は生活がしづらい状況になります。そこで、入院する前までの生活習慣や生活環境について確認をしましょう。可能な限り、それが保てるように工夫をすることで、病院での生活がしやすくなります。

また、その人の背景や好みなどについても、できるだけ確認をしておきましょう。たとえば、今まで携わってきた仕事のこと、趣味のこと、活躍してきたことなどです。

確認！

いつもの生活習慣や生活環境（例）

- □起床と就寝時間。
- □食事の時間と場所。
- □トイレのタイプ。（シャワートイレや和式など）
- □寝ている場所は部屋のどこにあるのか。（2階にある。トイレとの位置など）

など

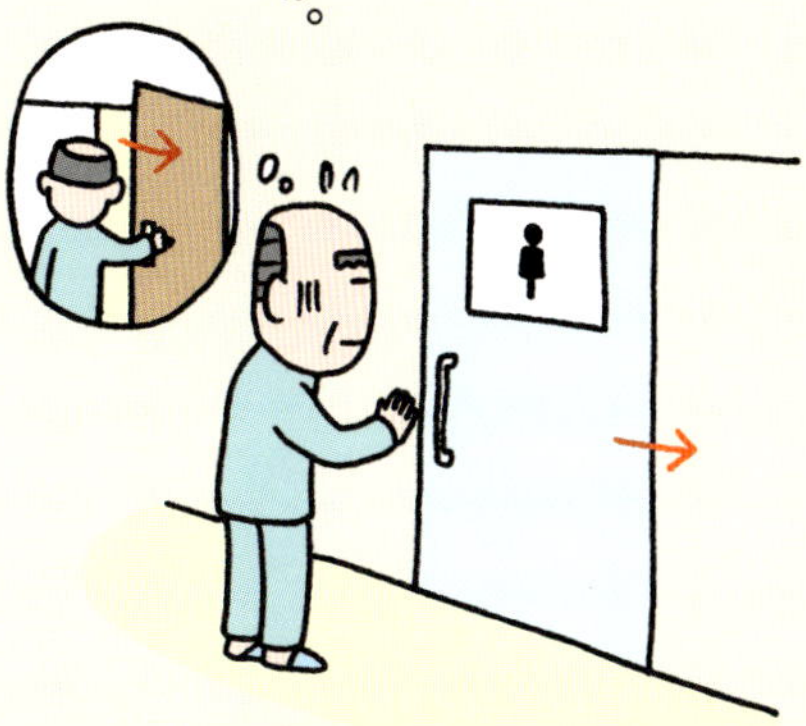

□トイレの扉の違いもチェック！

トイレに間に合わなかった仁さんは、家のトイレは開き戸なのに病院のトイレは引き戸だったために、扉の開け方がわからず、困ってしまっていた。

その人の背景や好み（例）

- □家族構成。
- □今までの職業。
- □暮らしてきた地域。
- □好きなもの・こと、得意なもの・こと。
- □嫌いなこと、苦手なこと。
- □過去にうれしかった経験、誇りに思っている経験。
- □過去につらい思いをした経験。（これについては、本人に直接質問するかどうかは慎重に検討しましょう）
- □宗教に関する習慣や考え方。

など

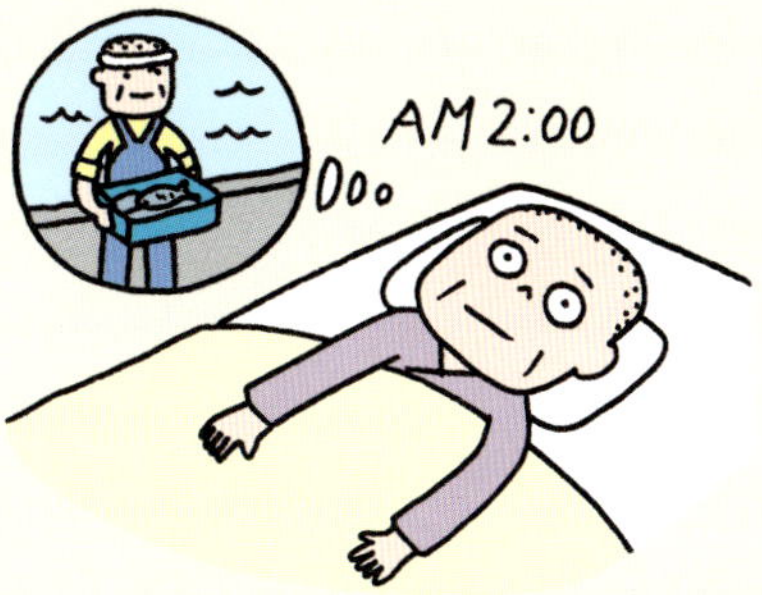

□職業もチェック！

いつも夜中に起きる太郎さんは、よく聞くと漁師さんで、いつも2時に起きるのが習慣だったから「不眠で夜眠れない」わけではなかった。

情報

4 性格傾向

性格に合わせた快適な生活を

認知症になると、本人が感じる症状（自覚症状）が現れます。それは、不安感、不快感、焦燥感、混乱、被害感、自発性の低下、感情の不安定などで、本人にはどうすることもできない思いです（P169参照）。そのため、たとえば、認知症になってからは、以前なら笑顔で受け止めていた出来事に対してイライラしてしまう、ということが起こります。性格が変わったわけではありません。認知症の人の自覚症状をまわりの人が理解することで、その人は以前のようなおだやかな気持ちでいられるでしょう（ただし前頭側頭型認知症の人の場合は、脳の変性により性格が変わることがあります）。

そこで、その人の性格を調べます。入院前まで一緒に過ごしていた家族や施設のスタッフなどから聞きましょう。

確認！

どちらのタイプか

□社交的で人と話すのを好む。	⟷	□一人でいるのを好む。
□出しゃばり。	⟷	□引っ込み思案。
□他人の世話になりたくない。	⟷	□人に頼りたい。
□気が短い。	⟷	□気が長い。
□気にしすぎる（神経質）。	⟷	□気にしない（無神経）。
□好奇心が強い。	⟷	□慎重（保守的）。
□思いやりがある。	⟷	□遠慮がない。
□生真面目。	⟷	□無頓着。

気遣いが大事

几帳面な性格の菅野さん。新聞を渡したときに怒っているのは、ほかの人が読んで折り曲がった新聞を渡したからだと気づいた。次の日からは、新しい新聞をきちんと折ったまま渡すようにしたところ、怒ることはなくなった。

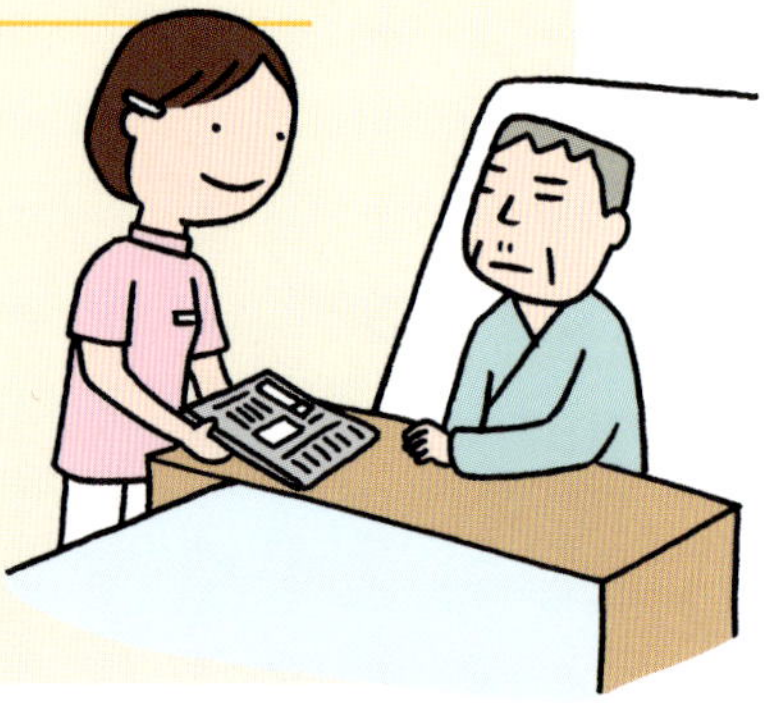

情報
5
脳の障害

本人がもっている症状を知る

その人がもっている認知症の種類によって、その人に現れる症状が変わり、「困りごと」も変わってきます。そこで、その人がもつ認知症の種類と中核症状を知りましょう。たとえば、レビー小体型認知症であれば、自律神経に障害が出るため、急に寒くなったりすると体調が悪くなることがあります。温度の変化に気を配ることで、症状が出ないように予防することができます。

「認知症と診断されていないけれど最近もの忘れがひどい」と家族などから聞くと「認知症かもしれない」と思うでしょう。しかし、それだけで決めつけてはいけませんし、ほうっておくと隠れた病気を放置することになる可能性もあります。気になるときは、本人や家族からよく話を聞き、医師に相談をしましょう。

確認！

認知症の種類と「できること」と「できないこと」

□ その人がもつ認知症の種類と中核症状。

□ 脳の障害により、今、困っていること。「できること」と「できないこと」。

□ 困っていることに対して必要なサポート。

記録もチェック

入院をしたことで環境が変わり、今までできていたことができなくなってしまうことがある。そこで、現在苦手に見えることが、脳の障害によるものなのか、環境によるものなのかを見極めることがとても重要になる。その人の認知症の症状について調べると同時に、入院前の生活習慣を家族や施設のスタッフ、ケアマネジャーからの報告書などで確認をする。環境の変化により一時的な困難が生じている場合は、いつもの生活習慣を病院に取り入れるなどして、自分でできる環境を整えるような工夫が必要。

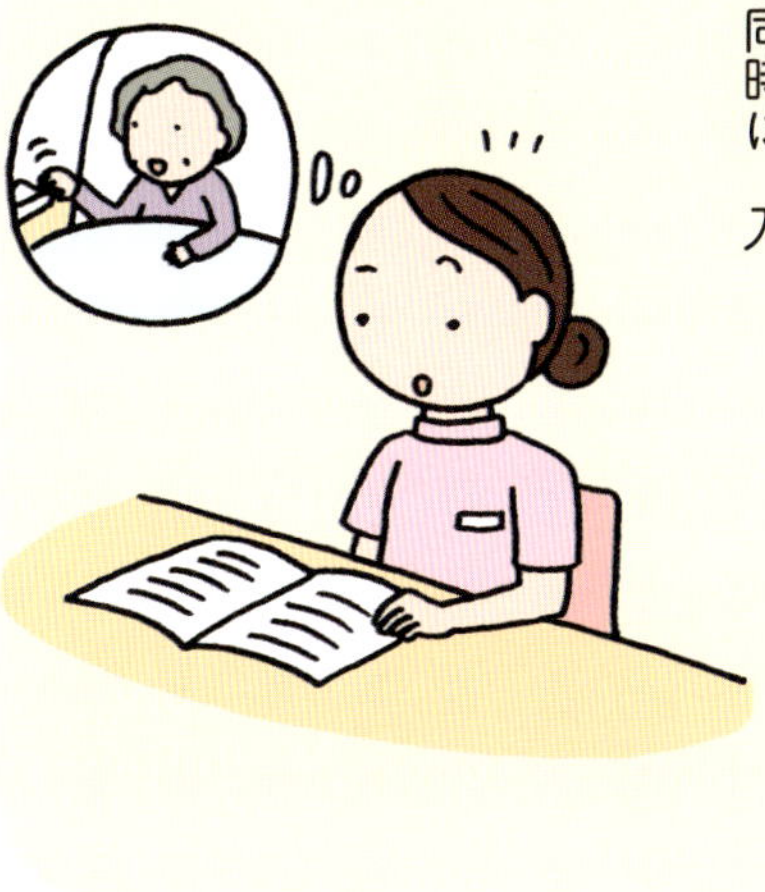

column

Let's think!

「長谷川式の点数」だけで評価していませんか？

メモリーケアクリニック湘南理事長・院長　内門大丈

改訂長谷川式簡易知能評価スケールは、一般の高齢者から認知症高齢者をスクリーニングすることを目的に作成されたものです。記憶を中心とした高齢者の大まかな認知機能障害の有無をとらえることを目的に広く使われています。そのため、入院患者のカルテの中には、このスケールによる評価の数字が記されていることがよくあるでしょう。この数字が書いてあるということは、「この人は認知症の検査をしたことがある」という情報になりますが、果たしてその数字だけで、認知症を評価してもいいのでしょうか。

たとえば、もともと認知機能の能力が高い人の場合、改訂長谷川式簡易知能評価スケールの検査で高得点でも、臨床症状および画像検査で認知症と診断されることがあります。反対に、20点未満でも認知症ではないと診断される人もいます。

なかには、改訂長谷川式簡易知能評価スケールの検査で10点でも認知症が軽度の人もいます。たとえば前頭側頭型認知症の一つである意味性認知症の人の場合。中核症状として、物品呼称の障害と単語理解の障害があるため、質問されても言葉の意味がわからないために答えられず点数が取れない、ということがあります（ただし、状況は把握できているため生活への支障があまりありません）。高度認知症と間違われてしまうことがあるので、このような場合は画像診断なども取り入れて、その人の病気が何なのかを知ることが大切になります。

とくに急性期病院では、入院した直後はせん妄も合併していることが多いので、意識などが安定しているときに、もう一度認知機能のアセスメントをするといいでしょう。改訂長谷川式簡易知能評価スケールやMMSEといったスケールによって得られた数字だけでなく、その人と話をしてみたり、行動をよく観察して、どのようなことができたり、できなかったりするのかを評価することが大切です。必要であれば、認知症の専門医につなげるようにしましょう。
（P15参照）

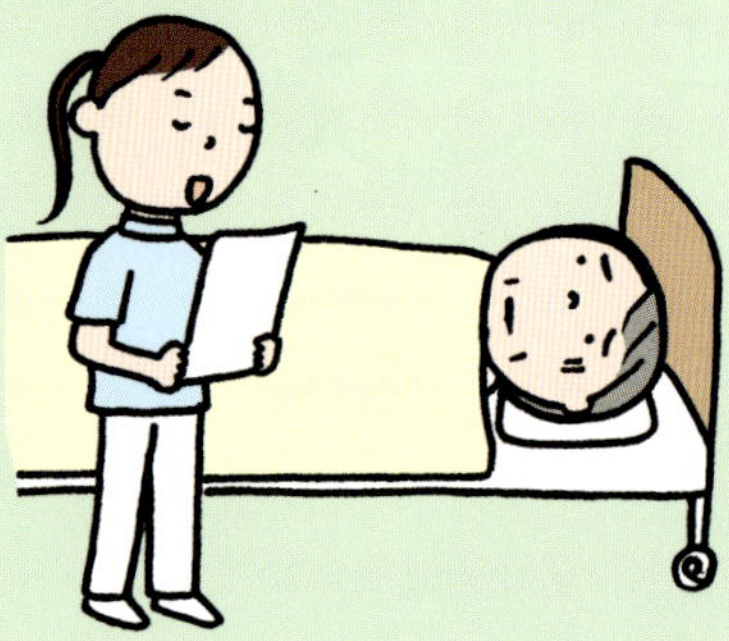

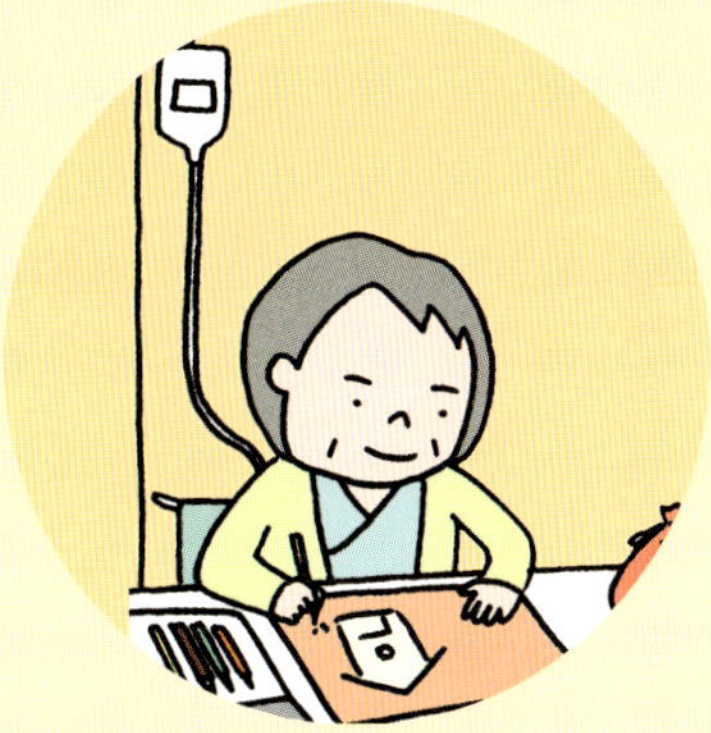

STEP3 ニーズを見つける

満たされていないニーズを見つけて、ケアプランへとつなげていきましょう

想像力をフルに働かせて、STEP1とSTEP2で知ったことをもとに、その人にとって今必要なことを考えていきましょう。そのための指針となるのが、「認知症と共に生きる人たちの心理的ニーズ」です。この5つの心理的ニーズの中から、その人にとって満たされていないニーズを見つけます。次に、見つけた心理的ニーズをパーソン・センタード・モデルに照らし合わせて、その人の今の状態に合ったケアプランを考えていきます。そしてケアプランを実行し、その効果を日々確認しながら、またSTEP1に戻り、3ステップを繰り返します。これを続けていくことで、その人の現状に合うケアを実行し続けていくことができます。

その人の声と情報から見えてくる「ニーズ」

一人一人のニーズに合わせたプランを

本人の情報が集まったところで、まず最初にするべきことは、その人の現状を理解するために「もし、自分だったら」と考えてみることです。自分が同じ状況であったら、どんな思いを抱くのか、想像してみましょう。そして、その思いを「認知症と共に生きる人たちの心理的ニーズ」に当てはめてみましょう。

- **くつろぎはありますか？**
- **アイデンティティは保たれていますか？**
- **愛着と結びつきを感じていますか？**
- **たずさわることができていますか？**
- **周囲の人とともにありますか？**

どれか一つでも当てはまらないものがあれば、その人はよくない状態にあると考えられます。

つぎに、満たされない部分について、私たちができることを考えていきましょ

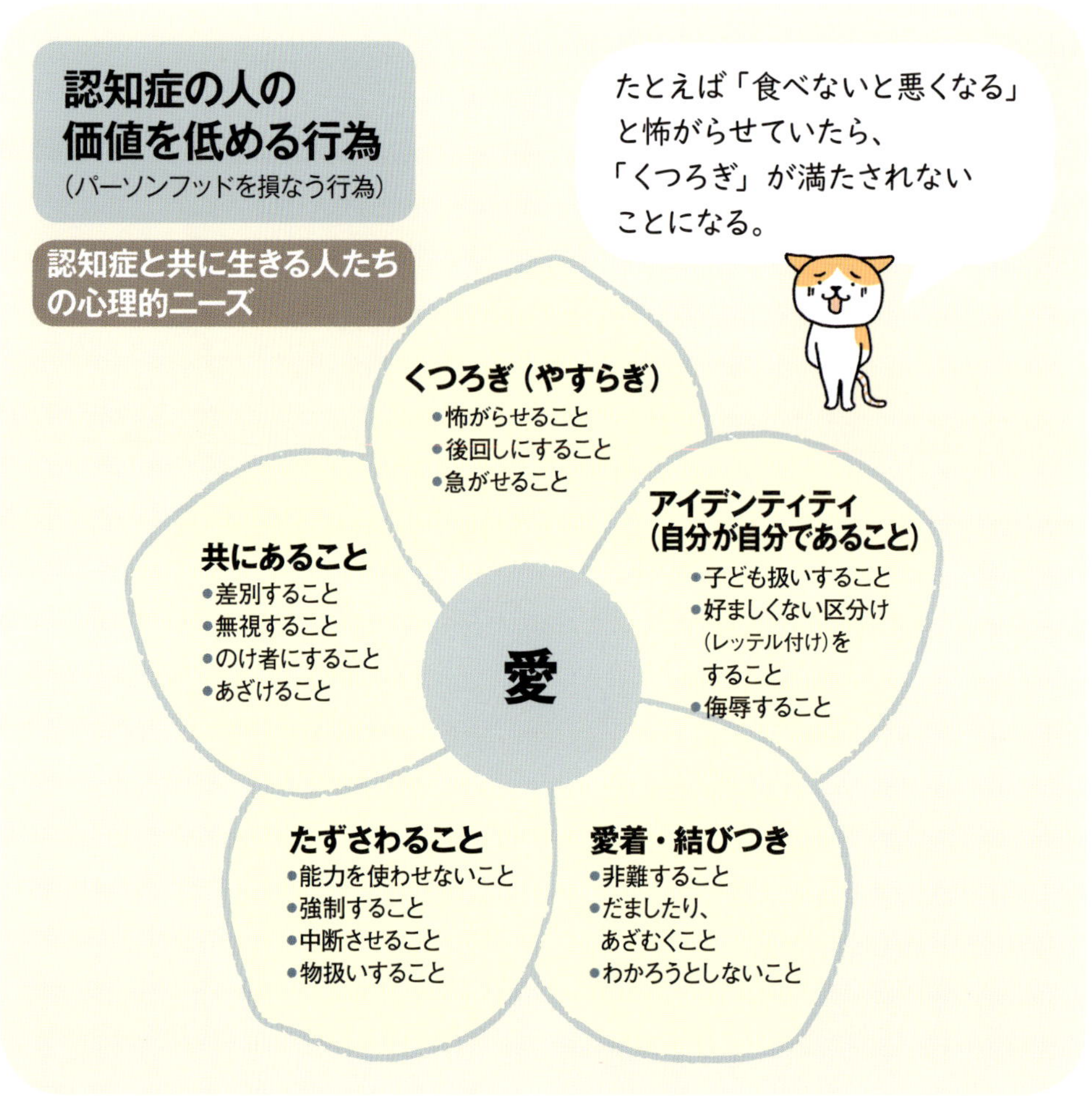

認知症の人の価値を低める行為
(パーソンフッドを損なう行為)
認知症と共に生きる人たちの心理的ニーズ
たとえば「食べないと悪くなる」と怖がらせていたら、「くつろぎ」が満たされないことになる。
愛
くつろぎ（やすらぎ）
•怖がらせること
•後回しにすること
•急がせること
アイデンティティ（自分が自分であること）
•子ども扱いすること
•好ましくない区分け（レッテル付け）をすること
•侮辱すること
愛着・結びつき
•非難すること
•だましたり、あざむくこと
•わかろうとしないこと
たずさわること
•能力を使わせないこと
•強制すること
•中断させること
•物扱いすること
共にあること
•差別すること
•無視すること
•のけ者にすること
•あざけること

う。その人のパーソン・センタード・モデル（５つの項目）に照らし合わせて、心理的ニーズを満たすためのケアプランを立て、実践していきます。

次のページからは、右ページで「認知症の人の価値を低める行為」、左ページで「認知症の人の価値を高める行為」をご紹介していきます。左右対となり、右ページの行為に取って代わるのが左ページの行為となっています。ただし、これは大まかな対であり、実際には組み合わせはもっと柔軟に考えていくことで、その人にとって、より合ったケアを見つけていくことができます。

認知症の人は、５つの心理的ニーズが満たされているとき、よい状態でいられるとトム・キットウッドは言います。すべての心理的ニーズが満たされるように、その人にとって必要なケアプランを探し出し、実践していきましょう。

認知症の人の価値を高める行為
（パーソンフッドを高める行為）

認知症と共に生きる人たちの心理的ニーズ

たとえば「くつろぎ」の中の「思いやり」を満たすように「食べたいものはありますか？」と聞いてみた。

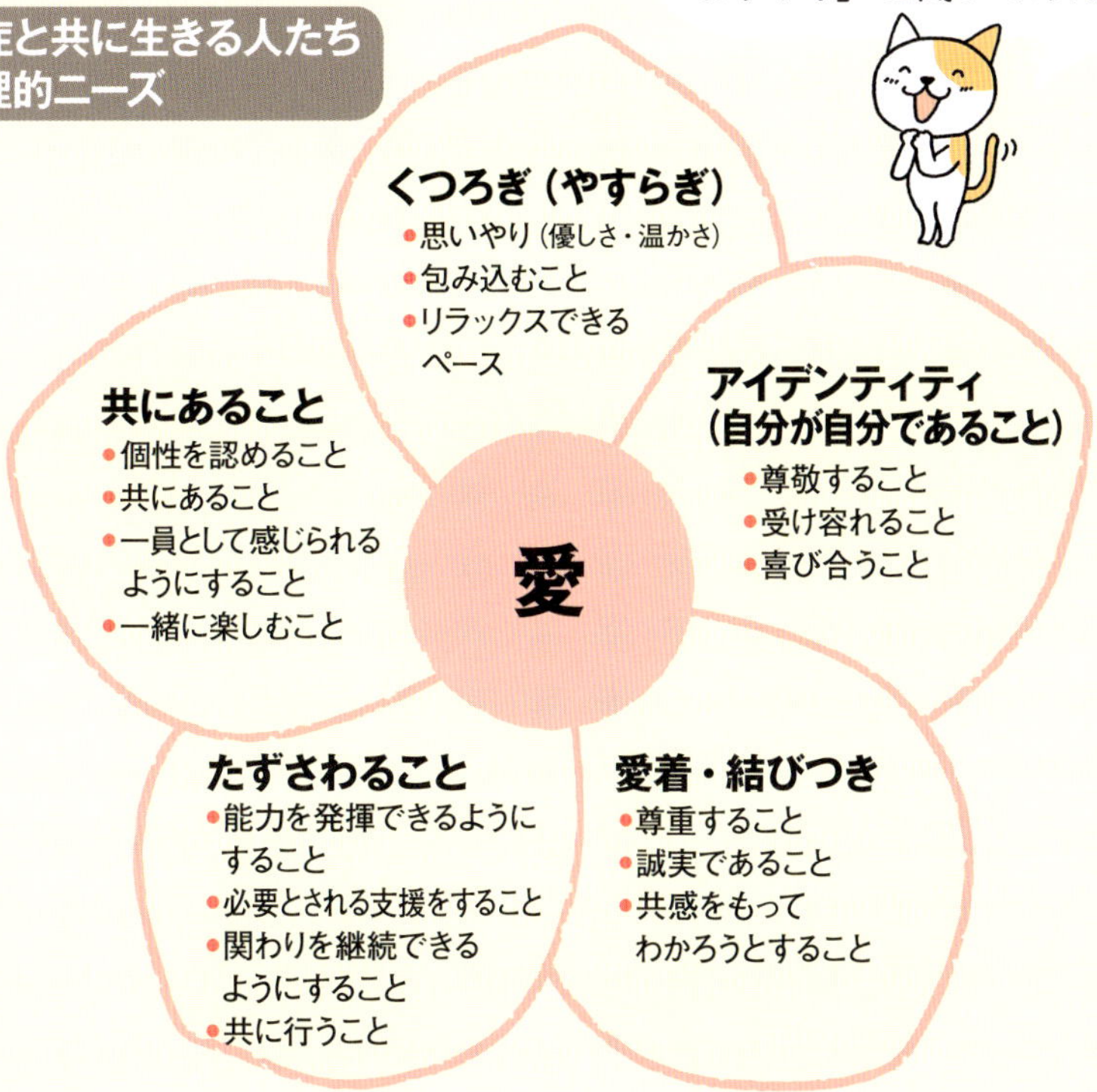
くつろぎ（やすらぎ）
•思いやり（優しさ・温かさ）
•包み込むこと
•リラックスできるペース
アイデンティティ（自分が自分であること）
•尊敬すること
•受け容れること
•喜び合うこと
愛着・結びつき
•尊重すること
•誠実であること
•共感をもってわかろうとすること
たずさわること
•能力を発揮できるようにすること
•必要とされる支援をすること
•関わりを継続できるようにすること
•共に行うこと
共にあること
•個性を認めること
•共にあること
•一員として感じられるようにすること
•一緒に楽しむこと
愛

参考資料／『DCM（認知症ケアマッピング）理念と実践　第８版　日本語版第４版』

ケース 1

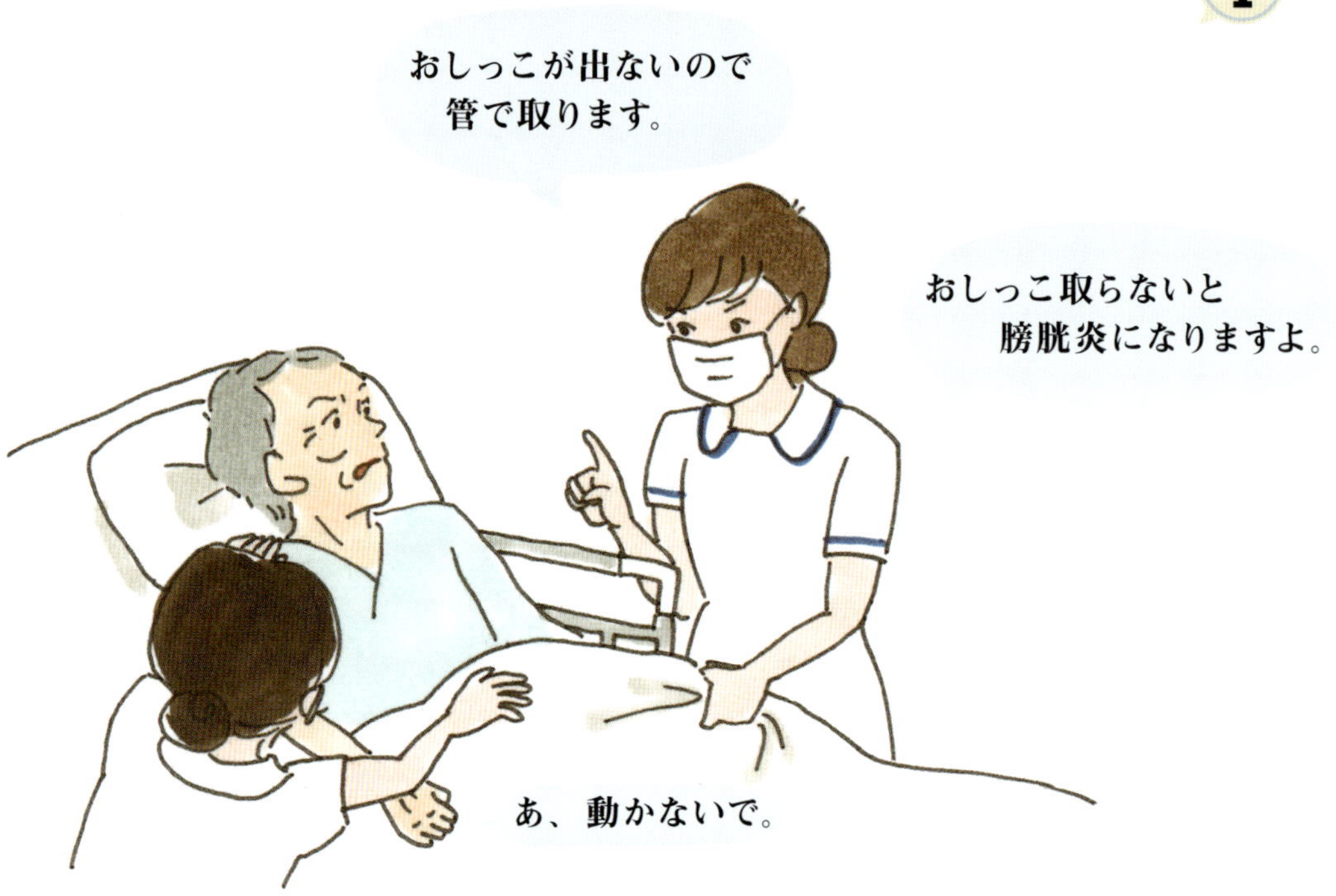
おしっこが出ないので
管で取ります。
おしっこ取らないと
膀胱炎になりますよ。
あ、動かないで。

怖がらせること

くつろぎ(やすらぎ)

ケアをするとき、おどしたり怖がらせたりして、無理に従わせること

ケース 1

尿閉（膀胱に溜った尿をうまく排出できない状態）がある人に対して、「おしっこが出ないので管で取ります。取らないと膀胱炎になりますよ」と、おどすように説明すると同時に、カテーテルを膀胱に入れ始める。その人が驚き、怖がって動くと一人の看護師が手を押さえつけて「動かないで」と言い、もう一人の看護師が導尿をし続けた。

ケース 2

苦痛を訴えながら自分で点滴を抜いている人を見かけたとき、「ダメですよ！　そんなことしたら、先生に怒られます！」と、大きな声でおどすように言った。その後、握っていた点滴のチューブをその人の手から無理やり取り上げた。

ケース 3

服薬を嫌がり、不安を訴える人に対して、「この薬をちゃんと飲まないと家に帰れませんよ」と、おどすように言い、無理やり薬を飲ませようとした。

ケース 4

清拭を嫌がる人に対して、「○○さん、おからだを拭かないと、もっと悪くなりますよ」と言うと同時に、布団をめくり、清拭を始めた。

ケース 5

食事が進まない人に対して、「食べないと家に帰れないよ」と、おどすように言った。

こんな言葉や行動にも気をつけて！

- 点滴を抜く人に対して、「抜いちゃダメ！」と言って怒る。（P102）
- 眠れない人に対して、「寝ないともっと具合が悪くなりますよ」と脅す。（P160）
- 転倒しそうになる人に対して、「危ない！」と大きな声を出す。（P206）

ケース 1

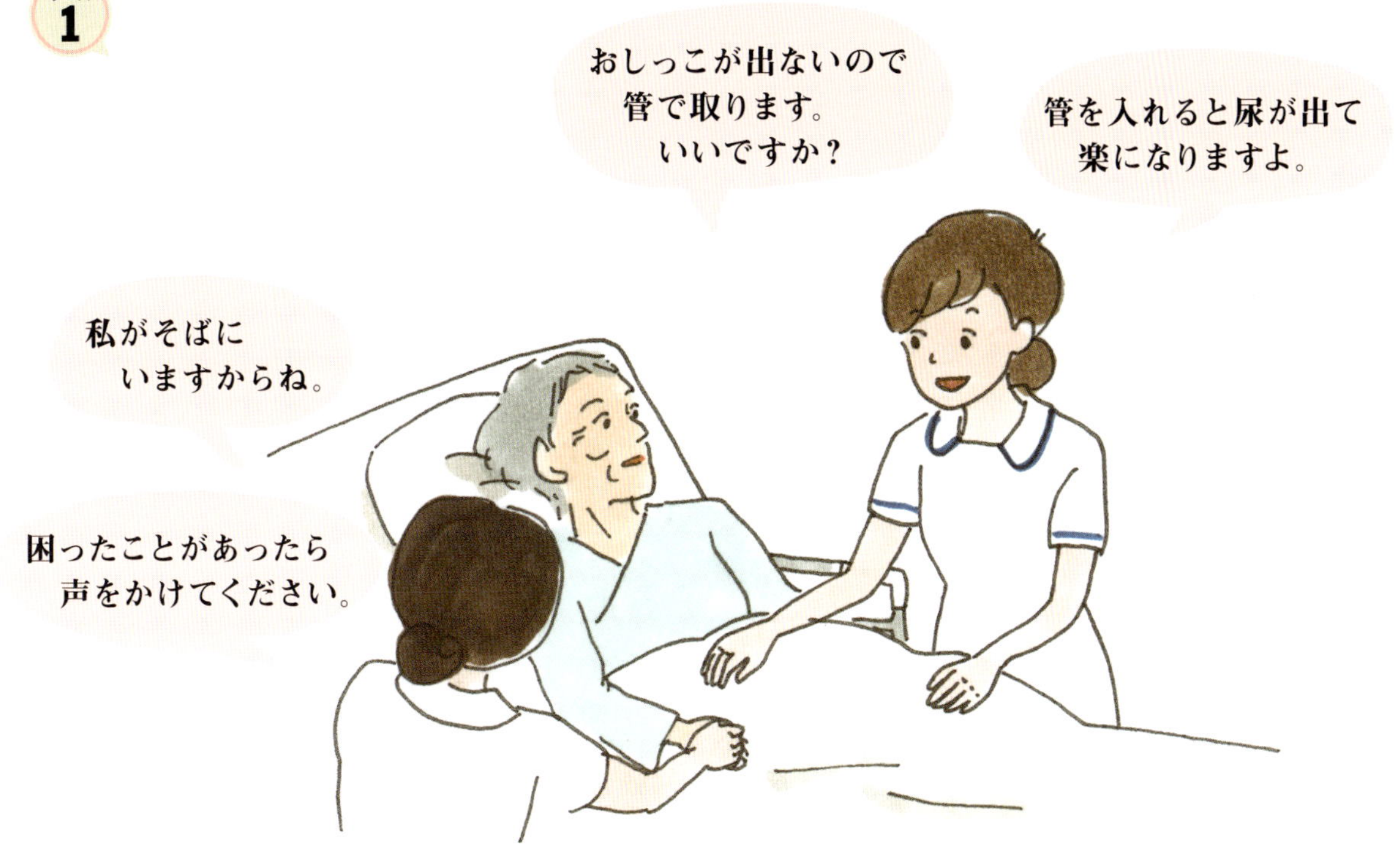
おしっこが出ないので
管で取ります。
いいですか？
管を入れると尿が出て
楽になりますよ。
私がそばに
いますからね。
困ったことがあったら
声をかけてください。

くつろぎ（やすらぎ）

思いやり（優しさ・温かさ）

ケアを怖がったり拒否したりする人に、誠実な思いやりをもって接すること

ケース 1

尿閉（膀胱に溜まった尿をうまく排出できない状態）がある人に対して、「おしっこが出ないので管で取ります。いいですか？」と、目線を合わせてやさしく説明した。導尿を怖がっている様子だったので、その人がそのことを理解して納得するまで、ていねいに繰り返し説明をした。

ケース 2

苦痛を訴えながら自分で点滴を抜いている人を見かけたとき、静かに近づいていき、点滴のチューブをにぎっている手をやさしく包み込むようにしてにぎった。そして、やさしい表情でその人と目線を合わせ、点滴を抜く理由を探るように「つらいですか？」と聞いてみた。点滴が何なのかわからず、気になって取ってしまったようなので、「おなかの痛みをよくするために、今、点滴をする必要があるんです」と、ていねいに伝えたうえで、点滴のルートが気にならないような工夫をしながら、再度点滴を行った。

ケース 3

服薬を嫌がり、不安を訴える人に対して、手をそっとにぎりながら、「〇〇さんは今、肺の状態が悪いので少し苦しいですよね。肺をよくするのに、このお薬が必要なんです」と、やさしくていねいに、薬の必要性を説明した。

ケース 4

清拭を嫌がる人の手をにぎり、「〇〇さん、おからだをきれいにしませんか？ 温かいタオルを用意しました。拭いてもいいですか？」と、わかりやすい説明をし、同意を得てから清拭を行った。

ケース 5

食事が進まない人に対して、「今は食べたくないのですか？」「何か心配事があって食べたくないのですか？」などと、食事に意欲がわかないことを受け止める。そして落ち着くまでは話を聞き、誠実な思いやりの気持ちをもって接した。

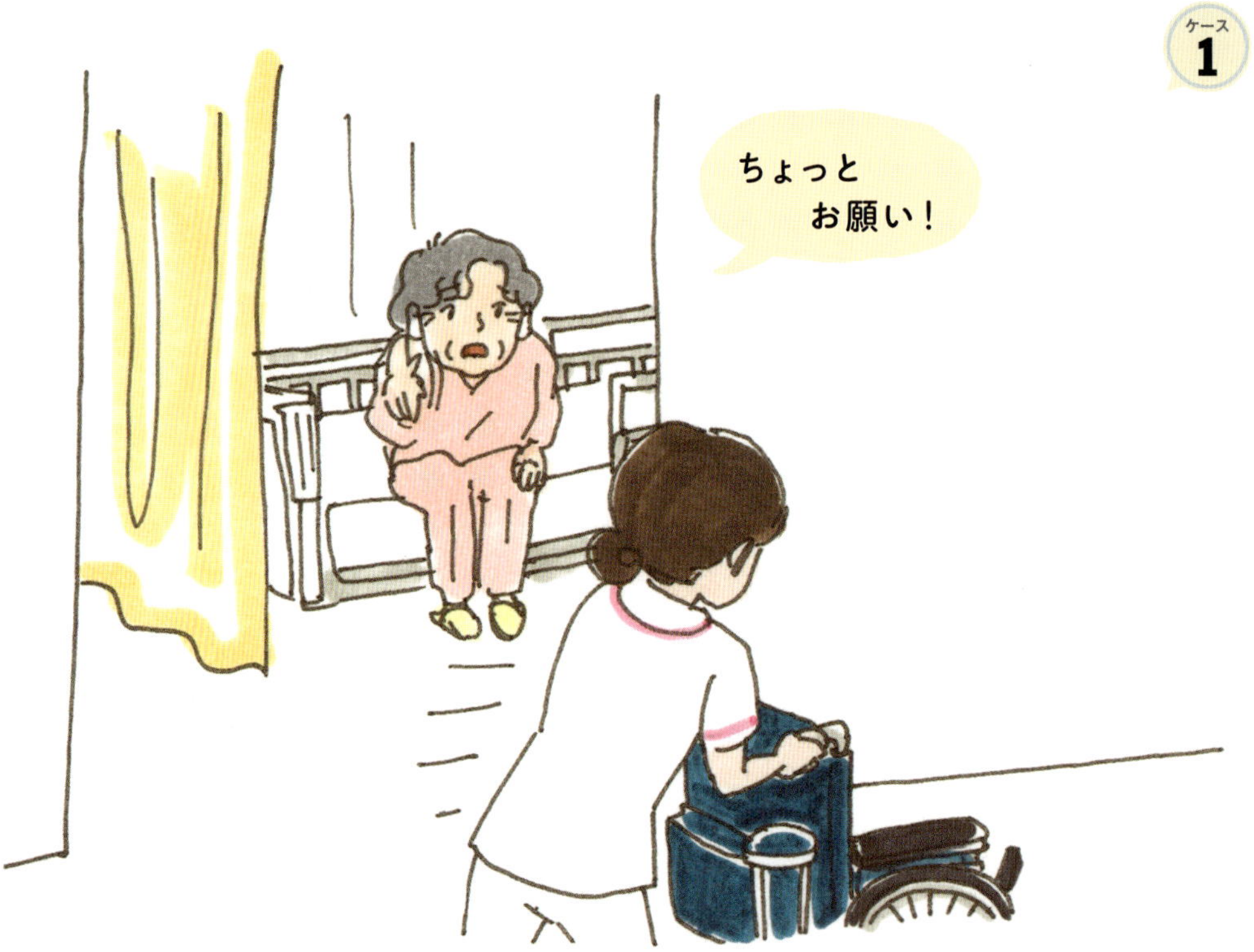

後回しにすること

くつろぎ(やすらぎ)

泣くなどして満たされない気持ちを訴えているとき、気がつかないふりをして後回しにすること

ケース 1
今から検査を受ける人を迎えに病室へ行くため廊下を歩いていると、「ちょっとお願い！」と言って、悲しくてつらそうな顔をして手招きをしている人と目が合った。しかし、急いでいたので声もかけずに通り過ぎた。

ケース 2
間隔を置かず何回も尿意を訴える人に対して、「さっきトイレに行ったでしょう」と言って取り合わず、その場を去ってしまった。

ケース 3
ごはんを食べたくて「お願い！」と手を伸ばして訴えている人がいるが、優先する仕事があるため、その人のお膳を配膳車に起きっぱなしにした。

ケース 4
病室から「おーい」と叫んでる人の声が聞こえても、いつものことだからと思い、無視して通り過ぎた。

ケース 5
ベッドで横になったまま、泣きながら家に帰りたいと何度も訴える人がいる。何度か近くに行き、話を聞いたりしたが、訴えが続いているので、見て見ぬふりをすることにした。

こんな言葉や行動にも気をつけて！

- うまく食べられず、スプーンを持ったまま、何か訴えたい顔をしてキョロキョロしているが、配膳で忙しいので、対応を後回しにした。（P132）
- オムツを嫌がったので、替えるのをあきらめる。しばらくすると、手招きをして呼んでいたが、他の人のオムツ交換があるので、気がつかないふりをして後回しにする。（P150）
- ベッドの上で「眠れない」とつぶやいているが、ほかの人のトイレ介助があるので、気がつかないふりをして後回しにする。（P160）

ケース 1

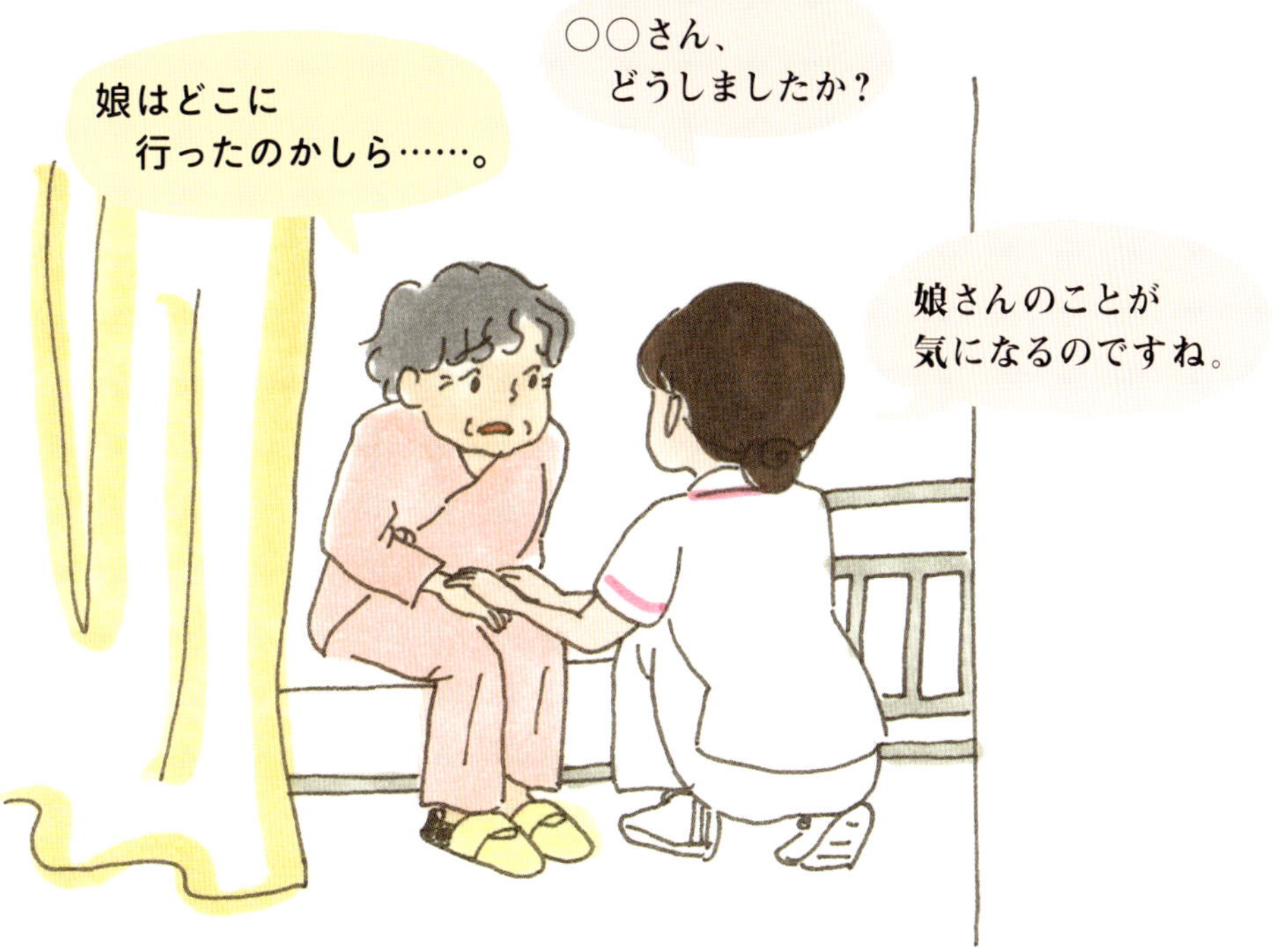

くつろぎ（やすらぎ）

包み込むこと

泣くなどして満たされない気持ちを訴えているとき、安心感やくつろぎ、安全を最優先したケアをすること

ケース 1

今から検査を受ける人を迎えに病室へ行くため廊下を歩いていると、「ちょっとお願い！」と言って、悲しくてつらそうな顔をして手招きをしている人と目が合った。「○○さん、どうしましたか？」と声をかけたら「娘はどこに行ったのかしら」と言うので、手をにぎり、「娘さんのことが気になるのですね」と話しかけた。

ケース 2

間隔を置かず何回も尿意を訴える人に対して、その思いを受け止めて、訴えをていねいに聞いたり、安心できるように関わった。同時に、頻回に尿意を訴える理由を探った。記憶が低下している影響だけではなく、膀胱炎などほかの可能性も考えた。

ケース 3

ごはんを食べたくて「お願い！」と手を伸ばして訴えている人がいた。目線を合わせて近づいていき、手をやさしく包み込み、手を伸ばした理由を聞いた。「ごはん」と言うので、すぐにその人のお膳を確認。配膳車にあったので、取り出して、届けた。

ケース 4

病室から「おーい」と叫んでる人の声が聞こえたので、その人のところに行き、「○○さん、こんにちは。看護師の△△です。どうしましたか？」と声をかけた。「ここはどこだ？」と言うので、「ここは××病院です。○○さんは肺の病気で入院しています」と、今の状況を伝えた。混乱からの不安があるようなので、その人の話をじっくりと聞き、ときには背中に手を当てたりしながら、安心してもらえるように会話を続けた。

ケース 5

ベッドで横になったまま、泣きながら家に帰りたいと何度も訴える人がいる。何度か近くに行き、話を聞いても訴えが続いている。そこで、ほかのスタッフに協力してもらい、しばらくの間その人のそばにいて話をゆっくりと聞くことにした。少し笑顔が見えるようになった。

ケース 1

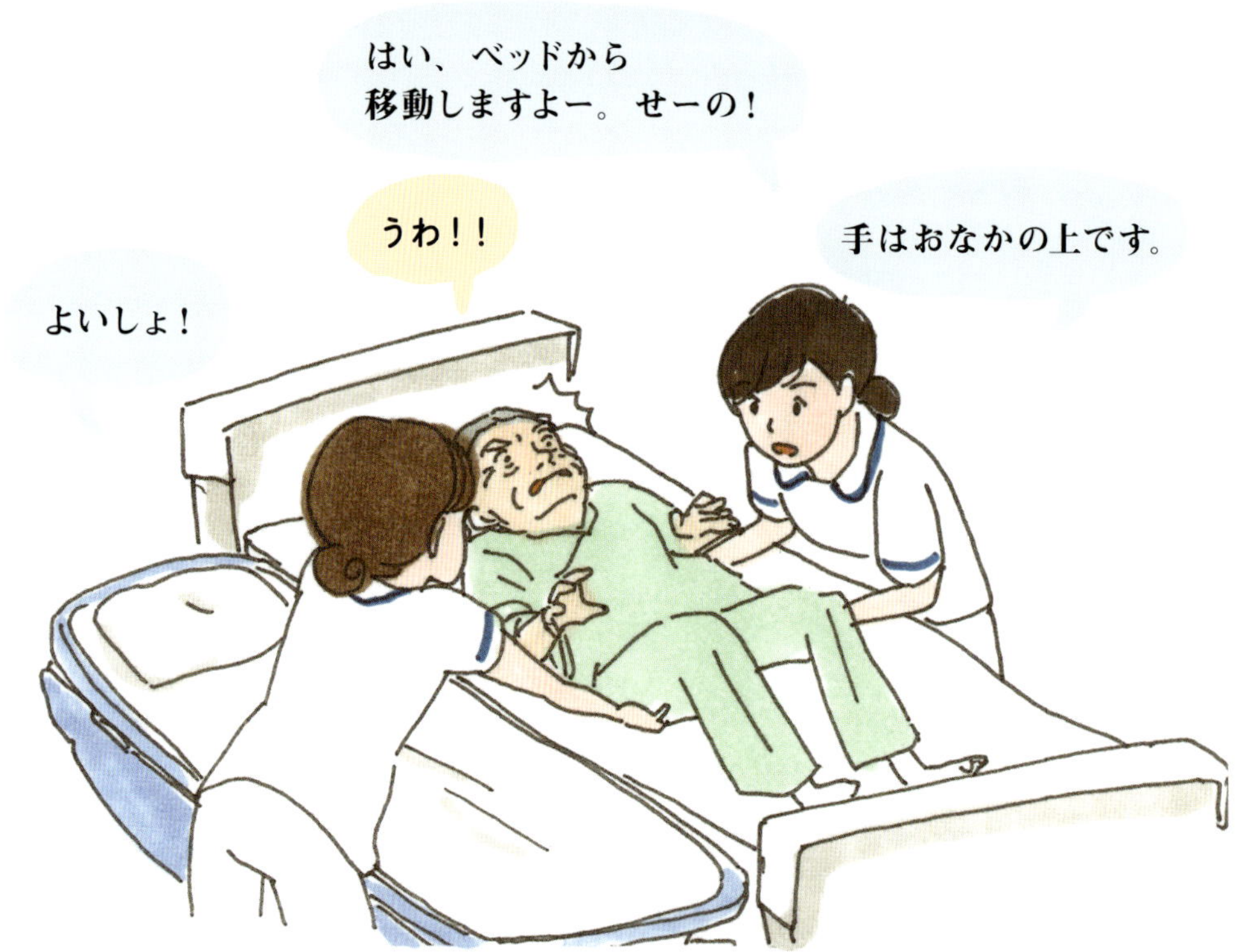
はい、ベッドから
移動しますよー。せーの!
うわ!!
手はおなかの上です。
よいしょ!

急がせること

くつろぎ(やすらぎ)

能力や障害をまったく配慮せず、早くケアを終わらせることを目指すこと

ケース 1

ベッドからストレッチャーへ乗り移る人を介助するとき。「背中に板が入りますよ!」「動かないでくださいね!」「ズリッと行きますよ!」「じっとしていて!」と、次から次へと一方的に言葉がけをしながら介助をした。

ケース 2

入院時のオリエンテーションで。本人に病棟でのスケジュールなどを事務的に説明したあと、「ナースコールはここです。何かあったら押してください」とだけ言ってその場を立ち去った。

ケース 3

話しかけても返事がなかなかできない人に対して、こちらが伝えたいことを早口で伝えた。なかなか返事がないことに対してイライラし、返事を待つこともなく、立ち去った。

ケース 4

清拭のとき。「○○さん、おからだを拭きますよ」と言いながら、本人の同意を確認しないまま布団をめくり、自分のペースで一方的に清拭を行った。

ケース 5

食事があまり進まない人に対して、「まだこれだけしか食べてないんですか?」と言い、自分のペースで食事の介助を始めた。

こんな言葉や行動にも気をつけて!

- 食後の薬をなかなか飲まない人に対して、「早く飲んでください」と言って、口の中に薬を入れようとする。(P108)
- 便器以外の場所で排泄する人が、トイレに行きたそうな様子のとき、手をにぎって「急いでトイレに行きましょう」と言い、説明もせずに急いで連れて行く。(P138)

ケース 1

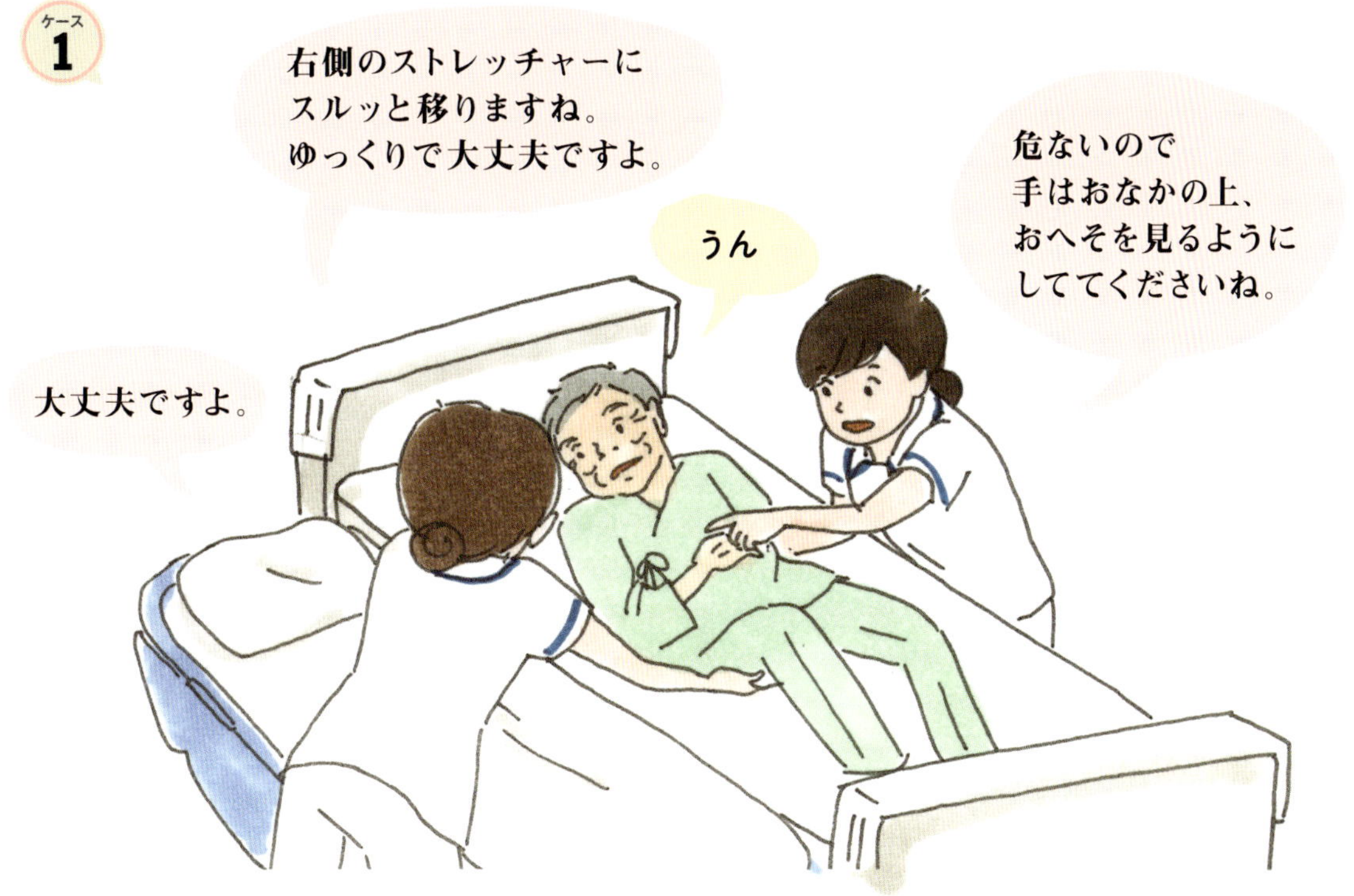
危ないので手はおなかの上、おへそを見るようにしてくださいね。
うん
右側のストレッチャーにスルッと移りますね。ゆっくりで大丈夫ですよ。
大丈夫ですよ。

くつろぎ（やすらぎ）

リラックスできるペース

その人と息のあったペースでケアをすること

ケース 1

ベッドからストレッチャーへ乗り移る人を介助するとき。まずは、その人にこれから行く場所を伝えたあと、ストレッチャーを見てもらい、「ここへ移ります」と説明して了解を得た。そのあとは一つ一つ次にすることを説明して理解をしてもらってから行うことを繰り返しながら、移乗の介助をした。終了後は「終わりました」「移れましたよ」「ご協力ありがとうございます」と感謝の気持ちを伝えた。

ケース 2

入院時のオリエンテーションで。まずは、病棟でのスケジュールなどを本人が理解できているかを確認しながら一つずつ説明していった。そのあと、トイレの場所が認識できているかを確認した。また、ナースコールが置いてある場所は適切か、本人は置いてある場所や使い方を認識できているか確認した。

ケース 3

話しかけても返事がなかなかできない人に対して、こちらが伝えたいことをゆっくりとした口調で伝えたあと、返事をじっと待った。笑顔で、ときには肩や手に触れながら、ゆったりとした気持ちでその人の反応をよく見ながら待った。口が動いたので読み取り、その言葉を繰り返して、確認をした。

ケース 4

清拭のとき。「○○さん、おからだをきれいにしませんか？温かいタオルを用意しました。拭いてもいいですか？」と、わかりやすく説明をして同意を得たあと、ゆっくりと会話を楽しみながら本人がリラックスできるようなペースで清拭を行った。

ケース 5

食事があまり進まない人に対して、「あまり食べられませんか？疲れてきましたか？」と、たずねた。少し困っている様子だったので、「よろしければ、お手伝いしましょうか？」と、声をかけ、本人の同意を得てから、本人のペースや力に合わせて食事介助を始めた。

ケース 1

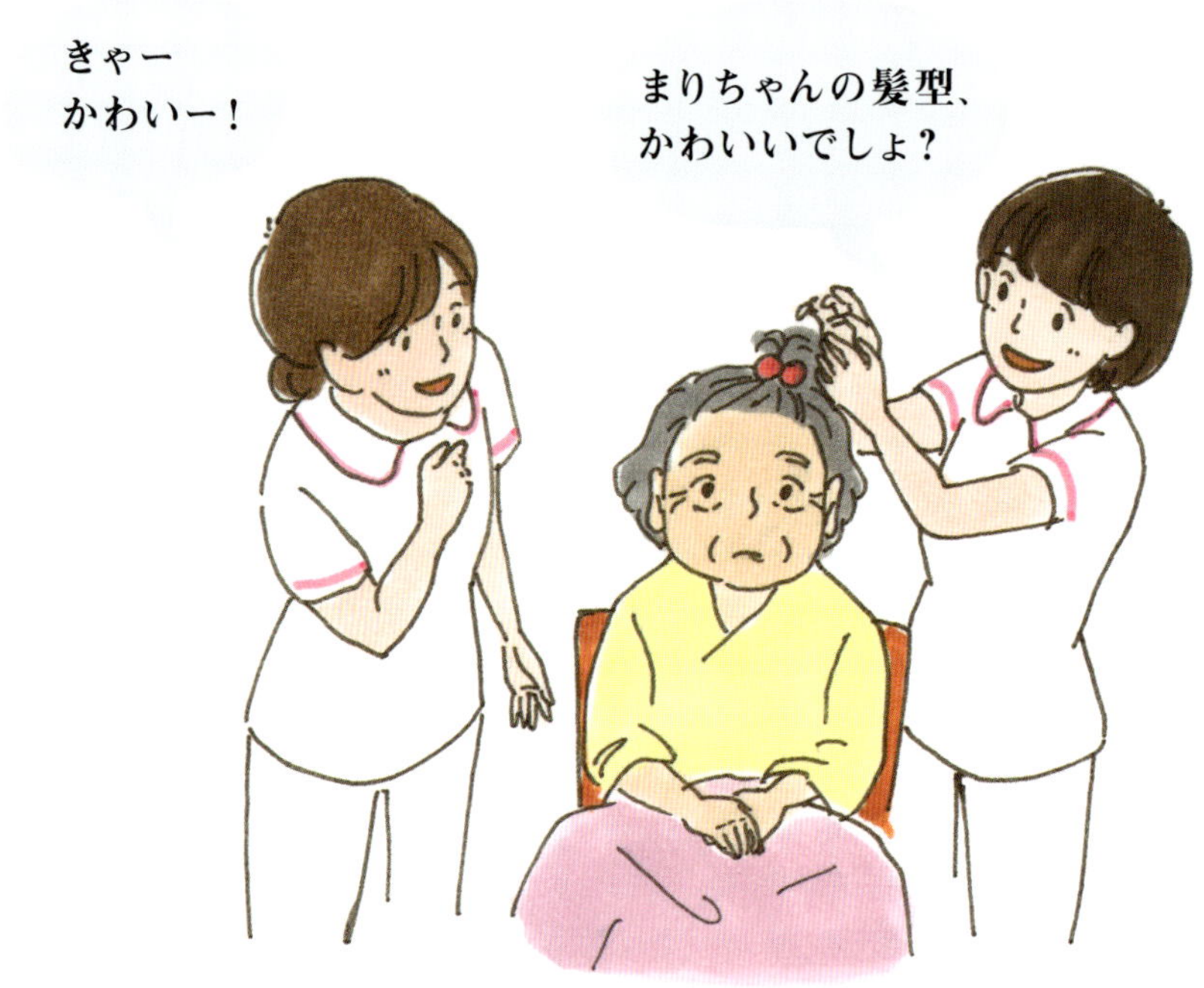
まりちゃんの髪型、
かわいいでしょ?
きゃー
かわいいー!

子ども扱いすること

アイデンティティ

子どもにするような対応をすること

ケース 1 シャワーのあと、その人の髪型を看護師の好みに結い、ほかの看護師たちに向かって「かわいいでしょ?」と言った。

ケース 2 新聞を読んでいる人に対して、「お話はできなくても、新聞は読めるんだ。へー、すごいねー。えらいねー」と、子どもをほめているかのような話し方をした。

ケース 3 ソワソワしている人に対して、「おしっこなの? うんちなの?」と、幼稚園児に話しかけているような印象の話し方をした。

ケース 4 家族が面会に来たことを本人がとても喜んでいる様子を見て、「うれしいんだね。さっきまでの態度とは大違いだねー」と、上から目線で言った。

ケース 5 点滴の刺入部付近を触っているのを見て、「こら! 触らないの!」と、子どもを叱るときのように言った。

ケース 6 「横を向いてください」などと、検査のときの声かけに、すぐに対応してくれた人に対して、「ハイ、お上手~」と言った。

こんな言葉や行動にも気をつけて!

- 薬を飲まない人に対して、「薬ですよ。アーンして」と言う。(P108)
- 痰の吸引を嫌がる人に対して、吸引前には「がまんしましょうね」と言い、終わったあとには「よくがんばりましたねー。やればできるんですねー。すごい」と幼い子に言うような口調で言う。(P114)
- ナースコールを押さない人に対して、ナースコールの使い方が書いてある紙を見せて「ほら、ここに書いてあるでしょ。オレンジ色のボタンを押してね」と子どもにするような対応をする。(P120)

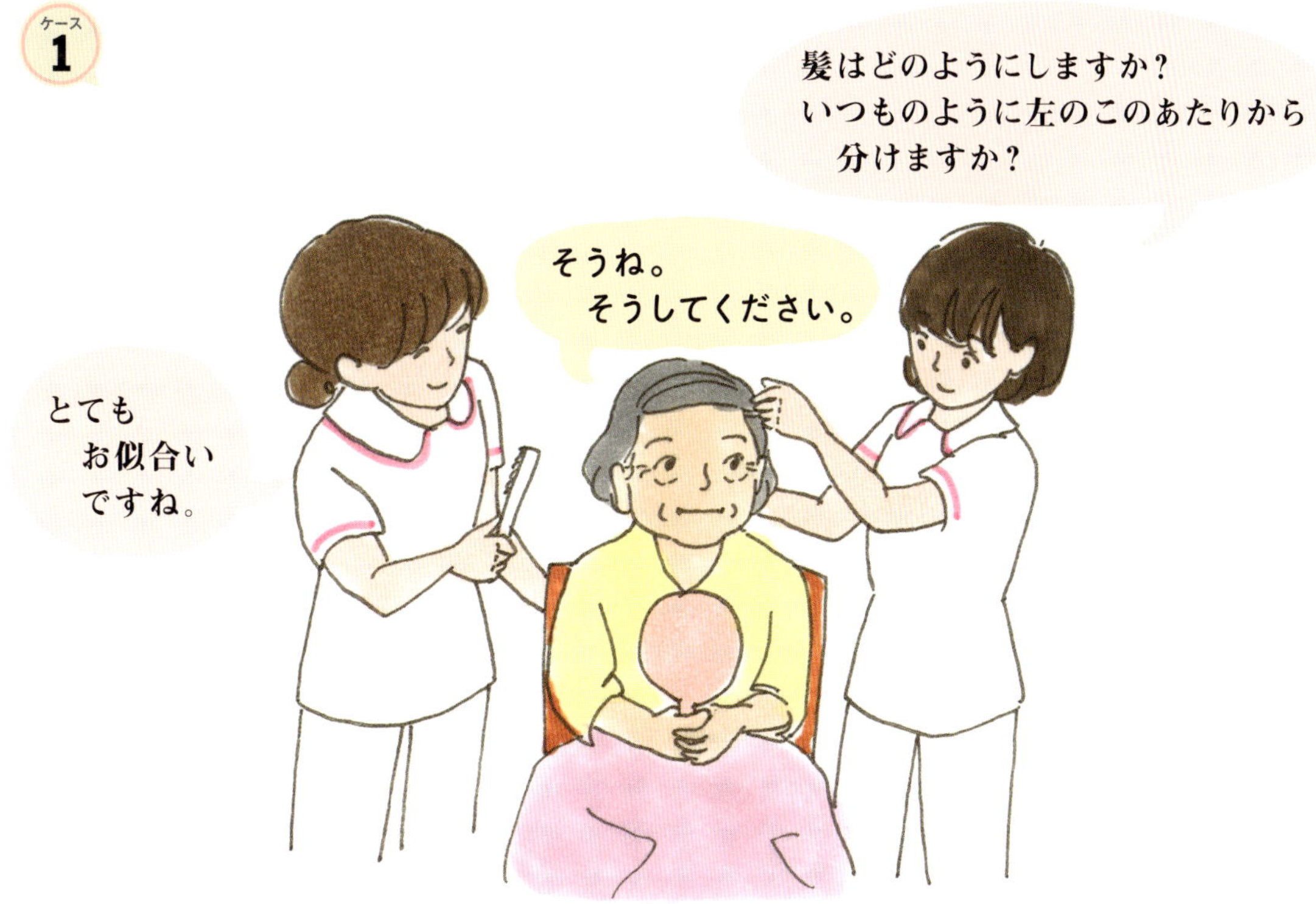

アイデンシティティ

尊敬すること

相手の経験や年齢に見合った対応をすること

ケース 1 シャワーのあと、髪型をどのように整えたらいいのか本人に確認した。仕上げたあとは、「素敵ですね」「お似合いですね」などと伝え、本人の気持ちに配慮し尊敬の念をもち対応した。

ケース 2 新聞を読んでいる人に対して、「新聞を読まれているのですね。気になる記事はありますか？」と、新聞をきっかけに会話をした。これにより畏敬《いけい》の念をもって対応し、その人がどれだけ字を読むことができるかなど、機能についての症状を確認することができた。

ケース 3 ソワソワしている人に対して、細心の注意をはらい、本人だけに聞こえる声量で、「おトイレですか？」と確認した。聞こえがあまりよくない人なので、次にトイレの標識を指差したところ、うなずいたので、「おトイレですね。私が介助させていただいてもいいですか？」と、本人の気持ちを尊重し、ていねいにたずねた。

ケース 4 家族が面会に来たことを本人がとても喜んでいる様子を見て、「よかったですね。うれしそうな○○さんを見ていると、私もうれしくなります」と畏敬の念をもって対応し、自分も同じ気持ちであることを本人に伝えた。

ケース 5 点滴の刺入部付近を触っているのを見て、「どうされましたか？」「気になりますか？」「痛みますか？」「かゆいですか？」など、触る理由をていねいに聞いた。

ケース 6 「横を向いてください」などと、検査のときの声かけに、すぐに対応してくれた人に対して、「ご協力、ありがとうございました」と、一人の人として尊敬の念をもって対応した。

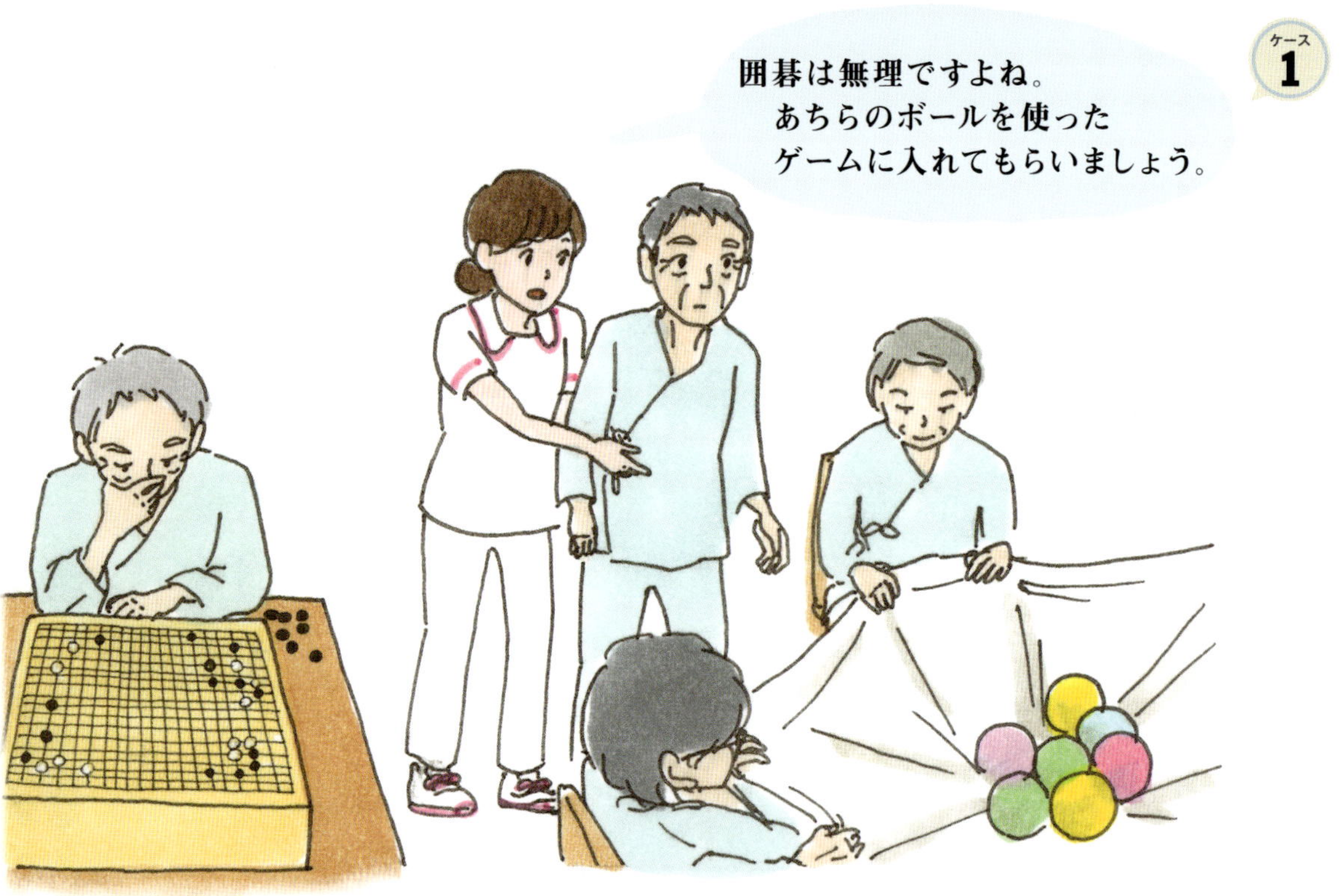
ケース 1
囲碁は無理ですよね。
あちらのボールを使った
ゲームに入れてもらいましょう。

好ましくない区分け(レッテル付け)をすること

アイデンティティ

その人の特徴や、それとわかるような区分け（レッテル付け）で呼んだり、扱ったりすること

ケース 1

重度の認知症の人に対して、「囲碁は無理ですよね。あちらのボールを使ったゲームに入れてもらいましょう」と言って、ボールを使ったゲームをしているグループへ連れて行った。

ケース 2

大きな声を出す、ほかの患者さんの荷物を触るなどの行為の理由を知ろうともせず、その人は認知症だから仕方がないという理由で個室をすすめた。

ケース 3

4人部屋で、認知症のある人に対しては敬語を使わず話しかけたが、ほかの同室の人たちには敬語で話をした。

ケース 4

実習生が見学に来たとき、「この部屋には、重度の認知症の人を集めています」と、認知症の人がいるところで伝えた。

ケース 5

食事のとき、認知症の人にはオレンジ色のエプロンをつけた。

ケース 6

認知症の人のことを「あの人はニンチの人」「ニンチが入っている人」と呼んだ。

ケース 7

お見舞いに来た孫が、入院している祖母のことを「おばあちゃん、すぐに忘れちゃって。自分でしたことなのに、僕がやったって言って怒るんだよ。嘘つきなんだ」と言ったので、「嘘つきなのね」と言って笑った。

こんな言葉や行動にも気をつけて！

- 服を脱ぐ人に対して、「服を脱ぐ癖がある人」というレッテルを貼る。（P176）
- 怒る人に対して、「あの人は怒る人」というレッテルを貼る。（P182）

ケース 1

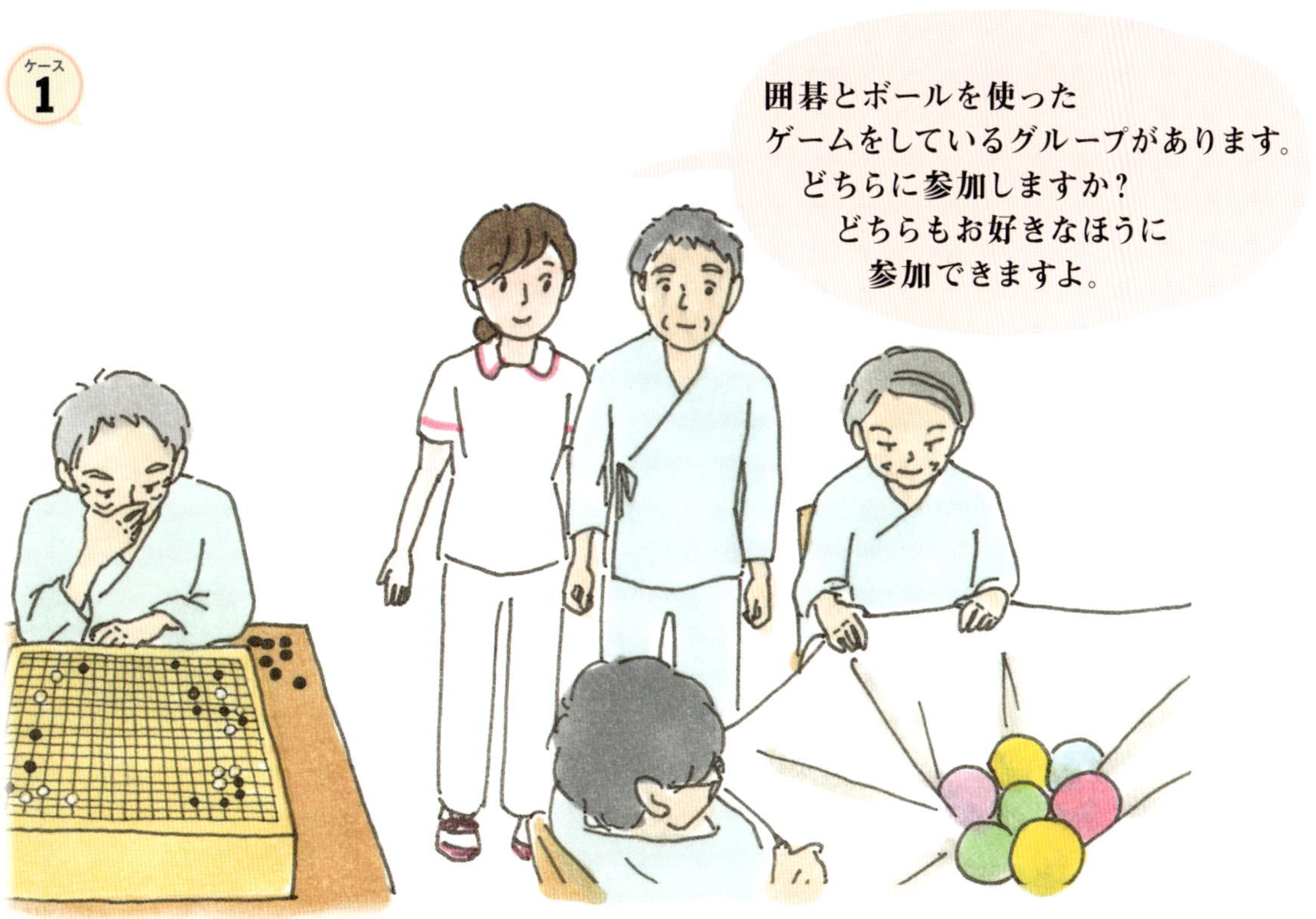
囲碁とボールを使った
ゲームをしているグループがあります。
どちらに参加しますか？
どちらもお好きなほうに
参加できますよ。

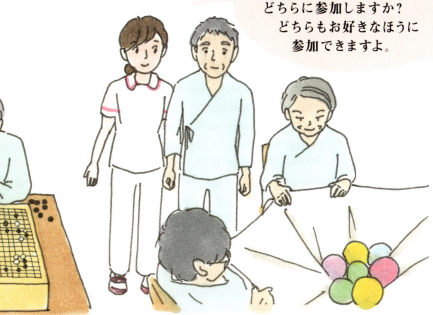

アイデンティティ

受け容れること

**障害・行動・行為とは関係なく、
ひとりの人としての価値を認める態度で関わること**

ケース 1

重度の認知症の人に対して、「囲碁とボールを使ったゲームをしているグループがあります。どちらに参加しますか？」と、その人のありのままを受け容れて聞くと、「囲碁がいい」と言うので、囲碁のグループがいる場所へとお連れした。

ケース 2

大きな声を出す、ほかの患者さんの荷物を触るなどの行為があったときでも、その人を一人の人として受け容れ、そして、どうしてそのような行為があったのか、理由を探った。

ケース 3

4人部屋で、認知症のある人もそうでない人も、同じように敬語を使って話をした。とくに、認知症の人に対しては、その人が理解できるような言葉やジェスチャーを使ってコミュニケーションをはかった。

ケース 4

実習生が見学に来たとき、重度の認知症の人にもほかの人たちと同じようにあいさつをしたあと、実習生にその人を紹介した。「〇〇さんを紹介します。編み物が得意なんですよ」と。

ケース 5

食事のとき、認知症の人も含めたすべての人に、自分が好きなエプロンを選んでもらった。

ケース 6

認知症の人のことを「あの人は認知症をもっている人」「認知症とともに生きている人」と呼んだ。

ケース 7

お見舞いに来た孫が、入院している祖母のことを「おばあちゃん、すぐに忘れちゃって。自分でしたことなのに、僕がやったって言って怒るんだよ。嘘つきなんだ」と言った。それを聞いて、「そうなのね。でも、忘れてしまうことはとてもつらいことで、嘘つきって言われるのも、とてもつらいことだと思うな」と言った。

ケース 1

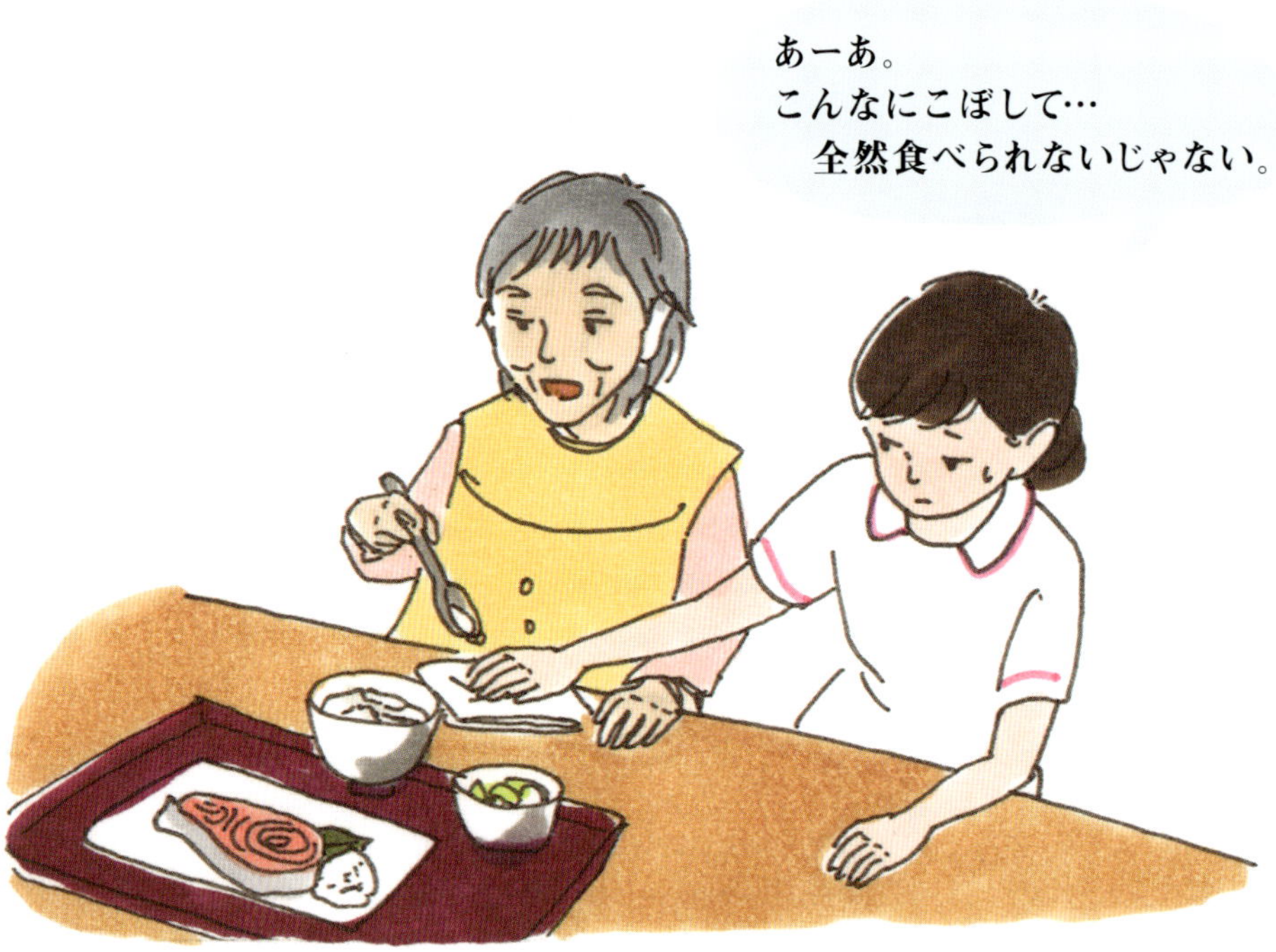
あーあ。
こんなにこぼして…
全然食べられないじゃない。

侮辱すること

アイデンティティ

障害がある・能力がないという理由から、無能で価値がないと言うこと

ケース 1
手の震えがあり、食事中、食べこぼしが多い人に、「あーあ、もうこんなにこぼして。全然食べられないじゃない」と言った。

ケース 2
ベッドから降りて、車椅子の前で立ちつくしている人に対して、「車椅子に乗りたくても自分でできないでしょ。私たちの言う通りにすればいいのよ」と言った。

ケース 3
自分の部屋からトイレまでの道のりを覚えられず迷っている人に、「また迷子になった」「自分ではできないんだから、動かないで」と言った。

ケース 4
膀胱留置カテーテルが入っている人が「おしっこに行きたい」と言うので、「管が入っているから、トイレには行けないんですよ。そのまま、おしっこしてください」と言った。

こんな言葉や行動にも気をつけて！

- 点滴を抜く人に対して、「認知症だから、何かわからなくて、抜いちゃうんですね。しかたがないのね……」と、無能であるかのように言う。(P102)
- ナースコールを押さない人に向かって、「ナースコールを押せ、って言ってもわかるはずないよね」と言う。(P120)
- 「検温……って言っても、わかるはずないよね」と言って、声かけもせずに検温を始める。(P171)
- その人に怒られたからと言って「何を言っても無駄ね」と、まるで理解できる能力がないかのように言う。(P182)

ケース 1

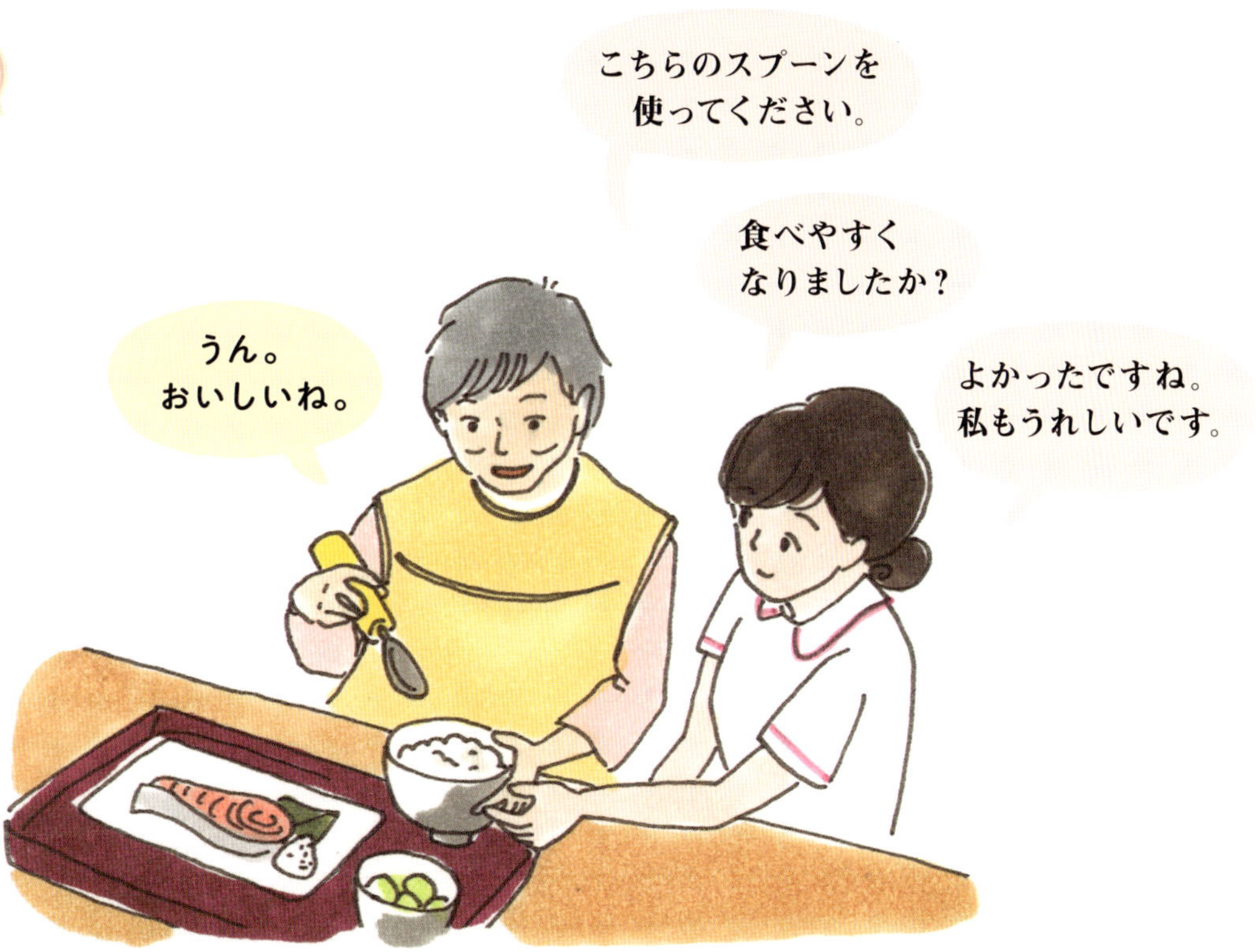
こちらのスプーンを
使ってください。
食べやすく
なりましたか？
うん。
おいしいね。
よかったですね。
私もうれしいです。

アイデンティティ

喜び合うこと

できることを認め、能力があると実感できるようにケアし、共に喜ぶこと

ケース 1

手の震えがあり、食事中、食べこぼしが多い人の、食べている様子をよく見ていた。「おいしいですか?」などと話しかけながら、おいしそうに食べているか、道具（箸やスプーン、食器など）は上手に使えているかなどを確認した。そのうえで、使いやすい道具に変えるなど工夫をして「食べやすくなりましたか?」と確認した。「うん。おいしいね」と本人が喜んでくれたので、「よかったですね。私もうれしいです」と一緒に喜んだ。

ケース 2

ベッドから降りて、車椅子の前で立ちつくしている人に対して、「車椅子に乗りますか?」と確認をした。乗りたいということなので、一人でも乗ることができるように「お尻をこちらに向けますよ」「足をこちらに出しましょう」など、声と手を使って誘導しながら乗ってもらった。「一人でも乗れましたね」と一緒に喜んだ。

ケース 3

自分の部屋からトイレまでの道のりを覚えられず迷っている人のために、部屋からトイレまでの床に色付きのテープを貼った。「このテープをたどっていくとトイレに行けます」と伝えたところ、一人でトイレまで迷わずに行くことができた。「お一人でトイレまで行けましたね」と、その人と一緒に喜んだ。

ケース 4

膀胱留置カテーテルが入っている人が「おしっこに行きたい」と言うので、「そうですか。それなら、トイレに座ってみましょうか」と言い、ポータブルトイレを用意して、座ってもらった。「あぁ、スッキリした」と笑顔で返事があったので、「よかったですね」と一緒に笑顔になった。

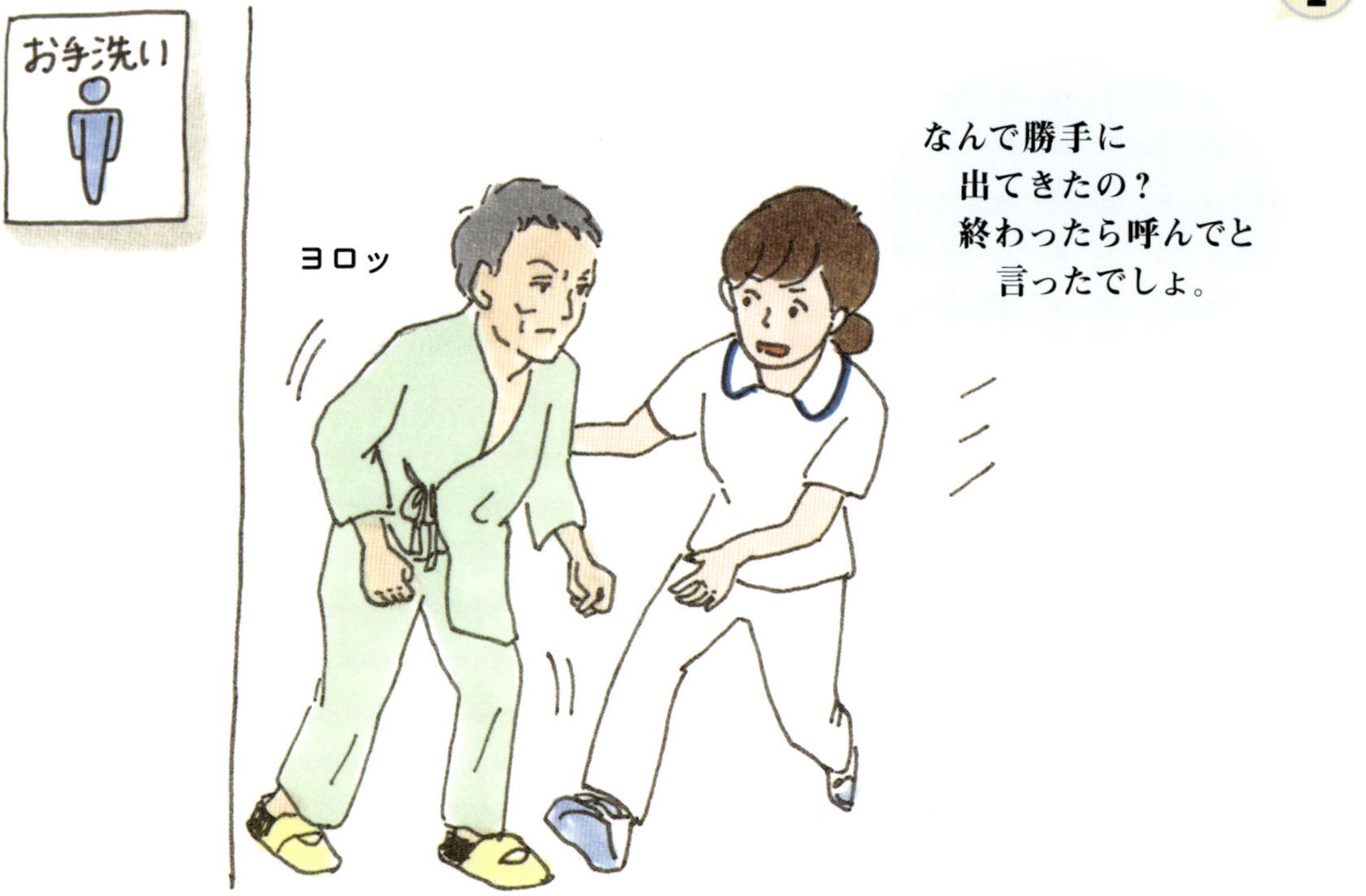
お手洗い
ヨロッ
なんで勝手に
出てきたの？
終わったら呼んでと
言ったでしょ。

非難すること

愛着・結びつき

能力や障害を理解せず、できなかったことを責めること

ケース 1
「トイレの外で待っていますので、終わったら、私を呼んでくださいね」と伝えておいたが、呼ぶことなくトイレから出てきた人に対して、「なんで勝手に出てきたの？ 終わったら呼んでと言ったでしょ」と強い口調で非難した。

ケース 2
大きな声を出す人に対して、「ほかの人の迷惑になるから、大きな声を出さないで」と強く叱りつけた。

ケース 3
トイレの使用方法がわからない人に対して、「もう！全然ダメだね」と非難し、ため息をつきながらトイレ介助をした。

ケース 4
ナースコールを押さずに、ベッドから降りようとしていた人に対して、「あれだけナースコールを使ってって言ったのに」と非難した。

こんな言葉や行動にも気をつけて！

- 点滴を抜く人に対して、「あー、また刺さないといけないじゃない」と言う。（P102）
- ナースコールを押さない人に対して、「どうして（ナースコールを）押さないんですか？」と怒る。（P120）
- 便器以外の場所で排泄する人に対して、「ここはトイレではありません！」と強く言う。（P138）

ケース 1

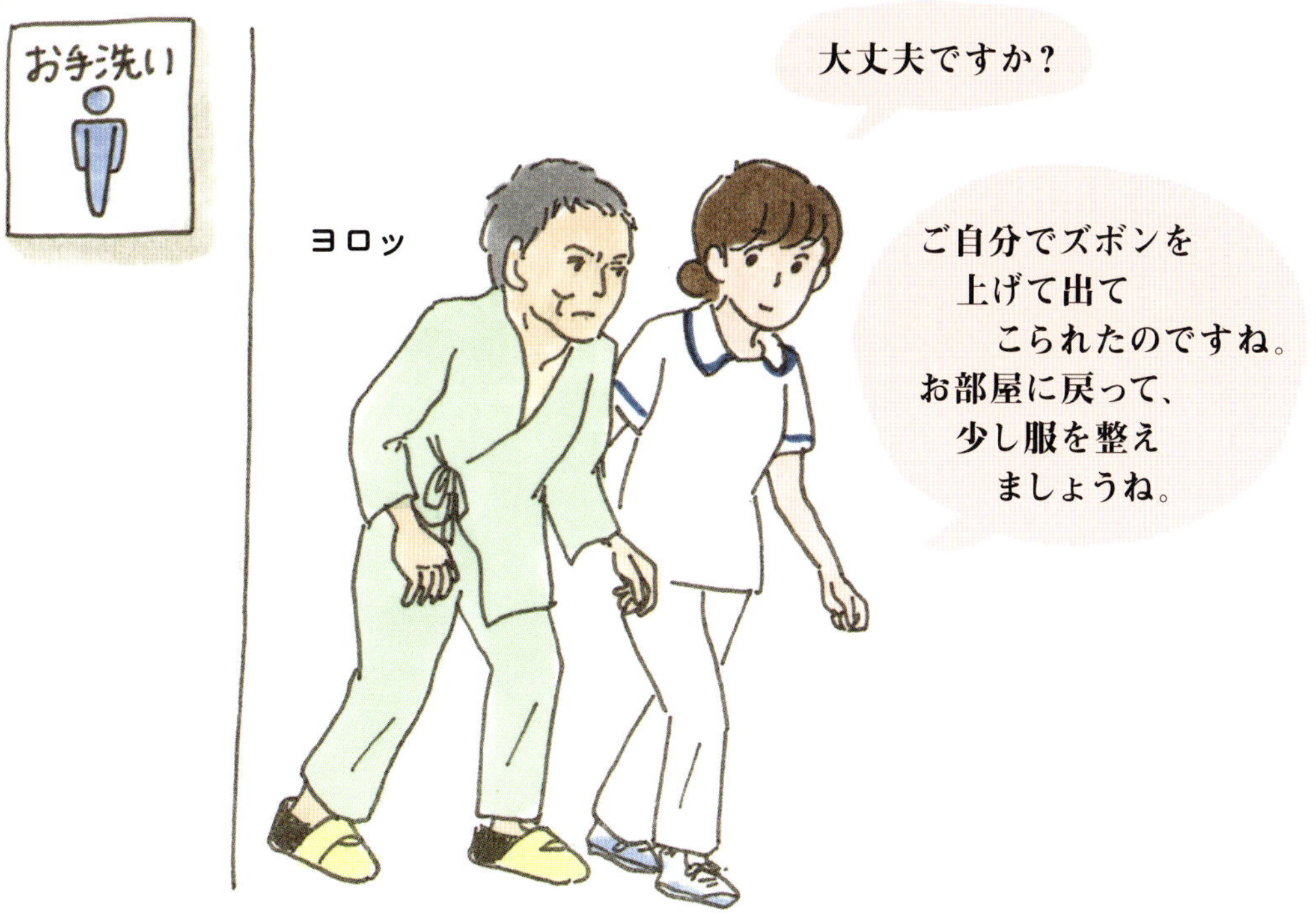
お手洗い
大丈夫ですか？
ヨロッ
ご自分でズボンを上げて出てこられたのですね。お部屋に戻って、少し服を整えましょうね。

尊重すること

愛着・結びつき

うまくできなかったことに対して理解し、ひとりの人としての自尊感情を維持できるように支援すること

ケース 1

「トイレの外で待っていますので、終わったら、私を呼んでください」と伝えておいたが、呼ぶことなくトイレから出てきた人に対して、「ご自分でズボンを上げて出てこられたのですね。お部屋に戻って、少し服を整えましょうね」と言った。その人の自分で行おうとする行動に理解を示した。

ケース 2

大きな声を出す人に対して、「何かつらいことがありますか？」などと、なぜ大きな声を出すのか、その理由を聞いてみた。まわりの人が気にしていたので、一緒にその場を離れて、お茶を飲んで一服し、気分転換を図った。そして、体調の不調や不安がないかなどを、本人と話すことで探ってみた。

ケース 3

トイレの使用方法がわからない人に対して、その人が自分でやろうとする気持ちを理解し、「ここを持ちましょう」「ズボンをおろしましょう」「座りましょう」と必要な動作を順番に一つ一つ説明した。排泄後には「できましたね」「よかったですね」と声をかけた。

ケース 4

ナースコールを押さずに、ベッドから降りようとしていた人に対して、「お手伝いさせてください」と言ってベッドから降りるのを手伝った。ナースコールの使い方を伝えていたけれど、それでもわからなかったのだということを知り、その人から見やすい位置へとナースコールを移動し、使い方の説明を書いた伝言ボードをその近くに置いて、繰り返し説明をするようにした。

ケース 1

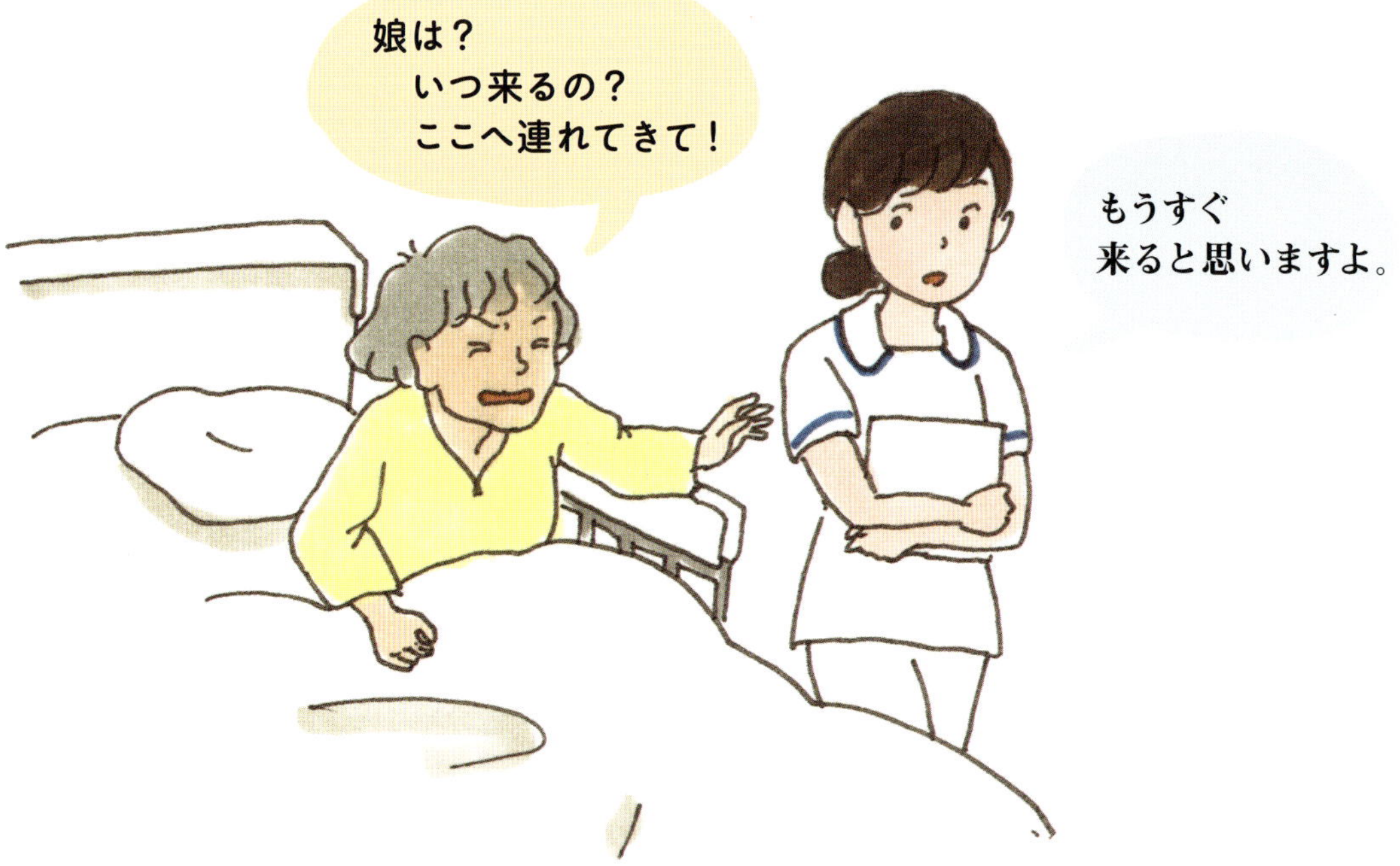

だましたり、あざむくこと

愛着・結びつき

ケアを拒否するなどのときに、うそやごまかしなどで無理やりにしてしまうこと

ケース 1

「娘は？　いつ来るの？　ここへ連れてきて！」と言う人に対して、「もうすぐ来ると思います」と、嘘をついた。

ケース 2

薬を飲みたくないという人に対して、食事のとき、クリームシチューに混ぜておき、気がつかないうちに薬も飲んでもらった。

ケース 3

いつも痰の吸引を嫌がる人に対して、「ちょっと、口を開けてみてくださいね」とだけ言い、口を開けたと同時に、二人掛かりでその人の手や顔を押さえたまま、痰の吸引を行った。

ケース 4

入浴したくないと言う人に対して、「お風呂に入ると病気もすぐに治りますよ」と言って、無理やり入浴させた。

こんな言葉や行動にも気をつけて！

- 痰の吸引が嫌な人に対して「1回で終わります」と言ったのに、何回も吸引をする。（P114）
- 帰りたいと言う人に対して、嘘をついて部屋に連れて帰る。（P200）

ケース1

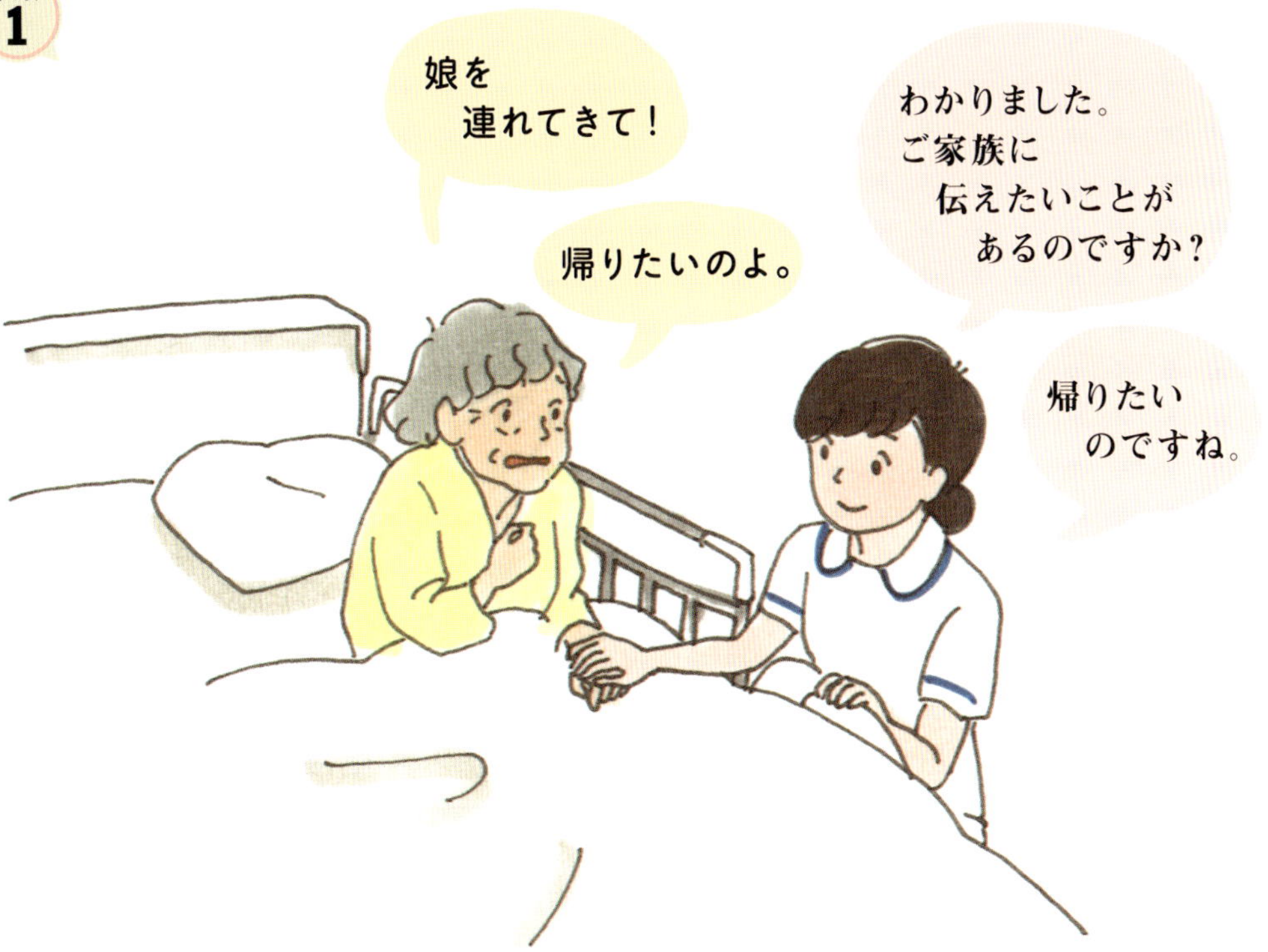

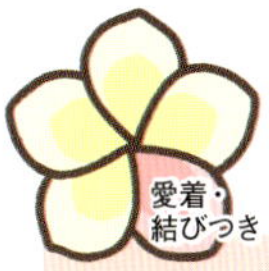

誠実であること

**ケアを拒否するなどのときに、
その人が求めていることに対して誠実に対応すること**

ケース1

「娘を連れてきて！帰りたいのよ」と言う人に対して、「わかりました」と返事した。そして、「ご家族に伝えたいことがあるのですか?」と、なぜ家族を呼びたいのかを聞いてみた。「帰りたいのよ」と言うので、「帰りたいのですね」と返事をしてから、今、病気のために入院が必要であることと、明日にはまたご家族が来ることを伝えた。それでも不安そうな表情をしていたので、「一緒にお茶を飲みませんか?」と誘い、お茶を飲みながらしばらくご本人の不安について話をしていた。

ケース2

薬を飲みたくないという人に対して、なぜ飲みたくないのか、理由を聞いてみた。「なぜ飲まないといけないの?」と言うので、何のための薬なのか説明をし、「お医者さんが、よくなるために必要な薬だから、飲んでくださいと言っています」と伝えた。「苦いのが嫌だ」ということなので、ゼリーを用意し、そこに混ぜて、食後に飲んでもらった。

ケース3

いつも痰の吸引を嫌がる人に対して、「○○さんは、今、肺の状態が悪くて入院しているんです。喉に溜まった痰を取ると早くよくなります。苦しいですが、早くよくなるためにも管を使って痰を吸い出してもいいですか?」と説明し、本人の同意を確認してから、痰の吸引を行った。吸引後は、「よくがんばってくださいましたね。ありがとうございました」と伝えた。

ケース4

入浴したくないと言う人に対して、ゆっくりと話をしながら、なぜ入りたくないのかと聞いてみた。すると「傷のところがしみて痛むんじゃないか」と心配していることがわかった。そこで、「傷のところには水が入らないようにテープを貼ります。もしも不安なら、その上からタオルを当てますね。お風呂ではなく、今日はシャワーを軽く浴びるようにしませんか?」と言って、誘った。

ケース 1

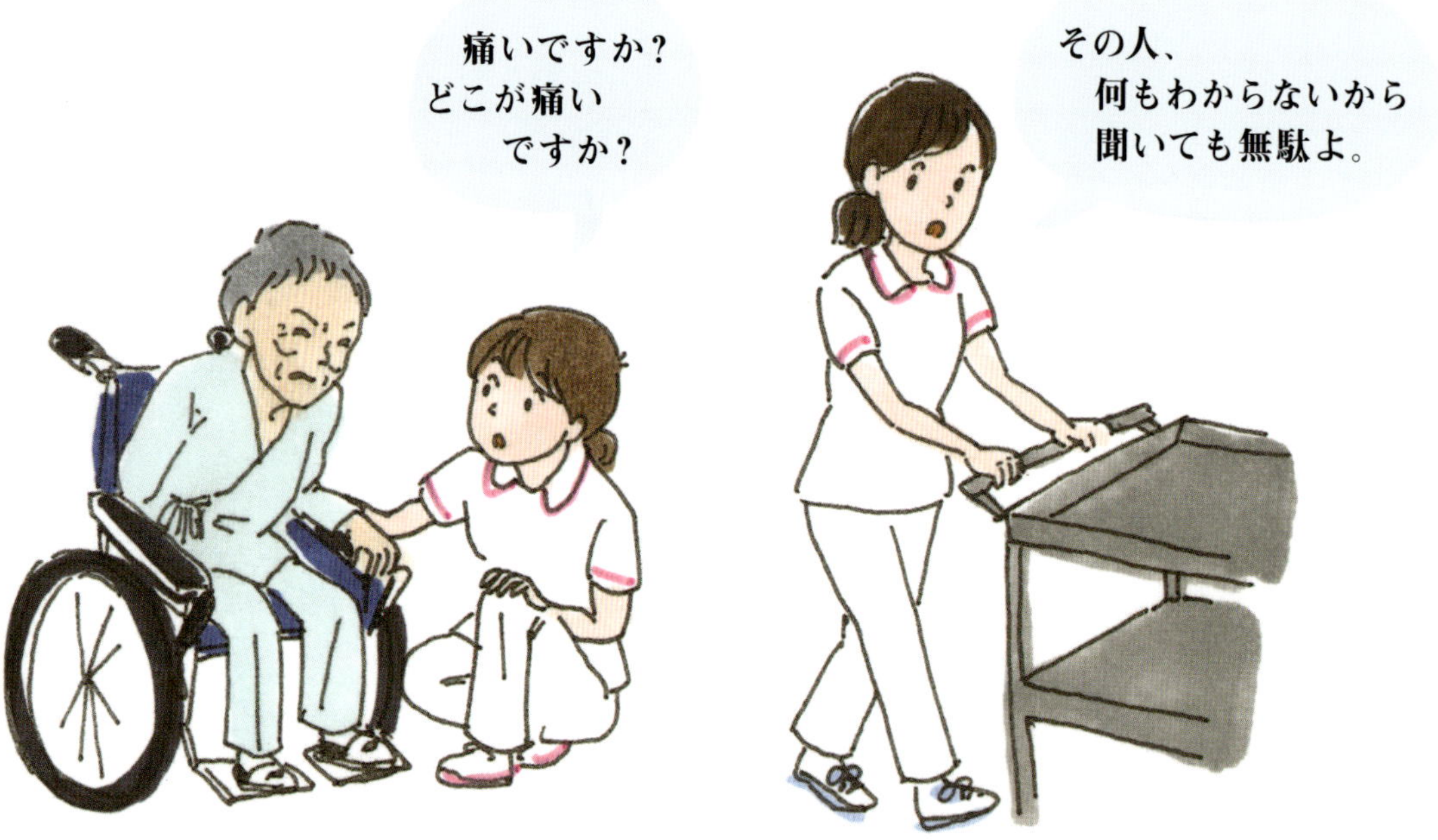
痛いですか？
どこが痛いですか？
その人、何もわからないから聞いても無駄よ。

わかろうとしないこと

愛着・結びつき

その人にとっての真実（現実）・感じていることをわかろうとしないこと

ケース 1
痛そうな表情をしている人に対して、「痛いですか？ どこが痛いですか？」と聞いていると、もう一人の看護師が「その人、何もわからないから聞いても無駄よ」と言った。

ケース 2
夜、眠れないという人に対して、「認知症だから寝ない」と決めつけ、薬剤を投与した。

ケース 3
前日、整形外科の手術を受けた人が、少しぼーっとしている様子を見て、「痛そうな顔をしてないでしょ？ 認知症になると、あんまり痛みを感じないみたいよ」と、自分の思い込みで看護師同士が話をした。

ケース 4
昼食を食べたことを忘れてしまい、「ごはんはまだですか？」と繰り返し訴える人に対して、「もうお昼ごはんは終わりました。夕ごはんまで我慢です」と言って立ち去った。

ケース 5
幻視により「小さな子どもがそこにいる」と、天井を指差して言っている人に対して、「ふーん、そうなの」と言って軽く受け流した。

こんな言葉や行動にも気をつけて！

- ナースコールを押し続ける人に対してイライラした顔で「またですか」と言う。（P126）
- うまく食べられない人のことを、食欲がないと勝手に思い込む。（P132）
- 眠れない人に対してすぐに薬を使う。（P160）
- いない人が見えると言う人に対して「そんなことあるわけない」と否定する。または「認知症だから仕方がない」とすべて認知症のせいにする。または本人のつらい気持ちに寄り添わず、「大丈夫」と口先だけで対応する。（P166）

ケース 1

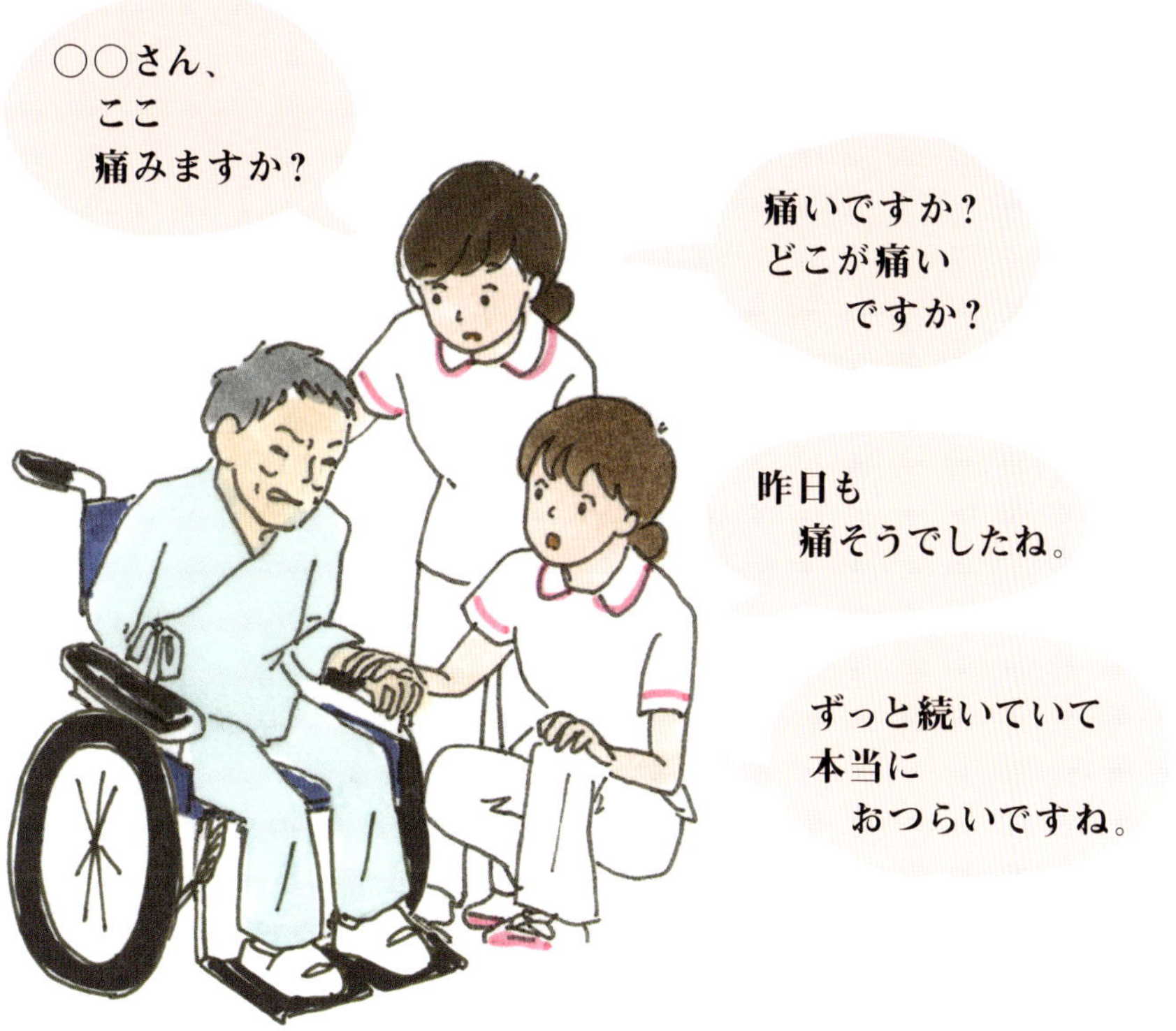
○○さん、
ここ
痛みますか？
痛いですか？
どこが痛い
ですか？
昨日も
痛そうでしたね。
ずっと続いていて
本当に
おつらいですね。

愛着・結びつき

共感をもってわかろうとすること

その人にとっての真実（現実）・感じていることを理解し、支持すること

ケース 1

痛そうな表情をしている人に対して、「痛いですか？　どこが痛いですか？」と聞いていると、もう一人の看護師が、「そういえば、昨日もこんなことがあった……」と思い出しながら、「○○さん、ここ痛みますか？」と言って、痛そうな部分を触りながら、様子を確認した。

ケース 2

夜、眠れないという人に対して、「眠れませんか？」とやさしい声で話しかけ、眠れない理由を聞いた。「病気が心配なんだ」と言うので、「心配で眠れないのですね」と言って、肩や手に触れながらしばらく話をしていた。その後、入院前の睡眠状況を確認するなどして眠れない理由がほかにもないか探った。

ケース 3

前日、整形外科の手術を受けた人が、少しぼーっとしている様子を見て、「つらいところはないですか？　痛みはどうですか？」と、話しかけた。表情をよく観察しながら、返事を待った。言葉が出てこないけれど顔が少し歪んだように見えたので、「痛みはどうですか？　触りますね。いいですか？」と本人に話しかけたあと、からだに触れて確認したり、痛みのアセスメントを行った。

ケース 4

夕食を食べたことを忘れてしまい、「ごはんはまだですか？」と繰り返し訴える人がいた。まわりにはまだお膳があって食べている人がいたので、自分だけ夕食を食べていないという悲しい気持ちになっているのではないかと思い、「おなかが空いたんですね。食事を作る人に相談してみますね」と言った。そしてゼリーをお出しした。

ケース 5

幻視により「小さな子どもがそこにいる」と天井を指差して言っている人に対して、「それは怖いですね」と共感の気持ちを伝えた。そこには光による影があり、これが幻視を誘引している可能性もあると思い、部屋の明かりを一部さえぎり影を消した。

ケース 1

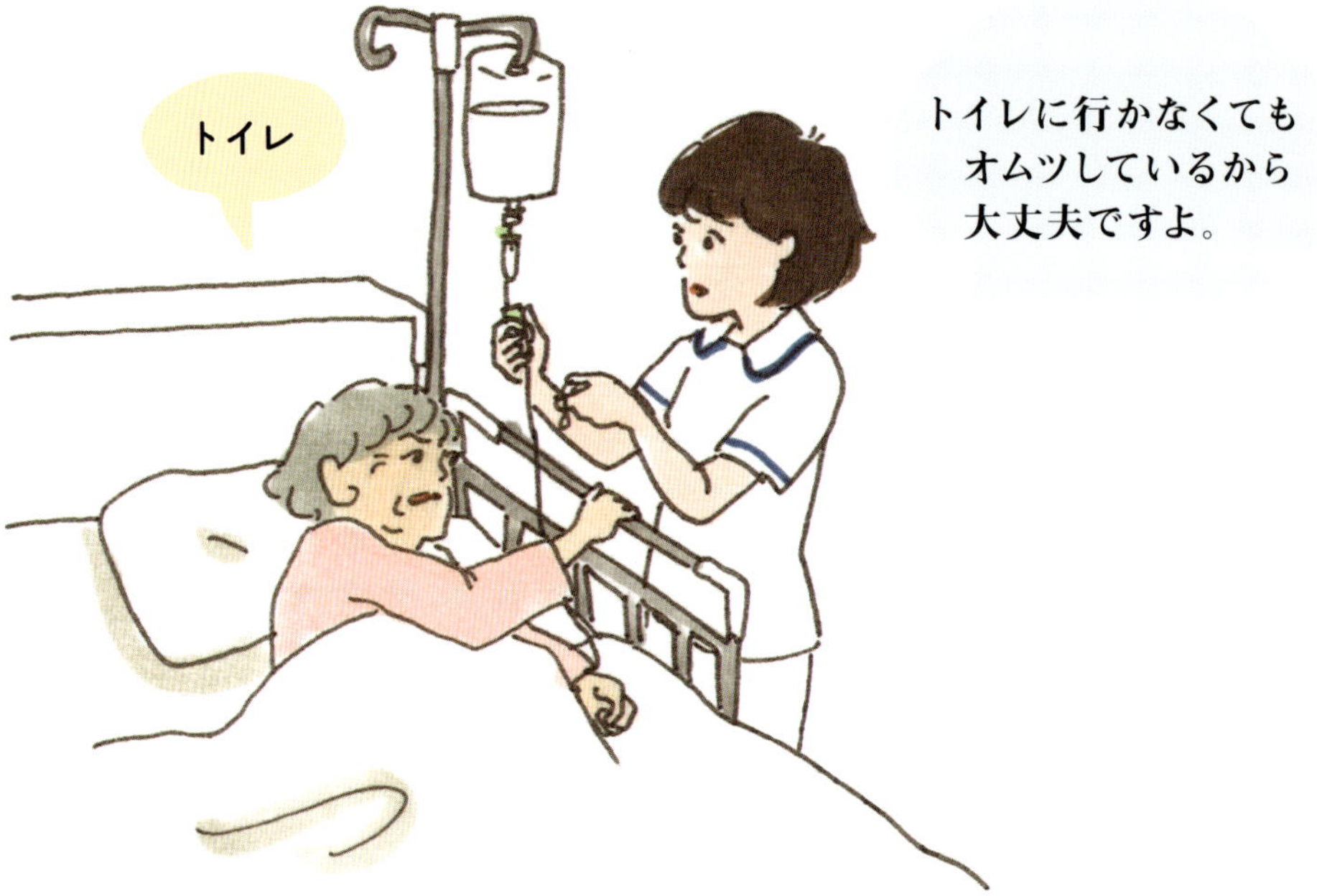

能力を使わせないこと

たずさわること

その人がもっている能力をまったく考慮せずに一方的にケアをすること

ケース 1
トイレに行きたいと訴える人に対して、「オムツしているから大丈夫ですよ」と取り合わなかった。

ケース 2
手の震えがある人に対して、入院後、飲水の方法について何も確認しないまま、吸い飲みを用意し、これを使うように伝えた。

ケース 3
入院後、担当のケアマネージャーからのサマリーに「食事全介助」とあったので、本人にどこまで自分でできるのかを確認することなく食事介助を始めた。

ケース 4
外来診察時に、言葉がなかなか出てこない人に対して、症状を聞くことを途中でやめた。その後は、家族から状況のみを聞いた。

ケース 5
食後の口腔ケアをその人は自分でできそうにないので、「はいはい、口を開けてください」とだけ言って、自分のペースで口腔ケアを進めた。

こんな言葉や行動にも気をつけて！

- ナースコールを押し続ける人に対して、トイレのために何度も呼ばれるのでオムツにする。または、ナースコールを取り上げる。（P126）
- 攻撃的に反応する人に対して、歩き出したときに、正面に立って止めようとする。（P188）
- 歩き出す人に対して、危ないからと動けないようにする。（P194）

ケース 1

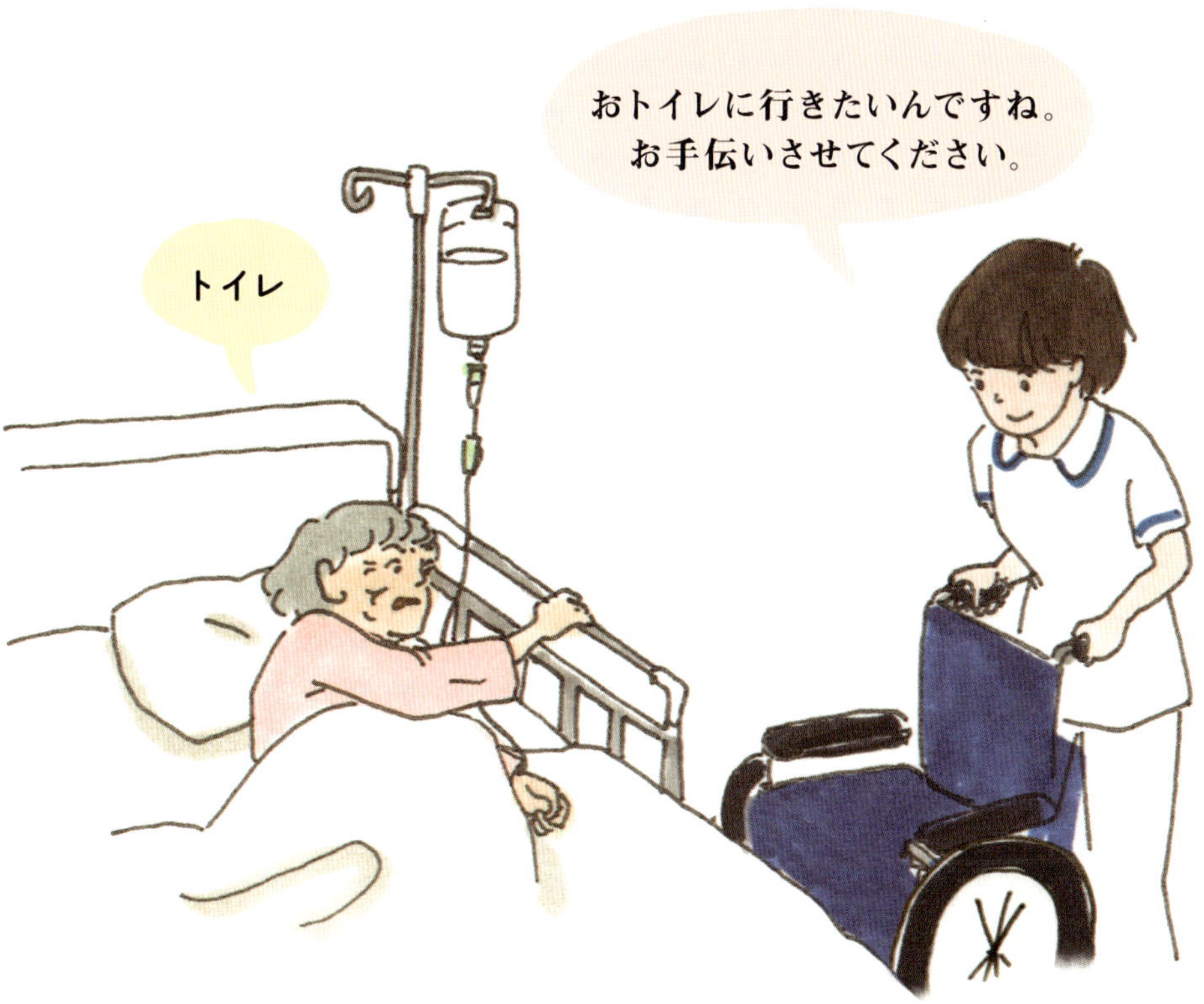
おトイレに行きたいんですね。
お手伝いさせてください。
トイレ

たずさわること

能力を発揮できるようにすること

できることを見出し、自分なりにやり遂げたと実感できるようにケアをすること

ケース 1

トイレに行きたいと訴える人に対して、「おトイレに行きたいんですね。お手伝いさせてください。今、車椅子を取りに行ってきますね」と言って車椅子を用意し、一緒にトイレへ行った。トイレでは自分でできるところまでやってもらい、できないところはさりげなく介助して、本人が自分でできたように感じてもらえるように配慮をした。

ケース 2

手の震えがある人に対して、入院後、「湯飲みやコップを使って飲むことはできますか?」と確認した。本人が答えられなかったので、入院前まで暮らしていた施設の方に確認をした。そして、いつも使っている湯飲みやコップを持ってきてもらった。

ケース 3

入院後、担当のケアマネージャーからのサマリーに「食事全介助」とあったが、本人に「自分で食べることができますか?」と聞いてみた。うなずいたので、スプーンを持ってもらい、食べている様子を見てみた。

ケース 4

外来診察時に、言葉がなかなか出てこない人に対して、症状があるところを触ってもらったり、こちらからの質問に首を振って答えてもらったりしながら、できるだけ本人から直接症状について聞くようにした。

ケース 5

食後の口腔ケアのとき、「食べたあとなので、口をきれいにしましょうか」と言って、本人に歯ブラシを持ってもらい、本人の歯磨きやうがいをする様子を見て、必要な部分だけを手伝うようにした。

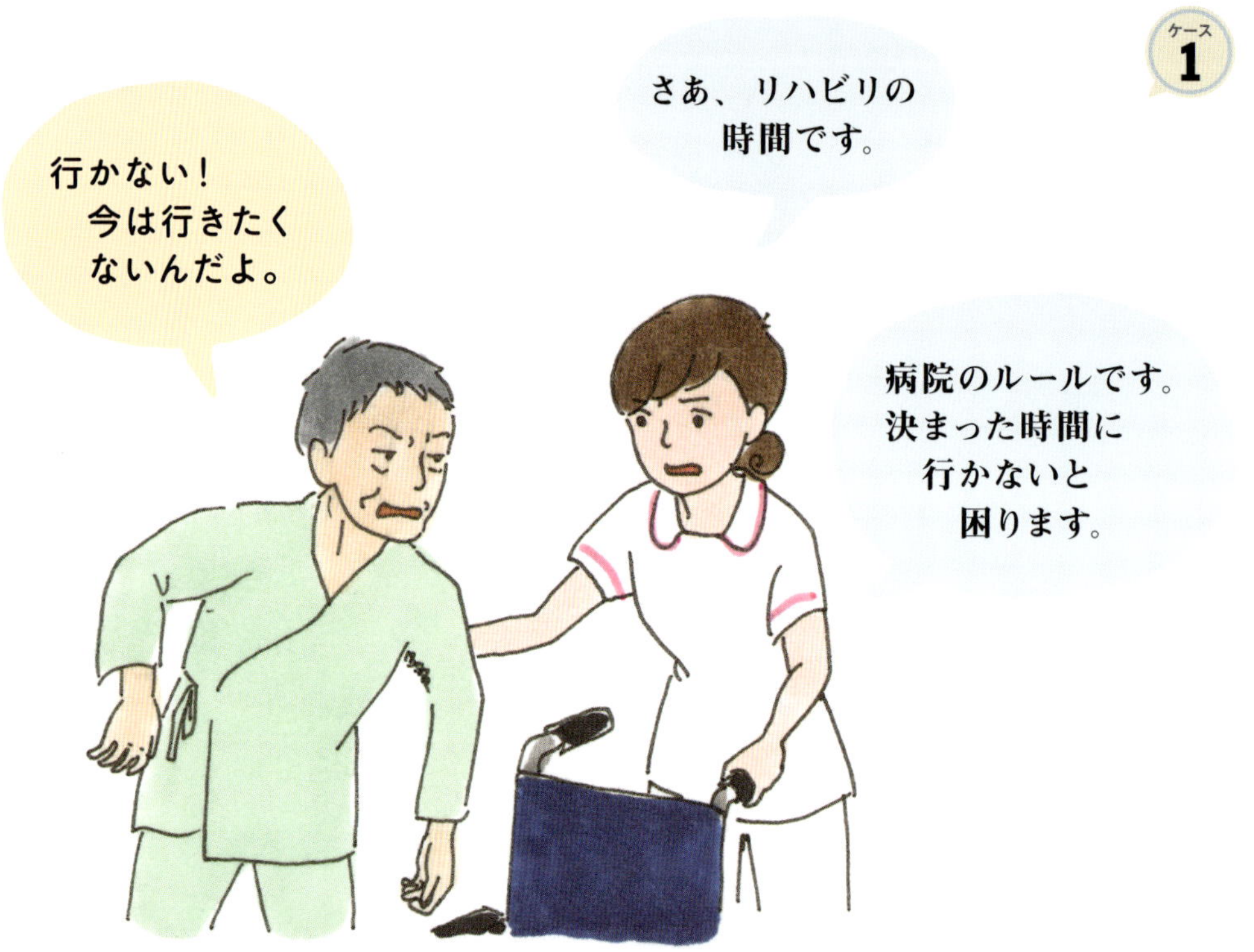
ケース
1
さあ、リハビリの時間です。
行かない！ 今は行きたくないんだよ。
病院のルールです。決まった時間に行かないと困ります。

強制すること

たずさわること

思いや意思を無視し、一方的なケアを強制的にすること

ケース 1
リハビリに行きたくないと訴える人に対して、「病院のルールです。決まった時間に行かないと困ります」と言って、無理やりリハビリ室に連れて行った。

ケース 2
お風呂に入りたくないと言う人に対して、「何日もお風呂に入っていないですよ」「くさいですよ」などと言って、無理やりお風呂に入れた。

ケース 3
排泄（トイレ誘導とオムツの交換）は、病棟の決められた時間のみで行った。

ケース 4
「何の薬？ 今、飲まないとダメなの？」と、本人が服薬を躊躇していると、「今、飲まないとダメです！ はい、口を開けて！」と、急かすように内服薬を本人の口の中に入れた。

ケース 5
院内デイケアに参加したくないと言う人に対して、「みなさんが待っていますから」と言って、無理やり連れて行った。

こんな言葉や行動にも気をつけて！

- 鼻カニューレを外す人に対して「また外している！ 絶対つけないといけないんです！」と強く言う。（P96）
- オムツ交換が嫌な人に対して、何人かで押さえつけてオムツを替える。（P150）
- 痰の吸引が嫌な人に対して、無理やり押さえつけて吸引をする。または、吸引中に動くと「ダメ！」と言って怒る。（P114）
- 帰りたいと言う人に対して、無理やり力ずくで病室に連れて帰る。（P200）
- 転倒しそうになる人に対して、すぐに身体拘束をする。（P206）

ケース 1

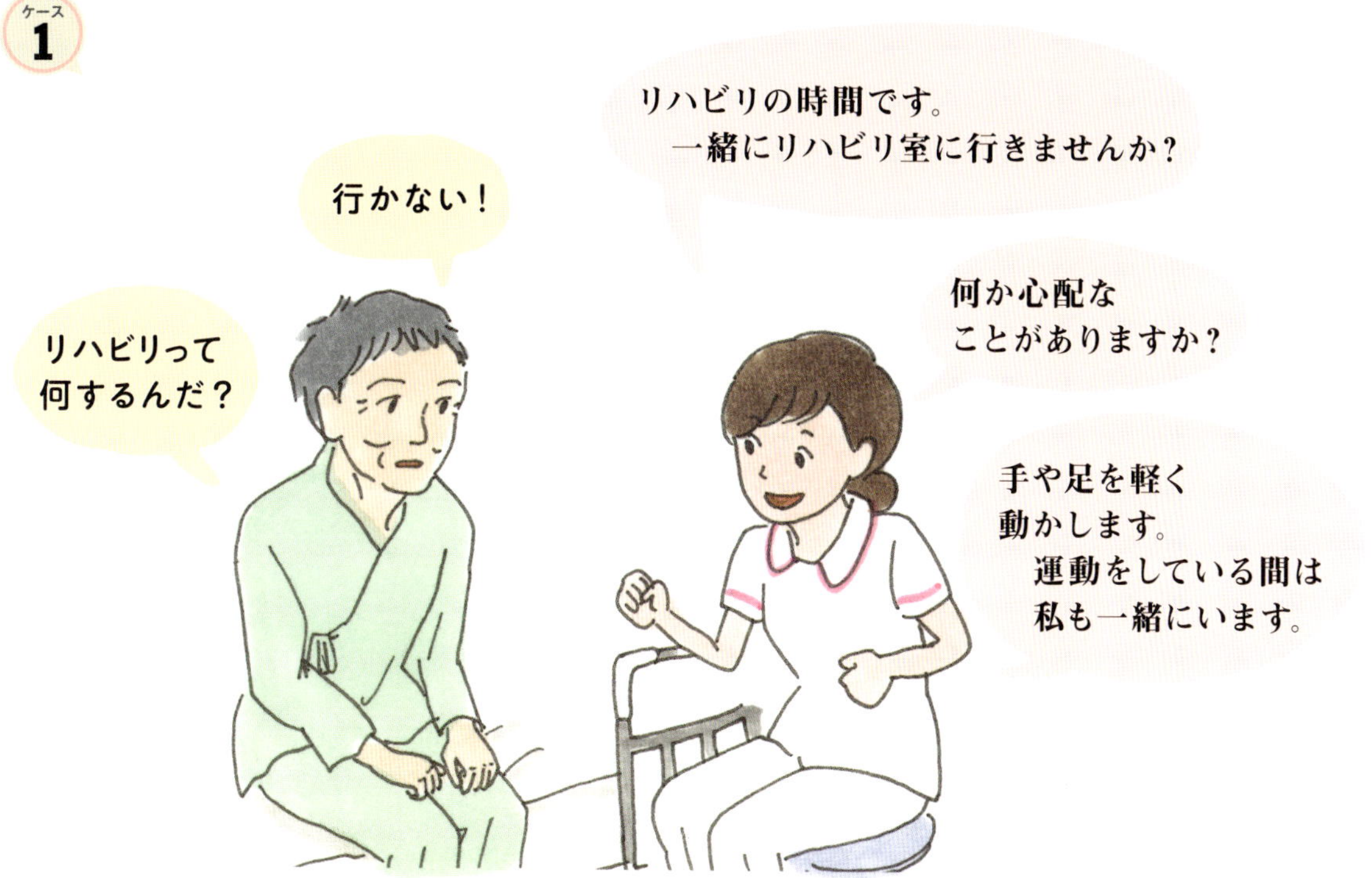
リハビリの時間です。一緒にリハビリ室に行きませんか?
行かない!
リハビリって何するんだ?
何か心配なことがありますか?
手や足を軽く動かします。運動をしている間は私も一緒にいます。

たずさわること

必要とされる支援をすること

必要性を見極め、主体性を尊重したケアをすること

ケース 1

リハビリに行きたくないと訴える人に対して、「何か心配なことがありますか?」とリハビリに行きたくない理由を聞くと、リハビリがどのようなことなのかわからず不安であることがわかった。そこで、詳しく説明し、「前のように歩くためには、運動をすることが大事なんです」とリハビリが必要であることも伝えた。そして、「運動している間は私が一緒にいますので、もしも痛かったり、嫌なことがあったりしたら言ってください」と安心して受けてもらえるような声かけをした。

ケース 2

お風呂に入りたくないと言う人に対して、「お風呂はお嫌いですか?」と声をかけ、「いつもはどうやってお風呂に入っているのですか?」と、入浴習慣を聞いた。「風呂には入らない」と言うので、家族に入浴習慣を聞くと、必ずトイレに行ってからお風呂に入るそうなので、まずはトイレに一緒に行き、トイレから出てきたらすぐにお風呂に誘ってみた。少し躊躇していたが、お風呂を見てもらったら、「入るか」と言って入浴した。

ケース 3

本人の排泄時間のパターンを探り、「そろそろ排泄の時間では」というタイミングで「そろそろトイレに行きませんか?」と声かけをした。

ケース 4

「何の薬? 今、飲まないとダメなの?」と、本人が服薬を躊躇しているので、「○○さんは、今、おなかの具合がよくないのです。このお薬がおなかの具合をよくします」と、ていねいに説明をした。本人の同意を得ることができ、自ら服用した。

ケース 5

院内デイケアに参加したくないと言う人に対して、なぜ行きたくないのかと聞くと、一人では不安だと言う。そこで「私も一緒に参加します。一緒にどうですか?」と聞くと、「それなら行ってみようかね」と言った。

ケース1

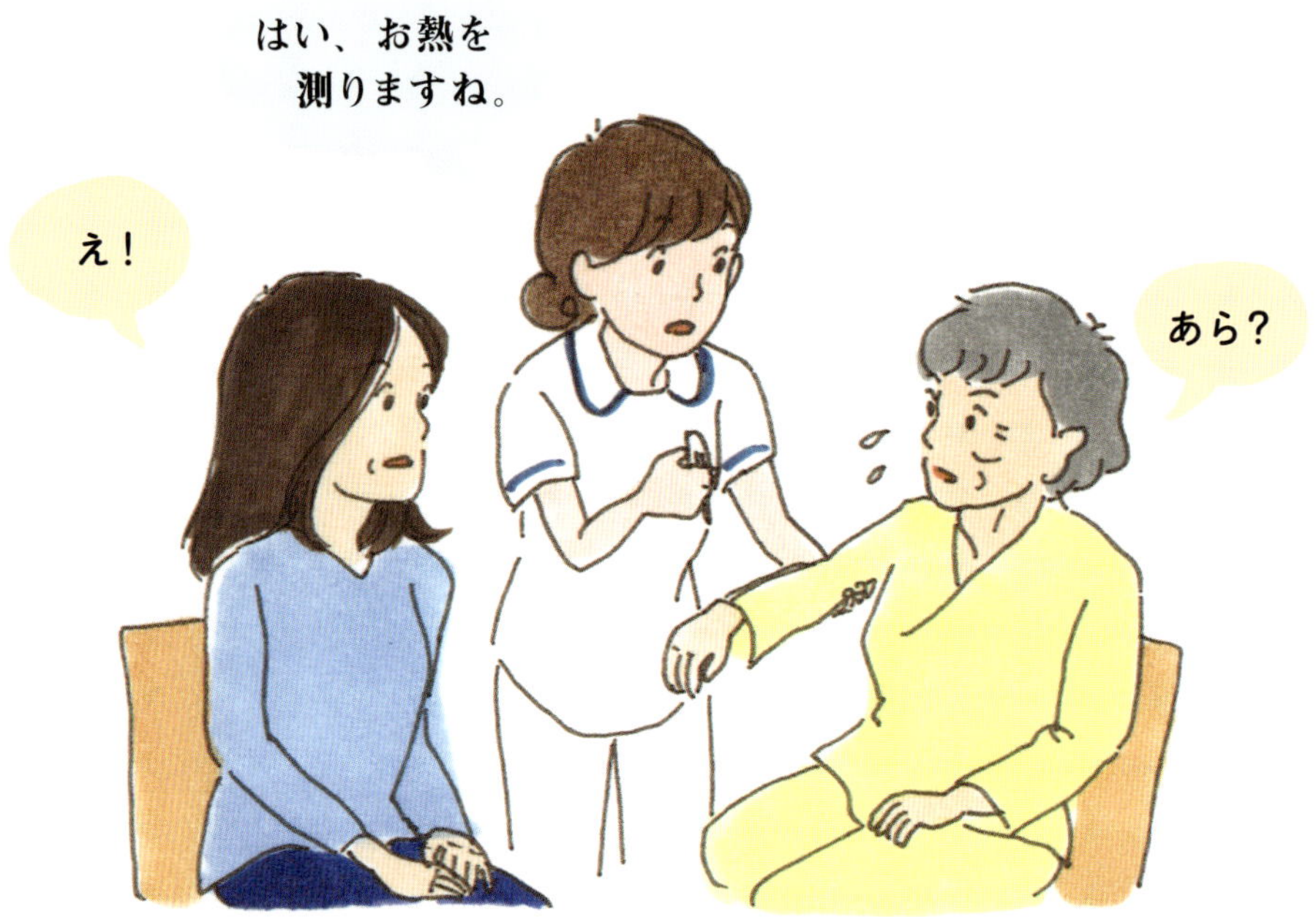

中断させること

たずさわること

継続して関わる必要性のあることを無理やり中断させること

ケース1
検温のために訪室すると、その人は面会の方と楽しそうに話をしていたが、「はい、お熱を測りますね」と会話に割って入り、検温を行った。

ケース2
笑顔で気持ちよさそうに歌を歌っている人に対して、「ほかの患者さんに迷惑だから、やめてください」と言った。

ケース3
検査室へ移動するために訪室すると、その人はテレビを見ていたので、すぐにスイッチを切り、「検査室へ行きますよ」と言った。

ケース4
その人がデイケアで、ほかの人と一緒にとても楽しそうに歌っている最中であるにもかかわらず、「リハビリの時間ですから」と言って、腕を取り、リハビリ室へと連れて行った。

ケース5
肌身離さず持っているぬいぐるみを、「これは不潔なので、病室には置いておけません」と言って、取り上げてしまった。

ケース6
何か探し物をしている様子で歩いている人に対して、「お部屋に戻りましょう」と行動を制止した。

こんな言葉や行動にも気をつけて！

- うまく食べられない人の食事を、ある程度の時間になったら、「下膳しますね」と言って下げてしまう。（P132）
- 寝ているのに、無理やり起こしてオムツを替える。（P150）
- 集中して新聞を読んでいるときに、「お風呂の時間です」と言ったあと、「はい、新聞をたたんでおきますね」と言って新聞を取り上げた。（P155）

ケース 1

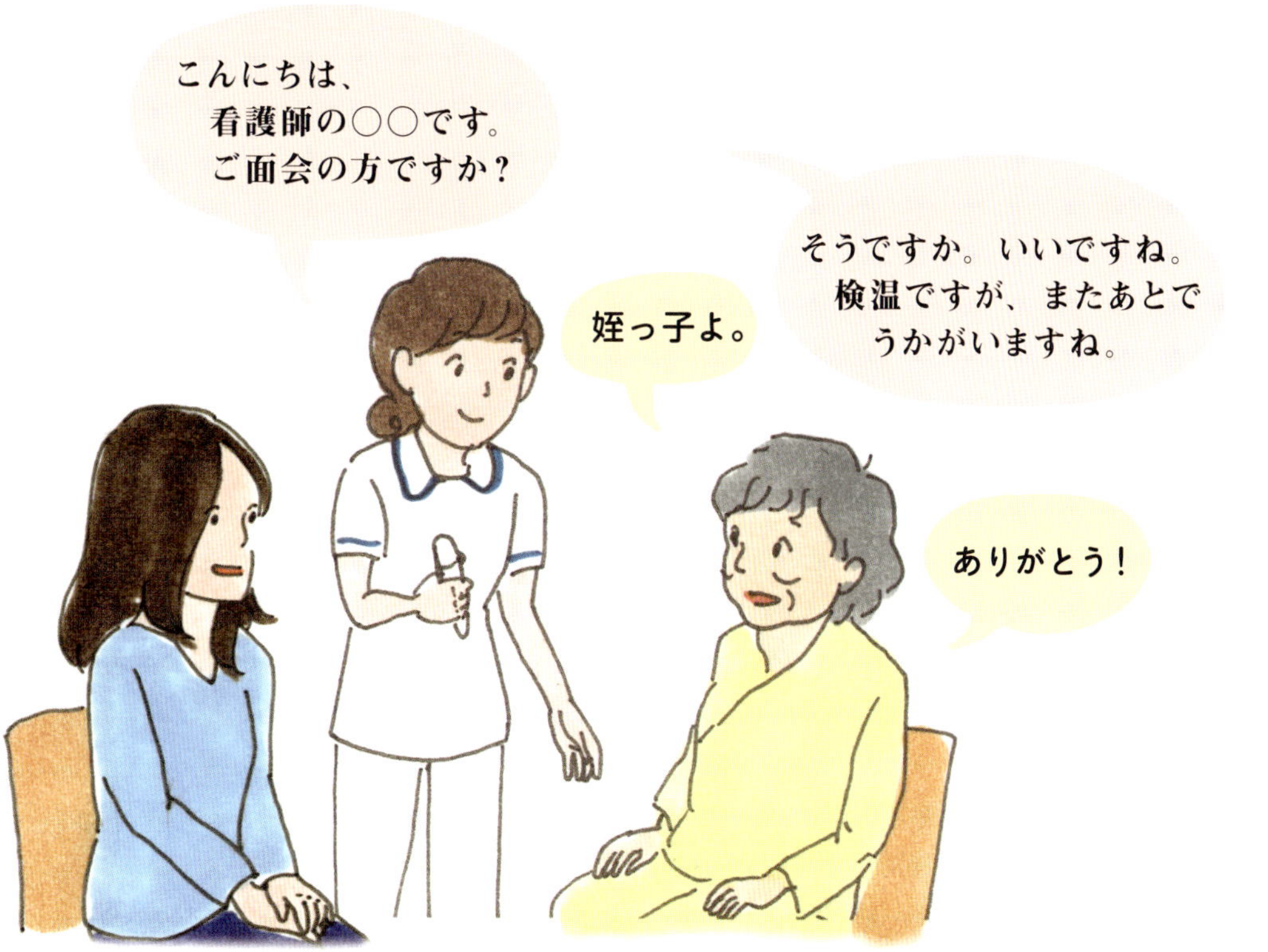

たずさわること

関わりを継続できるようにすること

継続して関わる必要性のあることを見極めてケアをすること

ケース 1

検温のために訪室すると、その人は面会の方と楽しそうに話をしていた。そこで、「ご面会の方ですか」と話しかけた。そして「検温ですが、あとでうかがいます」と伝えた。面会の方との会話が一段落してから、また訪室した。

ケース 2

笑顔で気持ちよさそうに歌を歌っている人に対して、「食堂で一緒に歌いませんか？」と声をかけて、より気兼ねなく歌える環境へと移動し、しばらく一緒に楽しんだ。

ケース 3

検査室へ移動するために訪室すると、その人はテレビを見ていたので、「少しお話ししてもよろしいでしょうか？」と声をかけ、了解を得てから、これから検査室に行くことを説明した。

ケース 4

その人がデイケアで、ほかの人と一緒にとても楽しそうに歌っていたので、リハビリテーションの時間にはなったが、スタッフに時間調整をしてもらい、そのままデイケアにいてもらえるようにした。

ケース 5

肌身離さず持っているぬいぐるみが汚れていたので、入浴時に「よかったらこのぬいぐるみもお風呂に連れて行きませんか？　汚れを拭いてあげたら、きれいになりますよ」と言って、ぬいぐるみも拭いてきれいにすることをすすめた。

ケース 6

何か探し物をしている様子で歩いている人に対して、「何か探しているのですか？」と声をかけた。答えが返ってこなかったので、しばらくの間、一緒に歩いてみた。小さなテーブルのあるコーナーまで来たら止まり、お祈りを始め、そのあと、部屋へと戻って行った。お祈りをするために歩いていたことに気がついた。

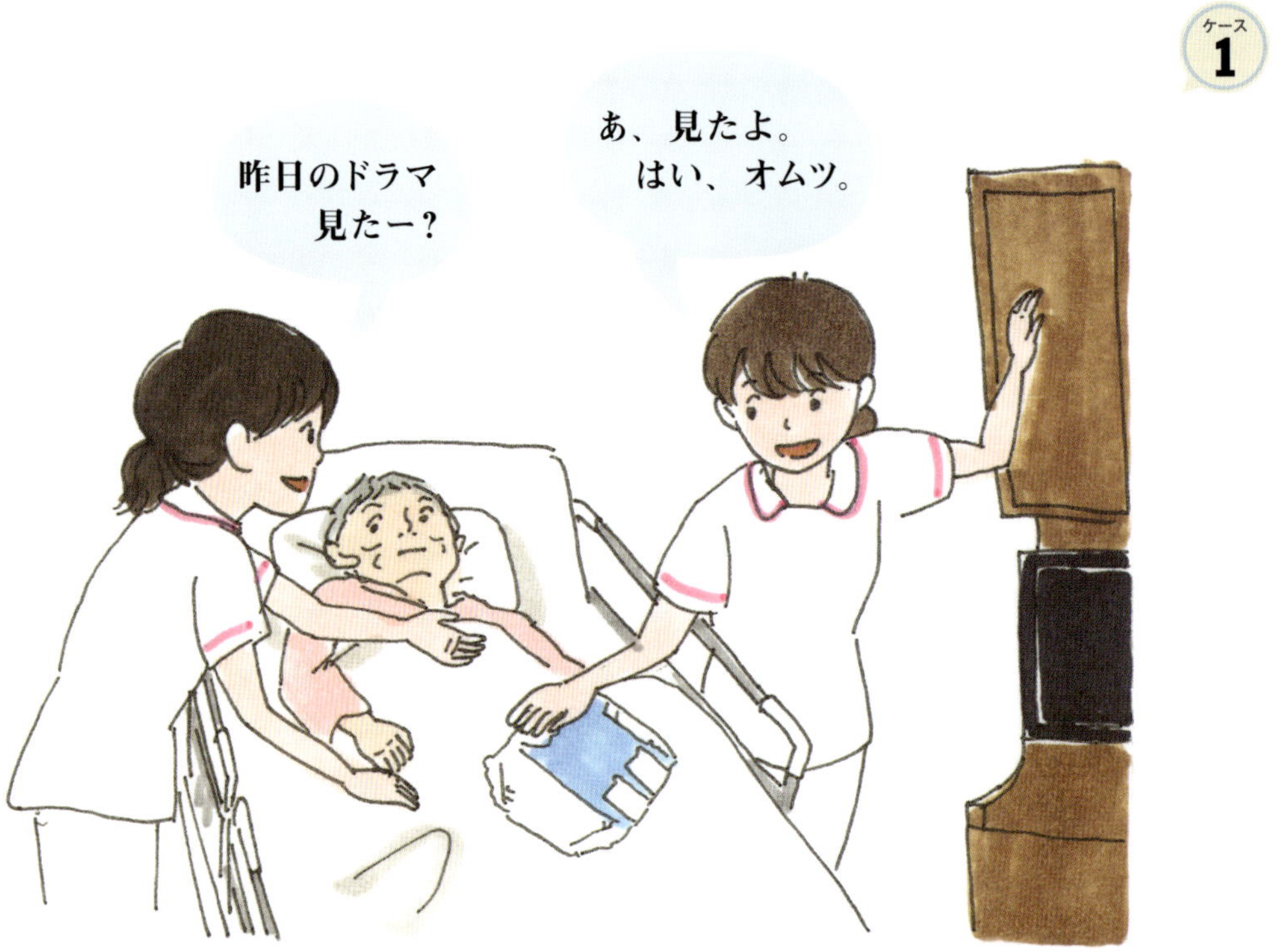

物扱いすること

たずさわること

あいさつや説明をまったくせず、まるで物のように扱うこと

ケース 1 清拭をするとき、その人に話しかけることをせず、看護師同士でその人とは関係のない話をしながら行った。

ケース 2 朝、声をかけることなく、窓のカーテンを開けた。

ケース 3 トイレの個室に入っている人の様子を見るために、声もかけずにドアを開けた。

ケース 4 「熱を測ります」と言いながら脇に体温計を挟み、一方的に検温を進めた。

ケース 5 たびたびナースコールを押す人を車椅子に乗せて移動し、ナースステーションに置きざりにした。

ケース 6 点滴をするとき、説明することもなく、一人がからだを押さえつけたまま、もう一人が腕を取って針を刺した。本人はからだをねじって嫌がっているが、気にすることもなく、終わらせて、立ち去った。

こんな言葉や行動にも気をつけて！

●オムツ交換が嫌だと言う人に対して、「この人は何を言ってもわからない」という思い込みから、説明もせずに、黙々とオムツを替えた。（P150）

ケース 1

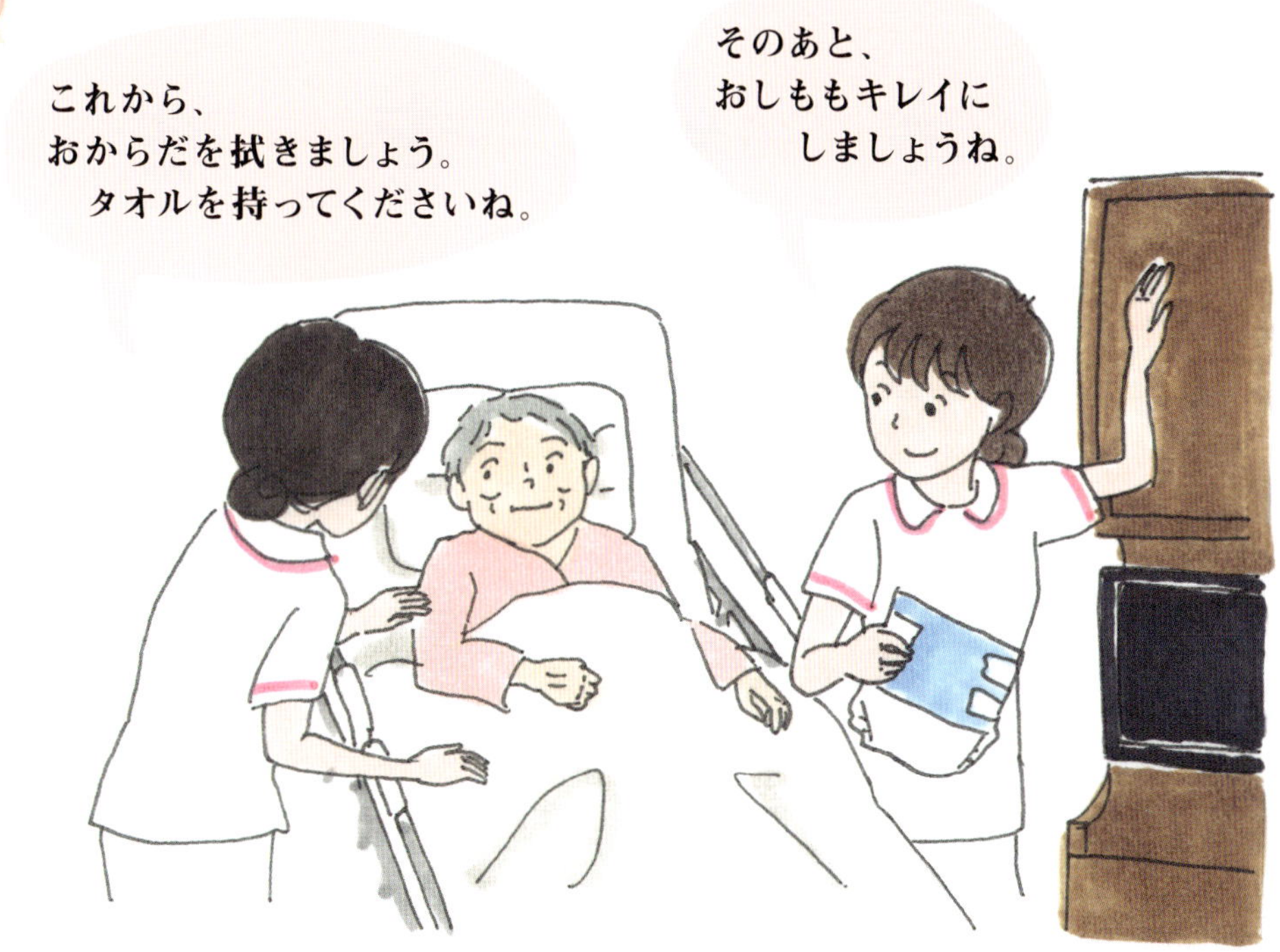

たずさわること

共に行うこと

私たちと対等な人として認め、意思を確認して一緒に行うこと

ケース 1

清拭をするとき、「これからおからだを拭きましょう。タオルを持ってくださいね」と話しかけて、本人が拭ける部分は拭いてもらった。拭けない部分は、これから拭くところがどこなのか説明しながら拭いていった。

ケース 2

「○○さん、おはようございます」と声をかけ、「いい天気なので、窓のカーテンを開けてもいいですか?」と確認してから窓のカーテンを開けた。

ケース 3

トイレの個室に入っている人の様子を見るために、「○○さん、いかがですか?」と声をかけ、返事を待った。返事がないので、「ドアを開けますね。いいですか?」と話しかけた。

ケース 4

「熱を測ってもいいですか?」と話しかけてから反応を待ち、了解を得たあと、「腕を上げてもらえますか?」と協力を得ながら検温を進めた。

ケース 5

たびたびナースコールを押す人に対して、「今は10時です。少し起きませんか。お一人でいると心配なので、私たちのいるところで一緒に過ごしてもらえますか?」と声をかけ、許可を得てから車椅子に移乗してもらい、ナースステーションまで一緒に行った。そして、自分の近くにいてもらい、その人と一緒にその人が好きな折り紙をした。

ケース 6

点滴をするとき、先にあいさつをして、「今から点滴をします」と言ってから「いいですか?」と確認をし、了解を得た。その後、「最初だけ少しチクッとしますからがまんしてください」と伝えて、針を刺した。最後に「途中で痛かったりしたときは、このナースコールを押してください」と伝え、「ご協力してくださり、ありがとうございました」とお礼を言ってから、部屋を出た。

ケース 1

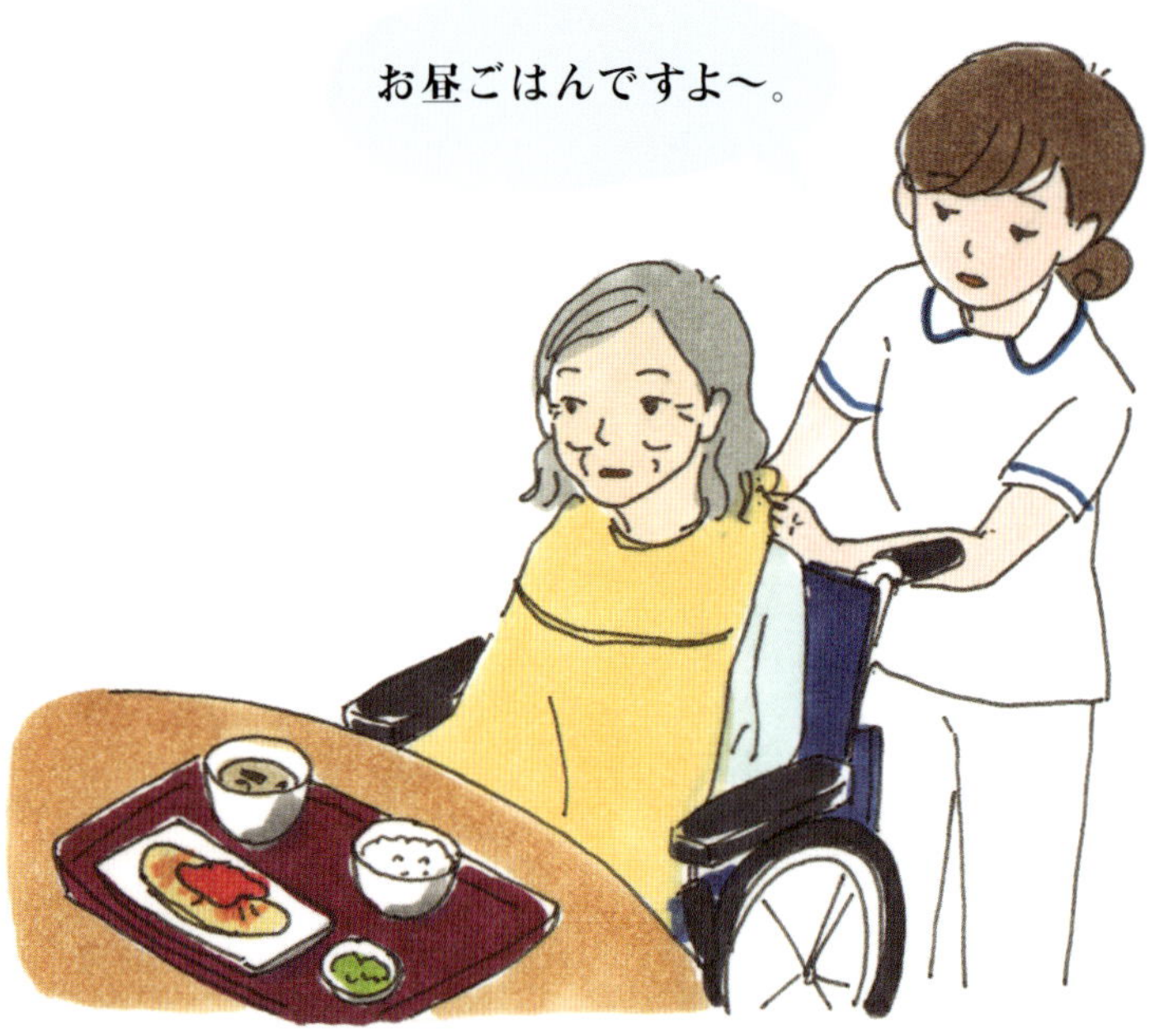

差別すること

共にあること

価値のある人として認めず、能力や障害をその人のすべてとして差別すること

ケース 1 食事のとき、認知症の人だから手がかかると決めつけて、その人には説明することなく、ナースステーションに連れてきた。そして、食事のときに服を汚すだろうとエプロンを着せた。

ケース 2 検査結果を伝えるとき。「あの人〝ニンチ〟だし、検査の説明をするなら家族に説明しておけばいいよ」と、看護師同士で話した。

ケース 3 病室で使う靴を選ぶとき、「汚すといけないから濃い茶色がいい」と、看護師が勝手に決めた。

ケース 4 髪をカットするとき、本人の希望を聞くことなく、スタイリングやケアがしやすいことを理由に、ショートカットにした。

ケース 5 新聞に線を引きながら読むことが常同行動としてある人に対して、「意味のないことばかりしているけれど、ああしているとおとなしいから、手がかからなくていいわ」と言った。

ケース 6 うつのような人に対して、反応がほとんどないからと言って、リハビリやレクリエーションに誘わない。

こんな言葉や行動にも気をつけて！

- トイレの便座に上手に座れずに失敗してしまったので、「もうトイレでするのは難しいから、オムツしかないか」と、言う。（P138）
- 便を触る人に対して「すぐにつなぎ服を着せましょう」と言って、便を触らせないためにつなぎ服を着せる。（P144）

ケース 1

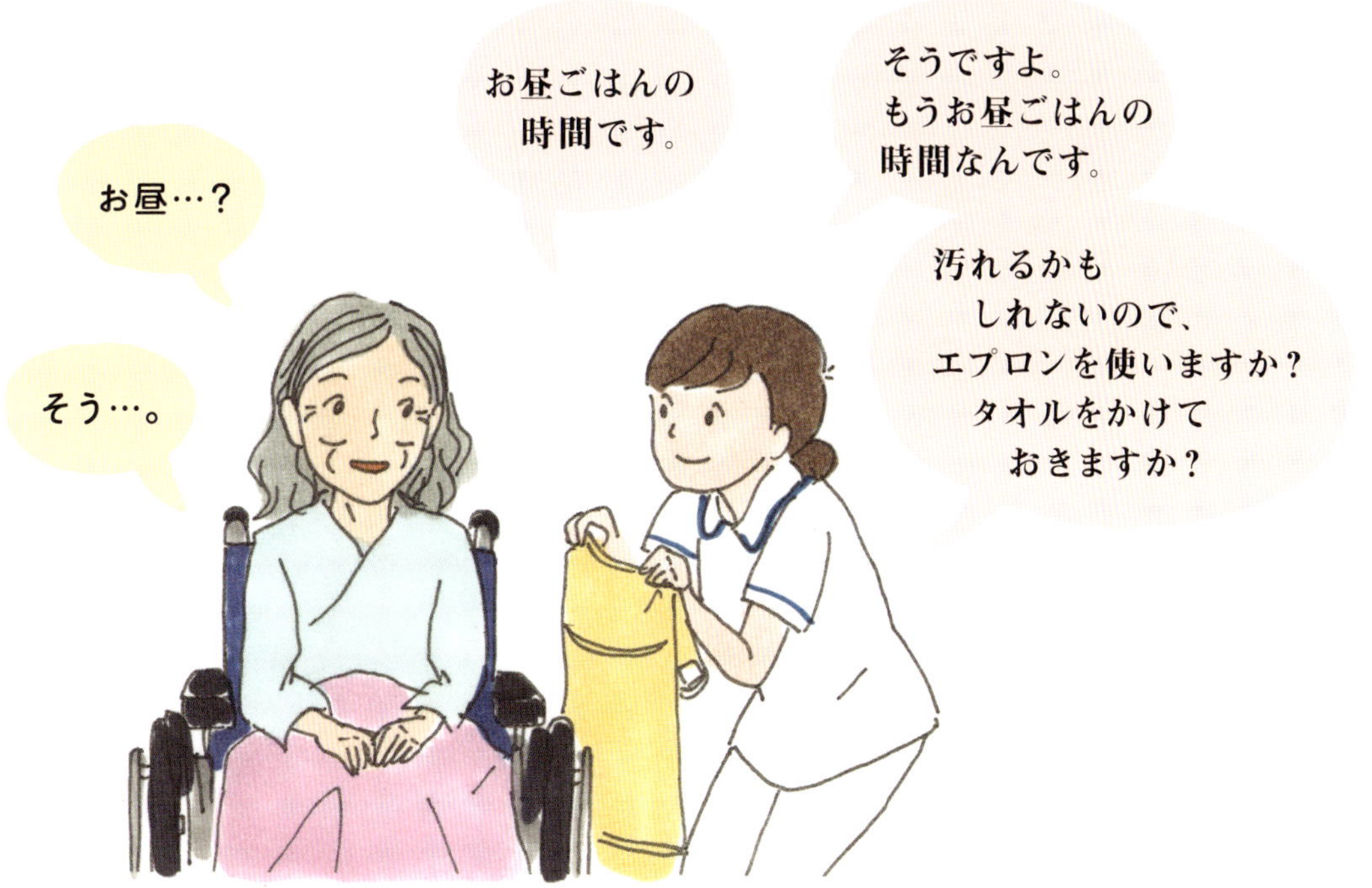
お昼ごはんの時間です。
お昼…?
そうですよ。もうお昼ごはんの時間なんです。
そう…。
汚れるかもしれないので、エプロンを使いますか? タオルをかけておきますか?

共にあること

個性を認めること

能力や障害で判断せずに人として尊重し、その人の個性や価値を認めること

ケース 1

食事の時、「少し動けるようになってきたので、今日は食堂で食べますか?」と聞いてみた。「ここがいい」と言うので、いつものように病室の机に食事を用意した。そして、「汚れるかもしれないので、エプロンを使いますか? タオルをかけておきますか?」と、どちらにするか選んでもらった。

ケース 2

検査結果を伝えるとき。まずは本人にとってわかりやすい言葉とスピードに気をつけて、今から検査の説明をすることを伝えた。本人の返事やうなずきを待ったあと、「ご家族も一緒に説明を聞いてもらってもいいですか?」と伝え、許可をもらった。

ケース 3

病室で使う靴を選ぶとき、「濃い茶色と薄い茶色があります。どちらがいいですか?」と、実際に2色の靴を見せながら、選んでもらった。

ケース 4

髪をカットするとき、本人の希望を確認した。うまく伝えることができない様子だったので、見本となる写真（少し前の本人の髪型がわかる写真や、モデルのヘアスタイル）などを見てもらい、選んでもらった。

ケース 5

新聞に線を引きながら読むことが常同行動としてある人に対して、「新聞がお好きなんですね」と声をかけ、「〇〇新聞もあるので、持ってきますね」と言って、その人が行動を楽しんで続けられるような協力を進んでした。

ケース 6

反応がほとんどないうつのような人だからこそ、日々、話しかけたり、反応を確かめたりしながら、ときどきリハビリやレクリエーションへと誘う声がけをした。

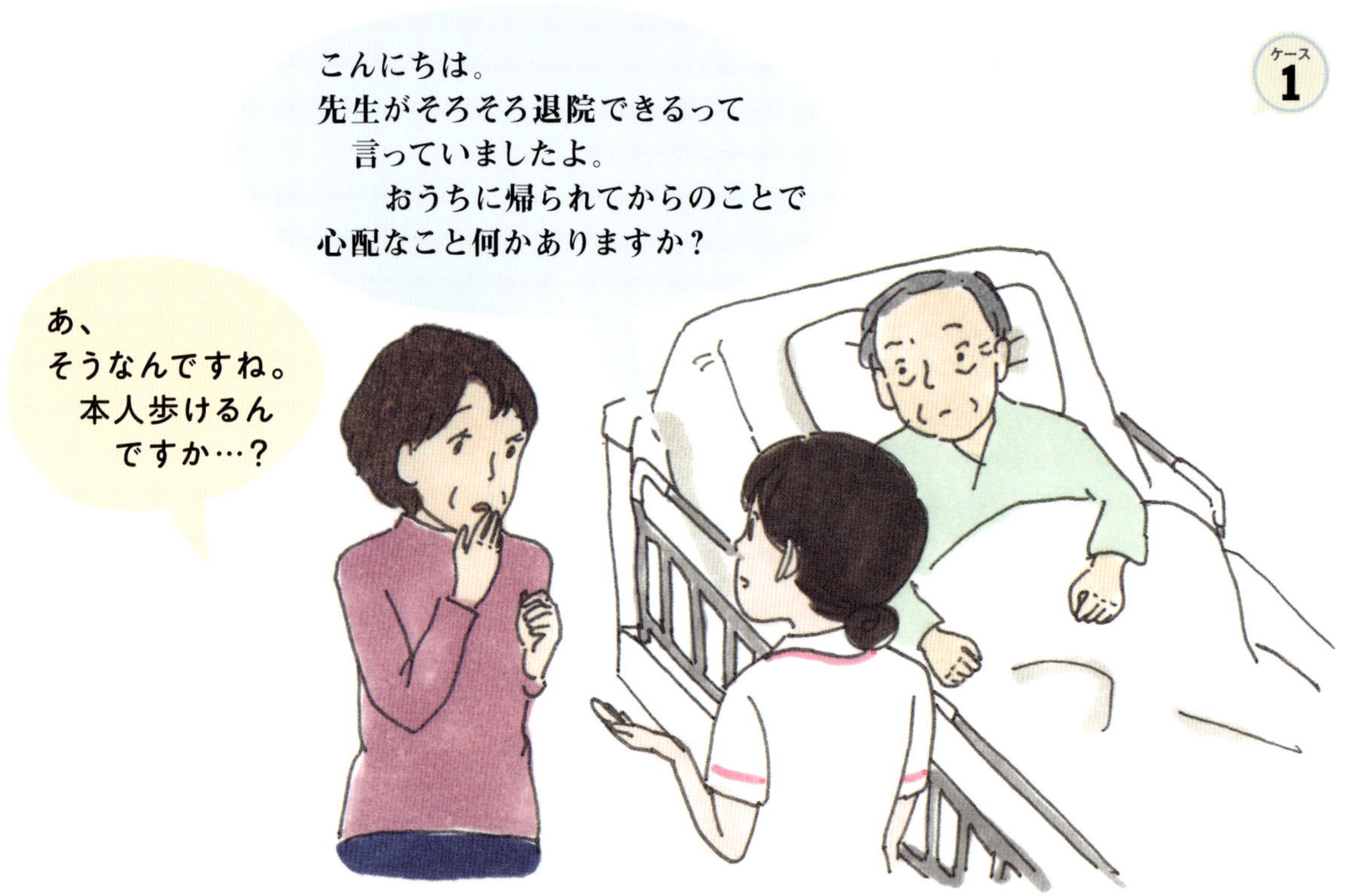
ケース
1
こんにちは。
先生がそろそろ退院できるって
言っていましたよ。
おうちに帰られてからのことで
心配なこと何かありますか？
あ、
そうなんですね。
本人歩けるん
ですか…？

無視すること

共にあること

いるのに、まるでいないかのように無視して会話や行動を続けること

ケース1

これからのケアの方向性を確認するとき、本人に状況を説明することなく、家族のみに「先生がもう退院できる状態だと言っていました。まだリハビリは必要ですが、退院してからおうちに帰られてからのことで心配なことはありますか？」と声をかけて、家族の希望や都合のみで決定した。

ケース2

自宅での困りごとをたずねるとき、近くに本人がいるのに家族にだけ「最近、何か困っていることはないですか？」とたずねた。「何度も同じことを聞くので困ります」「捜しものばかりしているんです」などと、家族の困りごとだけを聞いた。

ケース3

食事の配膳時、本人がいるのにまったく声をかけずにお膳を置いていった。

ケース4

リハビリ室で。車椅子に乗った本人に背中を向けた状態のまま、理学療法士と今日のリハビリについて話をした。

ケース5

画像検査のとき、本人を廊下で待たせたまま、検査技師と検査の手順について話をした。

こんな言葉や行動にも気をつけて！

- うまく食べられない人がいるところで、その人が食べ残したお膳を見ながら、看護師が二人だけで「どうして残しちゃうんですかね」「昨日もこんな感じでした」「うーん。嚥下障害があるのかな……」などと、話している。(P132)
- 歩き出す人がいるところで、「なんで歩き出しちゃうんでしょうかね」「せん妄かな」「さっき、〝ここは刑務所？〟って聞いていましたよ」「今、どこにいるのかわからないんだね」などと、看護師同士が話をする。(P194)
- 本人がいる病室で「薬を使うしかないですかね」と看護師が医師に相談する。(P206)

ケース 1

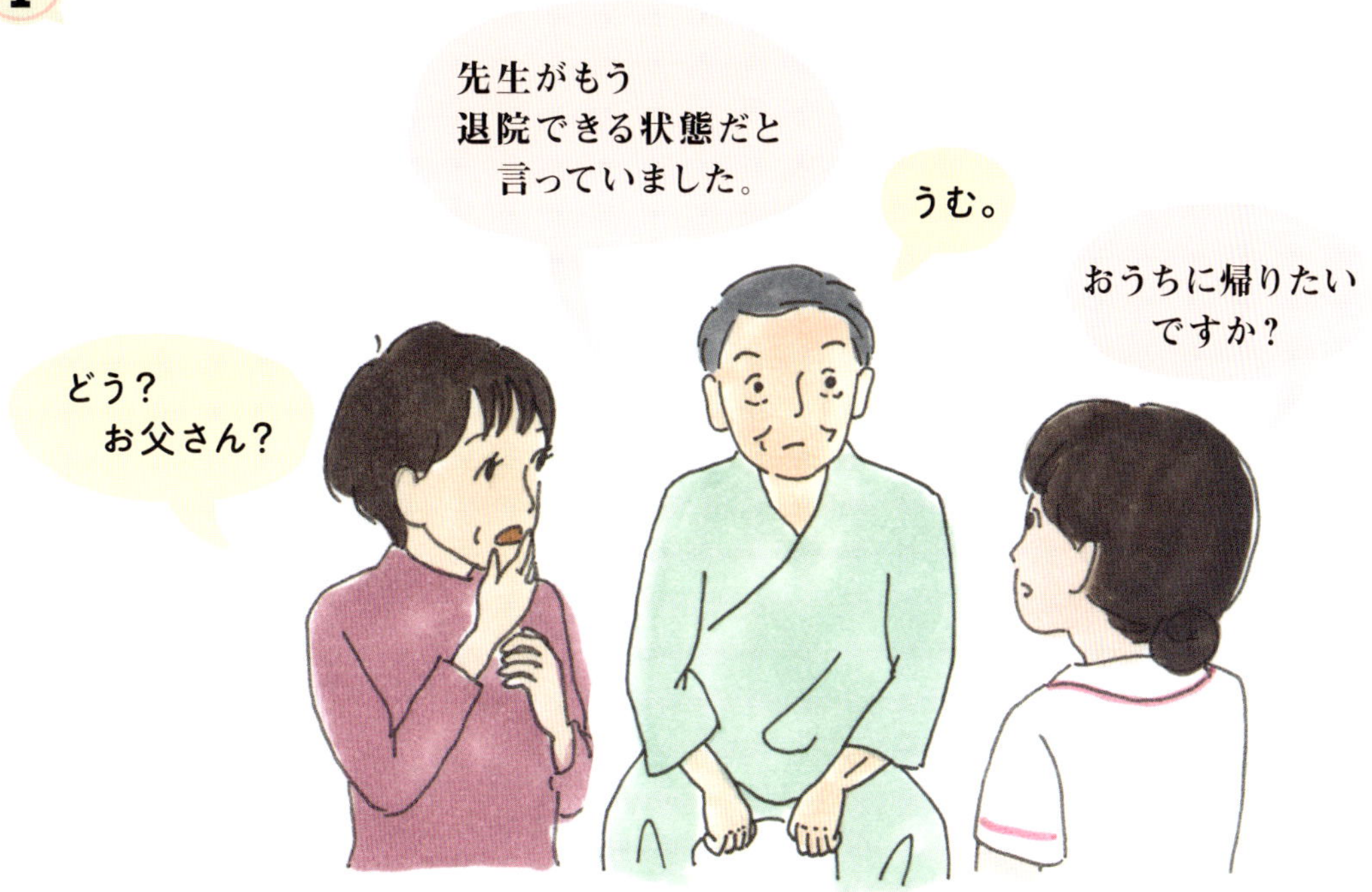
先生がもう
退院できる状態だと
言っていました。
うむ。
おうちに帰りたい
ですか？
どう？
お父さん？

共にあること

自分も会話や活動の輪に入っていると感じられるようにケアをし、励ますこと

ケース 1

これからのケアの方向性を確認するとき、本人に対して「○○さん、先生がもう退院できる状態だと言っていました。まだリハビリが必要ですが、通院しながらのリハビリもできます」と状況を説明し、「早く帰って、リハビリは通院しながらにしますか？」と、本人の希望を確認した。本人は「通院しながらがいい」と答えた。

ケース 2

自宅での困りごとをたずねるとき、家族と本人が同席しているところで、まずは本人に「最近、何か困っていることはないですか？」とたずねた。すると、「何だかダメになってしまったんです。前と比べて何もかもがうまくできなくて……」などと話をしてくれた。本人の気持ちを聞いた家族は、「そんな、ダメになったなんてことはないよ」と本人に言った。そこで、「機能訓練をすると、よくなることもあります。一度、リハビリのスタッフに相談してみませんか？」と声をかけた。

ケース 3

食事の配膳時、本人に「お食事ですよ。お待たせしました」と声をかけた。食事が進まず、様子が心配なので「今日は私も一緒にここで食事をしてもいいですか」とお願いをしてみた。「いいですよ」と言ってくれたので、おやつを持って、その人のベッドの横の椅子に座った。

ケース 4

リハビリ室で。車椅子に乗った本人を囲むような形で、理学療法士と3人で、今日のリハビリについて話をした。

ケース 5

画像検査のとき、検査技師が廊下まで本人を迎えに来た。そのまま、一緒にレントゲン室に入り、画像検査の手順を本人に詳しく説明しながら、「不安なことはありますか？」などと質問をし、検査技師に本人の気持ちを聞いてもらうようにした。

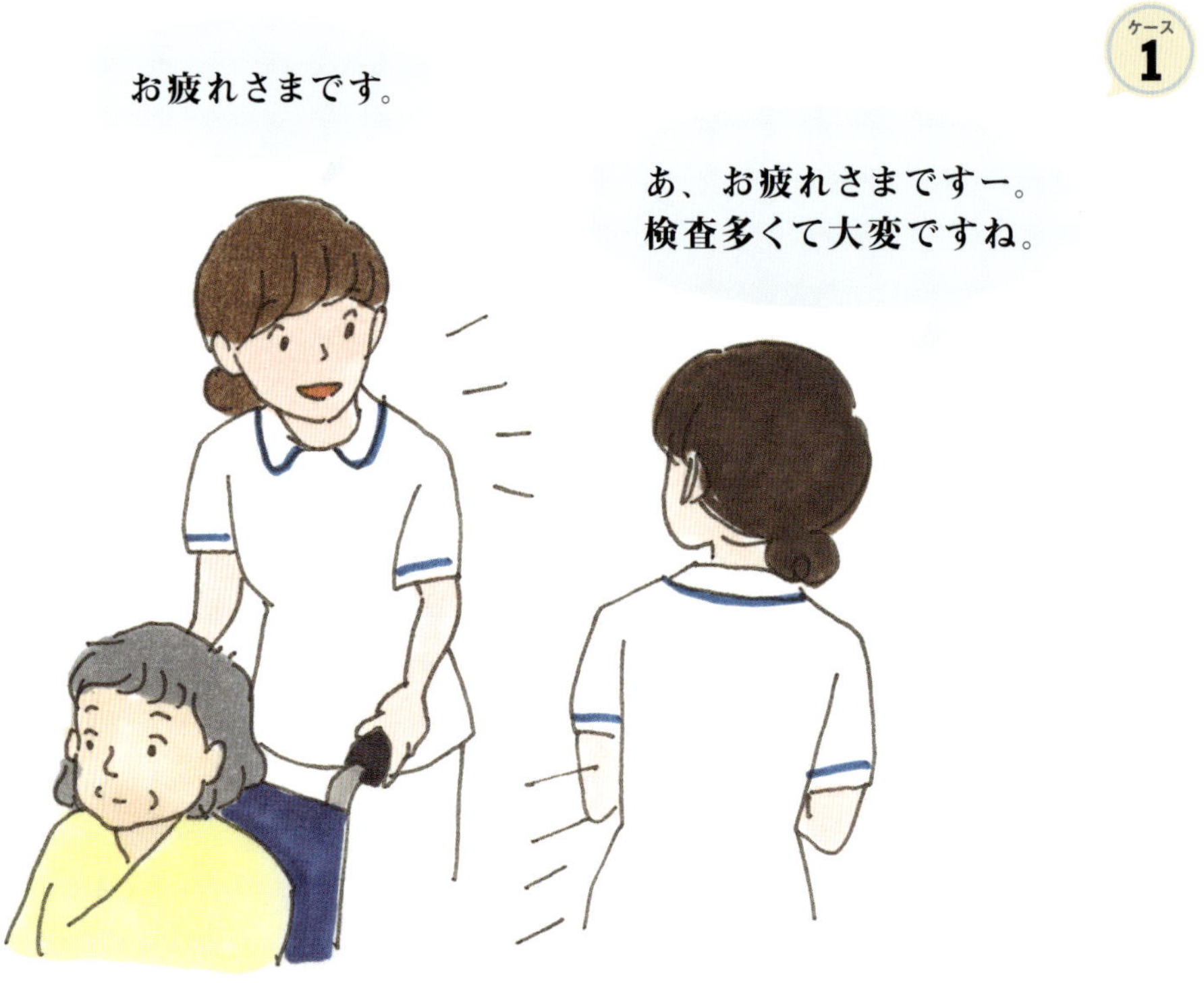
ケース
1
お疲れさまです。
あ、お疲れさまですー。
検査多くて大変ですね。

のけ者にすること

共にあること

遠くに追いやったり、仲間はずれにしたりすること

ケース1 廊下を歩いていたら、入院したばかりの人を車椅子で移動させている看護師に会ったので、看護師同士だけであいさつをした。

ケース2 その人の病室で、「看護師さんも大変ねぇ。あんな呆けた人の相手をするのは疲れるでしょ?」と同室の人が言うので、「そうなんですよ。何度も同じようなことを言うし、本当に疲れますよ」と答えた。

ケース3 デイケアのレクリエーションで歌うとき、その人は上手に声が出せないので、ほかの人よりも少し離れた席に座らせた。

ケース4 新しい看護助手を紹介するため病室を訪れたとき、一人ずつあいさつをして回ったが、その人だけは認知症なのであいさつをしなかった。

ケース5 検査室で順番を待っているとき、その人だけは、歩行器を使って立っていたので、座っている人たちだけで話をした。

ケース6 その人のところにケアマネジャーが訪ねてきた。「久しぶりです」と言って、プライベートな会話を二人きりでし続けた。

こんな言葉や行動にも気をつけて!

- 眠れないと言う人を、ナースステーションに連れてきて、そのままにする。(P160)
- いつも怒っている人に対して、怒っているときは少し距離を置くようにしているが、落ち着いているときでもほうっておく。(P182)

ケース 1

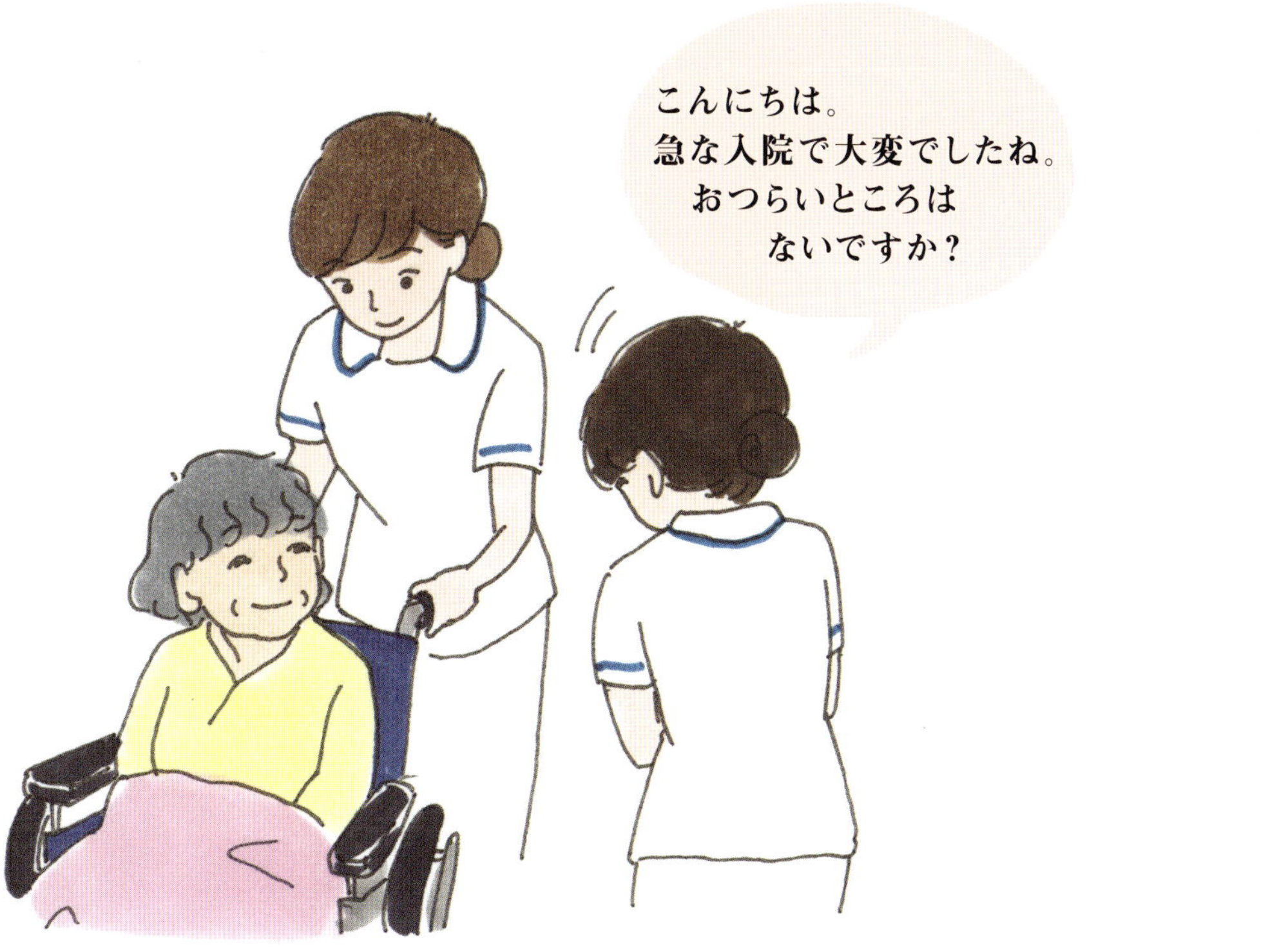
こんにちは。
急な入院で大変でしたね。
おつらいところは
ないですか?

共にあること

一員として感じられるようにすること

能力や障害にかかわらず、その場の一員として受け容れられていると感じられるようにすること

ケース 1

廊下を歩いていたら、入院したばかりの人を車椅子で移動させている看護師に会ったので、まずは本人にあいさつをして状況を聞き、そのあと看護師にあいさつをした。

ケース 2

その人の病室で、「看護師さんも大変ねぇ。あんな呆けた人の相手をするのは疲れるでしょ?」と同室の人が言ったが、「そんなことないですよ。昔のお話を聞かせてもらえるし、みなさんなら懐かしいお話かもしれませんね」と答えた。そして、「○○さん、さっき話してくれた学生時代の話を、また聞かせてもらっていいですか? みなさんも一緒に聞きますか?」と、同室の人たちに話しかけ、同室の人たちと話すきっかけをつくった。

ケース 3

デイケアのレクリエーションで歌うとき、その人は上手に声が出せないので、スタッフが隣に座り、一緒に歌った。

ケース 4

新しい看護助手を紹介するため病室を訪れたとき、一人ずつあいさつをして回った。その人は認知症をもっているので、その人がわかりやすいような、ゆっくりとした短い言葉であいさつをし、握手をした。

ケース 5

検査室で順番を待っているとき、その人だけは、歩行器を使って立っていたので、座っている人たちの近くにお連れして、みんなで一緒に話をした。

ケース 6

その人のところにケアマネジャーが訪ねてきた。「久しぶりです」と言ってから、その人に、ケアマネジャーと自分は20年も前からの知り合いであることを伝え、3人で会話を楽しんだ。

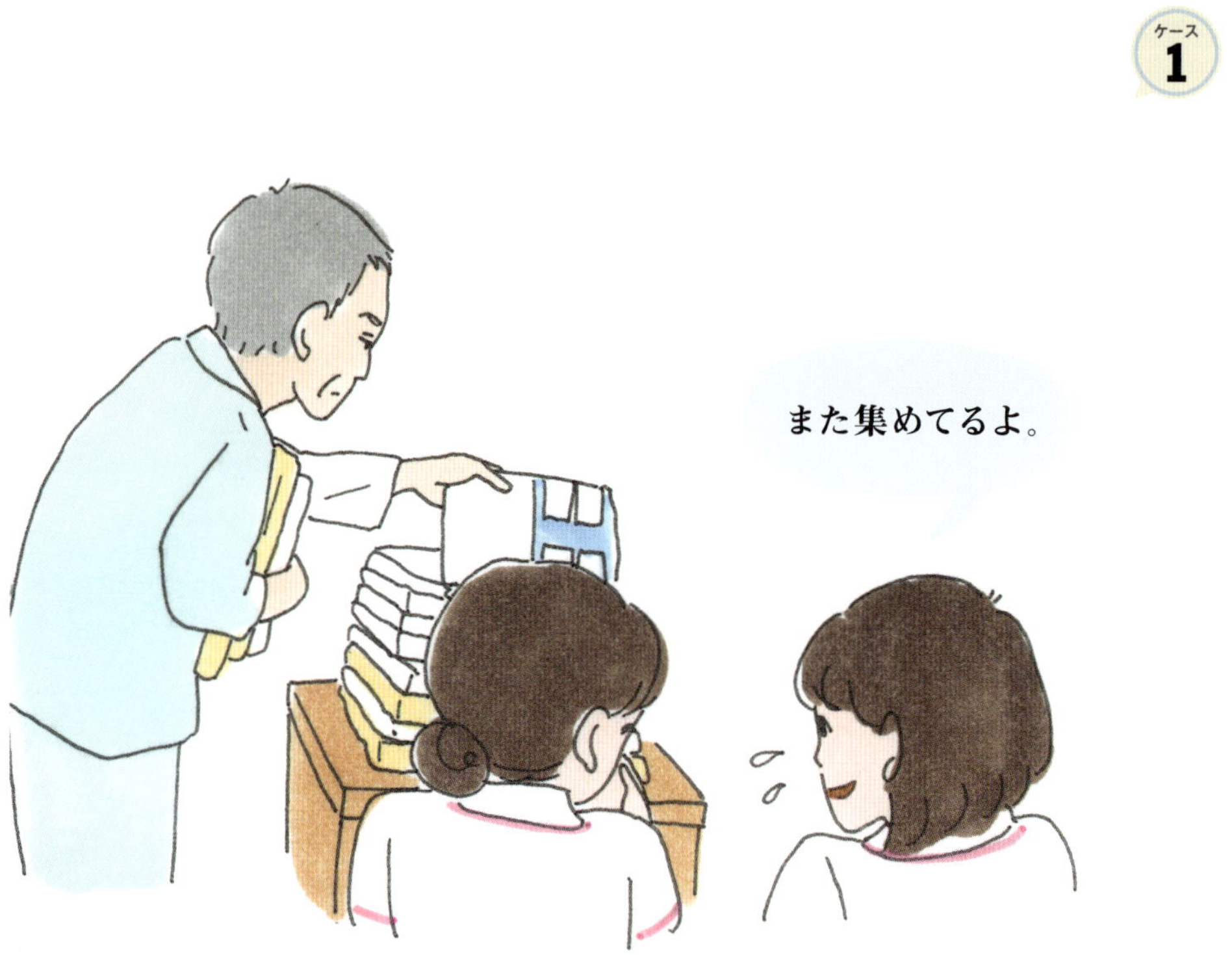

あざけること 共にあること

その人をバカにしたり、あざけり笑ったり、屈辱を与えたりすること

ケース 1

タオルとリハビリパンツをテーブルの上に山のように重ねている人の様子を見た看護師たちが「また集めている」と言って、笑った。

ケース 2

その人に年齢を聞いたら「32歳」と、実年齢より若い年齢を答えたので、「サバよんでる」と言って、まわりのスタッフと一緒に笑った。

ケース 3

いつも、素早く食べる人に対して、「そんなに急いで食べなくても、誰も盗んだりしませんよ」と、少しバカにしたような言い方をして、看護師同士で笑った。

ケース 4

冬のある日、その人は「今は夏かな?」と言ったので、「今は何月ですか?」と質問すると、「7月かな?」と答えた。それを聞き、「外は雪が降ってるのに、夏だなんて、おかしいわね」と、まわりの人たちと一緒に笑った。

ケース 5

廊下で自分の部屋がわからなくて迷っている様子の人に対して、「また迷子になったのですか?」と言い、「子どもじゃないんだから、お部屋を間違えないでね」と言って、ほかの人たちと一緒に笑った。

こんな言葉や行動にも気をつけて!

●酸素マスクを外す人に対して、「苦しくなるのに自分で抜くなんて、何やっているのかしら」と、バカにしたような言い方をする。(P96)

●ナースコールを押し続ける人に対して、「押したらどうなるかわかっているのかしら」と、ボタンの意味がわからず押しているのだと決めつけて侮辱する。(P126)

●便器以外の場所で排泄する人に対して、「したくなったら、所構わずしちゃうのね」と見下した言い方をする。(P138)

ケース 1

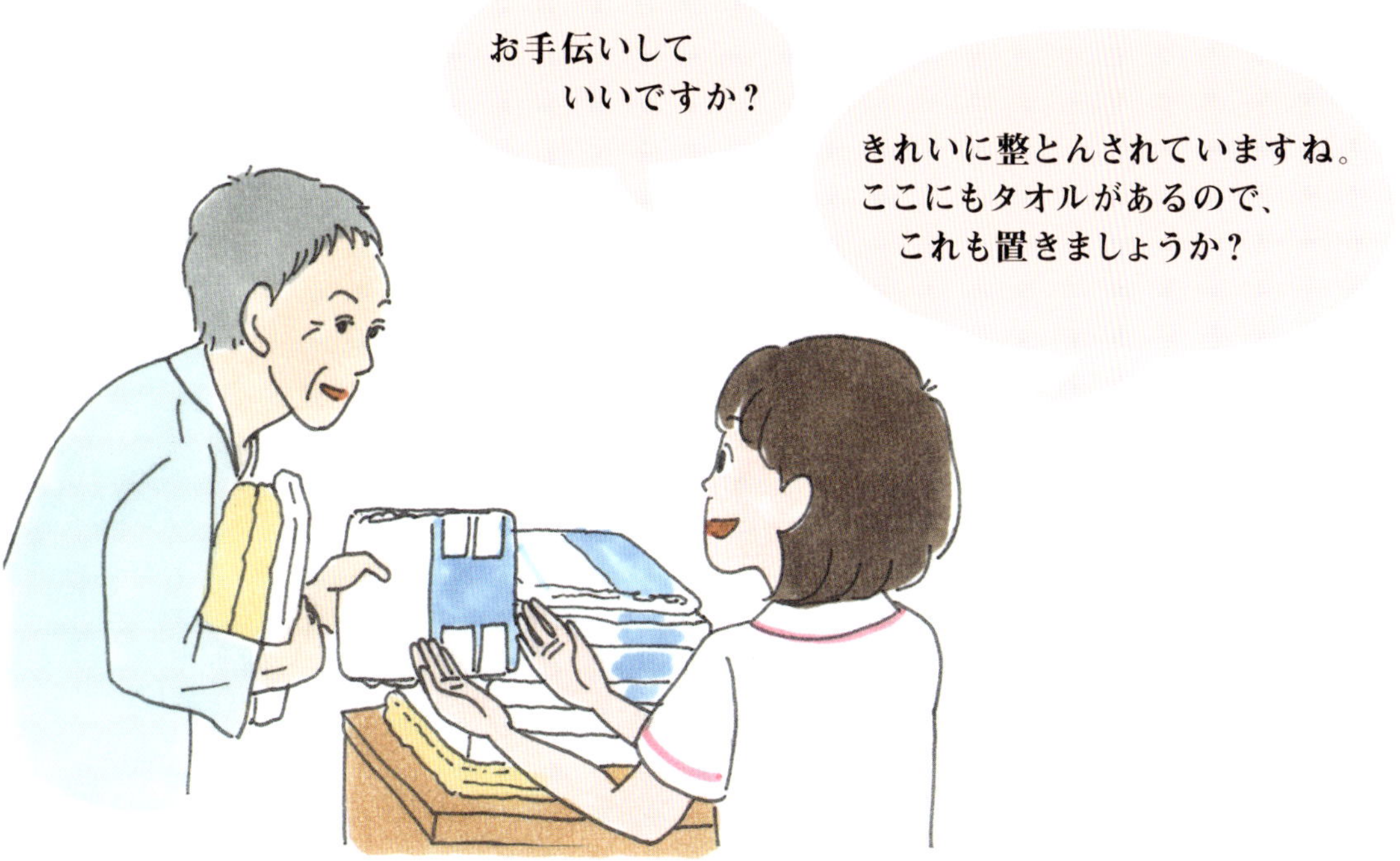
お手伝いして
いいですか?
きれいに整とんされていますね。
ここにもタオルがあるので、
これも置きましょうか?

共にあること

一緒に楽しむこと

**一緒に楽しんだり、創造力をもって
ユーモアのあることを言いあったりして過ごすこと**

ケース 1

タオルとリハビリパンツをテーブルの上に山のように重ねている人の様子を見た看護師が、「きれいに整とんされていますね」と声をかけた。そして、「ここにもタオルがあるので、これも置きましょうか?」と言い、笑い合いながら一緒に整とんを楽しんだ。

ケース 2

その人に年齢を聞いたら「32歳」と、実年齢より若い年齢を答えたので、認知症の症状によるものではないかと思い、「32歳なんですね。今、お子さんはまだ小さいですよね」と話しかけ、その人が32歳のころの話を一緒に楽しんだ。

ケース 3

いつも、素早く食べる人に対して、「食べるのが早いですね。実は、私も早いんです」と話しかけると、「仕事が忙しいから、早食いが身についているんだ」とその人が言うので、「私もそうです。少しでも早く食べて、少しでも多く昼寝がしたくて……」と言って笑ったら、その人も声を出して笑った。

ケース 4

冬のある日、その人は「今は夏かな?」と言ったので、「病室は暖かいから、夏に思えたんですね。今は冬で、外は雪が降ってるんですよ」と言った。すると、「冬と言ってるけど、あんたは半袖だね」と言うので、「確かに、この服装だと夏と思われてもしかたないですね」と言って笑うと、その人も一緒になって笑った。

ケース 5

廊下で自分の部屋がわからなくて迷っている様子の人に対して、「どうしましたか?」と声をかけた。「お部屋がわからなくて……」と言うので、「同じような部屋ばかりで、わかりにくいですよね。〇〇さんのお部屋はこちらです」と言って、部屋まで案内した。

現役看護師

仲本りさのイラストエッセイ

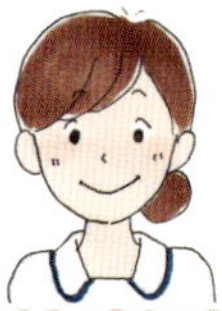

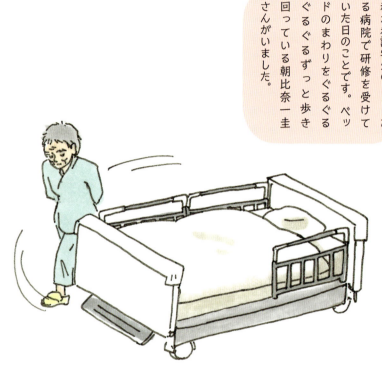

ベッドのまわりを歩き回るのには理由が…

私が看護学生のころ。ある病院で研修を受けていた日のことです。ベッドのまわりをぐるぐるぐるぐるずっと歩き回っている朝比奈一圭さんがいました。

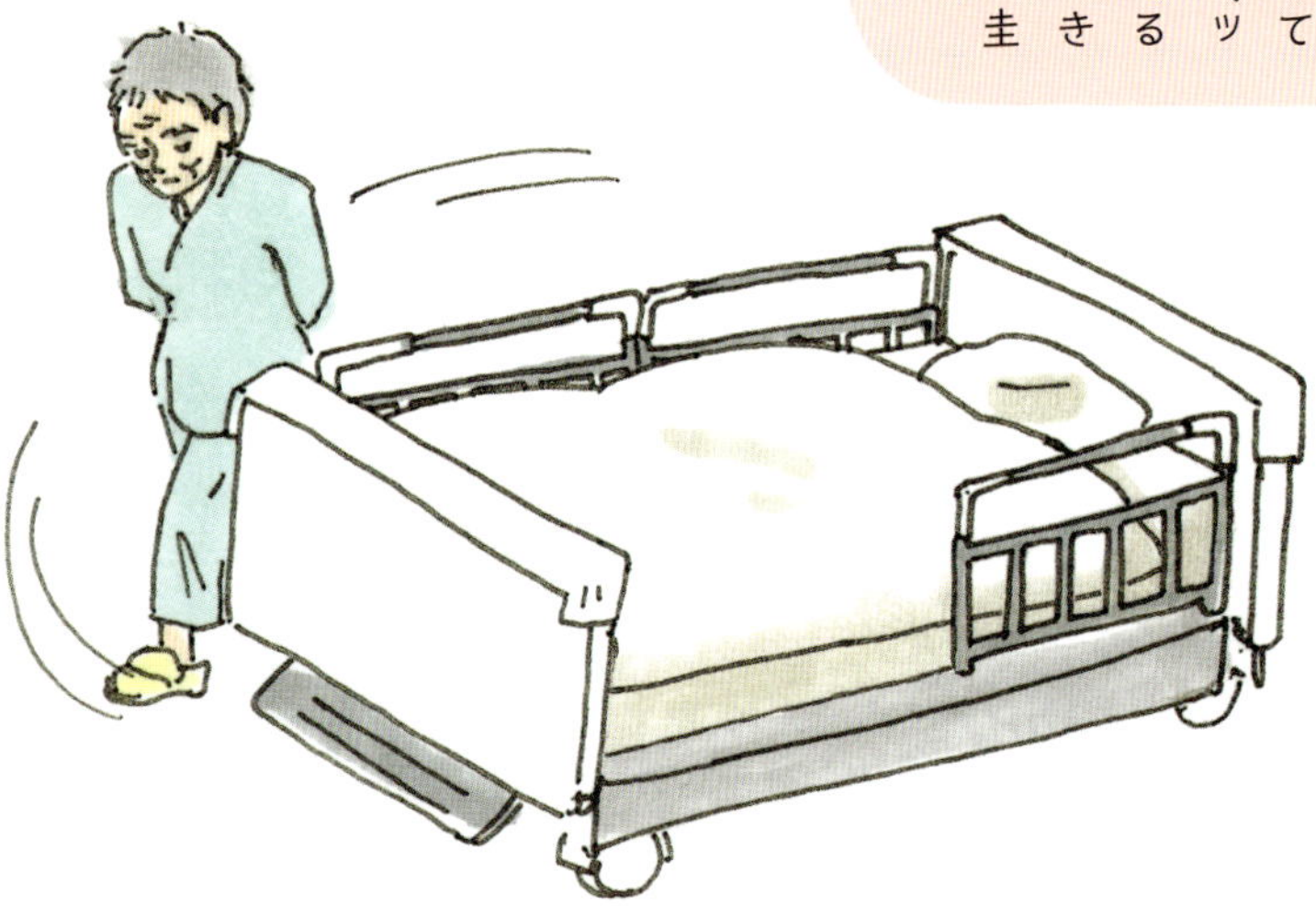

「さあ、ベッドに戻りましょう」と、スタッフたちは転倒を心配して、朝比奈さんに声をかけますが、失語があるため、会話が成り立たず、困っていました。

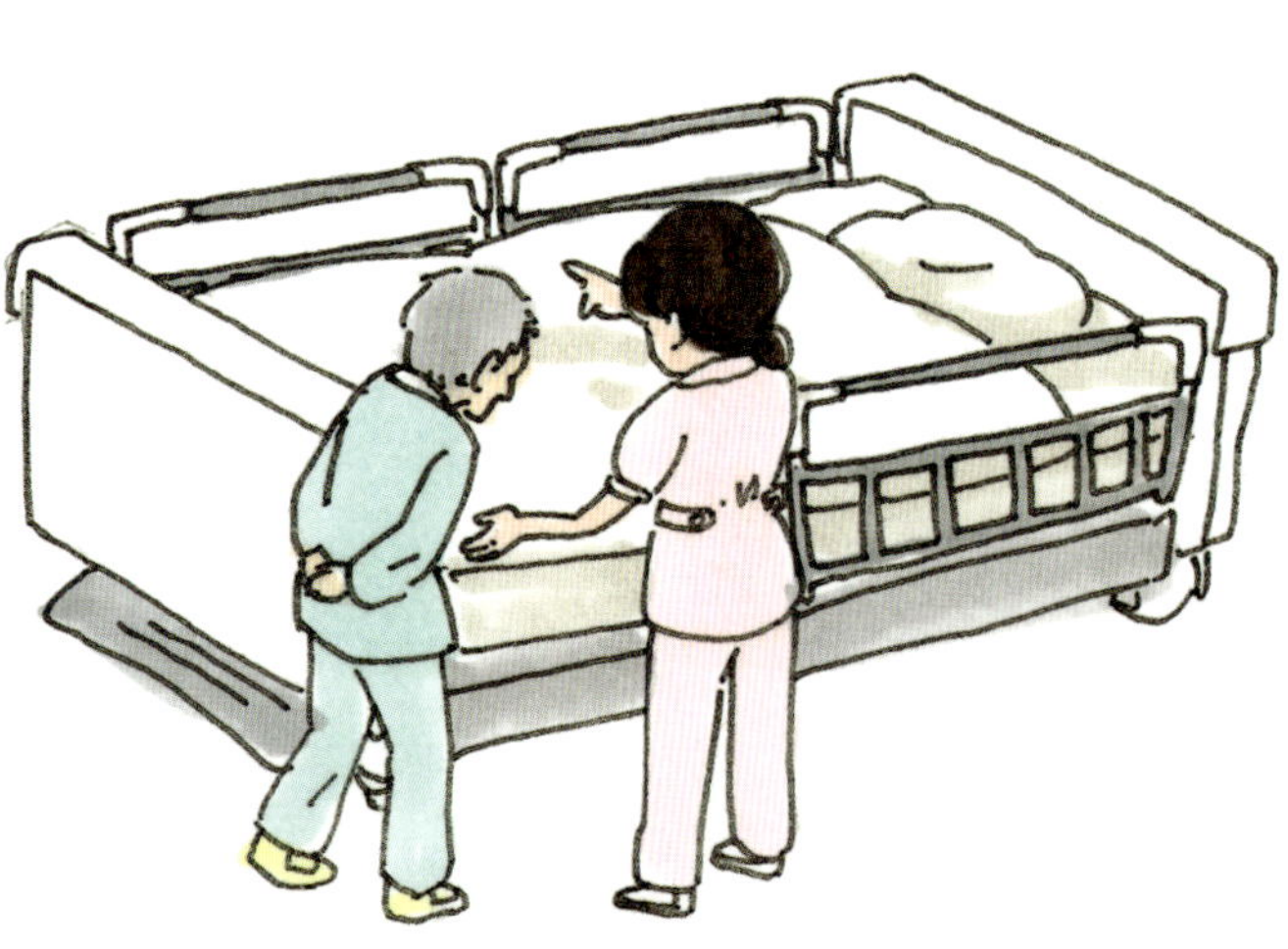

仲本りさ
1991年生まれ、大阪府出身。神戸大学保健学科を卒業後、看護師として働きながら絵日記を執筆。著書に『現役看護師イラストエッセイ　病院というヘンテコな場所が教えてくれたコト。』（いろは出版）がある。

私も、最初のころは、ほかのスタッフたちの真似をして「ベッドへ戻りましょう」と声をかけていましたが、朝比奈さんは歩くのをやめようとしませんでした。そこで、私は、そのぐるぐると回ることを一緒にやってみようと思いました。

そして2日目、昨日と同じように、朝比奈さんの少し後ろから、同じテンポで歩いてみました。そして、しばらく歩き続けていると、あることに気がついたのです。ベッドの四隅を通りかかるたびに、朝比奈さんは小さくかがんで、ベッドの足元を指差し、小さな声で「よし」と言っています。

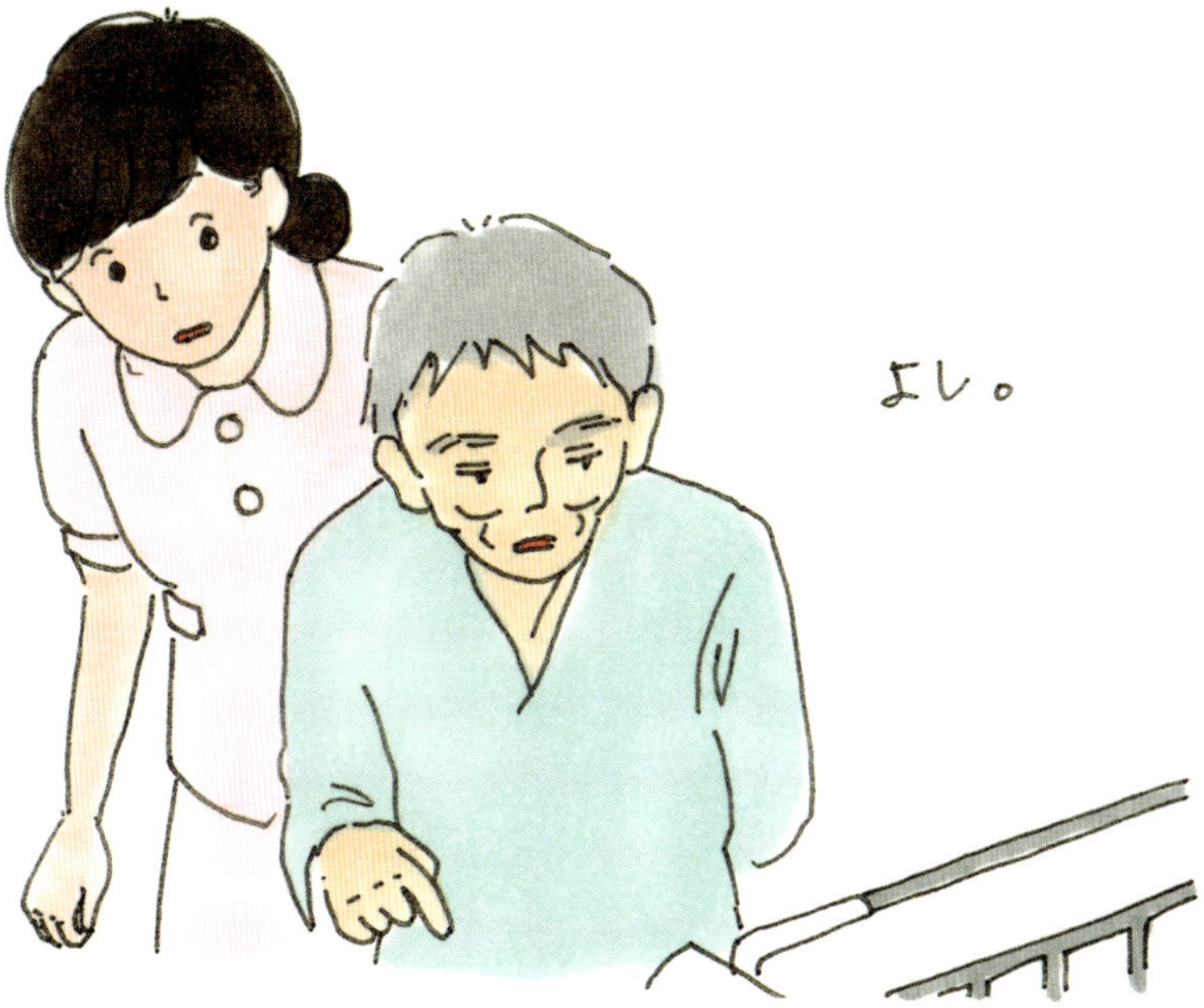

その様子を見て、「朝比奈さん、チェックしているんですか？」と、私はたずねました。しかし、返事はありません。「違うのかなあ」と思いつつ、また一緒に歩き始めたのですが、やはりベッドの隅まで来ると、足元を指しながら「よーし」と言います。そこで、もう一度「朝比奈さん、確認しているんですか？」と尋ねると、今度はゆっくりと私の顔を見て「確認は大事だからな」という返事がありました。

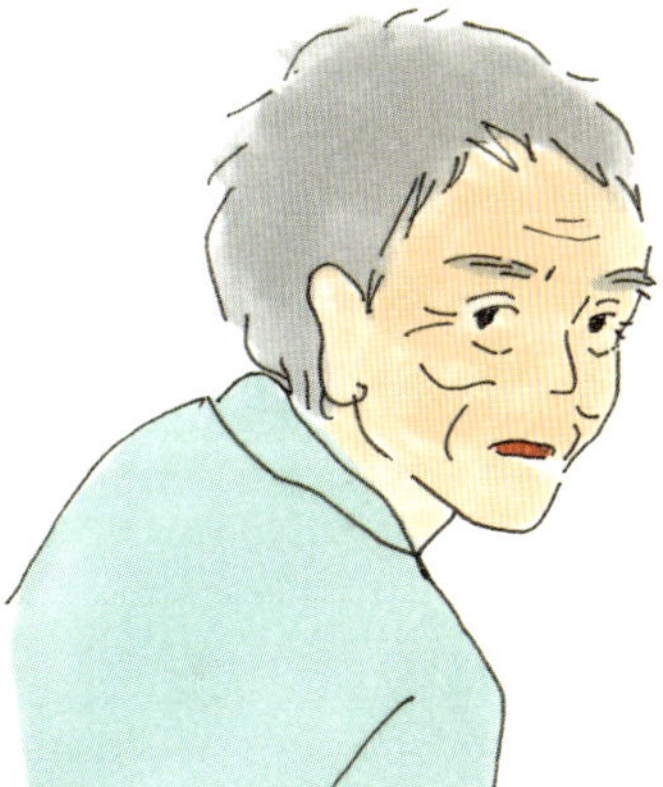

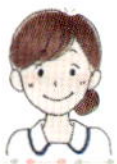

「通じた!」。それがうれしくて、「どこを確認することが大切なんですか?」とたずねると、急に目つきが厳しくなり、「車輪。脱線すると大変だから。事故が起こっちゃいけない」と教えてくれました。

「もしかしたら、朝比奈さんは電車の確認をしているのかもしれない」。そう考えると、その行動がようやく理解できました。そして、朝比奈さんに話しかけてみました。「長時間のお仕事、お疲れさまでした。それでは、確認は私が代ってもいいでしょうか。朝比奈さんは少し休憩しませんか?」。すると、「それじゃあ頼む。ちょっと疲れたな」と言って、朝比奈さんはベッドに入り、横になりました。

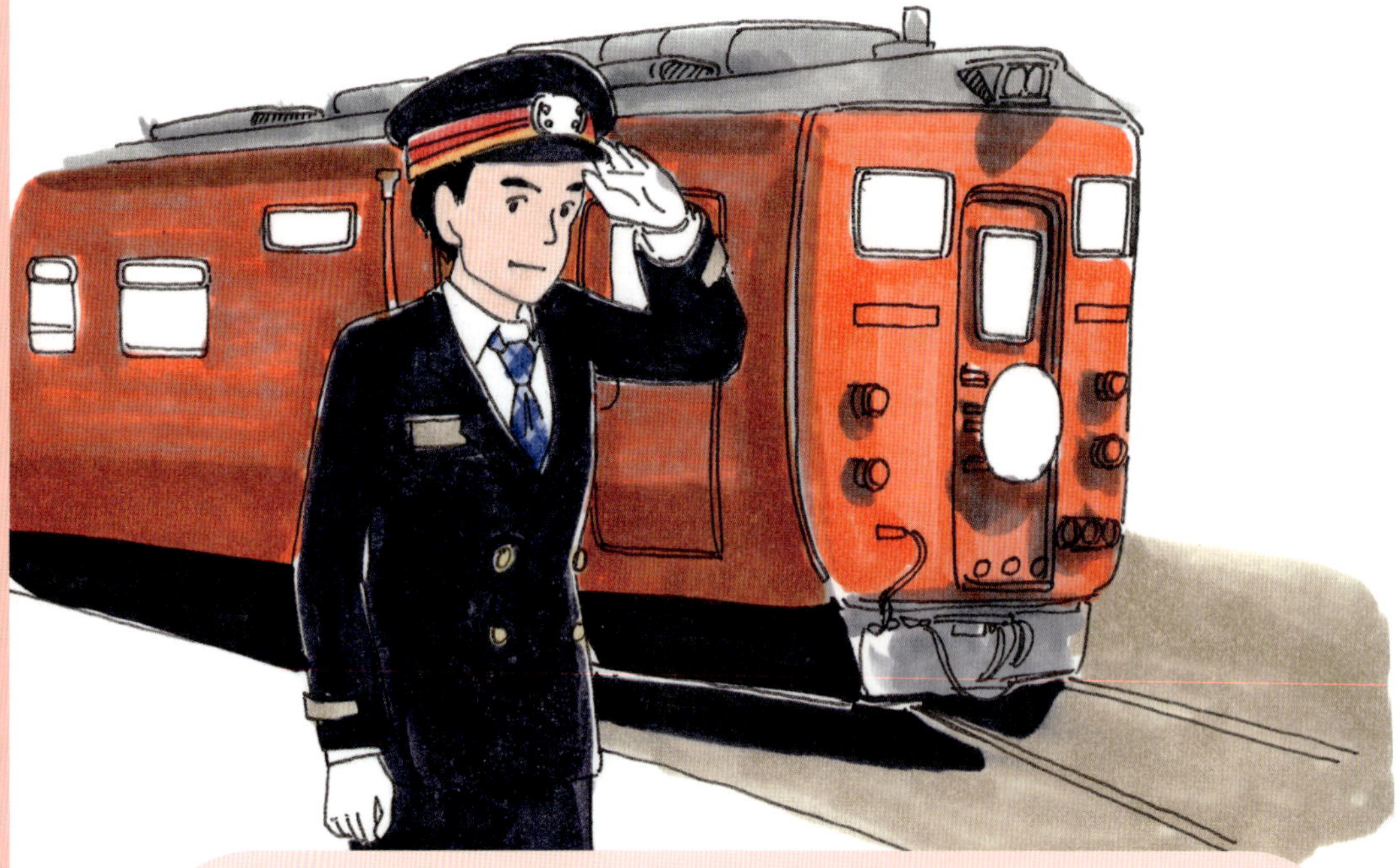

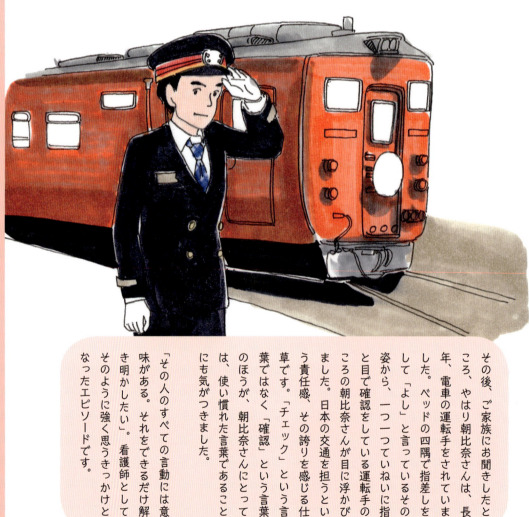

その後、ご家族にお聞きしたところ、やはり朝比奈さんは、長年、電車の運転手をされていました。ベッドの四隅で指差しをして「よし」と言っているその姿から、一つ一つていねいに指と目で確認をしている運転手のころの朝比奈さんが目に浮かびました。日本の交通を担うという責任感、その誇りを感じる仕草です。「チェック」という言葉ではなく「確認」という言葉のほうが、朝比奈さんにとっては、使い慣れた言葉であることにも気がつきました。

「その人のすべての言動には意味がある。それをできるだけ解き明かしたい」。看護師としてそのように強く思うきっかけとなったエピソードです。

Part 3

看護師たちのパーソン・センタード・ケアの実例

看護師たちが病院で行っているパーソン・センタード・ケアの事例をご紹介します。その人の困りごとに耳を傾け、3ステップを使ってケアを実践していく過程をマンガで表現し、次のページで解説します。同じような困りごとに対してのほかの看護師からの事例も掲載。自分ならどうするか考えながら、ぜひ読み進めてください。

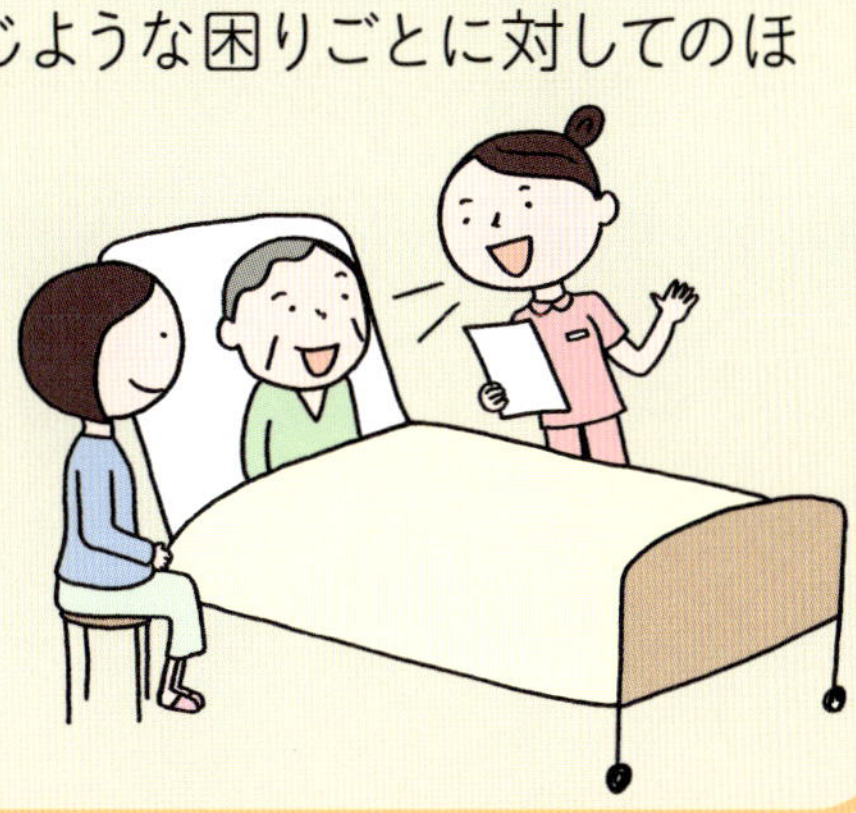

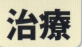

鼻カニューレを外す

▶近内トミさんの例

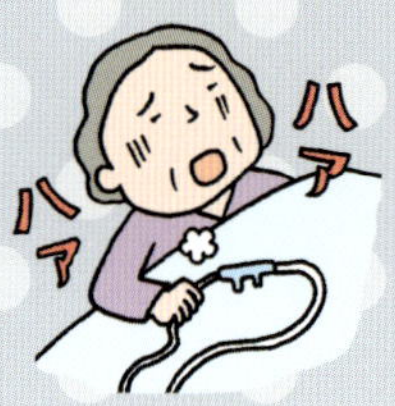
ハァ
ハァ

近内トミさん：83歳。肺炎で入院。心不全も併発している。現在、酸素を鼻カニューレで投与。膀胱留置カテーテルも入っている。アルツハイマー型認知症。

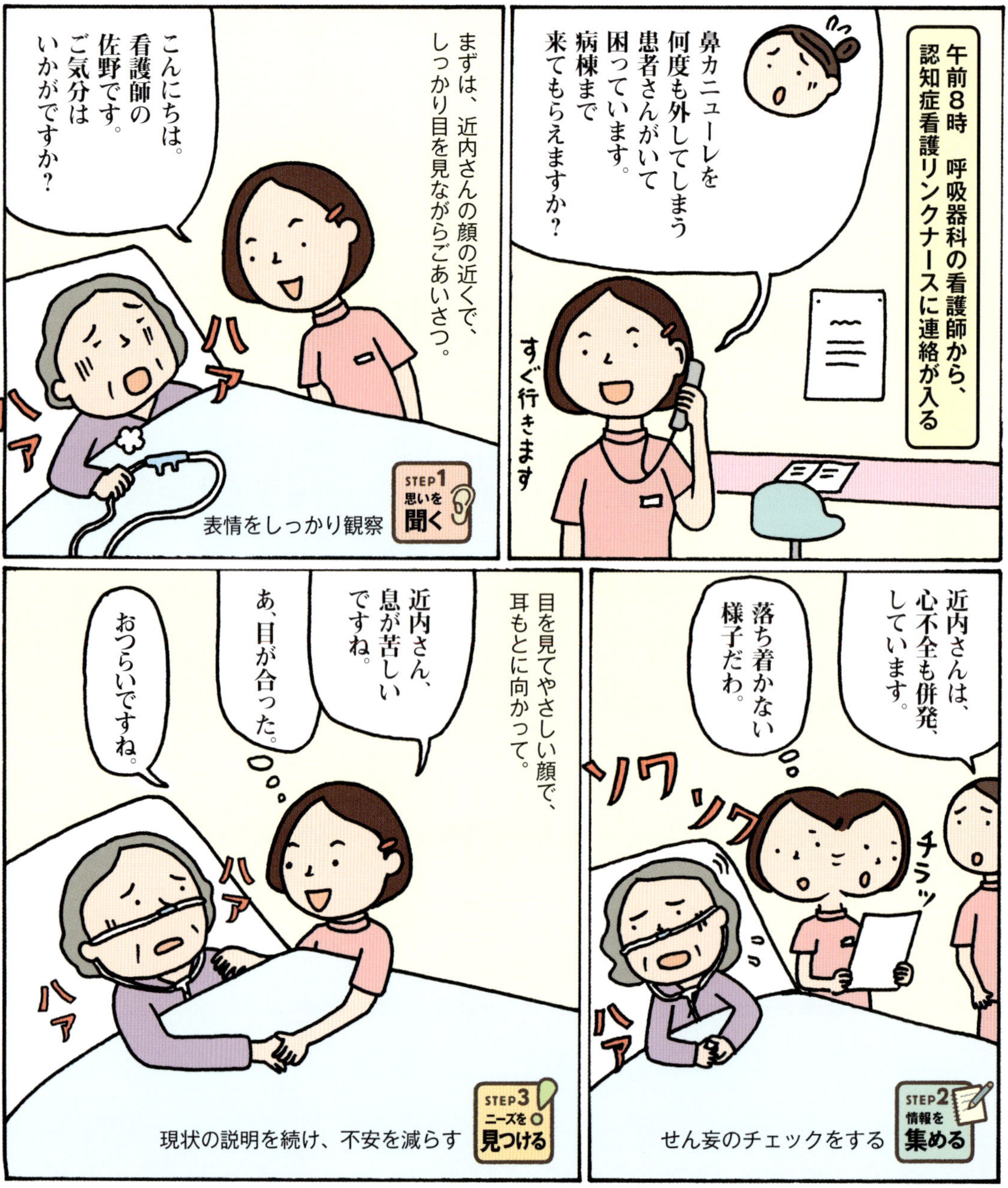
午前8時　呼吸器科の看護師から、認知症看護リンクナースに連絡が入る
鼻カニューレを何度も外してしまう患者さんがいて困っています。病棟まで来てもらえますか？
すぐ行きます
まずは、近内さんの顔の近くで、しっかり目を見ながらごあいさつ。
こんにちは。看護師の佐野です。ご気分はいかがですか？
ハァ
ハァ
表情をしっかり観察
STEP1 思いを聞く
近内さんは、心不全も併発しています。
落ち着かない様子だわ。
ソワ
ソワ
チラッ
ハァ
せん妄のチェックをする
STEP2 情報を集める
目を見てやさしい顔で、耳もとに向かって。
近内さん、息が苦しいですね。
あ、目が合った。
おつらいですね。
ハァ
ハァ
現状の説明を続け、不安を減らす
STEP3 ニーズを見つける

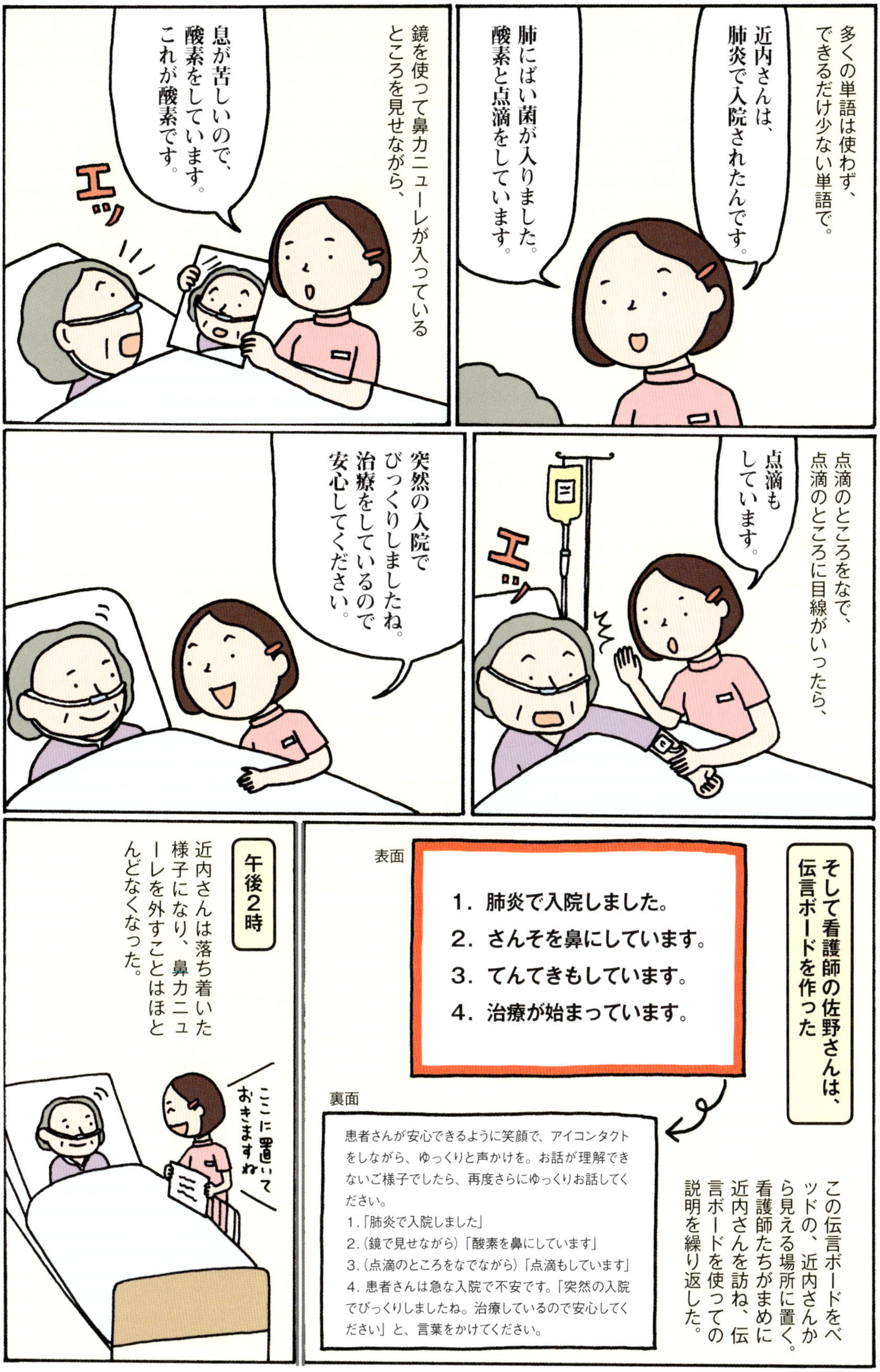
多くの単語は使わず、できるだけ少ない単語で。
近内さんは、肺炎で入院されたんです。
肺にばい菌が入りました。酸素と点滴をしています。
鏡を使って鼻カニューレが入っているところを見せながら、
息が苦しいので、酸素をしています。これが酸素です。
エッ
点滴のところをなで、点滴のところに目線がいったら、
点滴もしています。
エッ
突然の入院でびっくりしましたね。治療をしているので安心してください。
そして看護師の佐野さんは、伝言ボードを作った
表面
1．肺炎で入院しました。
2．さんそを鼻にしています。
3．てんてきもしています。
4．治療が始まっています。
裏面
患者さんが安心できるように笑顔で、アイコンタクトをしながら、ゆっくりと声かけを。お話が理解できないご様子でしたら、再度さらにゆっくりお話してください。
1.「肺炎で入院しました」
2.（鏡で見せながら）「酸素を鼻にしています」
3.（点滴のところをなでながら）「点滴もしています」
4. 患者さんは急な入院で不安です。「突然の入院でびっくりしましたね。治療しているので安心してください」と、言葉をかけてください。
この伝言ボードをベッドの、近内さんから見える場所に置く。看護師たちがまめに近内さんを訪ね、伝言ボードを使っての説明を繰り返した。
午後2時
近内さんは落ち着いた様子になり、鼻カニューレを外すことはほとんどなくなった。
ここに置いておきますね

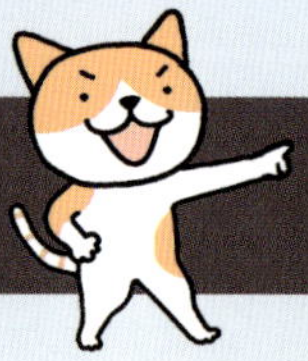

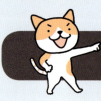

3ステップで近内さんのケアを実践！

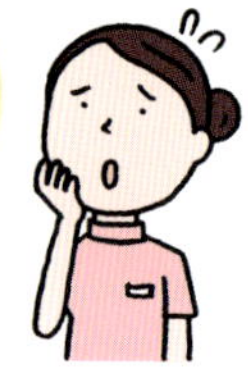

なぜ「酸素マスクや鼻カニューレを外す」のでしょうか？

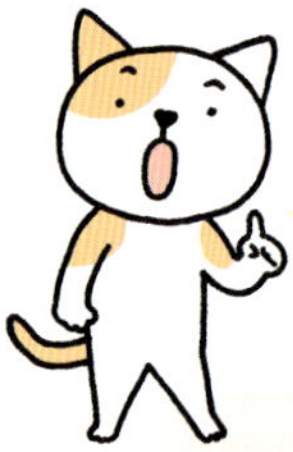

「なぜ？」と思ったら「困りごと」に注目！

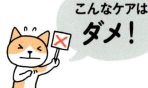

こんなケアはダメ！

- ✖「取ってはダメ！」と怒る。
- ✖「また外している！ 絶対つけないといけないんです！」と強く言う。
- ✖「苦しくなるのに自分で抜くなんて、何やっているのかしら」と、バカにしたような言い方をする。
- ✖「外したらもっと苦しくなりますよ」と脅す。
- ✖ 無言で再装着する。

「酸素マスクや鼻カニューレを外す」人たちには、こんな困りごとがあるかもしれません

- 鼻や口になんとなく違和感がある。
- 何かわからないものがついていて気になる。
- 苦しいのは鼻や口をふさいでいる、これのせいだと思う。
- かゆい、くすぐったい。
- こすれて痛い。
- （紐で）首を絞められている感じがする。
- 鼻、口、目がかわく。
- 顔を動かすたびに引っ張られる感じがする。

など

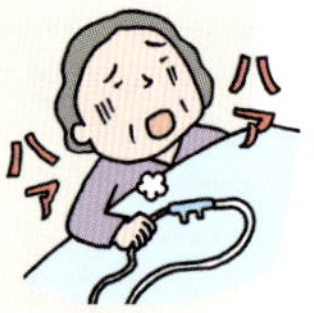

解説

STEP1 思いを聞く
表情をしっかり観察

- 息がハアハアしている。
- 苦しそうで、あいさつをしても返事はない。
- まわりをキョロキョロ見ていて、ソワソワと落ち着かない様子。
- ここがどこなのか、自分がなぜここにいるのか、鼻カニューレをなぜ使っているのかも、わかっていないかもしれない。

← **落ち着かず、混乱している様子。**

STEP2 情報を集める
せん妄のチェックをする

身体の健康状態　肺炎で入院中。心不全も併発。酸素を鼻カニューレで投与。抗菌薬治療を開始。低酸素により、意識障害が起きている(せん妄)可能性がある。

社会心理(環境)　急な入院による環境の変化がある。

生活歴　専業主婦。

性格　おだやか。

脳の障害　アルツハイマー型認知症。記憶障害がある。

← **低酸素によるせん妄の可能性も。**

STEP3 ニーズを見つける

現状の説明を続け、不安を減らす

- 鼻カニューレが今の近内さんにとって必要であることをわかってもらい、酸素投与が続けられるようにすることが必要。
- そのためには、現状が把握できず不安な状態である近内さんのことを看護師が理解することが大事。そして、不安を安心に変えるようなケアを行うことが必要。

ケアプラン1

身体の健康状態
脳の障害

愛着・結びつき

つらさを受けとめる

肺の炎症が悪化して、息が苦しい近内さん。「おつらいですね」と、そのつらさに気づいていることを言葉で伝える。目線を合わせ、手に触れて安心感をもってもらう。

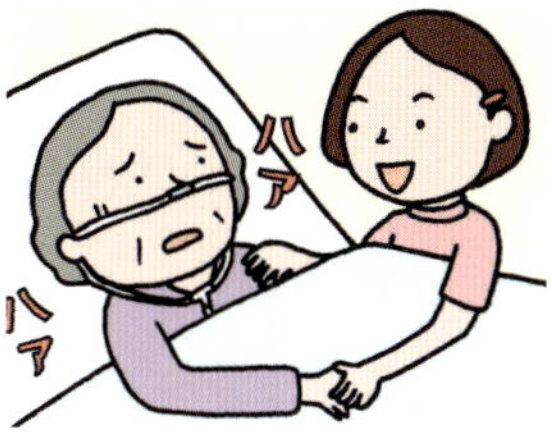
ハァ
ハァ
ハァ

ケアプラン2

身体の健康状態
脳の障害

くつろぎ（やすらぎ）

少ない単語で状況を説明

今の状況の説明が必要だが、伝えるときの言葉が長いと、かえって近内さんを混乱させることに。そこで、できるだけ少ない単語で、短い文章を作り、伝えるようにする。安心してもらえるように、伝え方をくふうする。

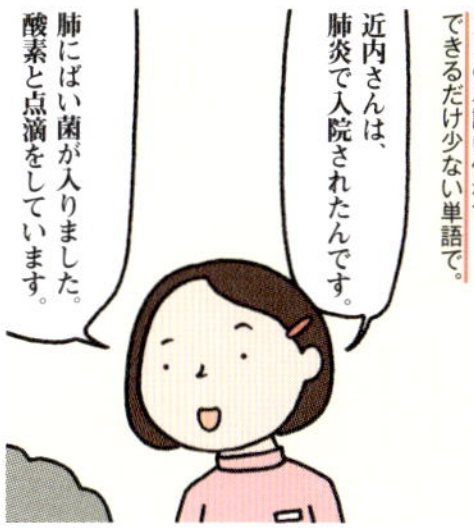
多くの単語は使わず、できるだけ少ない単語で。
近内さんは、肺炎で入院されたんです。
肺にばい菌が入りました。酸素と点滴をしています。

ケアプラン3

身体の健康状態
脳の障害

くつろぎ（やすらぎ）

視覚も使って状況を説明

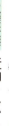

鼻カニューレをしているところは近内さんからは見えないので、鏡にその姿を映して見てもらう。言葉での説明だけでは理解が難しいときは、実際に見てもらうのが効果的。安心してもらえるように、伝え方をくふうする。

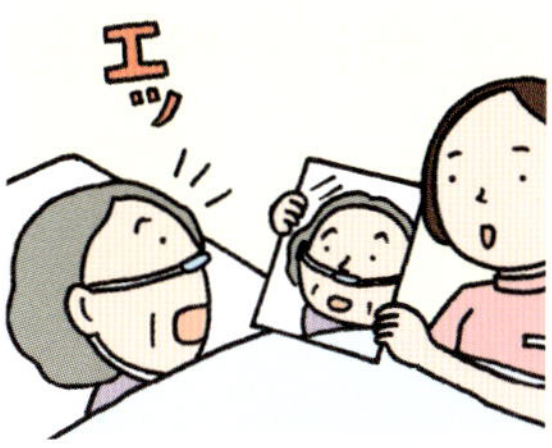
エッ

ケアプラン4

身体の健康状態
脳の障害

愛着・結びつき

治療が始まっていることを伝える

不安な気持ちをやわらげるために、「治療をしているので安心してください」と治療をしていることや、自分たちができるかぎりのことをします、という思いを伝える。

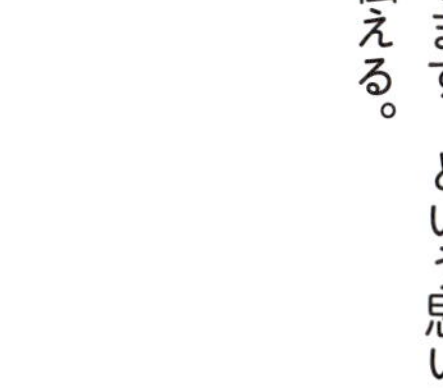

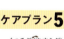

ケアプラン5

身体の健康状態
脳の障害

くつろぎ（やすらぎ）

伝言ボードを使って同じ説明を繰り返す

一度説明しても近内さんが忘れてしまうことが考えられるため、説明したことを伝言ボードに書いておき、近内さんから見える場所に置いておく。そして、看護師たちがまめに訪ねて、伝言ボードを使って繰り返し同じ説明をする。表現を変えると混乱してしまうので、同じセリフであることが大事。

1. 肺炎で入院しました。
2. さんそを鼻にしています。
3. てんてきもしています。
4. 治療が始まっています。

ほかにもある！　こんな事例

カニューレの先が当たってかゆい

STEP1 思いを聞く

- 「鼻の中がかゆくて、嫌だ」と言う。

STEP2 情報を集める

- 鼻の中を確認する。
- なぜ、かゆくなるのか、自分でつけて試してみる。先が硬いので、何か鼻に棒のようなものを突っ込まれている感じがして、想像していたよりも嫌な感じがした。

STEP3 ニーズを見つける

- 鼻カニューレが鼻に入る部分がかゆくて嫌で抜去するのではないかと考えた。そこで、以下を行った。

▶

- 鼻腔を観察し、鼻垢がたまっていれば除去し、長すぎる鼻毛はカット。そして、カニューレの鼻に入る部分をカットした。つけてもらったところ、「嫌だ」と言うことがなくなった。

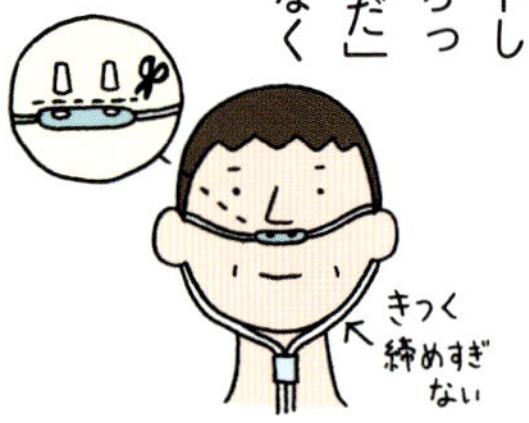

鼻カニューレでこすれた皮膚が痛い

STEP1 思いを聞く

- 鼻の下がうっすらと赤くなっていることに気がついた。
- 赤い部分をそっと触りながら「ここ、痛いですか?」と聞くと、顔を少しゆがめた。

STEP2 情報を集める

- 鼻カニューレをして2日目。皮膚はもともと弱いと、家族から聞く。

STEP3 ニーズを見つける

- 鼻カニューレを2日間つけ続けていたことで、皮膚に当たっている部分が摩擦で炎症を起こし、そこが痛くて抜去するのではないかと考えた。そこで、以下を行った。

▶

- 鼻の下への摩擦がないネブライザー式酸素供給装置に変えた。抜去することがなくなった。

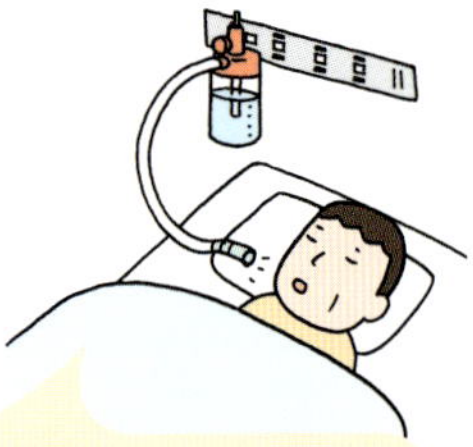

酸素マスクも使えないときは、ネブライザー式酸素供給装置の酸素が出る口を本人の口の近くに置いて、酸素を吸入してもらう方法もある。
経皮的動脈酸素飽和度（SpO_2）も定期的に測定してみるといい。

つける必要がないから嫌だ

STEP1 思いを聞く

- 「つけたくない」と言う。

STEP2 情報を集める

- 酸素の状態がよくなると、酸素が入ってくることでかえってつらくなることがあるため、その可能性について調べたところ、血中酸素濃度はまだ上がっていなかった。

STEP3 ニーズを見つける

- 酸素をすることで、息が楽になることを実感してもらい、必要であることを理解してもらうようにした。

▶

- 鼻カニューレをつけたあと、背中をさすりながら「鼻から息を吸ってください」と言う。「吸ってー、吐いてー」と声をかけながら、深呼吸を数回繰り返す。「息が楽になりましたか?」と聞いてみると「楽になった」と言う。「手の色もよくなりましたね」と言うと、「じゃー、よくなるまでやるよ」と言ってくれた。
- それを何回か繰り返しているうちに、抜くことはなくなった。

Good idea!

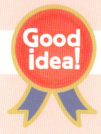

伝言ボードを活用する

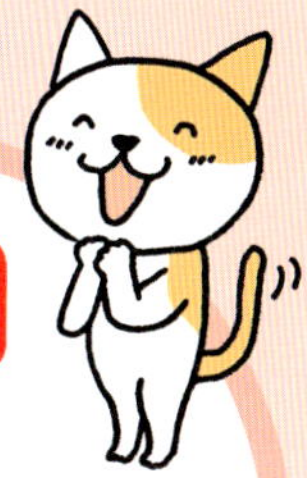

「記憶障害がある人は、
伝えてもすぐに忘れてしまう」と
あきらめてはいけません。繰り返し伝え、
さらに視覚的なサポートがあることで、
理解できたり覚えたりすることができます。
そのために便利なのが「伝言ボード」です。
何か伝えたいときには、ぜひ活用してみましょう。

利点

一度で二つの感覚器（聴覚と視覚）を刺激して伝えることができる。

入院直後に使用する伝言ボードの例

表面

1. 肺炎で入院しました。
2. さんそを鼻にしています。
3. てんてきもしています。
4. 治療が始まっています。

裏面

患者さんが安心できるように笑顔で、アイコンタクトをしながら、ゆっくりと声がけを。お話が理解できないご様子でしたら、再度さらにゆっくりお話してください。

1「肺炎で入院しました」

2（鏡で見せながら）「酸素を鼻にしています」

3（点滴のところをなでながら）「点滴もしています」
4　患者さんは急な入院で不安です。「突然の入院でびっくりしましたね。治療しているので安心してください」と、ねぎらいの言葉をかけてください。

本人が読める文字

漢字、ひらがな、カタカナ、ローマ字など、どれなら読めるか、実際に紙に書いて確認をする。

短い文章

伝えたいことを短い文章で記す。

看護師たちに向けたメッセージ

声かけをするときに気をつけてほしい点を記す。たとえば「耳が遠いので話しかけるときは耳もとで」というような、その人とよりよくコミュニケーションを取るためのポイントも記しておくといい。

セリフと注意点

声かけをするときのセリフ。

必要な動作も同時に記しておく。

点滴の説明時に使用する伝言ボードの例

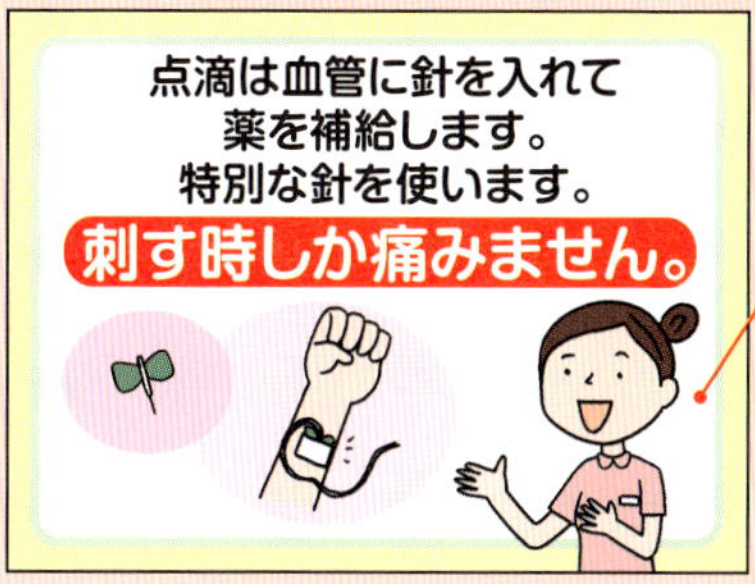
点滴は血管に針を入れて
薬を補給します。
特別な針を使います。
刺す時しか痛みません。

イラストも使用

「今日は点滴をするので、その説明をさせてください」と伝えたあと、このような伝言ボードを使って説明をする。

点滴を抜く

▶川島久男さんの例

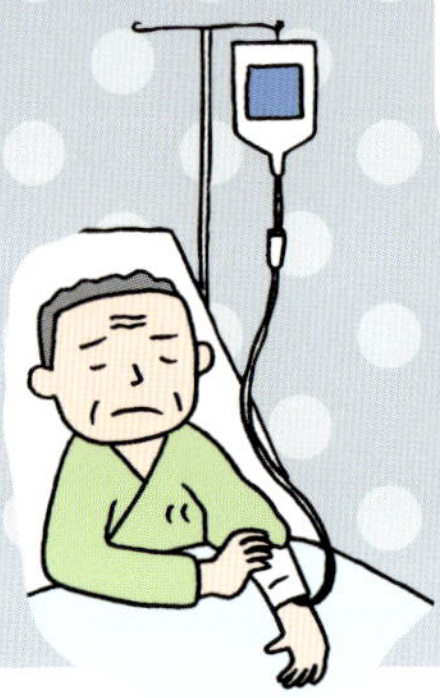

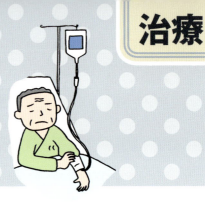

川島久男さん:79歳。肺炎で入院。入院してから3日目となり、酸素飽和度が改善したため、鼻カニューレが外された。その後、点滴の自己抜去が繰り返された。アルツハイマー型認知症。

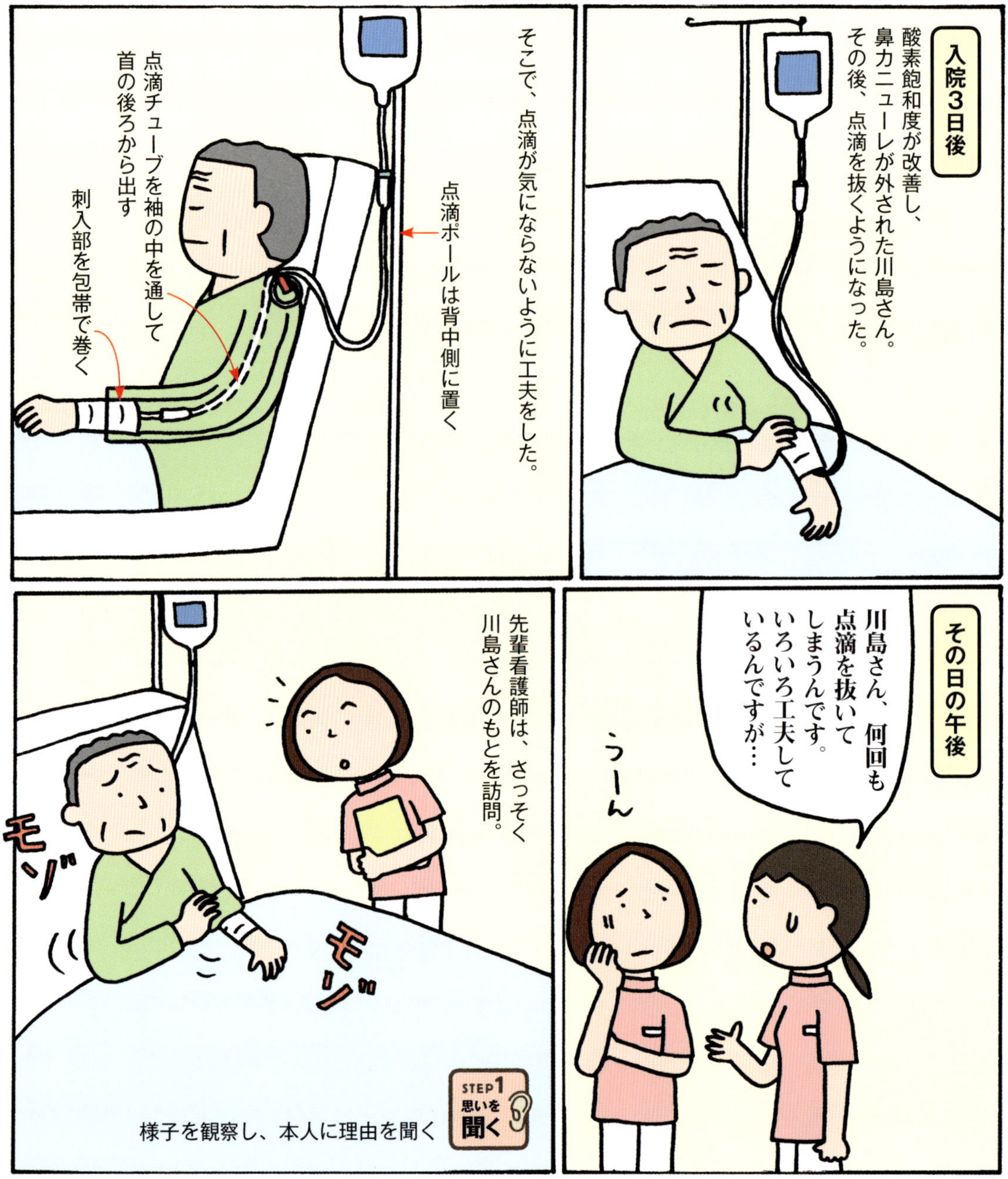
入院3日後
酸素飽和度が改善し、鼻カニューレが外された川島さん。その後、点滴を抜くようになった。
そこで、点滴が気にならないように工夫をした。
点滴ポールは背中側に置く
点滴チューブを袖の中を通して首の後ろから出す
刺入部を包帯で巻く
その日の午後
川島さん、何回も点滴を抜いてしまうんです。いろいろ工夫しているんですが…
う～ん
先輩看護師は、さっそく川島さんのもとを訪問。
モゾ
モゾ
STEP1 思いを聞く
様子を観察し、本人に理由を聞く

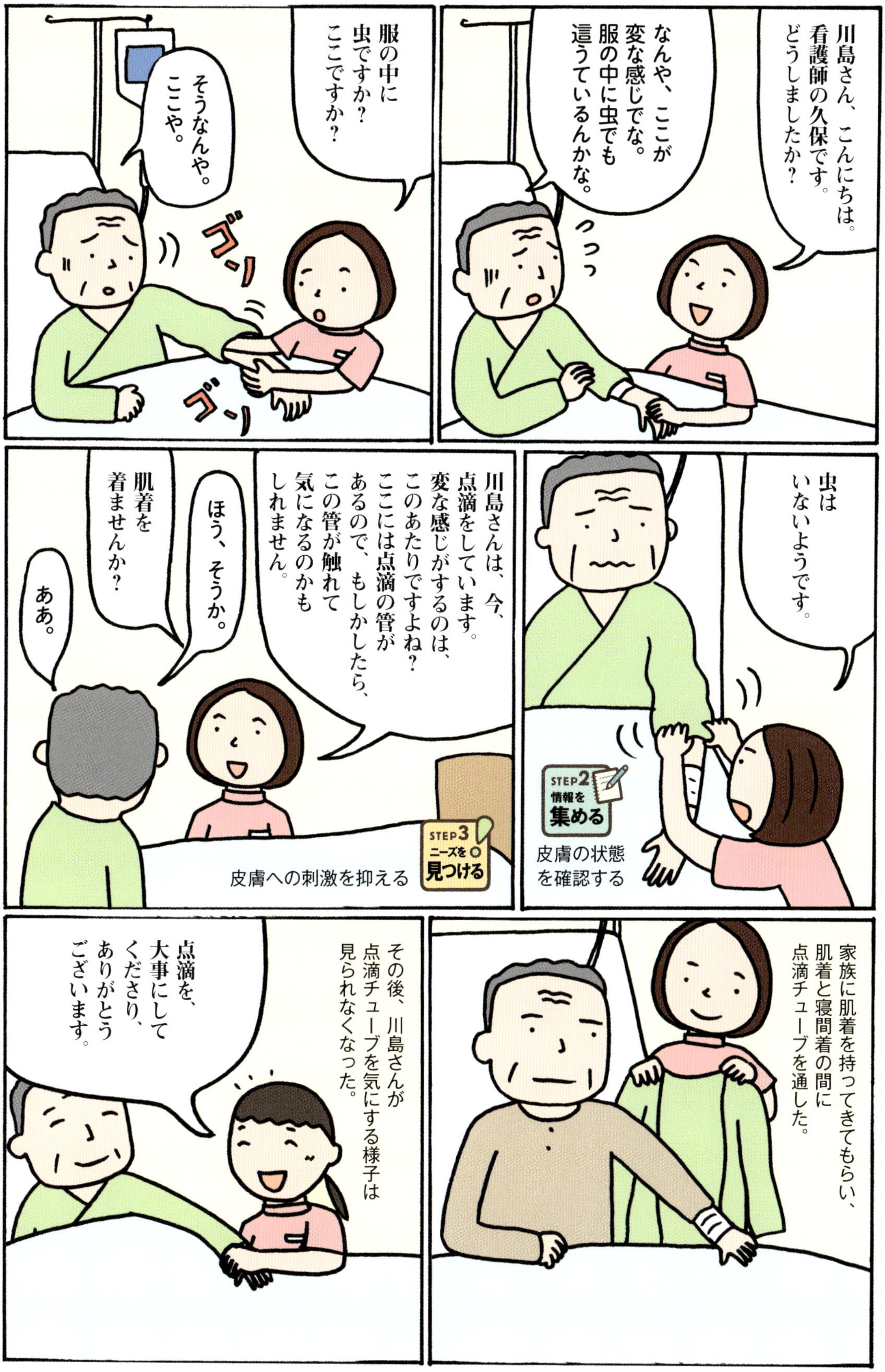
川島さん、こんにちは。看護師の久保です。どうしましたか？
なんや、ここが変な感じでな。服の中に虫でも這うているんかな。
服の中に虫ですか？ここですか？
そうなんや。ここや。
ゴソ
ゴソ
虫はいないようです。
STEP2 情報を集める
皮膚の状態を確認する
川島さんは、今、点滴をしています。変な感じがするのは、このあたりですよね？ここには点滴の管があるので、もしかしたら、この管が触れて気になるのかもしれません。
ほう、そうか。
肌着を着ませんか？
ああ。
STEP3 ニーズを見つける
皮膚への刺激を抑える
家族に肌着を持ってきてもらい、肌着と寝間着の間に点滴チューブを通した。
その後、川島さんが点滴チューブを気にする様子は見られなくなった。
点滴を、大事にしてくださり、ありがとうございます。

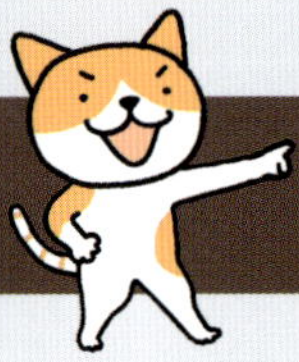

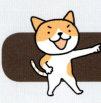

3ステップで川島さんのケアを実践！

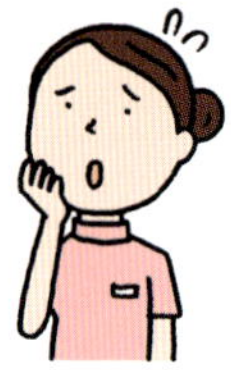

なぜ「点滴を抜く」のでしょうか？

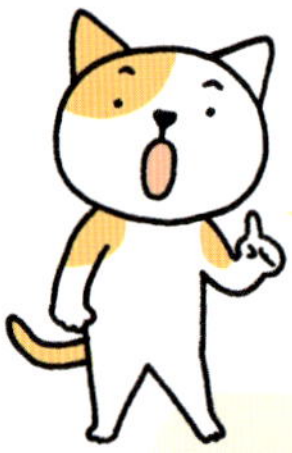

「なぜ？」と思ったら
「困りごと」に注目！

こんなケアは
ダメ！

✖「抜いちゃダメ！」と言って怒る。
✖「あー、また刺さないといけないじゃない」と言う。
✖「認知症だから、何かわからなくて、抜いちゃうんですね。
しかたがないのね……」と、
無能であるかのように言う。

「点滴を抜く」人たちには、
こんな困りごとがあるかもしれません。

- 痛みがある。
- 圧迫感がある。
- かゆい。
- 触っていたら自然に抜けた。
- トイレに行きたくて動いたら抜けた。
- 手についているものが何かわからない。
- 手を動かすたびに引っ張られて嫌だ。
- 何かついているので取りたい。

など

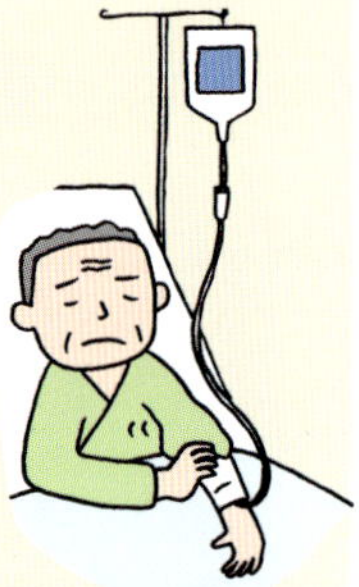

解説

STEP1 思いを聞く
様子を観察し、本人に理由を聞く

- 点滴の刺入部に巻いてある包帯部分から上腕部分までをさすっている。
- 不快な顔つきをしている。
- 「ここが変な感じがする」「服の中に虫でも這っているのかな」と言っている。
- 確認してみると、虫はいない。

← **点滴の刺入部から上腕部分までに、虫がいるように感じている。**

STEP2 情報を集める
皮膚の状態も確認する

身体の健康状態　肺炎で入院中。もともと、老人性皮膚掻痒症がある。
社会心理（環境）　急な入院による環境の変化がある。
生活歴　退職後は妻とともに米や野菜を作って暮らしている。
性格　口数は少なく、おだやか。
脳の障害　アルツハイマー型認知症。記憶障害がある。

← **皮膚の乾燥により、刺激に対して敏感になっている。**

STEP 3 ニーズを見つける

皮膚への刺激を抑える

- 点滴チューブが当たる部分の皮膚が乾燥していて刺激を受けやすいため「虫がいる」ように感じている。点滴チューブが直接肌に当たらないようにする必要がある。
- 安心してもらうことが必要。
- 時間を持て余すことで点滴ルートが気になってくることも。点滴している時間の使い方にも工夫が必要。

ケアプラン1

身体の健康状態　社会心理（環境）　脳の障害

愛着・結びつき

不安を感じる原因である虫の存在を確かめる

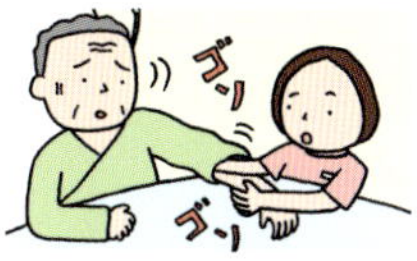
ゴリ
ゴリ

虫がいるように感じて、不安になっている川島さん。不安な気持ちを受け止め、虫がいるかどうかを一緒に確認する。このとき、さっと目で見て「いませんよ」と言うだけでは、川島さんは自分の気持ちをわかってもらっていると感じることはできず、より不安になる可能性も。そこで、実際手で触って、確認をする。

ケアプラン2

身体の健康状態　脳の障害

くつろぎ（やすらぎ）

違和感の原因をわかるように伝える

点滴チューブが肌に触れていて、その感触を「虫がいる」ように感じているのではないかと予測。そこで、川島さんが理解できる言葉を使って説明する。「ここには点滴の管があるので、もしかしたらこの管が触れて気になるのかもしれません」。点滴チューブと言っても、患者さんには伝わりにくいもの。「点滴の管」という言い方をすると川島さんには伝わった。安心して過ごすことができた。

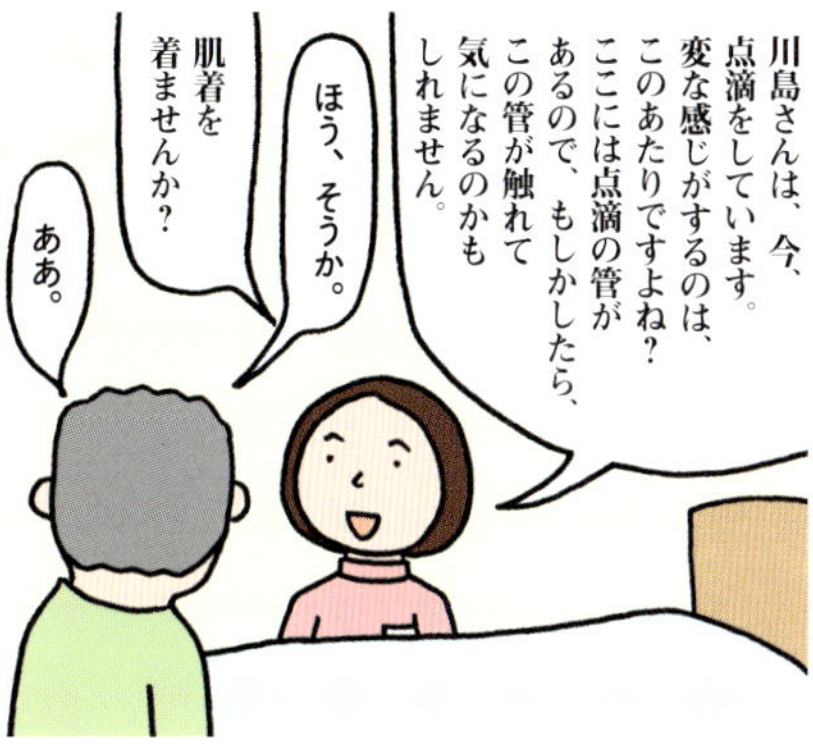
川島さんは、今、点滴をしています。変な感じがするのは、このあたりですよね？ここには点滴の管があるので、もしかしたら、この管が触れて気になるのかもしれません。
ほう、そうか。
肌着を着ませんか？
ああ。

ケアプラン3

身体の健康状態

たずさわること

肌着を着てもらう

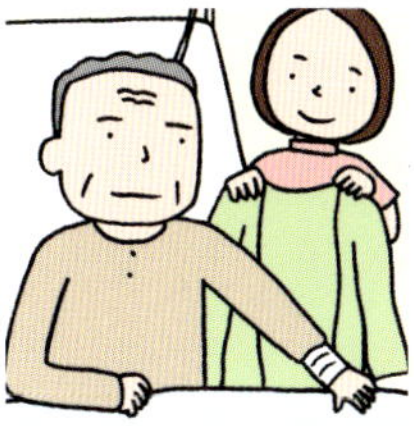

点滴チューブが直接肌に触れないように、新たに肌着を着て、肌着と寝間着の間に点滴チューブを通すことを提案する。肌着はご家族に用意してもらう。

ケアプラン4

身体の健康状態　脳の障害

愛着・結びつき

デイケアに参加しその時間内に点滴を

点滴を、院内デイケアに参加している時間に行うようにする。川島さんはスポーツが好きなので、デイケアではテレビでのスポーツ観戦やスタッフなどと話をしながら過ごしてもらう。点滴をしていることが気にならず、安心して過ごすことができる。

ほかにもある！　こんな事例

管が気になって触りたくなる

STEP1 思いを聞く

- 「この管が気になりますか?」と聞くと、「ああ」と答える。
- 点滴チューブが気になって触っていることが多い。

STEP2 情報を集める

- キラキラ光るものや手作業をすることが好きと、家族から聞く。
- 手持ち無沙汰から、チューブに触ってしまうのかもしれないと考えた。そこで、以下を行った。

STEP3 ニーズを見つける

- 点滴のチューブを袖の中に通して、首の後ろから出すようにし、チューブが直接目に触れないようにした。
- 家で愛用しているキラキラと光る布を天井から下げて、触ってもらえるようにした。
- 起きられるようになってからは、点滴の間、編み物をしてもらうようにした。

トイレに行きたい

STEP1 思いを聞く

- 夜中に点滴を外してトイレへ。「点滴、抜けちゃいましたかね?」と言うと、「俺はそんなことしていない」と言う。

STEP2 情報を集める

- 入院から3日目。24時間点滴の指示が出ている。最初は歩くこともできなかったが、もう歩くことができるようになった。
- 体力が回復してきたので、点滴を昼間だけにできないかと考えた。そこで、以下を行った。

STEP3 ニーズを見つける

- 医師に相談をし、診察後、日中だけの点滴へと変更の指示が出た。点滴の時間はレクリエーションルームでテレビを見たりしながら過ごした。

とにかく取りたい

STEP1 思いを聞く

- 「痛いですか?」と聞くと、話すことはできないが、つらそうな顔をしている。
- 刺入部分を固定するテープが貼ってあった部分が赤くなっている。

STEP2 情報を集める

- 「抜去することがあったので、点滴をテープでしっかりと固定した」と、看護師に聞く。
- 手足を触ったら、冷たかった。
- 肌が赤くなっていたのは、固定のためのテープを強く巻きすぎたのと、使っているテープの種類が肌に合わなかった可能性がある。また、手足が冷たかったので、手を触っている間に、点滴の刺入部分が気になってしまったのかもしれない。そこで、以下を行った。

STEP3 ニーズを見つける

- 固定用のテープを敏感肌用のシリコーンテープに変えた。巻き方も少し緩めにした。
- 手足を温めた。

column

Good idea!

ストーマ装具をカバーしてより快適に

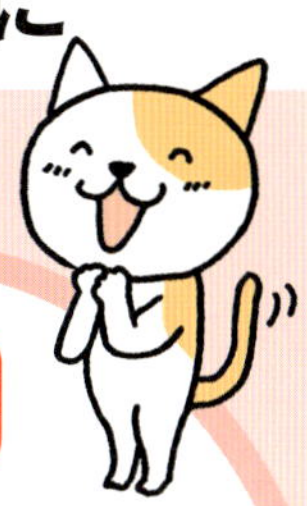

利点

皮膚に直接ストーマが触れないので、皮膚への刺激が緩和される。触れることで「ストーマが気になり、外してしまう」ということも未然に防ぐ。

ストーマ装具（パウチ）を外してしまう人がいます。
理由はいろいろですが、
大きく分けて3つ考えられます。

1 ストーマをする習慣がないため、なぜここにストーマがあるのかがわからない。
2 ストーマのまわりやストーマ装具が当たる部分の皮膚への刺激やトラブルがある。
3 動きなどにより自然に外れてしまう。

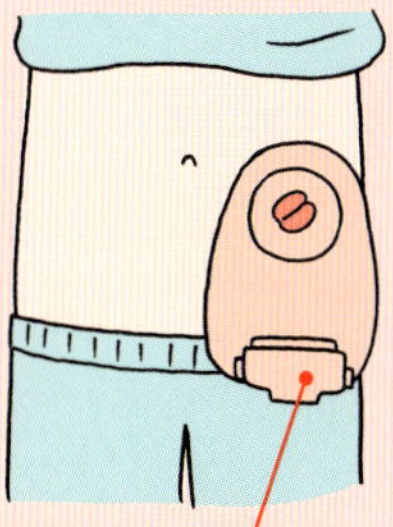
ここがプラスチックなので
触れると気になる。

1については、ストーマの手入れをするたびに、繰り返し、なぜストーマをつけているのかということを伝えることが大切になります。2については、皮膚トラブルがある場合は早めにケアをすることと、事前に皮膚を守るケアをすることが大切です。3については、どんな動きで外れるのか観察をし、外れない工夫をします。
ここでは、2の対策として、ストーマをカバーすることで皮膚を守ることを提案します。ストーマが肌に触れることが気になり外してしまう、ということへの対策にもなります。

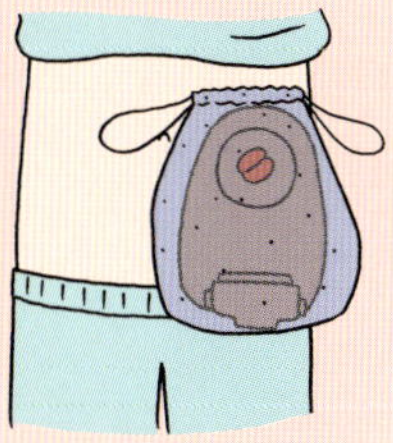

カバーアイデア1

巾着で包む

巾着の中にストーマ装具を入れる。

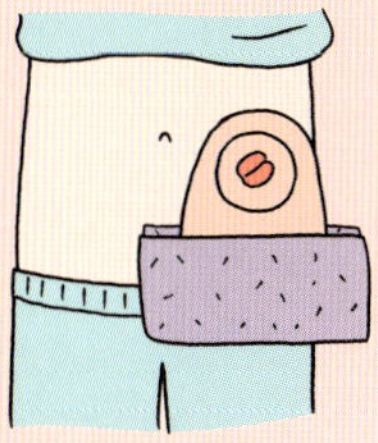

カバーアイデア2

ガーゼのハンカチで包む

ガーゼのハンカチでストーマ装具を挟むようにして包む。この上から腹巻きや下着を着ければ、ハンカチは落ちてこない。

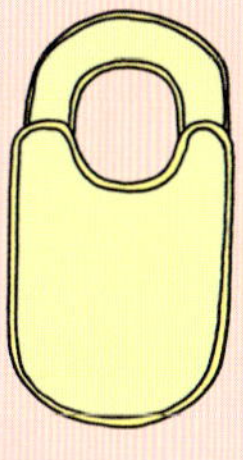

カバーアイデア3

市販のストーマ装具カバーを使う

市販のストーマ装具カバーを使うのも一案。肌に優しいタイプがおすすめ。同じような形のカバーを布で手作りしている例も。

薬を飲まない

▶森田三津夫さんの例

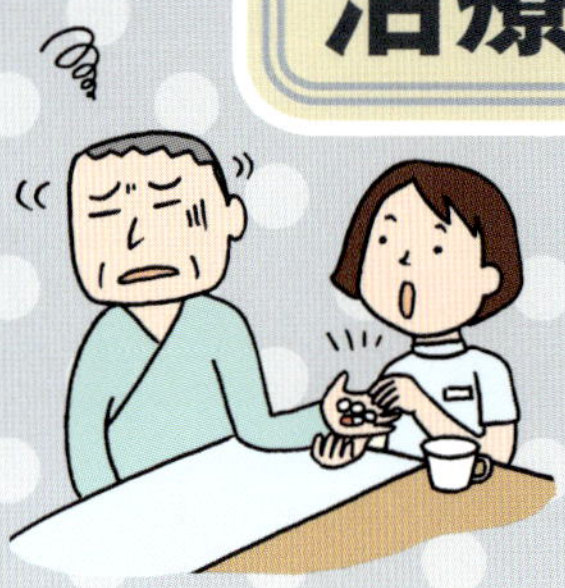

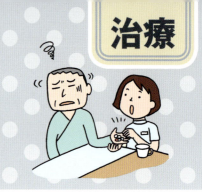

森田三津夫さん：87歳。てんかん発作で入院。、抗てんかん薬投与中。点滴から内服に変わったところなので、どうしても内服が必要な状況。血管性認知症。

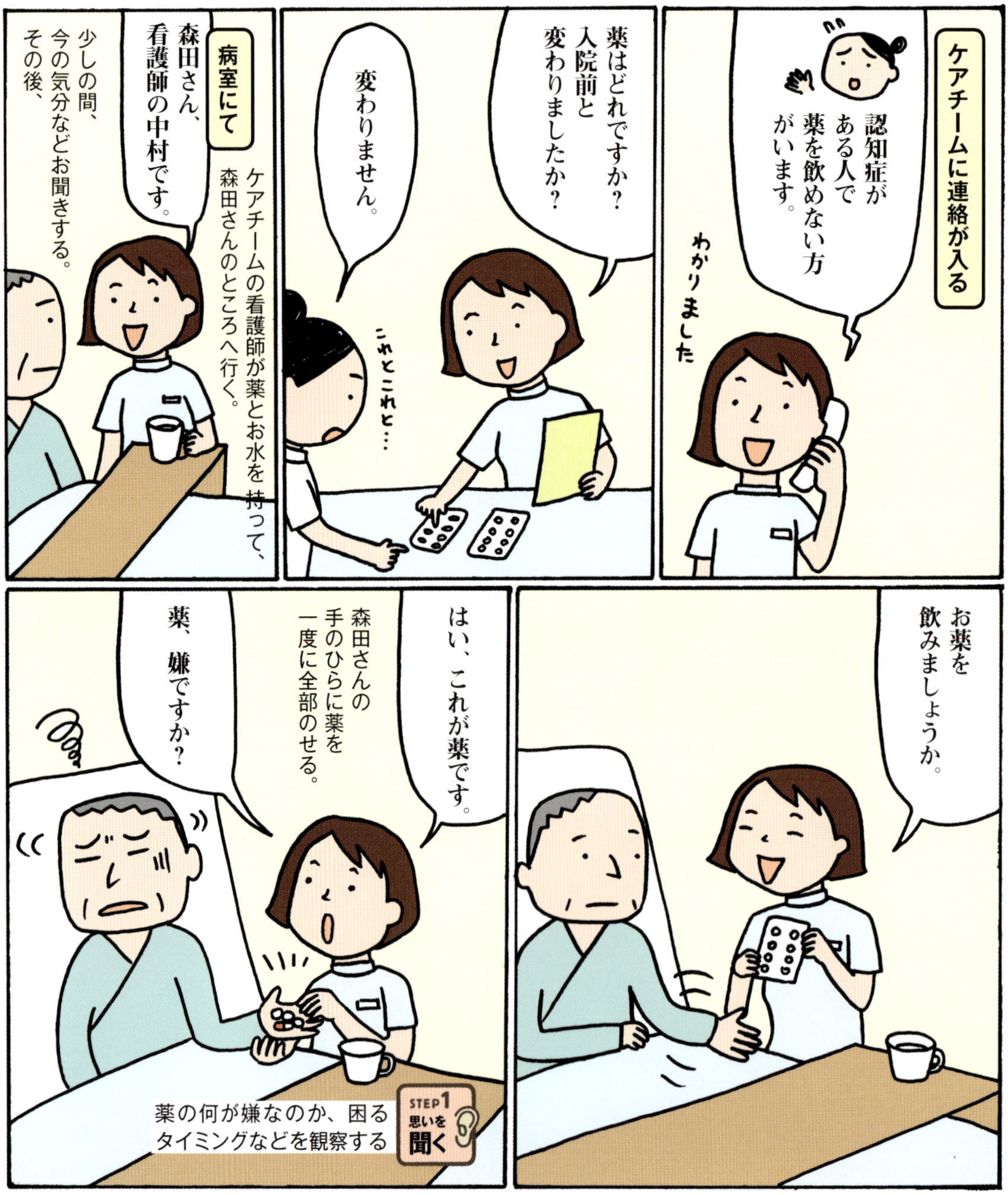

ケアチームに連絡が入る
認知症がある人で薬を飲めない方がいます。
わかりました
薬はどれですか？入院前と変わりましたか？
変わりません。
これとこれと…
ケアチームの看護師が薬とお水を持って、森田さんのところへ行く。
病室にて
森田さん、看護師の中村です。
少しの間、今の気分などお聞きする。その後、
お薬を飲みましょうか。
はい、これが薬です。
森田さんの手のひらに薬を一度に全部のせる。
薬、嫌ですか？
STEP1 思いを聞く
薬の何が嫌なのか、困るタイミングなどを観察する

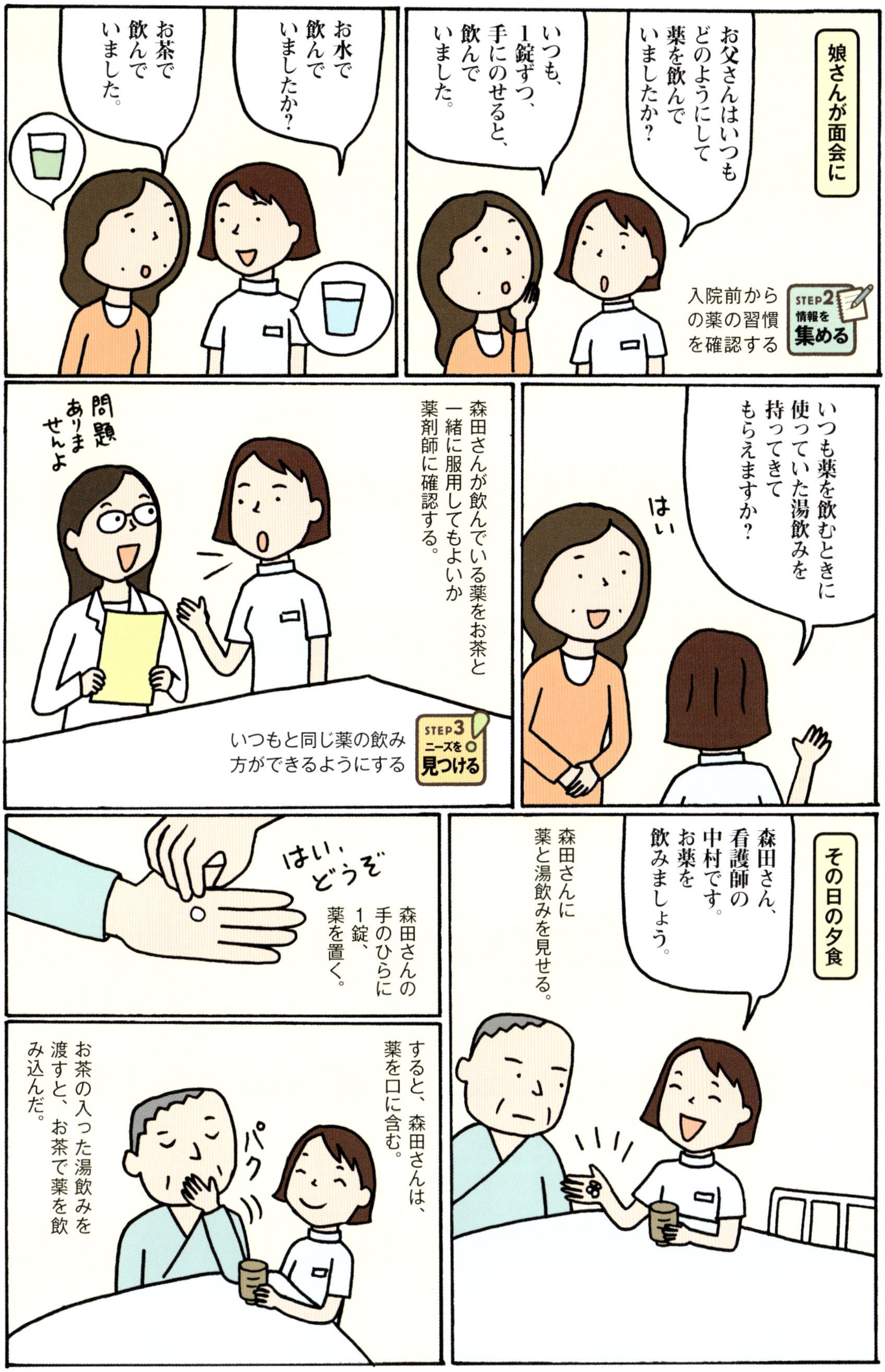
娘さんが面会に
お父さんはいつもどのようにして薬を飲んでいましたか?
いつも、1錠ずつ、手にのせると、飲んでいました。
STEP2 情報を集める
入院前からの薬の習慣を確認する
お水で飲んでいましたか?
お茶で飲んでいました。
いつも薬を飲むときに使っていた湯飲みを持ってきてもらえますか?
はい
森田さんが飲んでいる薬をお茶と一緒に服用してもよいか薬剤師に確認する。
問題ありませんよ
STEP3 ニーズを見つける
いつもと同じ薬の飲み方ができるようにする
その日の夕食
森田さん、看護師の中村です。お薬を飲みましょう。
森田さんに薬と湯飲みを見せる。
はい どうぞ
森田さんの手のひらに1錠、薬を置く。
すると、森田さんは、薬を口に含む。
パク
お茶の入った湯飲みを渡すと、お茶で薬を飲み込んだ。

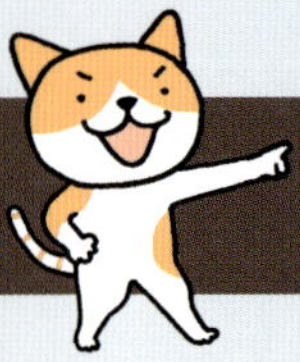

3ステップで森田さんのケアを実践！

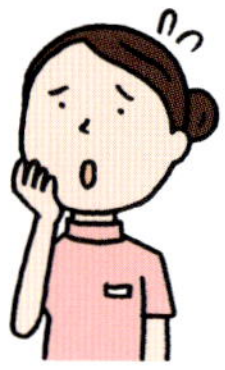

なぜ「薬を飲まない」のでしょうか？

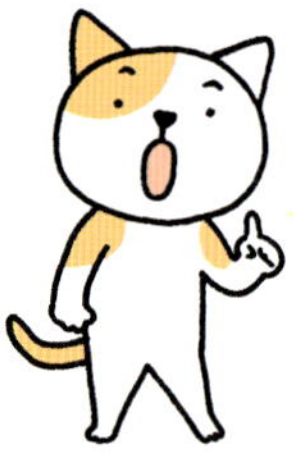

「なぜ？」と思ったら
「困りごと」に注目！

こんなケアは
ダメ！

✖飲まないので黙ってごはんと混ぜる
✖「飲まないと体調が悪くなりますよ」と脅す。

✖1～2回拒否されたら、「もうあの人は飲まない」と言って、試そうともしない。

✖なかなか飲まない人に対して、「早く飲んでください」と言って、口の中に薬を入れようとする。

✖「薬ですよ。アーンして」と子どもにするような言い方をする。


「薬を飲まない」人たちには、こんな困りごとがあるかもしれません。

- 薬が嫌い。飲みたくない。
- 知らない人からもらう薬は信用できない。
- いつも薬を飲む時間ではない。
- 薬の形状が飲みにくい。
- いつもの薬と数が違う（正しいのかわからない）。
- これ（薬）が何かわからない。
- 喉や口の中が痛い。

など

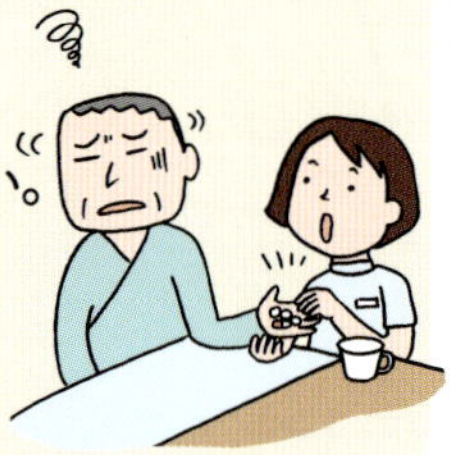

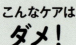

解説

STEP1 思いを聞く

薬の何が嫌なのか、困るタイミングなどを観察する

- 「お薬を飲みましょうか」と言うと手を出してくれる。
- 手に薬をのせると、嫌そうな顔をして、飲まない。
- なぜか聞いても理由は話さず、飲もうとしない。

← **手を出してくれるので、薬を飲むこと自体は嫌ではないのかもしれない。**

STEP2 情報を集める

入院前からの薬の習慣を確認する

身体の健康状態 てんかん発作で入院中。抗てんかん薬投与中。
社会心理（環境） 急な入院による環境の変化がある。
生活歴 娘夫婦と孫と5人暮らし。妻は死去。
性格 実直で頑固。
脳の障害 血管性認知症。もともと口数は少ないが、構音障害あり。
・薬は1錠ずつ手にのせると、緑茶と一緒に飲んでいた、と家族から聞く。

← **1錠ずつお茶で飲んでいた。**

STEP 3 ニーズを見つける

いつもと同じ薬の飲み方ができるようにする

- 入院前の飲み方と、看護師が提案した飲み方が違っていたので、薬を飲むことができなかったのでは。いつものような薬の飲み方にできるだけ近づけることが必要。
- 自分がどのようにして薬を飲みたいか、飲んでいたのかなどを上手に看護師に伝えることができない森田さん。できるだけ話しかけて、言葉以外から、森田さんに不快なことがないか、伝えたいことがないかなどを確認することが必要。

ケアプラン1　生活歴　たずさわること

手のひらに薬を1錠ずつのせる

家では、薬を1錠ずつ、手にのせると飲んでいたという森田さん。飲めなかったときは、看護師が手のひらに薬を一度に全部のせてしまったからかもしれない。そこで、薬を飲むときは、森田さんの手のひらに1錠ずつ置いて飲んでもらう。

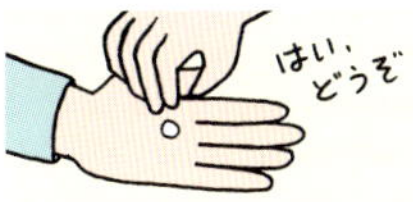

ケアプラン2　生活歴　たずさわること

薬は緑茶と一緒に差し出す

家では、緑茶と一緒に薬を飲んでいたという森田さん。そこで、薬剤師に、森田さんが飲む薬を緑茶と一緒に服用してもいいか、確認をする。問題ないとのことだったので、薬を緑茶と一緒に出すようにすることで、自分で内服できた。

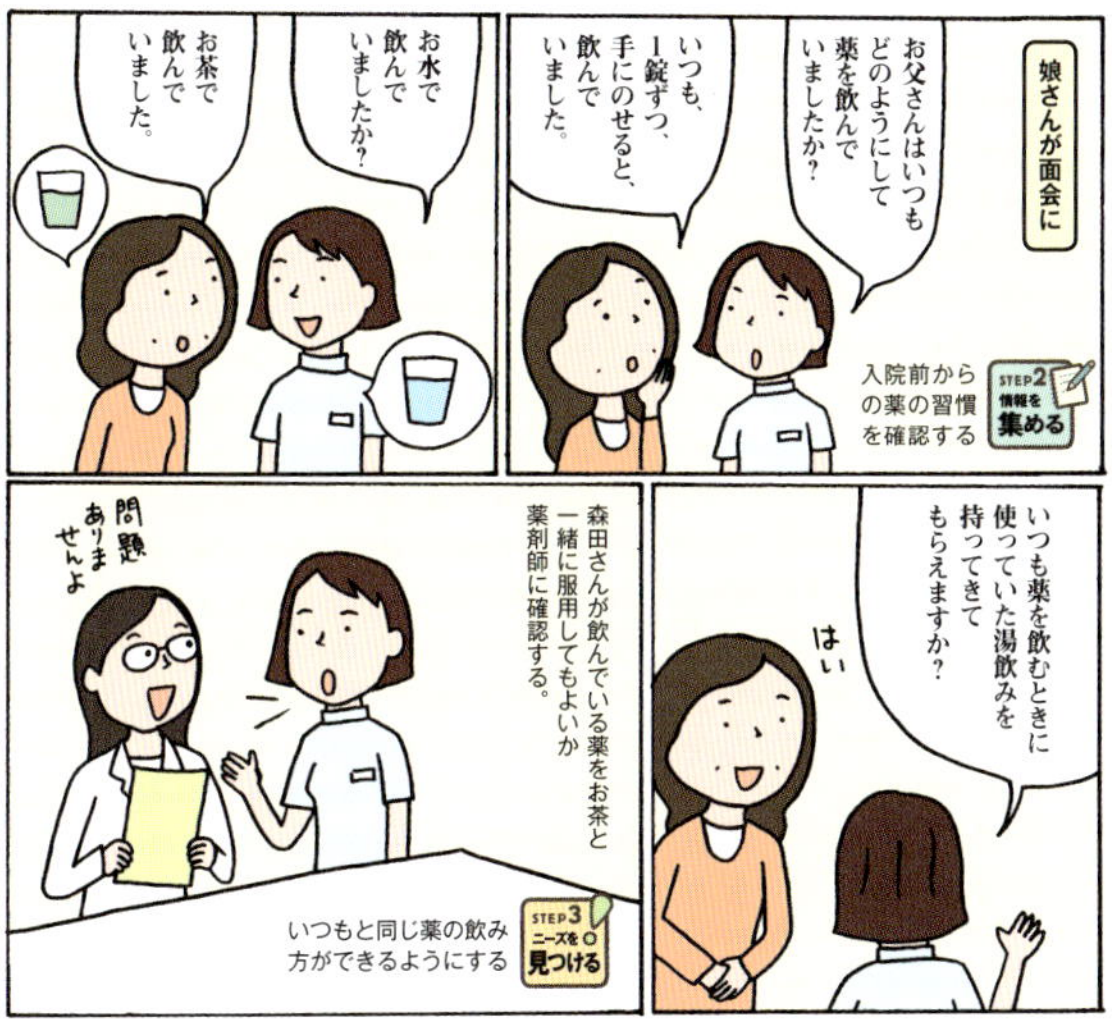

ケアプラン3　生活歴　くつろぎ（やすらぎ）

薬を飲むときに使っている湯飲みを用意してもらう

家族に協力してもらい、いつも薬を飲むときに使っている湯飲みを持ってきてもらう。家で薬を飲むときの習慣を病院でも取り込むことで、少しでも薬を飲みやすい環境にする。

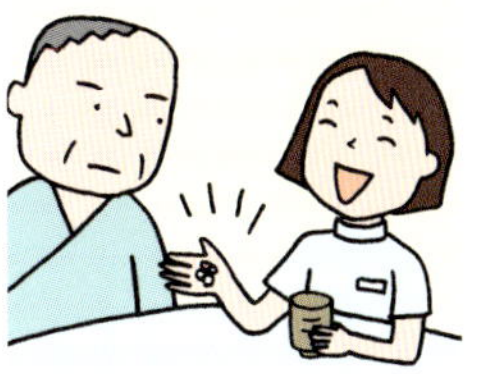

ケアプラン4　身体の健康状態　社会心理（環境）　脳の障害　愛着・結びつき

表情やからだの動きの観察を欠かさない

自分の意思を上手に看護師に伝えることができない森田さん。不快感や痛みについて、我慢してしまうことも考えられる。そこで、できるだけ話しかけて、言葉以外（顔の表情やからだの動きなど）から伝えたいことがないかなどを注意深く確認し続ける。

ほかにもある！ こんな事例

苦くて飲みにくい

STEP1 思いを聞く

- 処方された抑肝散《よくかんさん》。一度は飲むことができたが、2回目からは「苦いし、飲みにくいから、飲みたくない」と言う。

STEP2 情報を集める

- 尿路感染症で入院中。
- がんこな性格
- 血管性認知症
- ツルッとして食べやすいから、ゼリーをよく食べていると、家族から聞く。

STEP3 ニーズを見つける

- ゼリーのように飲み込みやすいものにならないかと考えた。そこで、以下を行った。
- 薬をオブラートに包み、それを少しだけ水で濡らしてとろみをつけると飲み込むことができた。

POINT! 「入院をきっかけに薬がジェネリックになり形状が変わった」など、薬の形状や大きさなどが、その人にとって苦手であるため「飲みたくない」と感じることがある。その人が飲める形状などに変えると飲めるようになることもある。

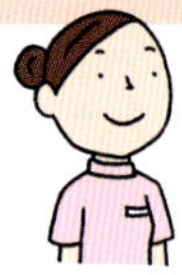

口内炎が痛い

STEP1 思いを聞く

- 口を開けることも嫌がる。
- 「嫌だ」と言い続ける。

STEP2 情報を集める

- 食事もあまり進まないと、スタッフから聞く。
- お願いをして口の中を見せてもらうと、口内炎がいくつかできていた。

STEP3 ニーズを見つける

- 口内炎が痛いので、口にものを入れるのが嫌なのかもしれないと考えた。そこで、以下を行った。
- 口腔内を医師に診てもらい、口内炎の薬を処方してもらった。

POINT! 口の中が口内炎や潰瘍、乾燥で敏感になっていると、口にものを入れるのが嫌で「薬を飲まない」という場合もある。その場合は医師と相談をして口腔ケアをすすめる。

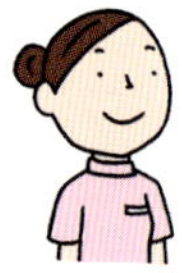

いつも飲む時間に飲みたい

STEP1 思いを聞く

- 「いらん！」と言っている。
- しばらくして、もう一度「お薬です」と言って持っていくと、飲んでくれるときもある。

STEP2 情報を集める

- 薬は今まで飲んでいたものと同じ。
- いつも薬は食後すぐに飲んでいたと、家族から聞く。家での食事時間は、朝食は10時ごろ、昼食は1時ごろ、夕食は8時ごろ。

STEP3 ニーズを見つける

- 看護師が薬を持っていく時間が、家でいつも薬を飲んでいる時間と違うのではないかと考えた。そこで、以下を行った。
- 薬を飲むタイミングを、家で薬を飲んでいる時間と同じにした。朝は7時30分、昼は12時30分、夜は7時に変えた。

Let's think! 自立し続けようとする気持ちを失わせないで

認知症の当事者として、日本のみならず世界でも講演を続けている丹野智文さん。今までにたくさんの当事者と出会い、お互いの思いを語り合ってきました。丹野さんが今、当事者として多くの人に伝えたいことを語っていただき、6つにまとめました。認知症の人にとってよいケアとは、どんなケアなのかを考えるための参考になるお話です。

なぜ、本人に聞かないのでしょうか

みなさん、家族にばかり聞きます。本人からの声を聞いていません。本人のことは本人にしかわからないことも多いのに、それでも家族に聞きます。私は、何百人もの認知症と共に生きる人たちと話をしてきましたが、そのことをみんなが嫌がっていて、それで怒ることがよくあるそうです。

日常会話なら話がはずむ

認知症のことから話し始めるのではなく、たとえば本人の趣味についての話をするような日常的な会話から始めると、どんな人でも話をしてくれます。失語症などがある人も、時間はかかりますけど、自分のことを話してくれます。

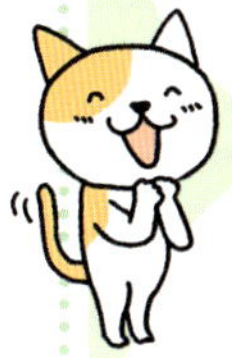

待ってくれるとうれしい

困っているときに、同じ認知症の人が助けてくれることがあります。名古屋の山田真由美さんは失行があるので、たとえば割り箸を割るのは難しいけれども、記憶力は高いままなので、忘れてしまった人の名前を教えてくれます。そして何よりも、待ってくれることがうれしいです。話や行動を始めることに時間がかかることがよくあり、そのことをわかってくれています。まわりの人は待ってくれないことが多いです。1～2分をなぜ待ってくれないのでしょうか。

本人の前で悪口を言われると……

「最近、この人は何もできなくなりました、家ではウロウロしているだけです」などと、本人がいる席で家族はみんなに言います。本人は聞く耳も考える力もありますから、そんなことを目の前で言われると怒ったり、イライラしたり、落ち込んでしまったり、泣きたくなったりします。「認知症」というだけで家族さえも本人を無視して悪口を言ってしまい、それを悪いとも感じていません。オムツや失禁のことまで、言います。本人の気持ちや尊厳が無視されています。

記憶力が低下しても講演活動はできる

講演活動などをしていると「丹野さんは本当に認知症なのですか？」と聞かれることがあります。話をしているときには気づかれないかもしれませんが、自分の中では認知症の症状はたくさんあります。しゃべりたいことが言えない、人の顔がわからない、まわりの女性がすべて知り合いに見える、ドラマに出てくる人を覚えられないのでストーリーが理解できない、自分の上司や同僚がわからない（確信がもてない）……。

自立し続ける気持ちを失わせないで

認知症の症状があっても工夫すれば普通に生活できます。でも「介護が必要」とみんなに言われると、イライラします。「道に迷うので出かけないでくれ」と言われ、家にばかりいてイライラしている人もたくさんいます。自立し続けようとする気持ちさえも失わせてしまいます。周囲の人や専門家は、今までの生活（仕事）を継続できる方法を一緒に考えてくれたら、うれしいです。

丹野智文　1974年、宮城県生まれ。ネッツトヨタ仙台でトップセールスマンとして活躍中の2013年、認知症と診断される。その後、事務職に異動し、周囲の理解や支援を受けながら現在も仕事を続ける。2015年1月には、首相官邸で「認知症になっても働くことができる」と安倍晋三首相と意見交換。「認知症当事者の意見を聞いて対策を進めてほしい」という思いは、国の認知症施策「新オレンジプラン」に反映された。著書に『丹野智文　笑顔で生きる―認知症とともに―』（文藝春秋）がある。

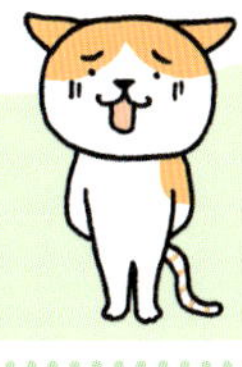

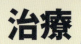

痰の吸引が嫌だ

▶高山由太郎さんの例

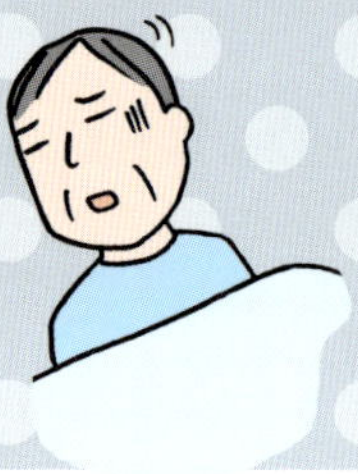

高山由太郎さん：81歳。肺炎で入院。喀痰があり痰がらみがあるが自分では喀出できない。アルツハイマー型認知症。

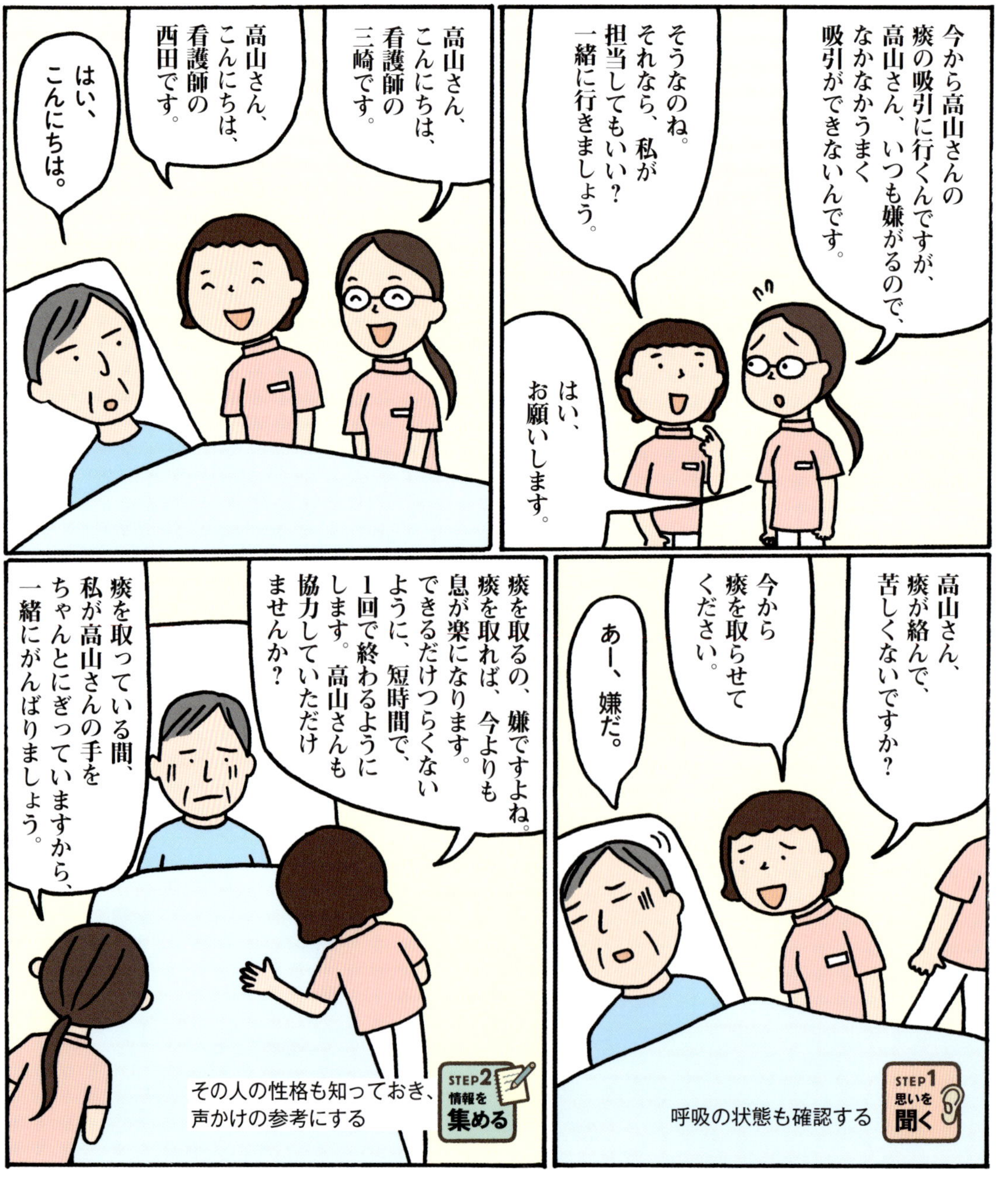
今から高山さんの痰の吸引に行くんですが、高山さん、いつも嫌がるので、なかなかうまく吸引ができないんです。

そうなのね。それなら、私が担当してもいい？一緒に行きましょう。

はい、お願いします。

高山さん、こんにちは、看護師の三崎です。

高山さん、こんにちは、看護師の西田です。

はい、こんにちは。

高山さん、痰が絡んで、苦しくないですか？

今から痰を取らせてください。

あー、嫌だ。

呼吸の状態も確認する
STEP1 思いを聞く
痰を取るの、嫌ですよね。痰を取れば、今よりも息が楽になります。できるだけつらくないように、短時間で、1回で終わるようにします。高山さんも協力していただけませんか？

痰を取っている間、私が高山さんの手をちゃんとにぎっていますから、一緒にがんばりましょう。

その人の性格も知っておき、声かけの参考にする
STEP2 情報を集める

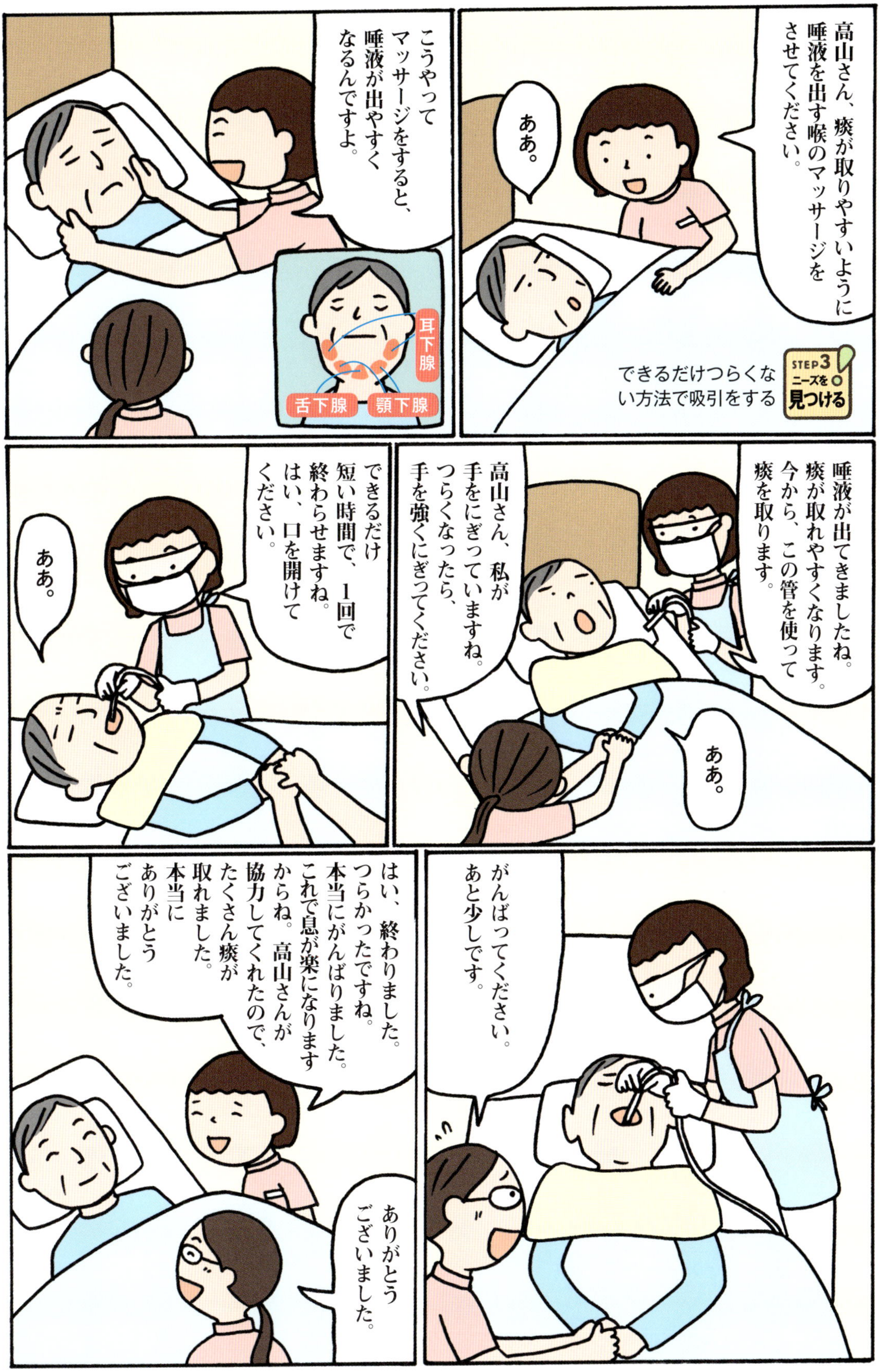
高山さん、痰が取りやすいように唾液を出す喉のマッサージをさせてください。
ああ。
できるだけつらくない方法で吸引をする
STEP3 ニーズを見つける
こうやってマッサージをすると、唾液が出やすくなるんですよ。
耳下腺
舌下腺
顎下腺
唾液が出てきましたね。今から、この管を使って痰を取ります。
高山さん、私が手をにぎっていますね。つらくなったら、手を強くにぎってください。
ああ。
できるだけ短い時間で、1回で終わらせますね。はい、口を開けてください。
ああ。
がんばってください。あと少しです。
はい、終わりました。つらかったですね。本当にがんばりました。これで息が楽になりますからね。高山さんが協力してくれたので、たくさん痰が取れました。本当にありがとうございました。
ありがとうございました。

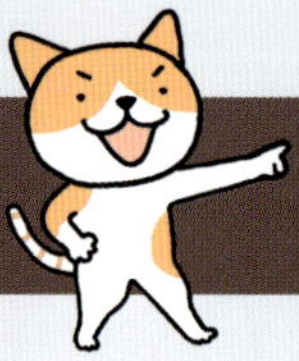

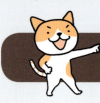

3ステップで高山さんのケアを実践！

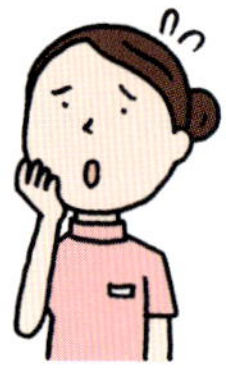

なぜ「痰の吸引が嫌」なのでしょうか？

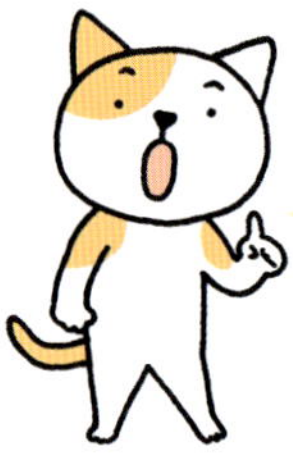

「なぜ？」と思ったら「困りごと」に注目！

こんなケアはダメ！

- ✖ 無理やり押さえつけて吸引をする。
- ✖「1回で終わります」と言ったのに、何回も吸引をする。
- ✖ 吸引中に動くと「ダメ！」と怒る。
- ✖ 吸引前には「がまんしましょうね」と言い、終わったあとには「よくがんばりましたねー。やればできるんですねー。すごい」と幼い子に言うような口調で言った。

「痰の吸引が嫌」な人たちには、こんな困りごとがあるかもしれません。

- 痛い。
- 吸引中は息ができなくて苦しく、つらい。
- 口の中に何か入れられるのが嫌だ。
- 押さえつけられて嫌だ。
- 痰を吸引する理由がわからない。
- 痰を自分で出せると思っている。
- くすぐったい。

など

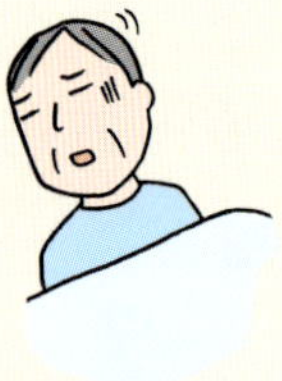

解説

STEP1 思いを聞く

呼吸の状態も確認する

- 「痰を取らせてください」と言うと「あー、嫌だ」と言う。
- 呼吸が苦しそうに見える。

← **痰が溜まっているので息をするのがつらいはずだが、それでも痰の吸引は嫌だと思っている。**

STEP2 情報を集める

その人の性格も知っておき、声かけの参考にする

身体の健康状態　肺炎で入院中。肺炎での入院は2回目。

社会心理（環境）　急な入院による環境の変化がある。

生活歴　妻と二人暮らし。

性格　怖がり。

脳の障害　アルツハイマー型認知症。記憶障害がある。

← **痰の吸引をする必要性を理解していない可能性もある。**

STEP 3 ニーズを見つける

できるだけつらくない方法で吸引する

- 痰を吸引する必要性を、高山さんが理解しやすいように説明する必要がある。
- 怖がりの高山さん。吸引のつらさを覚えていて、もうやりたくないと思っているのでは。できるだけつらくないような吸引のくふうをすることが必要。
- できるだけつらい思いをさせないようにすることを高山さんに伝える。そして宣言した通りに、最小限のつらさで終わらせるようにして信頼関係を築く。

ケアプラン1

身体の健康状態
社会心理（環境）
性格

愛着・結びつき

嫌だという思いを受けとめ必要性を伝える

「痰を取らせてください」と言うと「嫌だ」と言う高山さん。「痰を取るの、嫌ですよね」と、その気持ちを理解していることを言葉に出して伝える。その上で、「痰を取れば、今よりも息が楽になります」と、高山さんにとっての吸引のメリットを伝える。

ケアプラン2

生活歴

くつろぎ（やすらぎ）

短時間で1回で終わると伝える

大変な苦痛をともなうので、「できるだけつらくないように、短時間で、1回で終わるようにします」と、しつこい吸引をしないことを伝える。

そして、痰を取っている間は、看護師が手をにぎり一緒にいて支えることを伝え、協力をお願いする。

このことが、嫌な吸引を短時間で終えることにつながっていく。

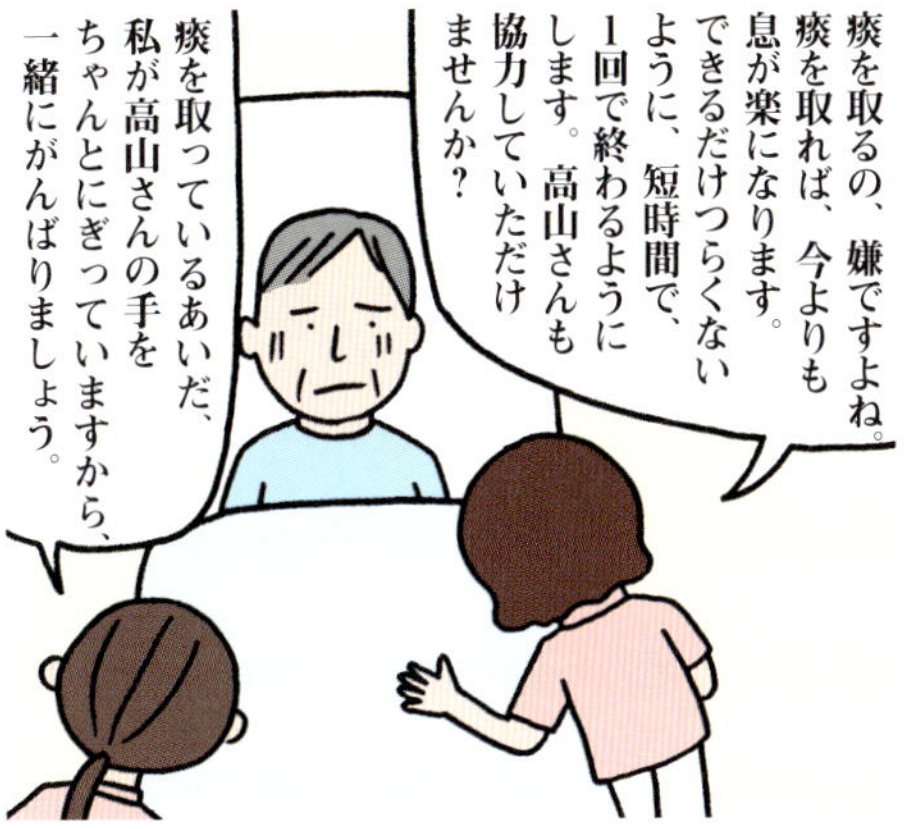
痰を取るの、嫌ですよね。痰を取れば、今よりも息が楽になります。できるだけつらくないように、短時間で、1回で終わるようにします。高山さんも協力していただけませんか？
痰を取っているあいだ、私が高山さんの手をちゃんとにぎっていますから、一緒にがんばりましょう。

ケアプラン3

身体の健康状態
社会心理（環境）
性格

愛着・結びつき

唾液を出すマッサージをして痰を取れやすくする

1回の吸引で痰が取りきれるよう、痰を貯留させないケアも必要。吸引処置が必要な人には、日常的に体位ドレナージ、普段より多めの口腔ケア、唾液腺マッサージ、吸入などを併用し、痰を移動させて吸引しやすい状態にするよう努めることも重要。

とくに唾液腺マッサージは、吸引前に行うことでスキンシップにもつながる。耳下腺、顎下腺、舌下腺の部分をそれぞれ、手のひらと指のはらを使って、円を描くようにしてさする。

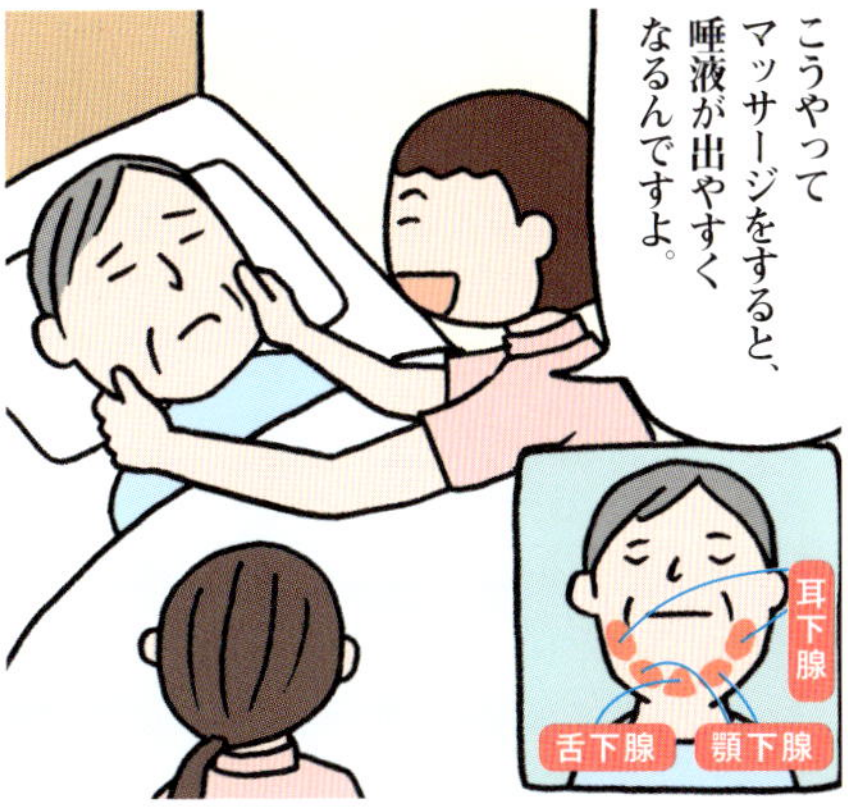
こうやってマッサージをすると、唾液が出やすくなるんですよ。
耳下腺
舌下腺
顎下腺

ほかにもある！　こんな事例

口を大きく開けるのが怖い

STEP1 思いを聞く

- 「口を開けてください」と言っても口を開けない。「痰を取るのが嫌ですか」と聞くと、「嫌だ」と言う。
- 「口を触りますね」と言って口を触ろうとすると、口をぎゅっと固く閉める。

STEP2 情報を集める

- 口腔内のトラブルの報告はない。
- 怖がりだ、と家族から聞く。

STEP3 ニーズを見つける

- 何をされるのかわからず怖いのではないかと考えた。そこで、以下を行った。

▼

- 「今、息が苦しいですよね。喉に溜まった痰を取ると、息が楽になります。痰を取らせてください」と、なぜ痰を取ることが必要なのかを説明した。
- 管を見せて「この管を口から入れて、喉にある痰を取ります」と、具体的に伝えた。「2数える間だけ取らせてください」と、少しの時間で終わることを伝えた。
- 嫌がる間は無理に行わなかった。繰り返し訪室をしてなんでもない会話を続けているうちに、少しの時間ならと吸引ができるようになった。

ここを見よう

唇の乾燥

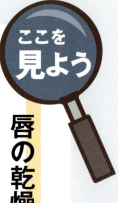

「口を開けてくれない」「食事が進まない」というとき、まずチェックしたいのが本人の唇です。乾燥して角質が厚くなりガサガサしていませんか？

高齢者に多い、乾燥して肥厚した唇ですが、このまま大きく口を開けると、皮膚が切れたり、引きつれたりして痛みを感じます。水分を摂るときにしみることもあるでしょう。なかなか気がつきにくいのですが、この痛みや不快感が原因で、口を開けたくない、食事をするのが怖い、というケースが多々あります。

そこで、唇の皮膚の肥厚に気がついたら、リップケアをしましょう（イラスト参照）。表面の古い角質を落として、唇がやわらかくなると、口を大きく開けたときの不快感がなくなります。

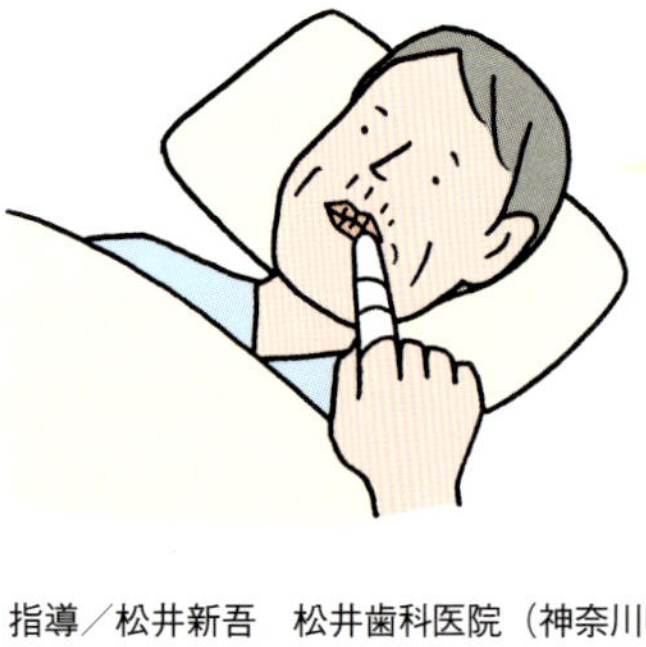

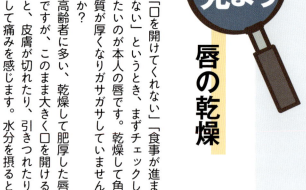

指に巻いたガーゼを水で濡らしたら、唇を軽くさすり濡らしていく。しばらくして唇がふやけてきたら、もう一度指に巻いたガーゼを水で濡らし、浮いてきた古い角質を軽くこすり落とす。このケアを１日に２～３回繰り返して、硬くなっていた古い角質が取れると、口を開けても唇が裂けたり、痛んだりしなくなってくる。その後は本人やご家族に、まめにリップクリームを塗る習慣をつけることをおすすめしてみるといい。

指導／松井新吾　松井歯科医院（神奈川県茅ヶ崎市）院長。歯科医。訪問診療も積極的に行っている。

column

Let's think!

認知症ケア加算は、誰のものか

「認知症ケア加算」は、「病棟における認知症対応力とケアの質向上を図ること」を目的に、平成 28 年度の診療報酬改定に伴い新設されました。対象は身体合併症のために医療施設に入院した認知症の人です。つまり、認知症の人にとって有益なケアを行うことに対しての報酬となります。単に「加算を得る」に注目している雰囲気が施設内にあるとしたら、原点を見直し、「認知症の人が治療を受けながら、おだやかな入院生活が送れ、回復していくことができるケア」があってこその加算であることを、すべてのスタッフが共有していくことが必要です。認知症ケアを進めてきたスタッフにとっても、希望の加算になることが望まれます。

認知症ケア加算1 を申請するための条件

1. 病棟において、チームと連携して、認知症症状の悪化を予防し、身体疾患の治療を円滑に受けられるよう環境調整やコミュニケーションの方法等について看護計画を作成し、計画に基づいて実施し、その評価を定期的に行う。
2. 看護計画作成の段階から、退院後に必要な支援について、患者家族を含めて検討する。
3. チームは、以下の内容を実施する。
   ① 週1回程度カンファレンスを実施し、各病棟を巡回して病棟における認知症ケアの実施状況を把握するとともに患者家族及び病棟職員に対し助言等を行う。
   ② 当該保険医療機関の職員を対象として、認知症患者のケアに関する研修を定期的に開催する。

【施設基準】

（1）以下の①～③により構成される認知症ケアに係るチームが設置されていること。
　①専任の常勤医師。認知症患者の診療について十分な経験と知識のある人。
　②専任の常勤看護師。認知症患者の看護に従事した経験を有し適切な研修を修了した人。（認知症患者の看護に5年以上従事した経験を有し、認知症看護に係る適切な研修を修了している人）
　③常勤社会福祉士または常勤精神保健福祉士。認知症患者の退院調整の経験のある専任の人。

（2）（1）のチームは、身体的拘束の実施基準を含めた認知症ケアに関する手順書を作成し、保険医療機関内に配布し活用する。

認知症ケア加算2 を申請するための条件

病棟において、認知症症状の悪化を予防し、身体疾患の治療を円滑に受けられるよう環境調整やコミュニケーションの方法等について看護計画を作成し、計画に基づいて実施し、その評価を定期的に行う。

【施設基準】

（1）認知症患者が入院する病棟には、認知症患者のアセスメントや看護方法等について研修を受けた看護師を複数配置する。

（2）身体的拘束の実施基準を含めた認知症ケアに関する手順書を作成し、保険医療機関内に配布し活用する。

ナースコールを押さない

▶小林清さんの例

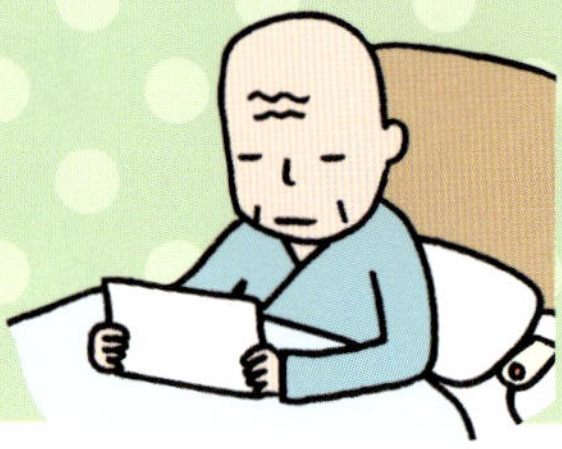

小林清さん：83歳、男性。肺炎で入院。発熱、酸素化の低下あり。脱水も併発。入院時より点滴、酸素療法開始。安静度はトイレ歩行可能。アルツハイマー型認知症。

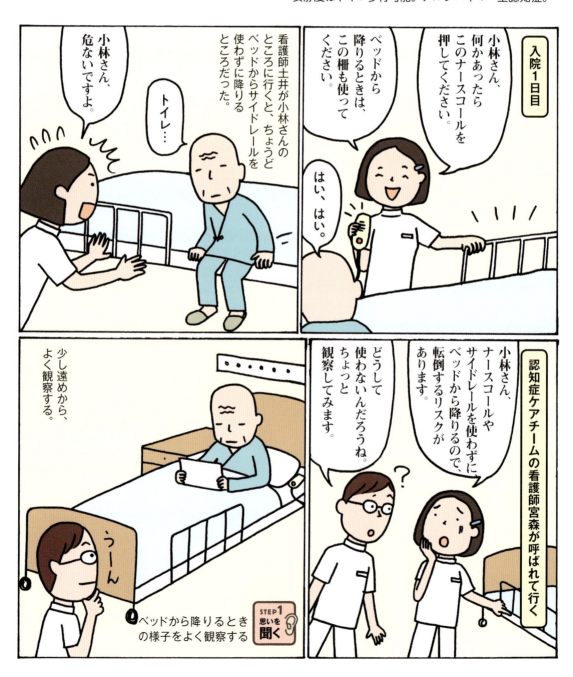

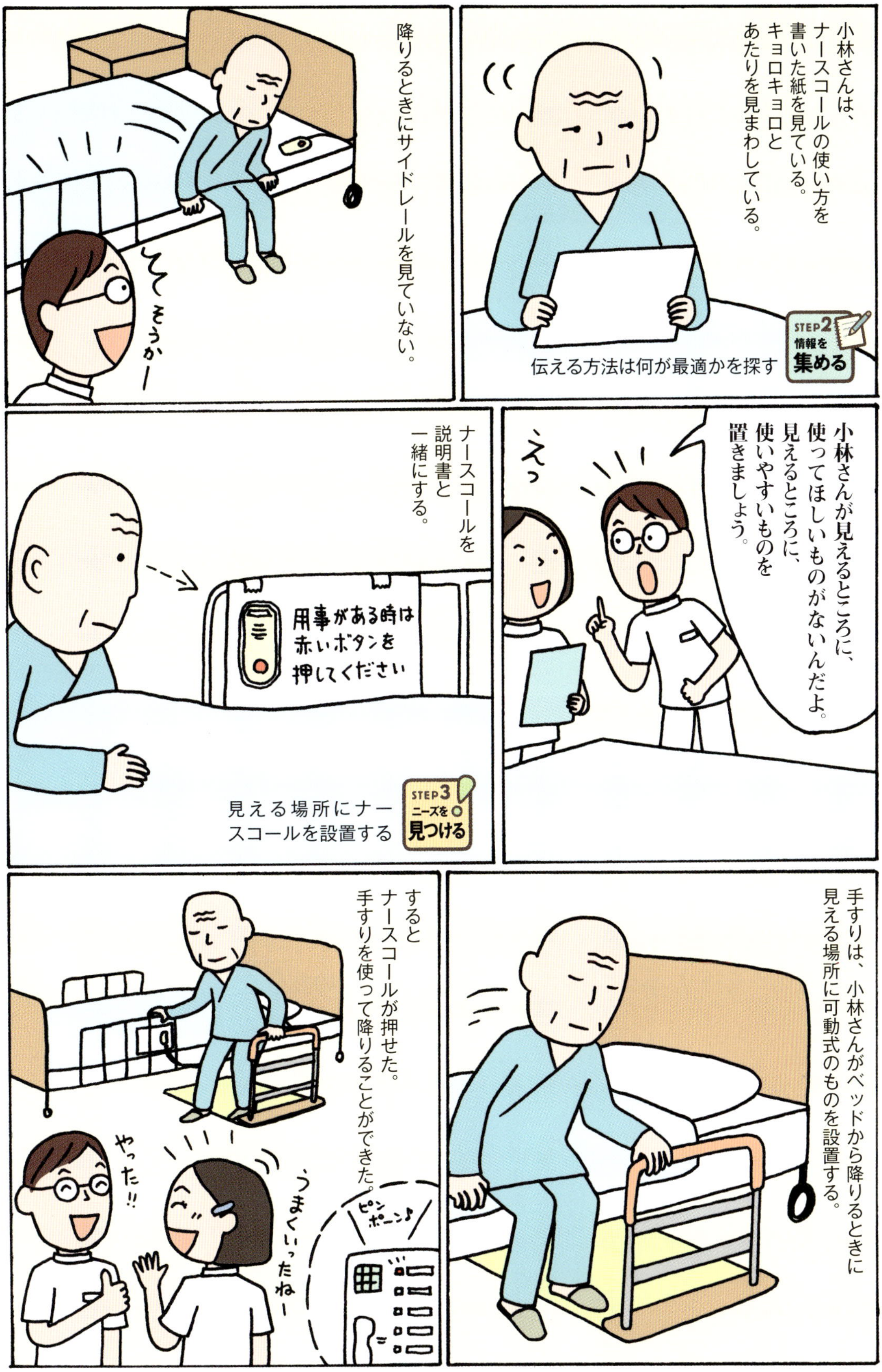
小林さんは、ナースコールの使い方を書いた紙を見ている。キョロキョロとあたりを見まわしている。
STEP2 情報を集める
伝える方法は何が最適かを探す
降りるときにサイドレールを見ていない。
そうかー
小林さんが見えるところに、使ってほしいものがないんだよ。見えるところに、使いやすいものを置きましょう。
えっ
ナースコールを説明書と一緒にする。
用事がある時は赤いボタンを押してください
STEP3 ニーズを見つける
見える場所にナースコールを設置する
手すりは、小林さんがベッドから降りるときに見える場所に可動式のものを設置する。
するとナースコールが押せた。手すりを使って降りることができた。
ピンポーン♪
やった!!
うまくいったねー

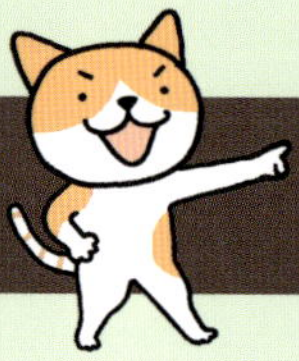

3ステップで小林さんのケアを実践！

なぜ「ナースコールを押さない」のでしょうか？

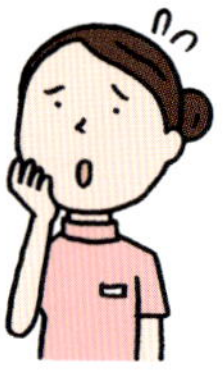

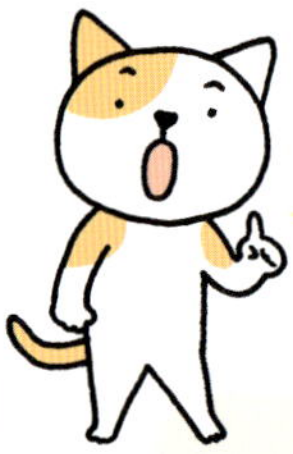

「なぜ？」と思ったら
「困りごと」に注目！

こんなケアは
ダメ！

- ✖「どうしてナースコールを押さないんですか？」と怒る。
- ✖ナースコールの使い方が書いてある紙を見せて「ほら、ここに書いてあるでしょ。オレンジ色のボタンを押してね」と子どもにするような対応をする。
- ✖本人に向かって「ナースコールを押せ、って言ってもわかるはずないよね」と言う。

「ナースコールを押さない」人たちには、こんな困りごとがあるかもしれません。

- 看護師を呼ぶ方法がわからない。
- ナースコールの使い方がわからない。
- ナースコールに手が届かない。
- 自分でできるのに……。
- 知らない人に頼みたくない。
- 申し訳なくて、恥ずかしくて看護師を呼べない。
- 見えにくい。聞こえにくい。

など

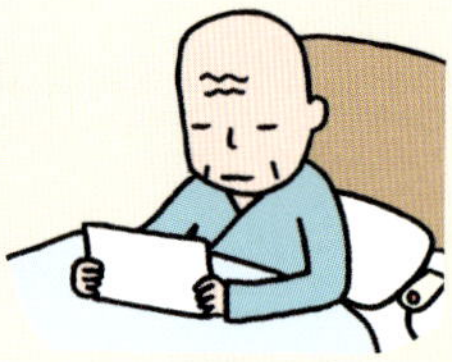

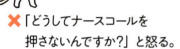

解説

STEP1 思いを聞く

ベッドから降りるときの様子をよく観察する

- 「何かあったら、このナースコールを押してください」「ベッドから降りるときはこの柵も使ってください」と伝えると、小林さんは「はい、はい」と返事をした。
- ナースコールの使い方を書いた紙を読んでいる。
- ナースコールを探している。

← **ナースコールがどこにあるのかわからない。**

STEP2 情報を集める

伝える方法は何が最適かを探す

身体の健康状態　肺炎で入院中。発熱、酸素化の低下。脱水も併発。トイレ歩行は可能。

社会心理（環境）　急な入院による環境の変化がある。

生活歴　小学校の校長先生だった。本を読むのが趣味で、本や新聞を読むのが日課。

性格　几帳面。

脳の障害　アルツハイマー型認知症。記憶障害がある。

← **伝えたいことは文書で伝わる。**

STEP 3 ニーズを見つける

見える場所にナースコールを設置する

- 変形性膝関節症のため、ベッドから降りるときや歩行時に介助が必要。
- 使いたくてもナースコールの場所がわからないのかもしれない。小林さんが見える場所にナースコールと手すりが必要。
- 小林さんは、耳が遠いが、文書を読むことが好き。ナースコールの使い方は、話をして伝えることだけでなく、文書でも伝えるほうが伝わるのではないか。
- 耳が遠いので、話をするときは耳もとでゆっくりと話すようにする。

ケアプラン1

身体の健康状態　脳の障害

くつろぎ（やすらぎ）　たずさわること

できるだけ声かけをする。話をするときは耳もとで

耳が少し遠い小林さん。まわりの話が聞こえないと、孤独感をもつことがある。そこで、できるだけ小林さんに話しかけて、様子をうかがう。話をするときは耳もとで話し、理解できているか、その都度、表情を見て確認する。また、本を読むのが好きなので朝晩、新聞を用意したり、好きな本を家族に持ってきてもらったりする。

ケアプラン2

生活歴　脳の障害

たずさわること

ナースコールと説明書を一緒にして小林さんが見える場所に置く

ナースコールと説明書が別々だとわかりにくいので、この二つを一つにした「ナースコールボード」を作る。段ボールを使い、穴を開けてナースコールをはめ込み、その横に「用がある時は赤いボタンを押してください」と書く。これを、小林さんが見える場所に置く。この場所も、小林さんがいつもどこを見ているのか、よく確認してから決めるようにする。設置したあとは、「何かご用があるときは、この赤いボタンを押してください。看護師が来ます」と繰り返し説明をすることで、自分でナースコールを押すことができるようになった。

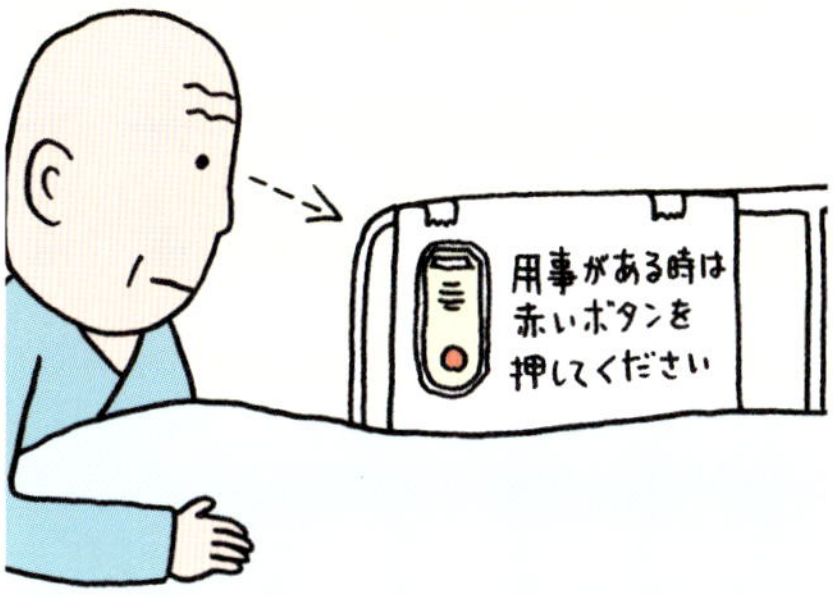

ケアプラン3

脳の障害

くつろぎ（やすらぎ）

ベッドから降りるとき見える位置に手すりを置く

転倒予防のために、ベッドから降りるときに小林さんから見える位置に可動式手すりを置いておく。実際に小林さんがベッドから降りる過程を観察しながら、置く場所を決めることが大事。

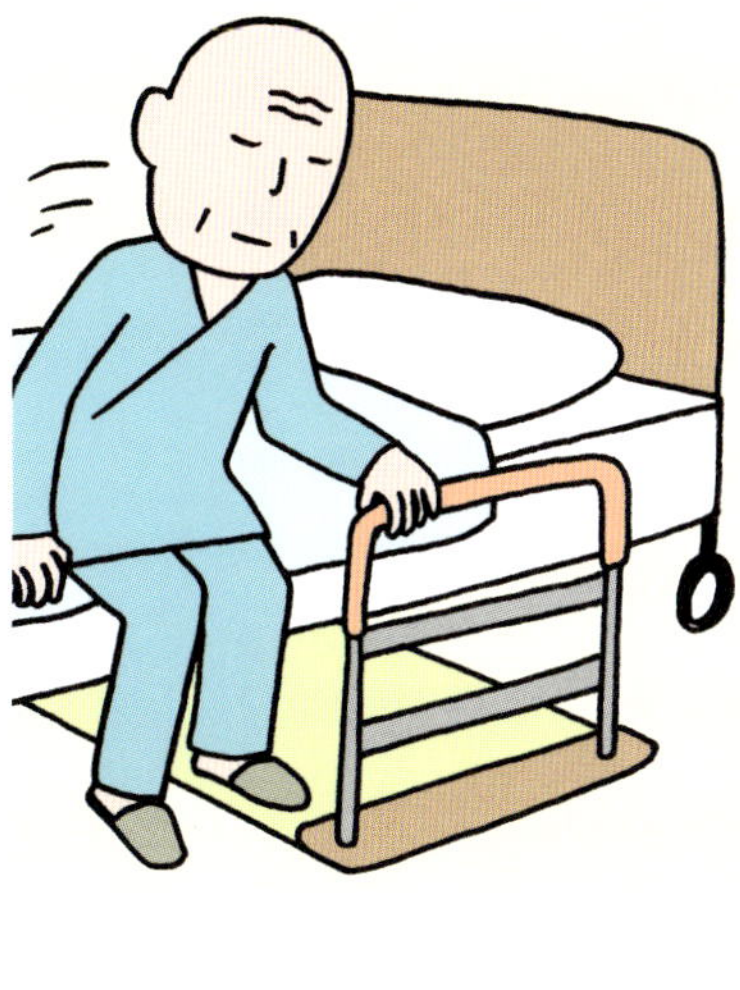

ほかにもある！　こんな事例

声をかけることに遠慮がある

STEP1 思いを聞く

- 「トイレに行くときや、用があるときは、これを押して看護師を呼んでください」とお願いすると、「そうですか。一人で歩いて行けますよ」と答える。

STEP2 情報を集める

- 昔から足が速いので歩くことや走ることに自信がある、遠慮がちの性格だ、と家族から聞く。

STEP3 ニーズを見つける

- 歩行時に介助が必要な状態であることへの理解がなく、また遠慮がちな性格であるため看護師を呼ぶことにためらいを感じているのではないかと考えた。そこで、以下を行った。

- 「まだふらつきがあるので、ベッドから降りるときはお手伝いさせてください。転んでしまうと、けがをしてしまうので心配なんです」「ベッドから降りるときは、遠慮なくこのボタンを押してください」と繰り返し伝えた。
- じっくりと話をする時間を作ったり、近くを通るときは声をかけたりと、近い関係になれるようにスタッフが努めた。

ここを見よう

動いた理由

ナースコールを押さない人には、押してもらうための工夫も必要ですが、「用事がないときでも訪室して話をする」ことをケアプランの一つとして実践するようにしましょう。たとえナースコールが押せなくても、訪室したときにその人が看護師に必要なことを訴えることができれば、転倒・転落の危険を防いだり、安静指示や免荷を守ったりすることができるでしょう。そして、訪室したときにしっかり観察したいのが、その人の動きです。

- トイレに行こうとしていた
- カーテンを閉めようとしていた
- コップを探していた
- テレビのリモコンを探していた

など、その人がそのときにしていた動きの意味に関心を持ち、そのことで話をしてみましょう。

「カーテン、閉めましょうか。まぶしかったですか？」「コップをお探しですか？　ここにあります。喉、渇きましたか？」など、その人の動きから話を広げると、その人にとっての快適な環境や必要なケアなどを知るチャンスが生まれます。また、「降りようとするとき、手すりをしっかりつかんでいたから、転落の危険はあまりないかもしれない」といった情報も得ることができます。

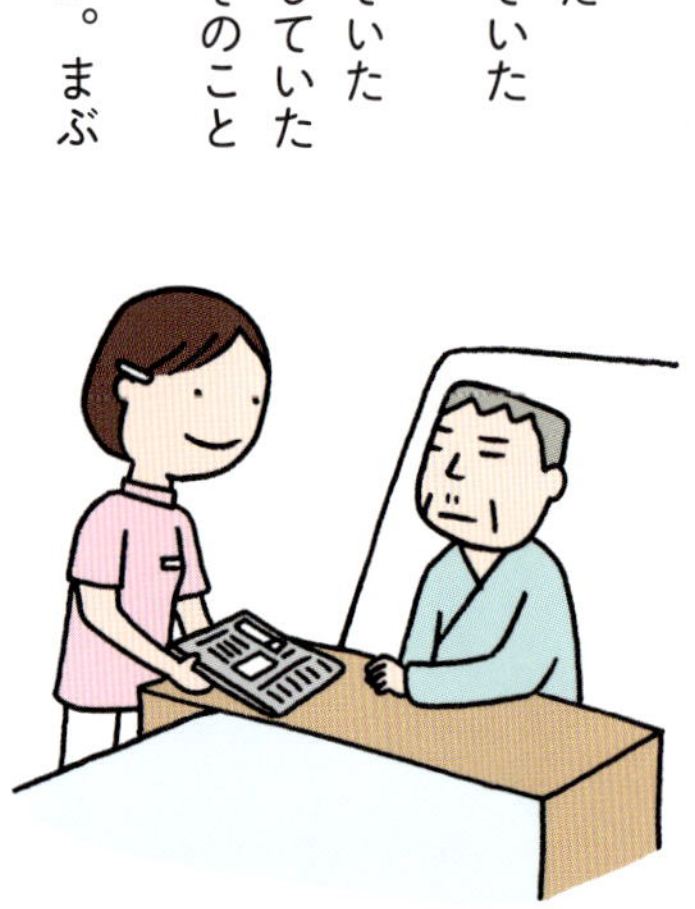

新聞が読みたくて、探していることもある。

column

Let's think! 家族が「不安になった」「安心した」ひとこととは？

東京慈恵会医科大学　精神医学講座教授　繁田雅弘

認知症ケアにおいて「声かけ」はとても大切です。医療関係者からかけられる「ひとこと」で、本人や家族は安心することもあれば、不安になり、本人のBPSDへとつながっていくこともあります。認知症の人の家族へのアンケート結果*のなかから、具体的に本人や家族の心を動かした「ひとこと」をいくつか紹介します。今後の「声かけ」の参考にしましょう。

混乱したり不安になったこと（ひとこと）

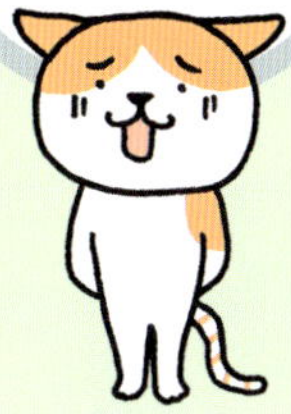

内科などを受診したとき、認知症の人と知らなかったかもしれないが、看護師やレントゲン技師に大声で怒鳴られた。医療関係者が世の中で一番認知症を理解していないと思いました。（女性、47歳）

定期的検査（テスト）を受けるが、その結果から現在の知能が1歳児程度であると言われた。現にテストではそうであっても、書道はできるし、野菜のインゲンの筋取りなどできることも多々。家族としては医療方面の結果だけでは割り切れない部分もある。すべてをひっくるめて、一人間として見てもらいたい。（女性、53歳）

専門の医師、専門の病院以外の医師・看護師ほかすべての人に、認知症を理解していただきたいです。一般の病院に入院しても、治療通院でも、認知症であることで大変苦労していました。認知症以外の病気でも安心して本人も家族も病気を治すことができるように強く望みます。（女性、57歳）

（養老型介護病棟）以前、入院中、夜中に本人が「帰りたい」と騒いだら、翌日（看護師から）「そんなに帰りたいのなら、連れて帰ったらどうですか？」と言われました。（女性、58歳）

病院に肺炎で入院したとき「声を出してうるさい」と看護師に言われた。（女性、62歳）

転倒し骨折し、手術となりました。初診時の整形外科医に「認知症なんだから、しっかり注意していないと可哀想じゃないか」と言われ、私としても毎日毎日それなりに自由な時間も少なく、がんばって介護しているのに……（女性、60歳）

安心したこと（ひとこと）

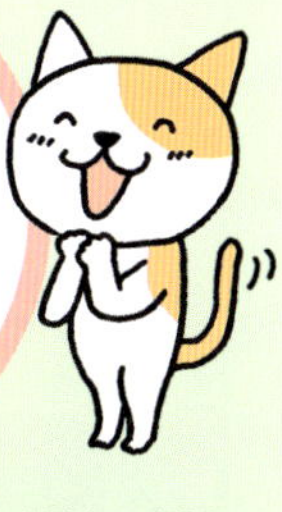

主人のちぐはぐな返答も「なるほど……」とうなずいてくれた。（女性、60歳）

診察のたびに、「○○さんは大勢の職人を束ねる立派な社長さんとして、自営業をがんばられてきて、本当に素晴らしいですね」と主人をほめる言葉を忘れず、声かけしてくれました。（女性、55歳）

暴力をふるう時期があり、入院中の患者さんを傷つけてしまったとき（逆に傷つけられたこともありましたが）も、「すみませんでした。私たちの見守りが不十分で」とほとんど責められなかったことがうれしかったです。（女性、66歳）

家族や本人の経歴など人間として理解しようとする質問。（女性、77歳）

患者の意思が伝わらなくとも、介護者の声を聞き、患者に対しては温かく接してくれるとき、安心する（患者は言葉をわからなくなってきている）。（男性、66歳）

繁田雅弘
東京慈恵会医科大学卒業。東京都認知症対策推進会議副議長、日本老年精神医学会理事、日本認知症ケア学会理事長。東京慈恵会医科大学メモリークリニック診察部長。東京・三鷹「のぞみメモリークリニック」非常勤医師。病気と暮らしを見守る医療者でありたいと考えている。

*資料：「認知症診療における適切な情報提供と対応」〜患者と家族の安心と納得を左右する要因〜調査結果報告書平成23年3月（首都大学東京大学院人間健康科学研究科　繁田雅弘／生活構造研究所　半田幸子／日本社会事業大学大学院　今井幸充）より

ナースコールを押し続ける

▶池野あや子さんの例

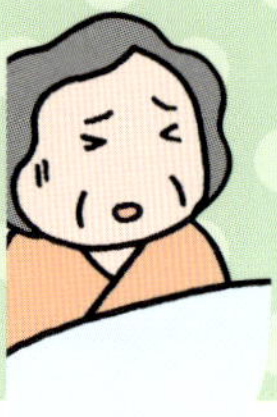

池野あや子さん：83歳。左大腿骨頸部骨折で入院。手術が終わり、現在リハビリ中。アルツハイマー型認知症。

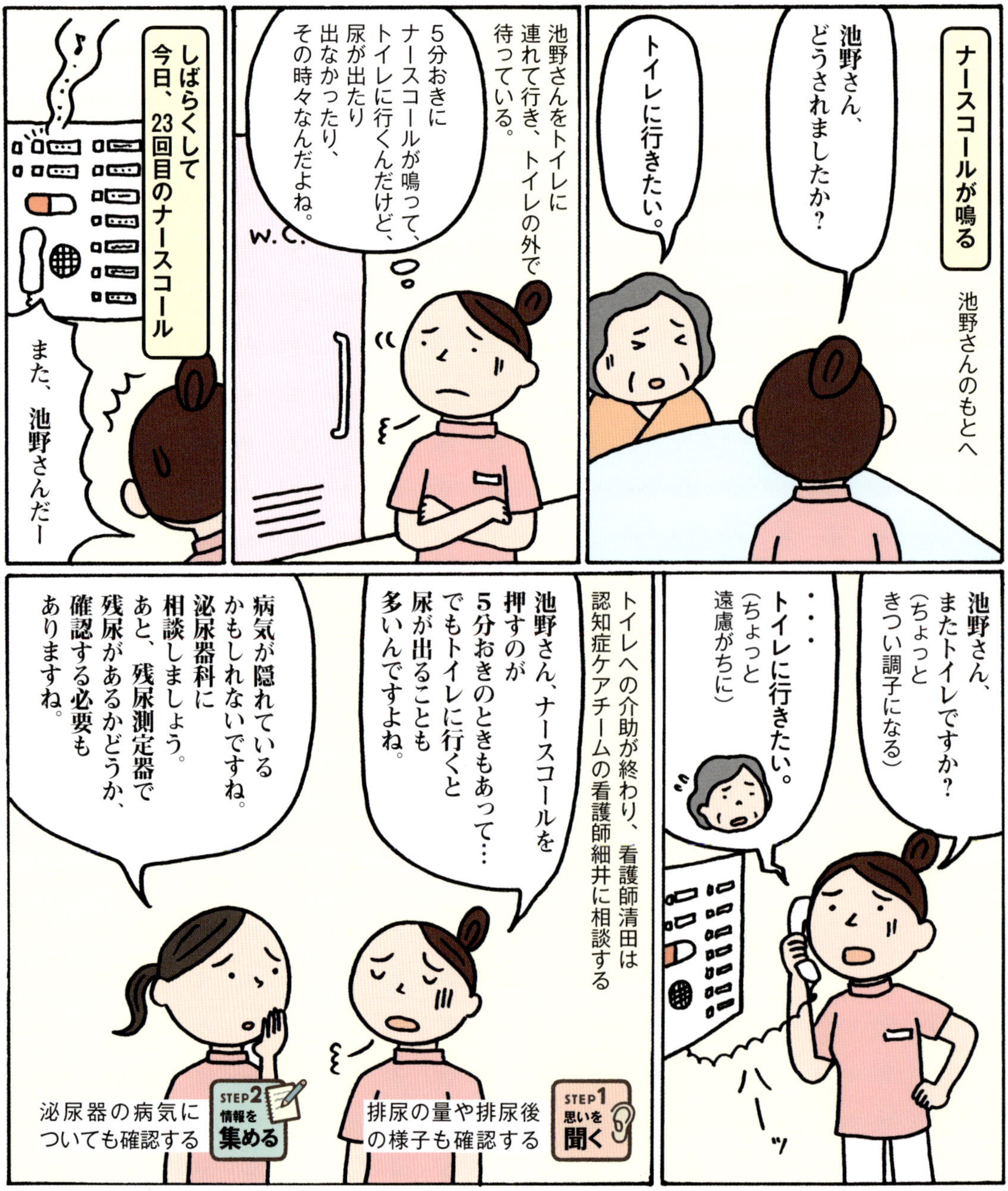

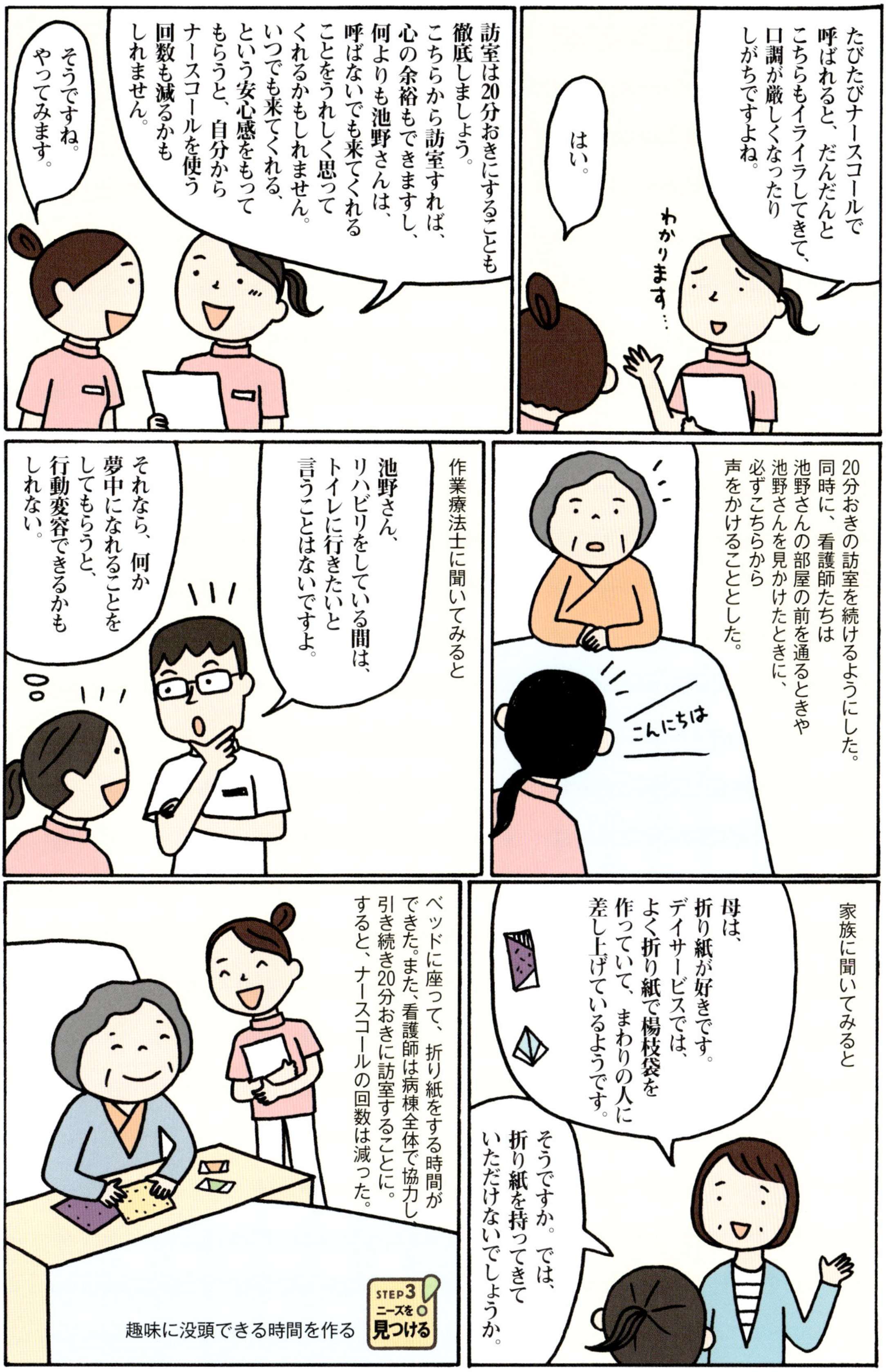
たびたびナースコールで呼ばれると、だんだんとこちらもイライラしてきて、口調が厳しくなったりしがちですよね。

わかります…

はい。

訪室は20分おきにすることも徹底しましょう。こちらから訪室すれば、心の余裕もできますし、何よりも池野さんは、呼ばないでも来てくれることをうれしく思ってくれるかもしれません。いつでも来てくれる、という安心感をもってもらうと、自分からナースコールを使う回数も減るかもしれません。

そうですね。やってみます。

20分おきの訪室を続けるようにした。同時に、看護師たちは池野さんの部屋の前を通るときや池野さんを見かけたときに、必ずこちらから声をかけることとした。

こんにちは
作業療法士に聞いてみると
池野さん、リハビリをしている間は、トイレに行きたいと言うことはないですよ。

それなら、何か夢中になれることをしてもらうと、行動変容できるかもしれない。

家族に聞いてみると
母は、折り紙が好きです。デイサービスでは、よく折り紙で楊枝袋を作っていて、まわりの人に差し上げているようです。

そうですか。では、折り紙を持ってきていただけないでしょうか。

ベッドに座って、折り紙をする時間ができた。また、看護師は病棟全体で協力し、引き続き20分おきに訪室することに。すると、ナースコールの回数は減った。

STEP3 ニーズを見つける
趣味に没頭できる時間を作る

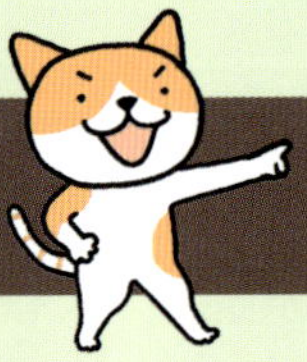

3ステップで池野さんのケアを実践！

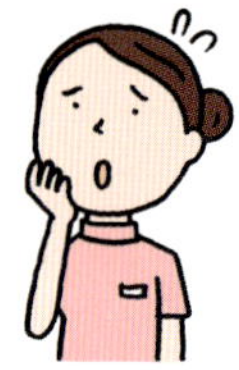

なぜ「ナースコールを押し続ける」のでしょうか？

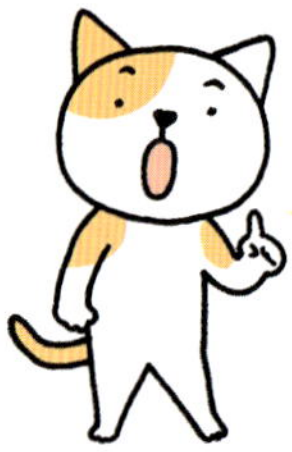

「なぜ？」と思ったら「困りごと」に注目！

こんなケアはダメ！

- ✖トイレのために何回も呼ばれるのでオムツにする。
- ✖イライラした顔で「またですか」と言う。
- ✖ナースコールを取り上げる。
- ✖「トイレ」と言われても無視をする。
- ✖「押したらどうなるかわかっているのかしら……」と、ボタンの意味がわからず押しているのだと決めつけて侮辱する。

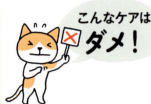

「ナースコールを押し続ける」人たちには、こんな困りごとがあるかもしれません。

- 心配で心配でたまらない。
- ここがどこかわからない。
- 寂しい。
- 怖い。
- おなかが痛くてトイレに行きたい。
- 過活動膀胱でトイレに行きたい。
- 持っているから押してしまう。

など

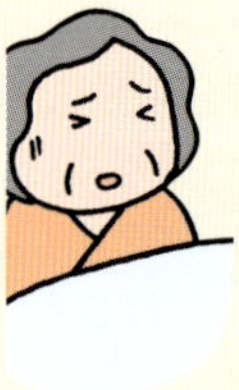

解説

STEP1 思いを聞く

排尿の量や排尿後の様子も確認する

- ナースコールで呼ばれていくと、毎回「トイレに行きたい」と言う。
- 遠慮がちな様子。
- トイレに行くと排尿があったりなかったりするが、あることが多い。
- 排尿後もすっきりとした顔つきではなく、表情は変わらない。

← **排尿のことが気になって仕方がない様子。**

STEP2 情報を集める

泌尿器の病気についても確認する

身体の健康状態　左大腿骨頸部骨折で入院中。泌尿器科への通院歴はない。

社会心理（環境）　急な入院による環境の変化がある。

生活歴　夫と二人暮らし。折り紙が好き。デイサービスに通っている。

性格　几帳面できれい好き。

脳の障害　アルツハイマー型認知症。記憶障害がある。リハビリの間はトイレに行きたいと言うことがない（作業療法士より）。

← **排尿ケアが必要。**

STEP3 ニーズを見つける

趣味に没頭できる時間を作る

- トイレに行くと排尿があることが多いので「行きたい」と言うときは必ずトイレへ行くことが必要。
- 安心してもらうために、看護師が積極的に池野さんと関わりをもつことが必要。
- 何か夢中になれることがあると、トイレが気にならない状況へと変わる可能性がある。

ケアプラン1

身体の健康状態

たずさわること

泌尿器科・排尿ケアチームに依頼する

泌尿器に病気が隠れていないか、泌尿器科の医師に相談をする。残尿測定器で残尿があるかどうかも確認をする。

ケアプラン2

社会心理（環境）

くつろぎ（やすらぎ）　愛着・結びつき

20分おきに訪室する

ナースコールで呼ばれて行くだけでなく、20分おきに訪室をする。呼ばないでも看護師が来ることで、池野さんは、安心してくれるかもしれない。何回も呼ばれてイライラして訪室するよりも、すすんで訪室したほうが、看護師も笑顔でいられる。

ケアプラン3

社会心理（環境）

くつろぎ（やすらぎ）

看護師たちが必ず声かけをする

池野さんの部屋の前を通るときや、池野さんを見かけたときは、看護師たちは必ず声かけをする。自分のことを気にかけてくれる人がたくさんいる、居心地がよいと感じてもらうことを目指す。

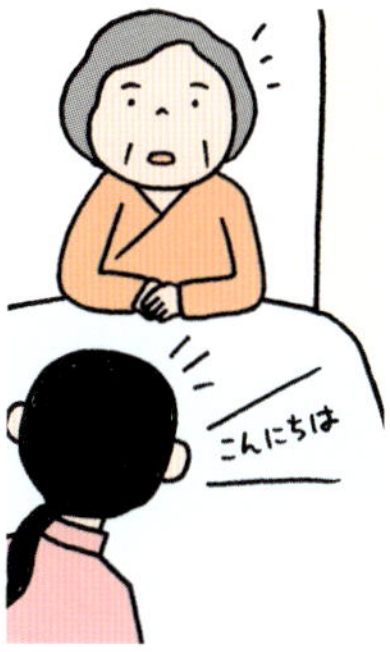

ケアプラン4

社会心理（環境）　生活歴

愛着・結びつき

折り紙をする時間を作る

折り紙が好きで、デイサービスでも楊枝袋をよく作っているという池野さん。そこで、家族に折り紙を用意してもらい、ベッドに座ったまま折り紙ができる環境を整える。看護師たちは、池野さんが折り紙をしているときに話しかけて、安心してもらえるような関係性を作る。

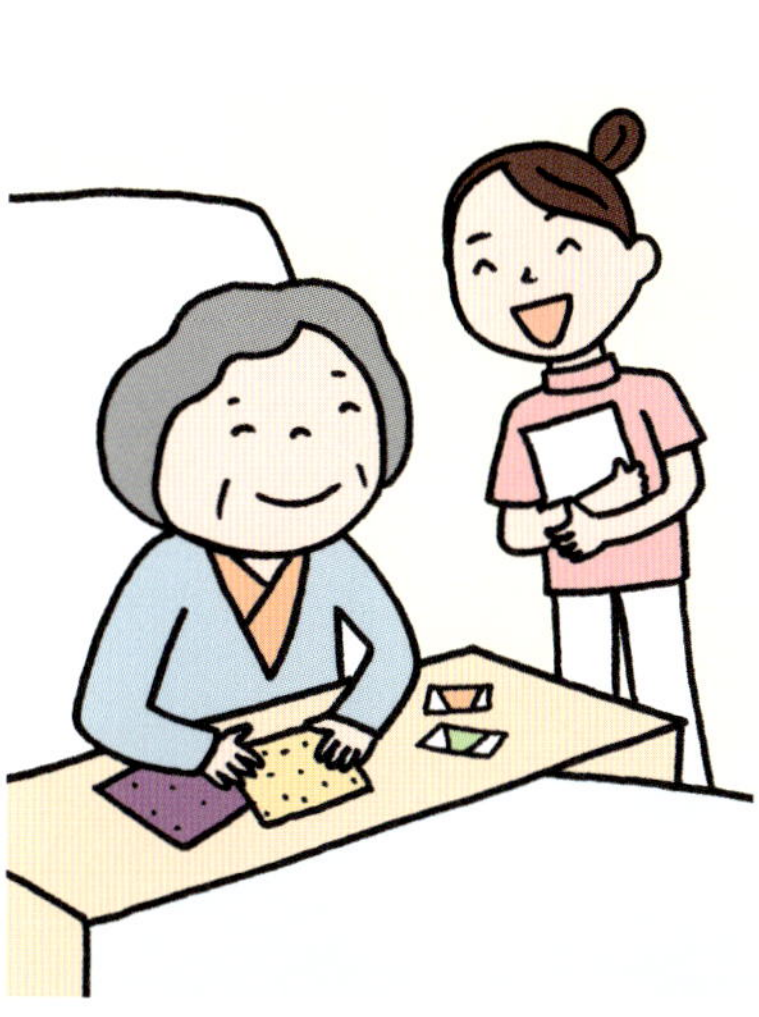

ほかにもある！ こんな事例

看護師が来てくれない

STEP1 思いを聞く

- ナースコールが鳴って行くと「点滴が大丈夫か見てほしい」と毎回言う。朝から夕方まで200回以上ナースコールを押す。

STEP2 情報を集める

- 認知症による短期記憶障害が目立つ。
- 定年退職するまでは管理職として書類の確認をすることが多かった。

STEP3 ニーズを見つける

- 看護師が訪室したことを忘れてしまうので、長い時間看護師が来ないと思い、不安になっているのかもしれないと考えた。そこで、以下を行った。

▼

- 「看護師ラウンド表」を作り、その人が家で使っていた時計と一緒にその人の近くに置いた。看護師は訪れるたびに、ラウンド表にサインをした。その表を見ると、「あ、さっき来てくれたんだ」と自分の力で認識することができるようになった。ナースコールの数は半分に減った。

不安でトイレへ行きたい

STEP1 思いを聞く

- ナースコールが鳴って行くと「トイレに行きたい」と毎回言う。
- トイレへ行くと、排尿があるときとないときがある。

STEP2 情報を集める

- 入院1日目。
- お風呂が好きと家族から聞いた。

STEP3 ニーズを見つける

- 入院してすぐなので不安で落ち着かないのではないかと考えた。そこで、以下を行った。

▼

- 落ち着いてここにいてもらえるように、それぞれのスタッフが、少しでもいいのでまめに話しかけるようにした。次に訪れることができる時間がわかるときは一緒に時計を見ながら「今度は10分後に来ますね」などと伝えた。
- お風呂が好きと聞いたので、夕方、足浴をすることにした。
- 5日目からナースコールが減ってきた。看護師を見かけると手を振るようになった。「今度10分後に来ますね」と言うと、待っていてくれる。

暗くて見えない

STEP1 思いを聞く

- 毎晩、ナースコールが鳴って行くと、「暗くて見えない」と言う。

STEP2 情報を集める

- 白内障がある。
- アルツハイマー型認知症。

STEP3 ニーズを見つける

- ナースコールを電気のスイッチと認識されているのかもしれないと考え、以下を行った。

▼

- 枕灯の使用方法をていねいに繰り返し伝えた。
- ナースコールとわかる形状の物に変更した。

column

Good idea!

看護師たちの連携

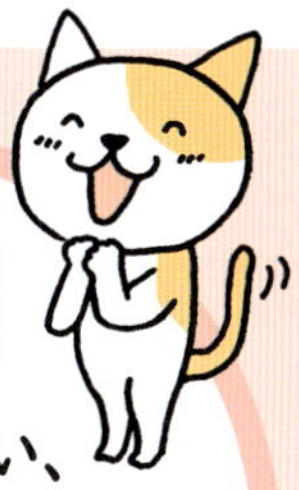

利点

一人ではできない、ていねいなケアのための情報収集、役割分担、バトンタッチなどができる。

病院における認知症ケアは、チームワークがとても大事になります。とくに、看護師たちの連携がよいほど、認知症の人にとって日々の入院生活がよりよいものになっていくでしょう。ここでは、実際に看護師が連携してケアをしていて「自分たちがしてよかった」と思う経験を3つピックアップします。ぜひ参考にしてください。

それぞれがまめな訪室を

入院したばかりでせん妄が気になる○○さん。一緒にいる時間をできるだけもつことで安心してもらいたいと思ったが、その日はほかにも同じような状況の方がいて、なかなか時間が取れない様子だった。

そこで!

その人のもとへ、看護師一人一人が、1回2分でもいいので、訪れるようにした。一人が2分であっても、5人ですれば10分になる。そして、それぞれが本人と話をしたり様子を見たりして得た情報をスタッフ全員で共有した。その人が演歌歌手が好きだということがわかり、看護師たちはその話題で楽しく話ができるようになった。

数人で訪れても話すのは一人

オムツ替えや清拭のとき、本人への負担を少しでも軽くするために、2名の看護師が担当し、できるだけ短い時間で行うようにした。しかし、本人は落ち着かない様子。

そこで!

話しかけるのは一人だけにして、もう一人はケアに集中することにした。高齢者は加齢変化により、音がする方向がわかりにくくなる。そのため、複数から話しかけられた場合、誰が誰に話しかけているのかがわかりにくい。1対1でしっかりと目を見て、ゆっくりと話しかけることで、誰が話しかけていて、何を言っているのか理解できている様子だった。スムーズなケアを行うことができた。

難しいときはバトンタッチ

そのときどきで気分が変わりやすい○○さん。笑顔で話していたかと思ったら、急に不機嫌になってしまうということが、繰り返された。どの看護師だからそうなってしまうということはなく、誰もが同じ経験をしていた。より詳しく原因を探ってみたが、見つからなかった。

そこで!

とにかく安心して過ごしてもらえるように、みんなで訪室をできるだけしようということになった。そして、話している途中で機嫌が悪くなったら、違う看護師とバトンタッチをしてみることに。たとえば、検温のときにていねいに説明しても、怒り出してしまったときに、静かに席を立ち、違う看護師とバトンタッチをしたら、機嫌が戻っていて、嫌がっていた検温もスムーズにしてもらえた。

食事

うまく食べられない

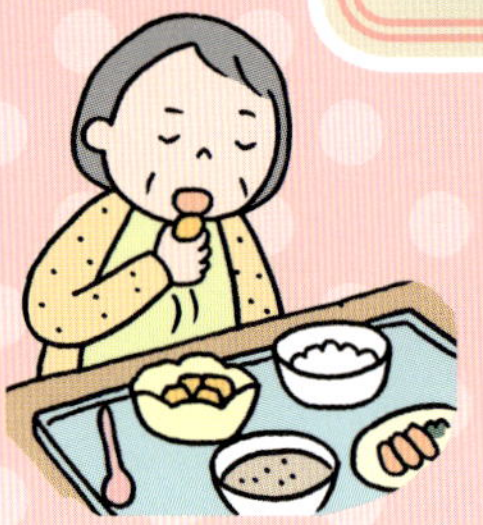

▶井村ゆきえさんの例

井村ゆきえさん:85歳。腎盂腎炎で入院。
点滴加療中。アルツハイマー型認知症。

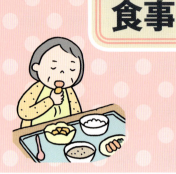

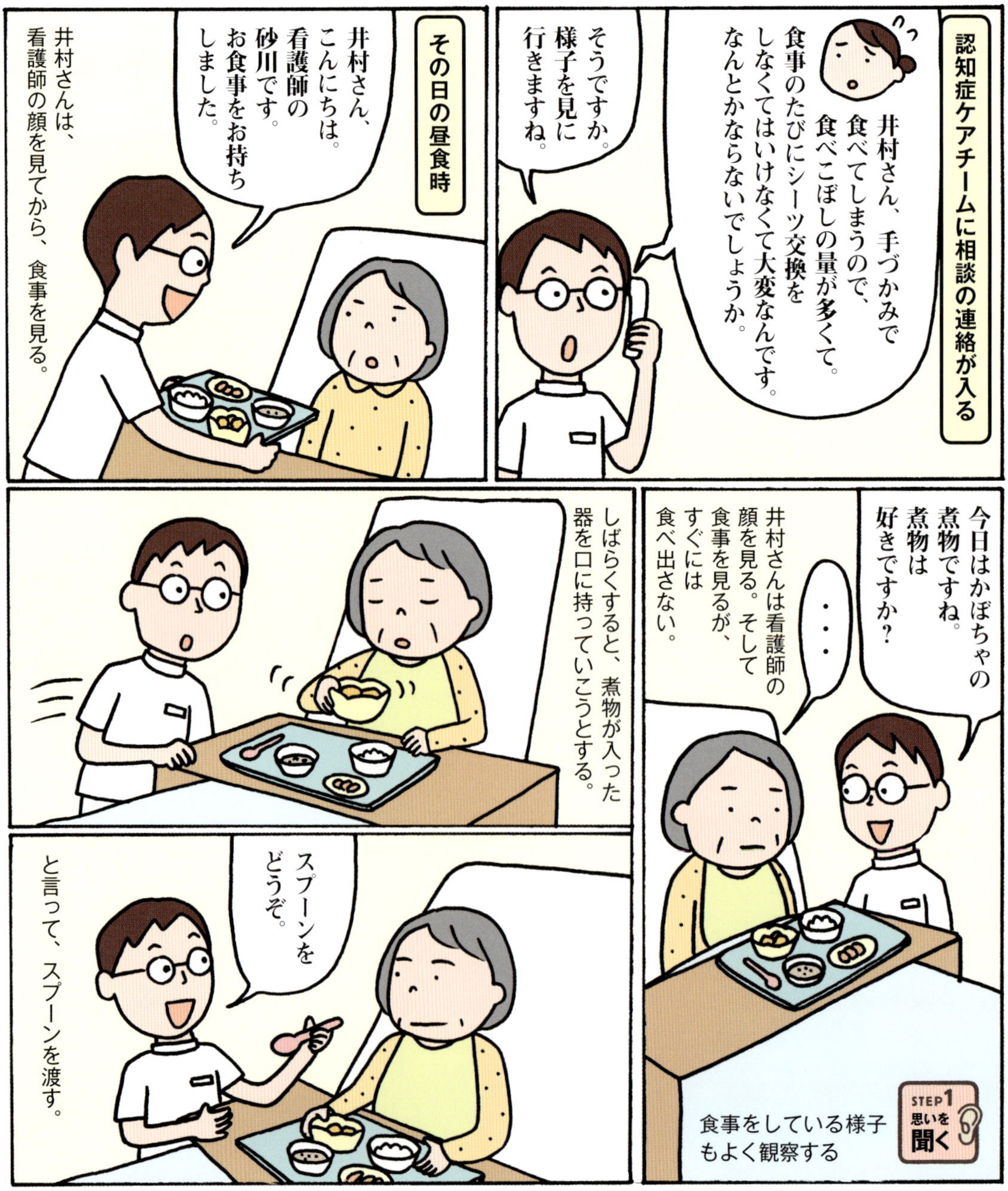

認知症ケアチームに相談の連絡が入る
井村さん、手づかみで食べてしまうので、食べこぼしの量が多くて。食事のたびにシーツ交換をしなくてはいけなくて大変なんです。なんとかならないでしょうか。
そうですか。様子を見に行きますね。
その日の昼食時
井村さん、こんにちは。看護師の砂川です。お食事をお持ちしました。
井村さんは、看護師の顔を見てから、食事を見る。
今日はかぼちゃの煮物ですね。煮物は好きですか?
・・・
井村さんは看護師の顔を見る。そして食事を見るが、すぐには食べ出さない。
STEP1 思いを聞く
食事をしている様子もよく観察する
しばらくすると、煮物が入った器を口に持っていこうとする。
スプーンをどうぞ。
と言って、スプーンを渡す。

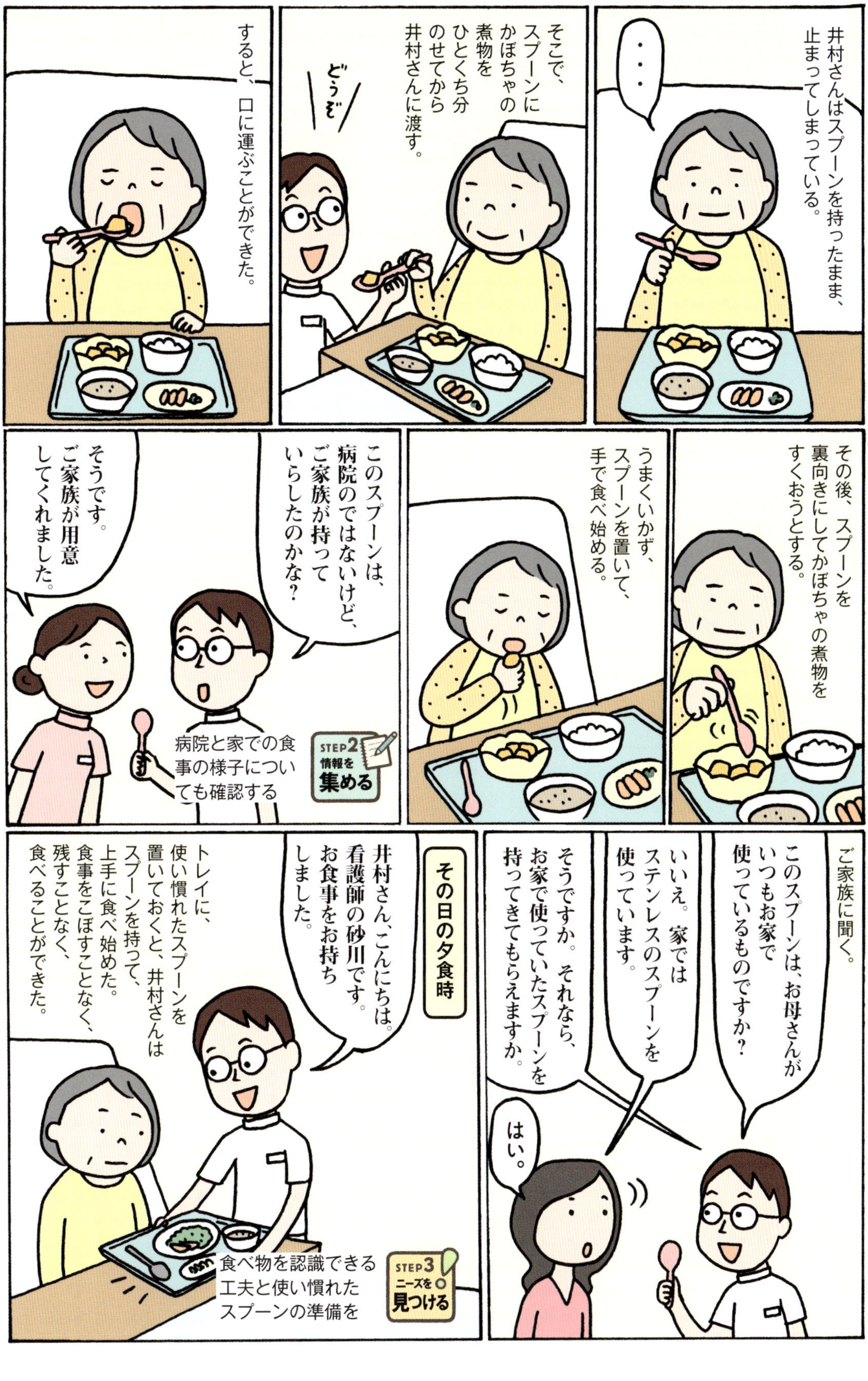
井村さんはスプーンを持ったまま、止まってしまっている。
・・・
そこで、スプーンにかぼちゃの煮物をひとくち分のせてから井村さんに渡す。

どうぞ
すると、口に運ぶことができた。

その後、スプーンを裏向きにしてかぼちゃの煮物をすくおうとする。

うまくいかず、スプーンを置いて、手で食べ始める。

このスプーンは、病院のではないけど、ご家族が持っていらしたのかな？

そうです。ご家族が用意してくれました。

病院と家での食事の様子についても確認する
STEP2 情報を集める
ご家族に聞く。

このスプーンは、お母さんがいつもお家で使っているものですか？

いいえ。家ではステンレスのスプーンを使っています。

そうですか。それなら、お家で使っていたスプーンを持ってきてもらえますか。

はい。

その日の夕食時
井村さん、こんにちは。看護師の砂川です。お食事をお持ちしました。

トレイに、使い慣れたスプーンを置いておくと、井村さんはスプーンを持って、上手に食べ始めた。食事をこぼすことなく、残すことなく、食べることができた。

食べ物を認識できる工夫と使い慣れたスプーンの準備を
STEP3 ニーズを見つける

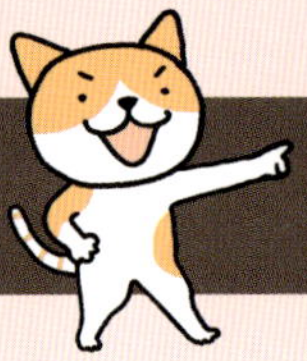

3ステップで井村さんのケアを実践！

なぜ「うまく食べられない」のでしょうか？

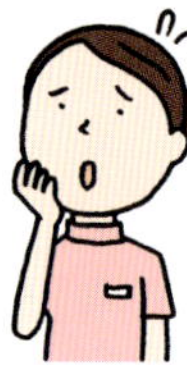

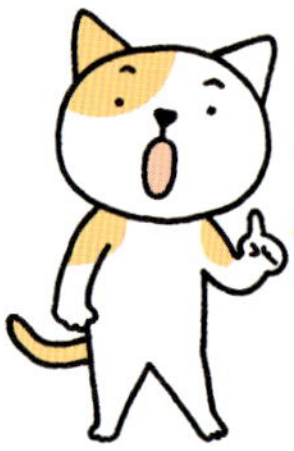

「なぜ？」と思ったら「困りごと」に注目！

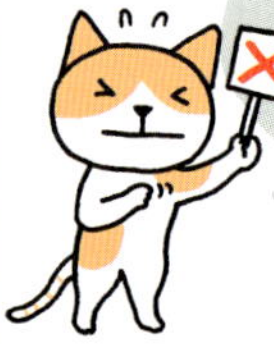

こんなケアはダメ！

- ✖その人の能力を評価せず、すぐに介助に入る。
- ✖食欲がないと勝手に思い込む。
- ✖ある程度の時間になったら、「下膳しますね」と言って下げてしまう。
- ✖スプーンを持ったまま、何か訴えたい顔をしてキョロキョロしているが、配膳で忙しいので、対応を後回しにした。
- ✖食べ残したお膳を見ながら、看護師が二人だけで「どうして残しちゃうんですかね」「昨日もこんな感じでした」「うーん。嚥下障害があるのかな……」などと、話している。

「うまく食べられない」人たちには、こんな困りごとがあるかもしれません。

- どれを食べていいのかわからない。
- 食事が口に合わない。
- 食事の時間がいつもと違う。
- おなかや口の中が痛い。
- 食べていると疲れてしまう。
- 一人で食べるのが嫌だ。
- お箸で食べたい。

など

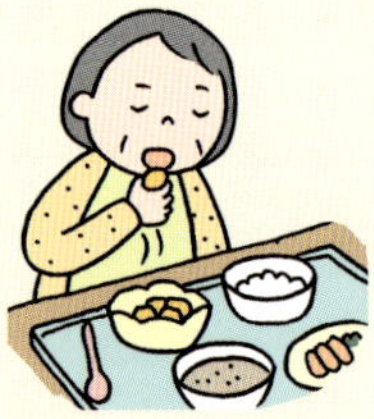

解説

STEP1 思いを聞く

食事をしている様子もよく観察する

- 「お食事をお持ちしました」と声かけをし、「今日はかぼちゃの煮物ですね」などと話しかけても、すぐに食べ出そうとしない。
- 器の中のものを見せると器を直接口に持って行こうとする。
- スプーンを手に持っても食べ物をのせて口に運ぼうとしない。スプーンを裏向きに使うことも。その後、手で食べ始める。

← **失認や失行があると思われる。**

STEP2 情報を集める

病院と家での食事の様子についても確認する

身体の健康状態　腎盂腎炎で入院中。脳梗塞後(明らかな四肢の麻痺なし)、高血圧、両下肢リンパ浮腫。

社会心理(環境)　急な入院による環境の変化がある。

生活歴　専業主婦。

性格　温和。

脳の障害　アルツハイマー型認知症。

家ではスプーンを使って、最後まで自分で食べていた(家族より)。

← **今、使っているスプーンは家で使っているものとは違う。**

STEP 3 ニーズを見つける

食べ物を認識できる工夫と使い慣れたスプーンの準備を

- 食べ物を食べ物として認識しやすいように、食器を工夫する。
- 井村さんが使い慣れたスプーンを用意する。
- 食事が来たことを井村さんがわかるように説明する。
- 食事に集中できるように環境を整える。

ケアプラン1

社会心理（環境）
生活歴

たずさわること

使い慣れたスプーンを用意してもらう

家族が病院のコンビニで買い揃えたプラスチック製のスプーンを使っていた井村さん。このスプーンが上手に使えないのは、使い慣れていないせいかもしれないので、家で使っていたステンレス製のスプーンを持ってきてもらう。

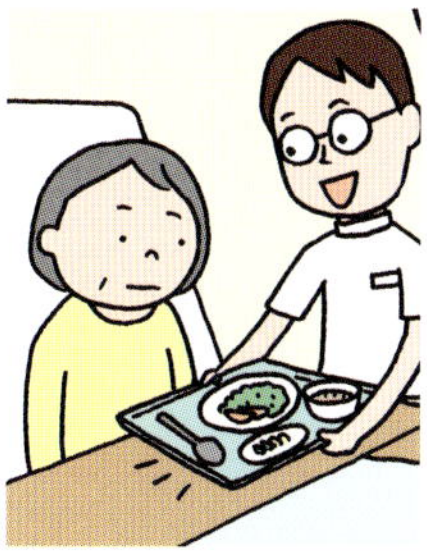

ケアプラン2

生活歴
脳の障害

たずさわること

料理と食器の色が同系色にならないようにする

たとえば、白いごはんを白いお茶碗によそうと、ごはんをごはんとして認識できないことがある。そこで、料理の色と、食器の色が同系色にならないようにして、料理を食べ物として認識しやすいようにする。

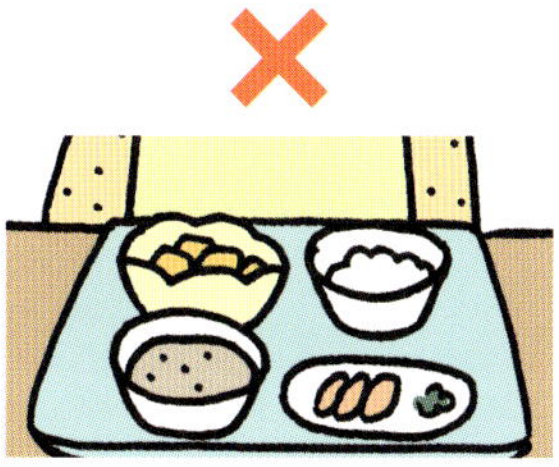

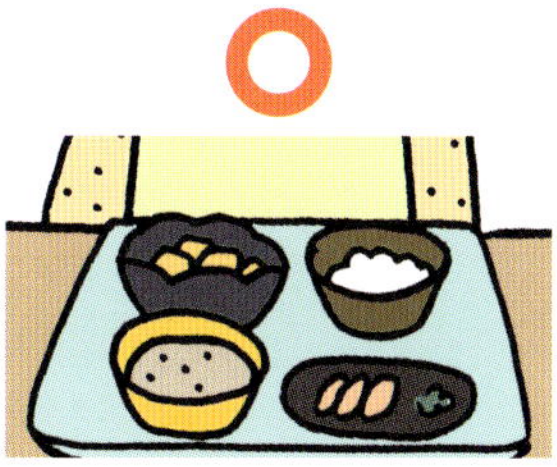

ケアプラン3

身体の健康状態
脳の障害
生活歴

くつろぎ（やすらぎ）
たずさわること

一つずつ料理の説明をする

食事を目の前に置いただけでは、それが食事であることを認識することが、井村さんには難しい様子。そこで、食事をテーブルに置いたら、料理を一つずつ説明する。「今日はかぼちゃの煮物ですね。煮物は好きですか？」などと話しかける。そして、口に運ぶまで少しの間だけでも一緒にいて様子を見る。

ケアプラン4

社会心理（環境）
脳の障害

くつろぎ（やすらぎ）
たずさわること

声や音が気になるときは別室で食べる工夫も

4人部屋にいる井村さん。声やテレビの音、ワゴンの音などが気になって食事に集中できない様子のときは、別の部屋に移動するなど、静かな環境で食事ができるように工夫する。

ほかにもある！ こんな事例

自分だけ食べていない

STEP1 思いを聞く

- 食べ終わって、食器が下げられたあとに、「まだ食べていないから、ごはんをください」と言う。

STEP2 情報を集める

- 認知症による記憶障害がある。

- 食事をしたことを忘れてしまうので、ほかの人が食べているのを見ると、自分はまだ食べていないと思ってしまうのではないかと考えた。そこで、以下を行った。

STEP3 ニーズを見つける

- 食事が終わっても、食器をすぐに下げないようにして、食べ終わったことを自分で確認できるようにした。
- 食事のときに「今日は肉豆腐ですね。お好きですか？」などと話しかけて、食事の時間を楽しんでもらう。

大切なぬいぐるみがない

STEP1 思いを聞く

- キョロキョロしていて落ち着きがない様子。
- 「子どもにごはんを食べさせないと」と言う。

STEP2 情報を集める

- 認知症による記憶障害、見当識障害がある。
- 専業主婦として子どもを立派に育て上げたほこりがある。
- 大切にしているぬいぐるみがあり、家では食事をするときも近くに置いておくことが多い、と家族が言う。

STEP3 ニーズを見つける

- 愛着のあるぬいぐるみを探しているのではないかと考えた。そこで、以下を行った。

- 大切にしているぬいぐるみを家から持ってきてもらい、食事のときも近くに置いておくようにした。ぬいぐるみに話しかけながら食べるようになった。

左側半分が見えない

STEP1 思いを聞く

- 左側だけ食事を残してしまう。

STEP2 情報を集める

- 脳梗塞の既往
- 認知症や脳血管障害による失認（左半側空間無視）がある。

STEP3 ニーズを見つける

- 左半側空間無視があるため、以下を行った。

- 正面の真ん中よりも右側に食事を置くようにした。

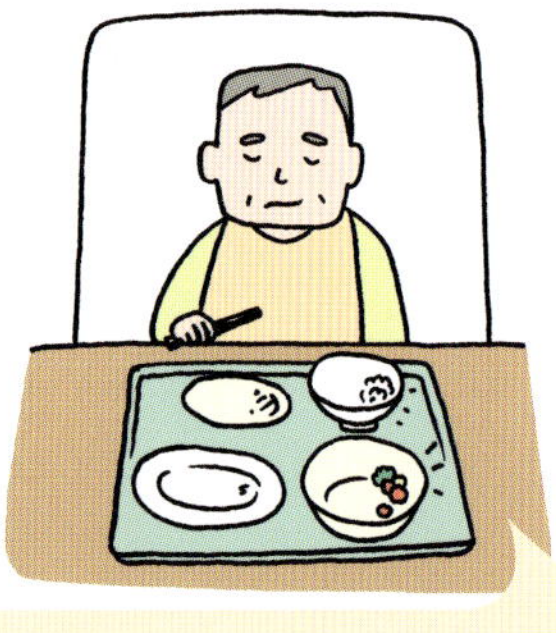

大脳の損傷がある側と反対側の空間に注意が行かない病態を「半側空間無視」という。その多くが右大脳半球損傷による左無視（左半側空間無視）。食事の時は左側にある料理が見えないため、視界の左側に注意が向かず見落としてしまう。

column

Let's think! 多職種で取り組む認知症ケア

たとえば、食事がなかなか進まない人に対して、「なぜ食べられないのだろう」と、そのことに対して興味をもち、「どうして食べないのですか？」と聞くことは、ケアの基本です。食べない理由は人それぞれで、「いつも箸で食べているのにスプーンしかないから」「（メニューが）好きじゃない」「食べたことのないものだから、怖くて食べられない」「食べ物だとわからない」など、人によって反応はさまざまでしょう。なかには、うまく答えることができない人もいます。このように、本人に聞いてみて、様子を見ていて、ケアをするときに困ってしまったら、専門職の人たちに協力してもらいましょう。嚥下のことなら言語聴覚士、道具をうまく使えないときは作業療法士または理学療法士、いつもの習慣を確認するならケアマネジャー……。それぞれの専門の知識を借りて、その人の困りごとを見つけて、病院でも快適に生活が続けられるような支援をしていきましょう。

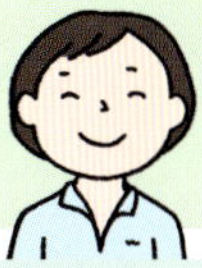

理学療法士

生活を支える運動と活動の専門家。起き上がる、立つ、歩くなどの日常生活に不可欠な基本動作の改善を図る。リハビリテーションを通じて、その人ができることを見つけていくことが得意なので、リハビリテーションでの様子を聞くことがケアの参考になる。

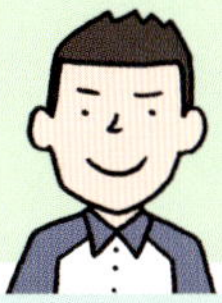

作業療法士

心とからだのリハビリテーションを通じて生活を支える生活行為の専門家。トイレや洗面でのシーンなど、生活の中の動きでどのようにサポートしたらいいのか相談できる。作業活動を通しての心身のリハビリテーションを行っている。

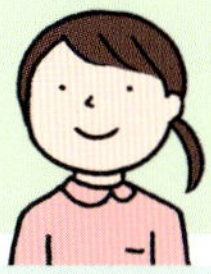

言語聴覚士

話すこと、聞くことなどのコミュニケーションや、食べること（摂食・嚥下）に障害のある人への支援をする専門家。その人の悩みをじっくりと聞き、アドバイスを行う。認知症の人とのコミュニケーションの方法に悩んだら相談してみるのもいい。

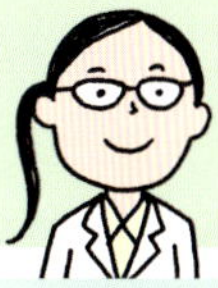

栄養士

栄養を考えながら、その人が快適に食事をするための方法を考える専門家。入院時はもちろんのこと、退院してからの食生活へのアドバイスをもらうこともできる。食べやすく、飲み込みやすい食事や料理方法、1日の摂取量についてのアドバイスがもらえる。

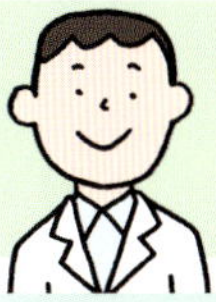

薬剤師

薬だけでなく介護用品、衛生材料など医療や介護に関するさまざまな商品についての相談にも対応してくれる。睡眠薬、向精神薬に関する副作用の相談や、副作用の少ない薬剤の選択の相談にものってくれる。

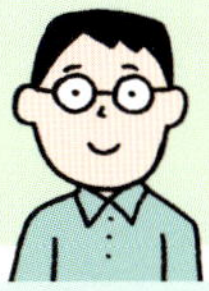

臨床心理士

心の問題にアプローチする専門家。認知症の神経心理学的検査について詳しいので、適切な検査の方法や、検査結果のケアへの活用方法について相談できる。

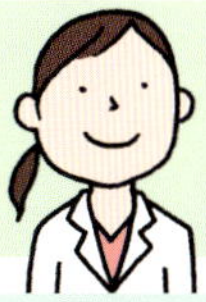

精神保健福祉士
（精神科ソーシャルワーカー）

社会福祉の専門家として、面接などを通して患者さんとその家族の困りごとを、制度などを利用しながら解決するための手伝いをする。在宅に戻るときの心配事の相談を受け付けている。退院後のことが気になる認知症の人やご家族につなげるといい。

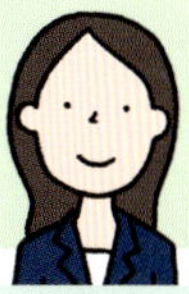

ケアマネジャー
（介護支援専門家）

介護保険を利用している人には担当のケアマネジャーがいる。その人の普段の生活の様子を聞くことができる。介護保険の認定審査や介護サービスについて相談できる。ケアプランも作成している。

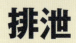

便器以外の場所で排泄する

▶吉井富士夫さんの例

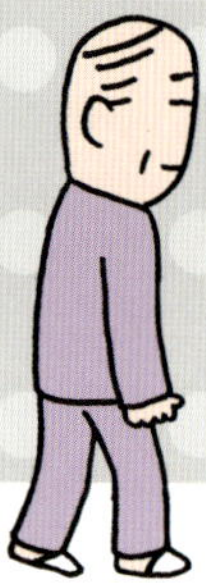

吉井富士夫さん：85歳。心筋梗塞で入院。アルツハイマー型認知症。

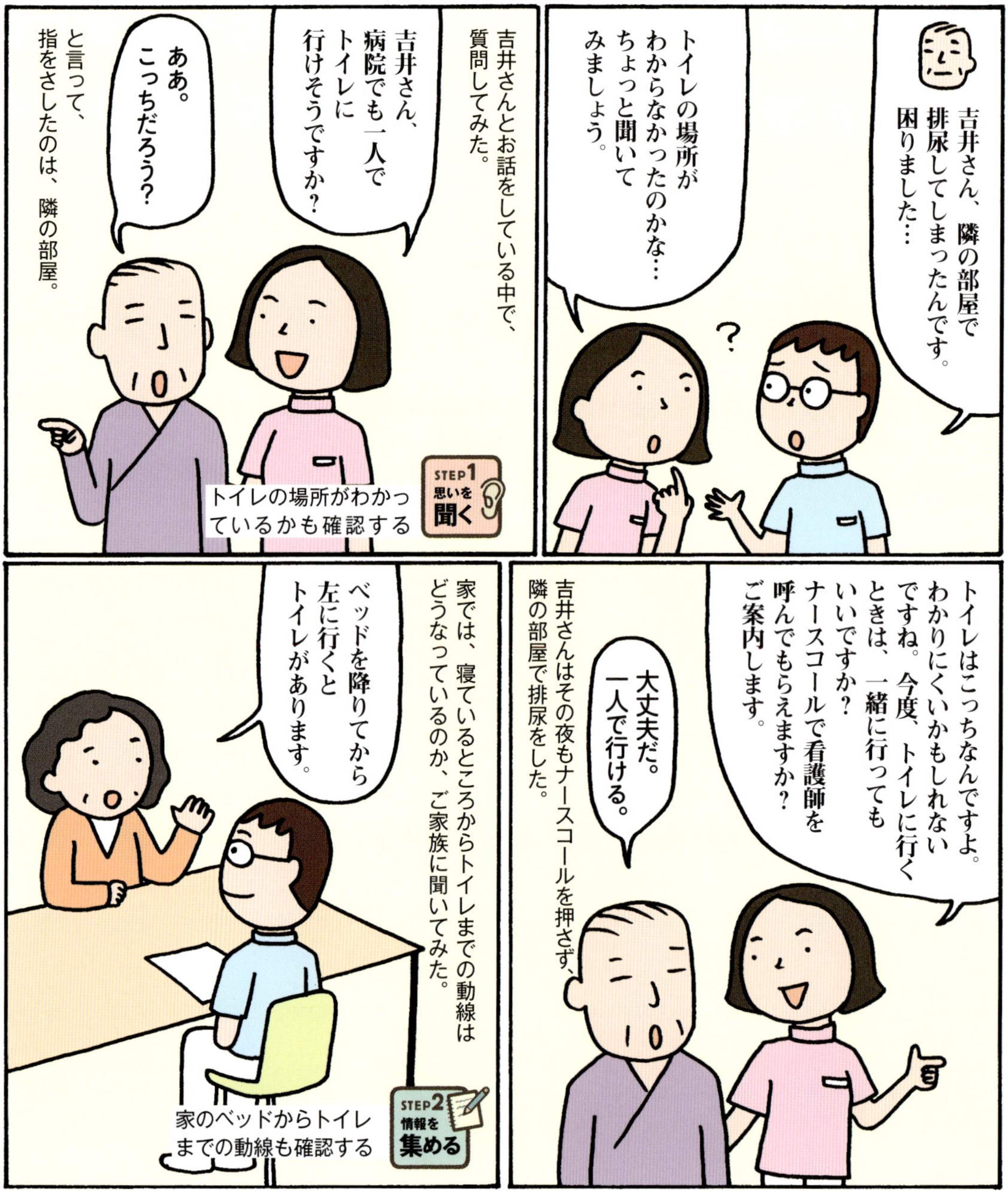
吉井さん、隣の部屋で排尿してしまったんです。困りました…

トイレの場所がわからなかったのかな…ちょっと聞いてみましょう。

？

吉井さんとお話をしている中で、質問してみた。

吉井さん、病院でも一人でトイレに行けそうですか？

ああ。こっちだろう？

と言って、指をさしたのは、隣の部屋。

トイレの場所がわかっているかも確認する
STEP1 思いを聞く
トイレはこっちなんですよ。わかりにくいかもしれないですね。今度、トイレに行くときは、一緒に行ってもいいですか？ナースコールで看護師を呼んでもらえますか？ご案内します。

大丈夫だ。一人で行ける。

吉井さんはその夜もナースコールを押さず、隣の部屋で排尿をした。

家では、寝ているところからトイレまでの動線はどうなっているのか、ご家族に聞いてみた。

ベッドを降りてから左に行くとトイレがあります。

家のベッドからトイレまでの動線も確認する
STEP2 情報を集める

家のトイレは、ベッドを左側から降りて、まっすぐ歩いて部屋を出たら左に曲がり、少し行くと左側にあるそうです。
なるほど。今の吉井さんのベッドから同じようにトイレに行こうとすると、隣の部屋になるね。だから、隣の部屋で排泄してしまったのかもしれない。
そこで、家のトイレに行くときと同じ動きで病院のトイレに行けるように、ベッドの位置を変えた。
今までのトイレの環境に合わせることで、自然と病院のトイレにも行けるように配慮した。
STEP3 ニーズを見つける
一人でトイレへ行くためのサポートが必要
さらに、ベッドからトイレまでの床にテープを貼り、このテープに沿って歩いて行けばトイレへたどり着くようにした。
トイレには、吉井さんが読める「便所」と書いた明るい色の紙を貼った。
便所
夜間もトイレの電気をつけておいた。
便所
すると、吉井さんは、トイレまでスムーズに移動することができるようになった。
よかった

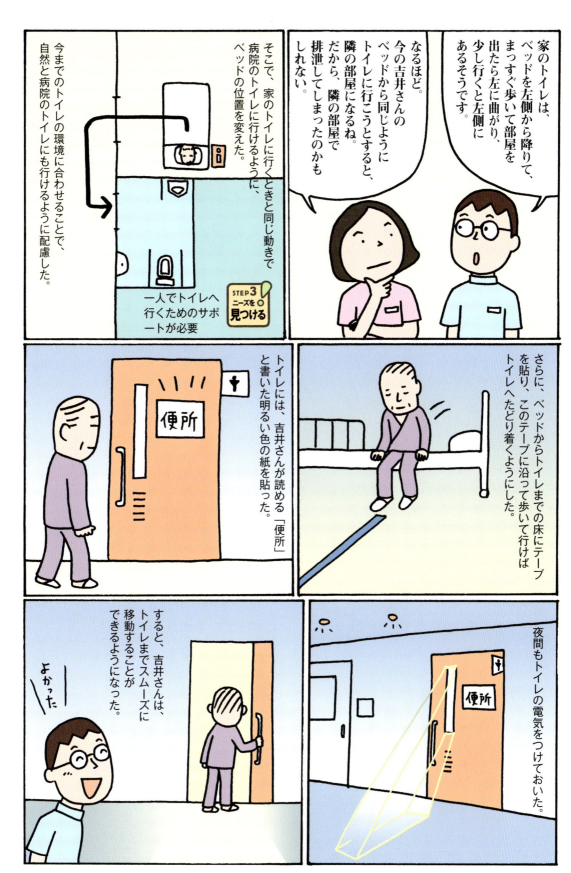

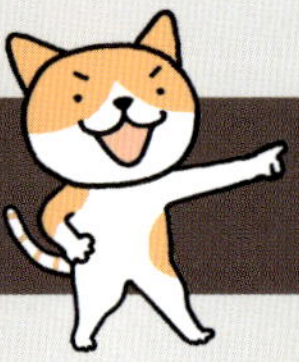

3ステップで吉井さんのケアを実践！

なぜ「便器以外の場所で排泄する」のでしょうか？

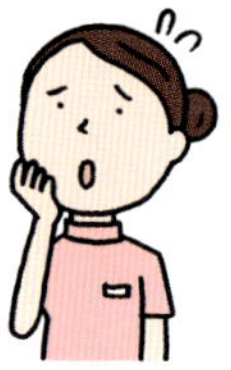

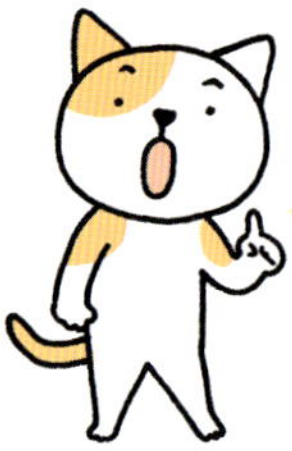

「なぜ？」と思ったら「困りごと」に注目！

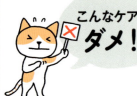

こんなケアはダメ！

✖「ここはトイレではありません！」と強く言う。

✖トイレに行きたそうな様子のとき、手をにぎって「急いでトイレに行きましょう」と言い、説明もせずに急いで連れて行く。

✖「したくなったら、所構わずしちゃうのね」と見下した言い方をする。

✖トイレの便座に上手に座れずに失敗してしまったので、「もうトイレでするのは難しいから、オムツしかないか」と言う。

✖「また放尿したー」と、看護師同士であざけり合う。

「便器以外の場所で排泄する」人たちには、こんな困りごとがあるかもしれません。

- いつもの場所にトイレがない。
- 怒られてしまう。
- トイレの使い方がわからない。
- 我慢ができない。
- いつものポータブルトイレがない。
- 人に見られる。
- 怒られてしまう。

など

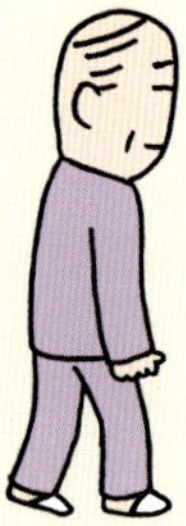

解説

STEP1 思いを聞く

トイレの場所がわかっているかも確認する

- 病院のトイレは、隣の部屋と思っている。
- トイレに行くときに一緒に行ってもいいかと聞くと、一人で行けると言う。

→ **隣の部屋がトイレで、一人で行けると思っている。**

STEP2 情報を集める

家のベッドからトイレまでの動線も確認する

身体の健康状態　心筋梗塞で入院。

社会心理（環境）　急な入院による環境の変化がある。

生活歴　会社員。

性格　頑固な性格。

脳の障害　アルツハイマー型認知症。記憶障害がある。

家族に、家にあるベッドからトイレまでの動線を確認した。

→ **隣の部屋を、家のトイレだと思っている。**

STEP 3 ニーズを見つける

一人でトイレへ行くためのサポートが必要

トイレに行くときは一緒に行ってもいいかと聞くと、一人で行けると答えた吉井さん。家族は頑固な性格だという。そこで、一人で行きたい気持ちを大切にし、一人で行くことができるように環境を整えるようにする。

生活歴

ケアプラン1

たずさわること

ベッドの位置を変える

家のトイレへ行くときと同じ動きで病院のトイレに行けるように、ベッドの位置を変える。

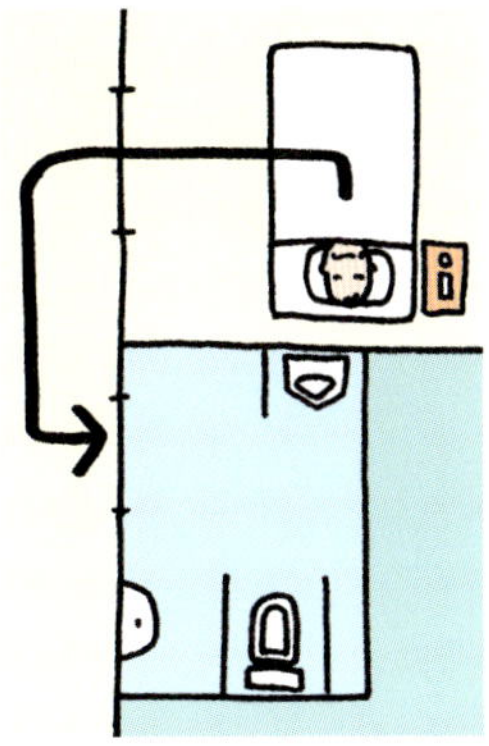

脳の障害

ケアプラン2

アイデンティティ
たずさわること

ベッドを降りたところからトイレまでの床にテープを貼る

吉井さんがベッドから降りてトイレに行くまでの床に、見えやすい濃いめのテープを貼る。このテープに沿って歩いて行けば、トイレへたどり着くことができる。

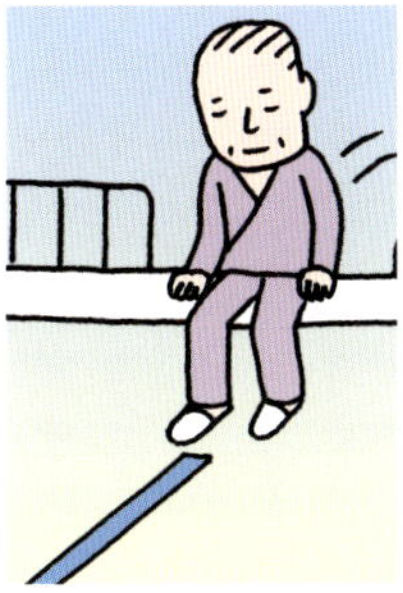

脳の障害

ケアプラン3

たずさわること

トイレの扉に「便所」と書いた紙を貼る

吉井さんはいつもトイレのことを便所と呼んでいるので、トイレの扉に「便所」と書いた明るい色の紙を貼り、ここが便所であることをわかりやすくする（事前に紙に書いて、漢字で読むことができるかを確認する）。

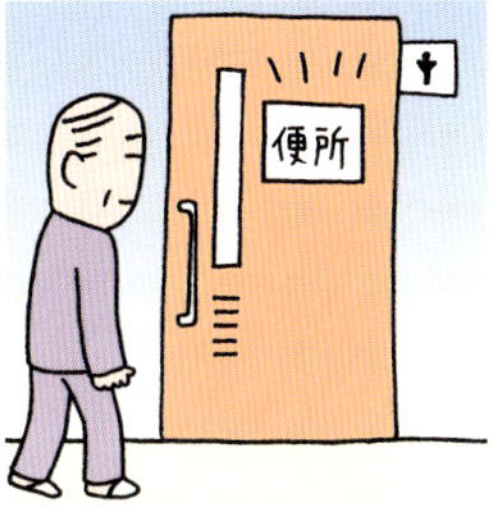

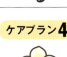

脳の障害

ケアプラン4

たずさわること

夜間もトイレの電気をつけておく

夜間、トイレに行くときも間違えないように、トイレの電気をつけっぱなしにしておく。光が誘導燈のような役割にもなり、光がある方向へ向かって歩いて行くとトイレまでたどり着ける。

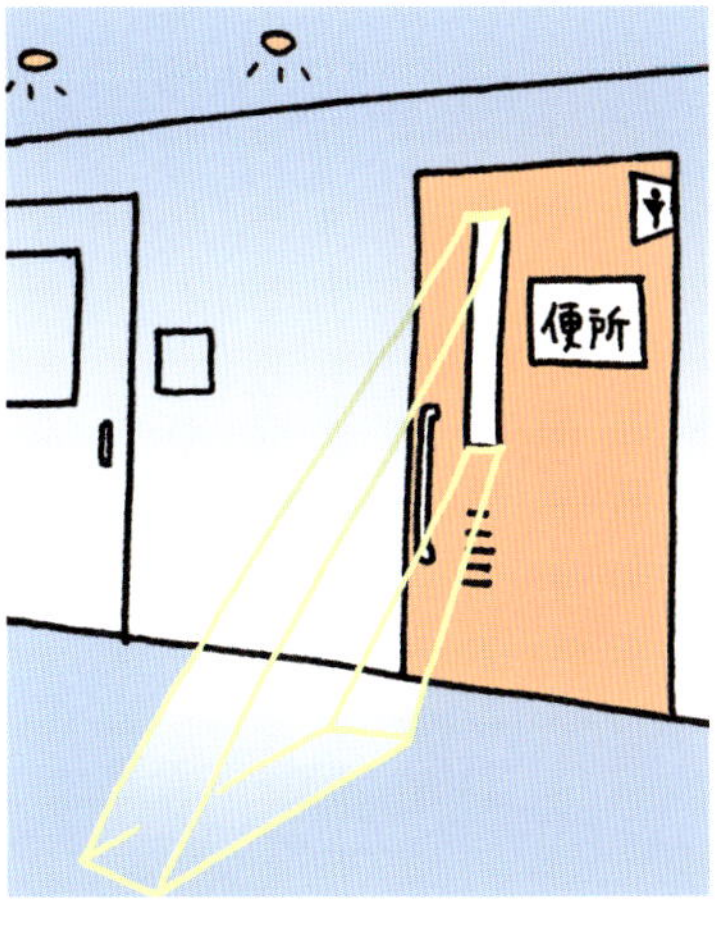

ほかにもある！ こんな事例

排尿は外でしたい

STEP1 思いを聞く

・ゴミ箱に排尿をする。何度かトイレの場所を伝えても、やはりゴミ箱での排尿が続く。

STEP2 情報を集める

・心不全で入院中。利尿剤を内服している。
・アルツハイマー型認知症。
・古い家のときはトイレが外にあったので、外のトイレや草むらで用をたす習慣がある、と家族から聞く。

STEP3 ニーズを見つける

・病院のトイレで排尿することが、いつもの排尿の習慣などと合わないと考えた。そこで、以下を行った。

・いつも排泄を行うところにポータブルトイレを置いた。
・排尿しようとする様子が見られたときは、その都度、トイレの場所を説明しながら誘導をするリアリティ・オリエンテーションを行った。
・利尿剤を投与する時間をなるべく朝にするよう主治医と相談した。

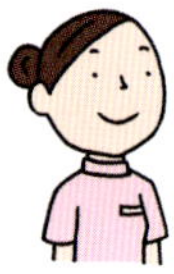

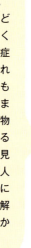

POINT! 普段のトイレの習慣を知っておくことが大事。慣れない場所ということだけでトイレを失敗してしまうことがある。

ここを見よう できること・できないこと

必ず知っておくべきことは、排泄時にその人ができること・できないことです。とくに、見当識障害や失認・失行などがあると、トイレに行き、排泄をして、ベッドまで戻るまでの行動のなかで、できないことが出てきます。下着を下ろすことができるのか、トイレットペーパーの場所がわかりうまく使えるのかなど、事前に一つ一つていねいに確認をしておき、失敗しないですむようなケアを心がけましょう。本人は失敗したくない、見られたくないと強く思っていることを忘れてはいけません。

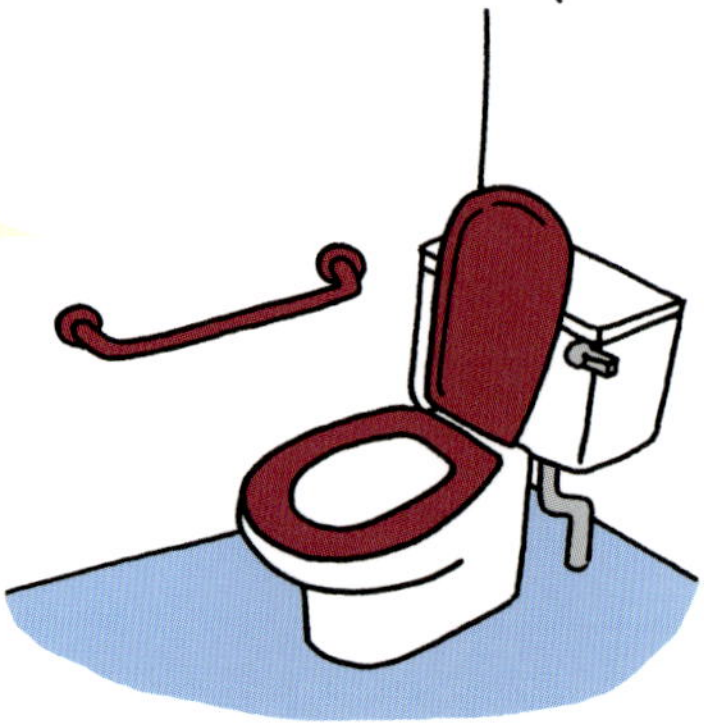

認知症の人にやさしい環境デザインの研究で知られるスターリング大学（スコットランド）。感覚の問題が出てきても暮らしやすくするためのデザインを提案しています。たとえば、便座が床や壁などと同じ白い色では見つけにくくなります。そこで、認知症の人が見分けやすいと言われる赤の色を使えば、一人でも便座を見つけやすくなります。ほかにも、暗い床や敷物は穴に見えたり、光っている壁や床は段差があるように見えたりするなど、認知症の人に起こりやすい感覚の変化による混乱をデザインの力で解決できることを、この研究から知ることができます。

Let's think! 泌尿器科の病気が隠れていないかチェックを

「トイレが近い」「夜間、何度もトイレで起きる」「トイレに行くが間に合わない」など、排尿に関する困りごとがあるときは、精神面での困りごとともに病気が隠れていないか確認することが大事です。泌尿器科の医師に相談する前に、まずは本人と話をしながら、本人の同意を得たうえで以下の確認をしてみましょう。

尿の色やにおいの確認

紙コップに尿を取り確認をする。尿が濃い、においが強いときは、尿路感染などの可能性がある。医師に相談を。

トイレの回数の確認

日中、夜間のトイレ回数を観察する。多い場合は、尿量モニターで排尿前の膀胱容量を確認する。少量でも尿意が頻回な場合は、過活動膀胱、毎回多量なら水分管理や排出状況を観察する。

排泄中の様子の確認

トイレの外または中で様子を確認する。いきんでいる、排尿の勢いがない、長くかかる、途切れるということがあるときは、排尿困難の可能性がある。排尿直後に尿量モニターで残尿量を測り、残尿量が 50 ～ 100ml 以上あれば腎機能や下部尿路機能障害も考えられるので、医師に相談を。

下着やオムツ類の確認

においを嗅ぐ、重さを測る、汚れ方を見る。尿失禁があるときは、トイレの誘導タイミングを見直す。

排泄に関わることはとても恥ずかしいと本人が感じることです。これらのことを確認して、排尿の状態をアセスメントするときは、ていねいに進めることがとても大事です。たとえば、「食事はどうですか？　トイレはどうですか？」と、ほかの質問と一緒に排尿についても確認をすることから始めましょう。

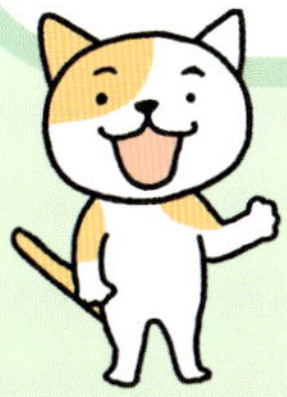

そして、本人のからだのことを大切に思っているので、これらの確認をしたいということを伝え、「協力してください」とお願いします。許可を得てから、これらの確認を進めるようにしましょう。そして少しでも気になることがあれば、早めに医師に相談をします。

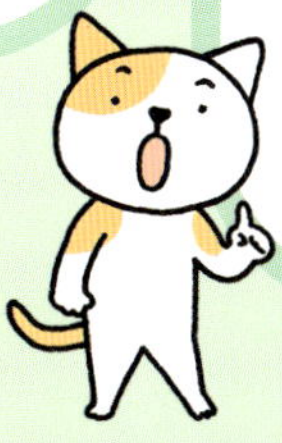

参考／『快尿フローシート』佐藤文恵（コンチネンス・アドバイザー）

便を触る（ろう便）

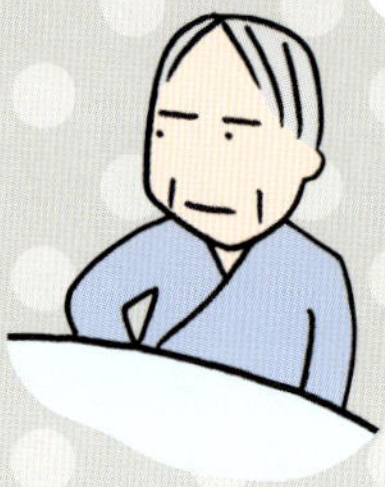

▶井上誠二さんの例

井上誠二さん：73歳。脳卒中で回復期にある。胃ろうがあり、ベッド上で寝たきり。回復期病院へと転院。転院前からろう便があり、ミトンをつけていたという。血管性認知症。

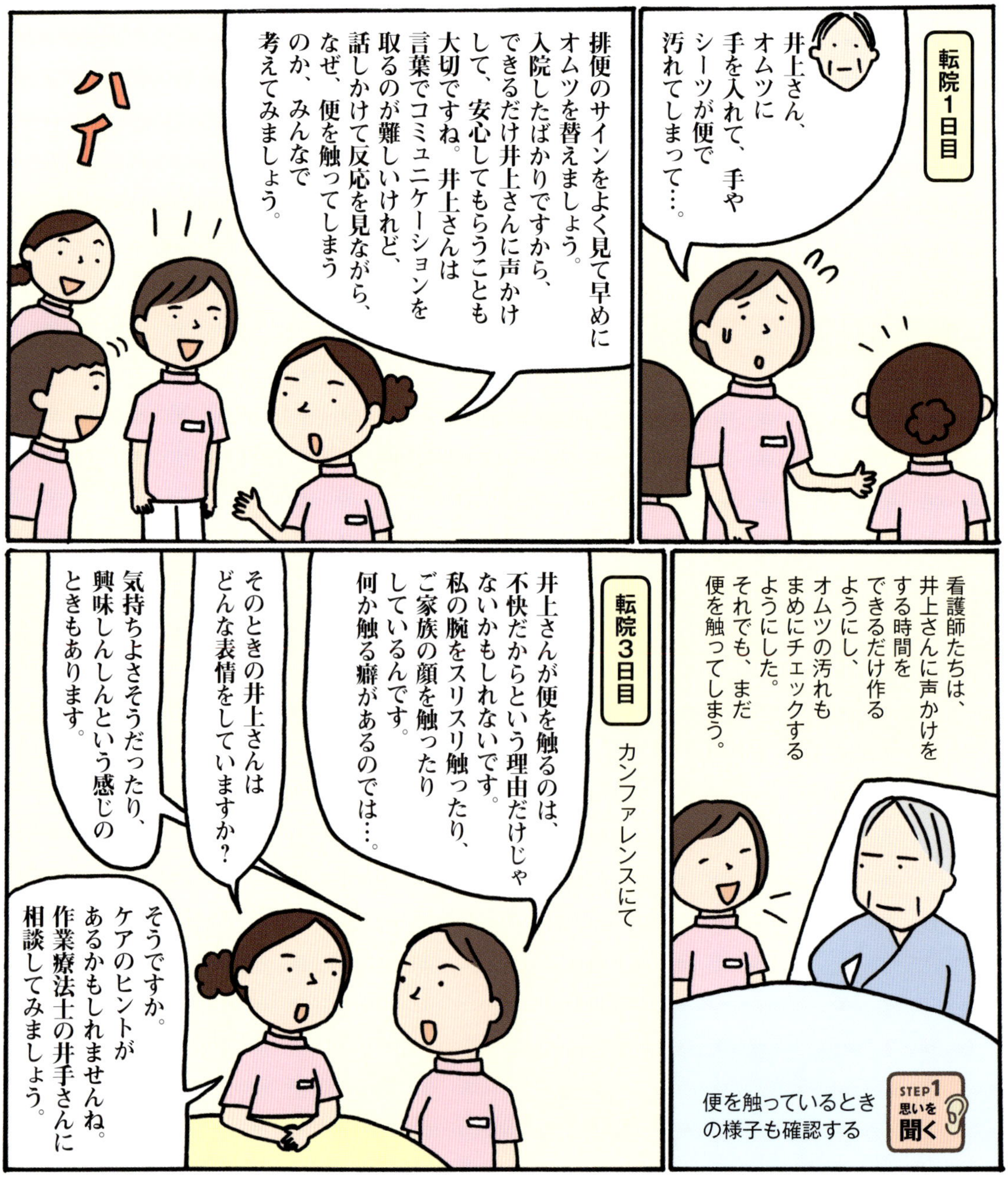
転院1日目
井上さん、オムツに手を入れて、手やシーツが便で汚れてしまって…。
排便のサインをよく見て早めにオムツを替えましょう。入院したばかりですから、できるだけ井上さんに声かけして、安心してもらうことも大切ですね。井上さんは言葉でコミュニケーションを取るのが難しいけれど、なぜ、便を触ってしまうのか、みんなで考えてみましょう。
ハイ
看護師たちは、井上さんに声かけをする時間をできるだけ作るようにし、オムツの汚れもまめにチェックするようにした。それでも、まだ便を触ってしまう。
便を触っているときの様子も確認する
STEP1 思いを聞く
転院3日目
カンファレンスにて
井上さんが便を触るのは、不快だからという理由だけじゃないかもしれないです。私の腕をスリスリ触ったり、ご家族の顔を触ったりしているんです。何か触る癖があるのでは…。
そのときの井上さんはどんな表情をしていますか？
気持ちよさそうだったり、興味しんしんという感じのときもあります。
そうですか。ケアのヒントがあるかもしれませんね。作業療法士の井手さんに相談してみましょう。

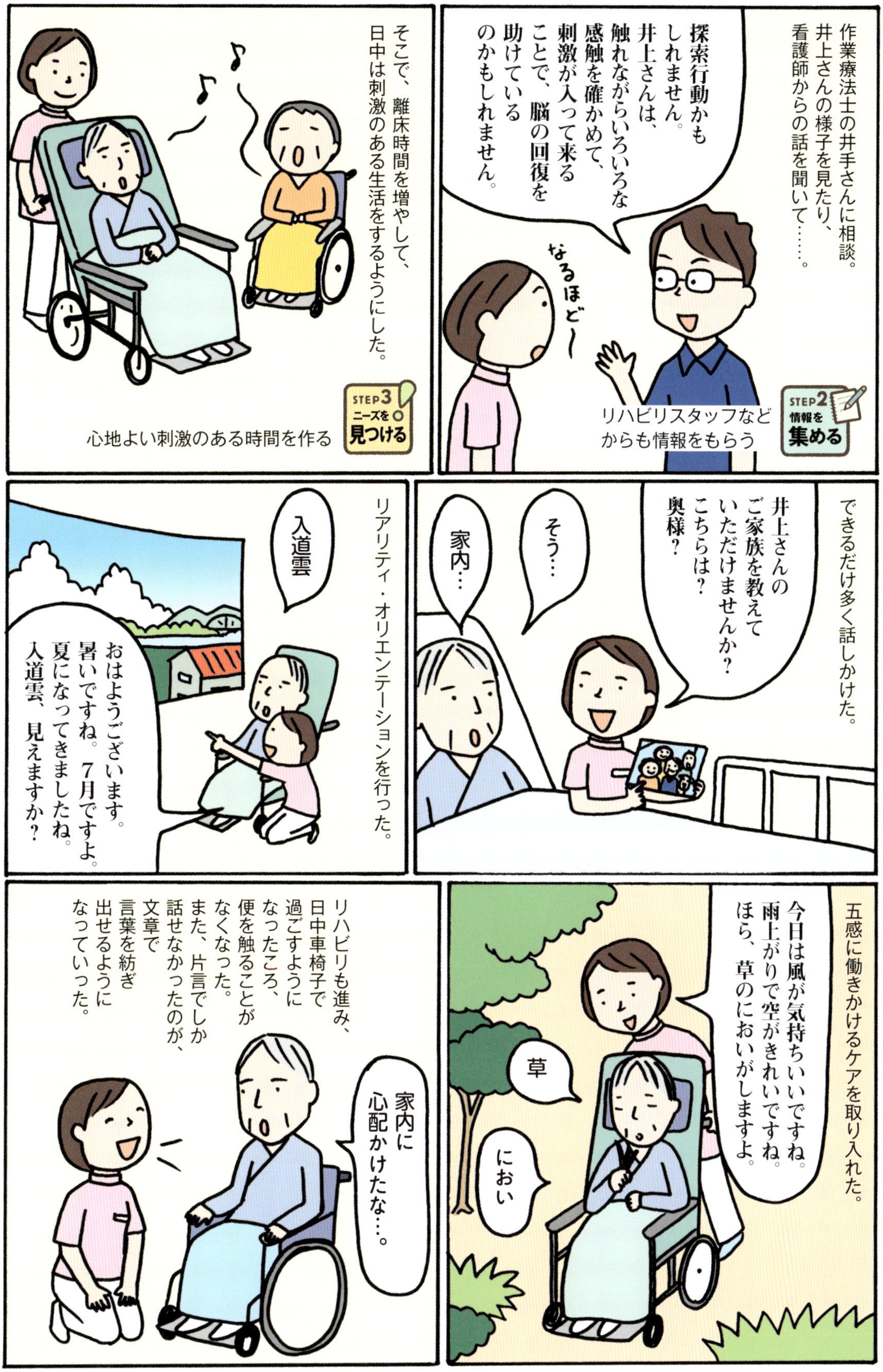
作業療法士の井手さんに相談。井上さんの様子を見たり、看護師からの話を聞いて……。
探索行動かもしれません。井上さんは、触れながらいろいろな感触を確かめて、刺激が入って来ることで、脳の回復を助けているのかもしれません。
なるほど～
STEP2 情報を集める
リハビリスタッフなどからも情報をもらう
そこで、離床時間を増やして、日中は刺激のある生活をするようにした。
STEP3 ニーズを見つける
心地よい刺激のある時間を作る
できるだけ多く話しかけた。
井上さんのご家族を教えていただけませんか？こちらは？奥様？
そう…
家内…
リアリティ・オリエンテーションを行った。
入道雲
おはようございます。暑いですね。7月ですよ。夏になってきましたね。入道雲、見えますか？
五感に働きかけるケアを取り入れた。
今日は風が気持ちいいですね。雨上がりで空がきれいですね。ほら、草のにおいがしますよ。
草
におい
リハビリも進み、日中車椅子で過ごすようになったころ、便を触ることがなくなった。また、片言でしか話せなかったのが、文章で言葉を紡ぎ出せるようになっていった。
家内に心配かけたな…。

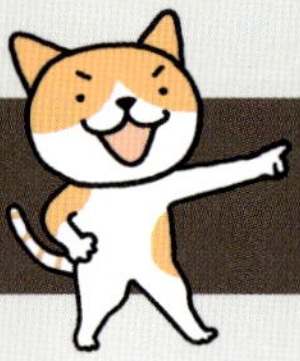

3ステップで井上さんのケアを実践！

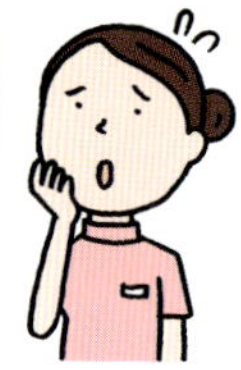

なぜ「便を触る」のでしょうか？

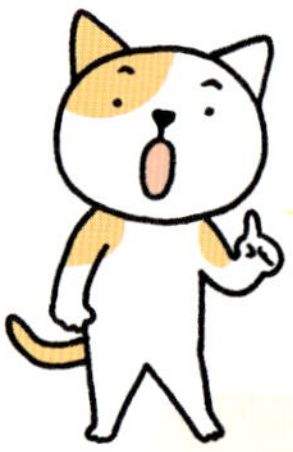

「なぜ？」と思ったら
「困りごと」に注目！

こんなケアは
ダメ！

- ✖「こんなに汚して困ります」と言う。
- ✖「すぐにつなぎ服を着せましょう」と言って、便を触らせないためにつなぎ服を着せる。
- ✖ミトンを着ける。
- ✖汚れたら嫌がっていても無理矢理シャワールームに連れて行く。

「便を触る」人たちには、
こんな困りごとがあるかもしれません。

- おなかが痛い。
- 下着やオムツの中に何かあって、気持ち悪い。それが何なのか気になる。
- 気持ち悪いので服を脱ぎたい。
- パンツや服を汚したくない。
- お尻を拭きたい。
- 手を拭きたい。
- 気持ち悪くて眠れない。

など

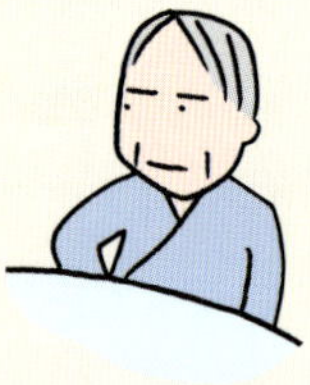

解説

STEP1 思いを聞く

便を触っているときの様子も確認する

- 会話が難しいため、便を触る理由を聞いても、答えはない。
- 便を触ったあと、その手をシーツで拭う。

➡ **手を拭きたくてシーツに手をこすりつけているように見える。**

STEP2 情報を集める

リハビリスタッフなどからも情報をもらう

身体の健康状態　脳卒中。
社会心理（環境）　転院して環境の変化がある。
生活歴　会社員。
性格　几帳面。
脳の障害　血管性認知症。

- 看護師の腕、家族の顔を触ることがある（看護師より）。
- 見たものを触って情報を探索しているのかもしれない（作業療法士より）。

➡ **触れて確かめたい様子。**

STEP 3 ニーズを見つける

心地よい刺激のある時間を作る

- お尻につく不快なものが何なのか、わからないので、それが便であることを伝える。また、出た便を確認したくなるので、オムツに便が出たらすぐに取り替える。
- 気になるものを触って確かめたい井上さん。そのような気持ちを満足させるために、心地よい刺激のある時間があるといいのではないか。

ケアプラン1

身体の健康状態　社会心理(環境)　脳の障害

くつろぎ(やすらぎ)　共にあること　たずさわること

離床時間を増やして余暇を楽しんでもらう

日中は、病院のデイケアで、井上さんの好きな歌を一緒に歌うなどレクリエーションを楽しんでもらう。刺激のある時間を過ごしてもらう。

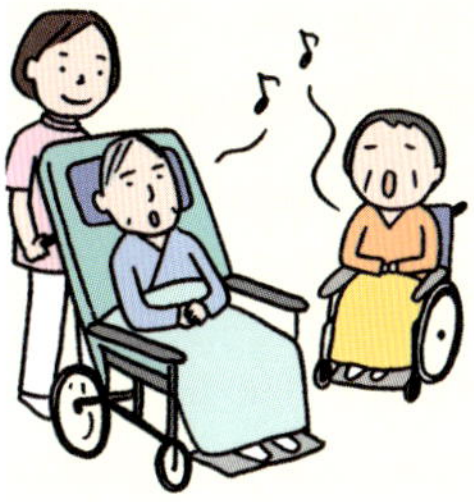

ケアプラン2

身体の健康状態　社会心理(環境)　脳の障害

くつろぎ(やすらぎ)　共にあること　たずさわること

できるだけ会話をして信頼関係を築く

言葉があまり出ない井上さん。こちらから積極的に話しかけて、コミュニケーションをとるようにする。看護師と馴染みの関係になり、安心してもらうことと、発語のリハビリテーションのためにも、これを大切にする。

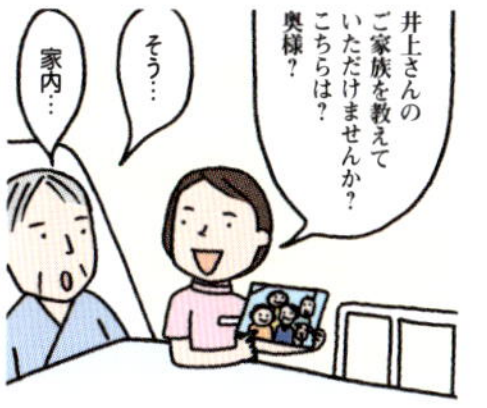
井上さんのご家族を教えていただけませんか？こちらは？奥様？
そう…
家内…

ケアプラン3

身体の健康状態　社会心理(環境)　脳の障害

くつろぎ(やすらぎ)　共にあること　たずさわること

五感に働きかけるケアを取り入れる

草木に触ったり、鳥の声を聞いたり、においを嗅いだり……五感を使って自然や好きなことを楽しんでもらう。元気が出てくる。

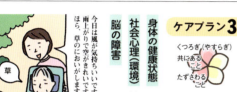

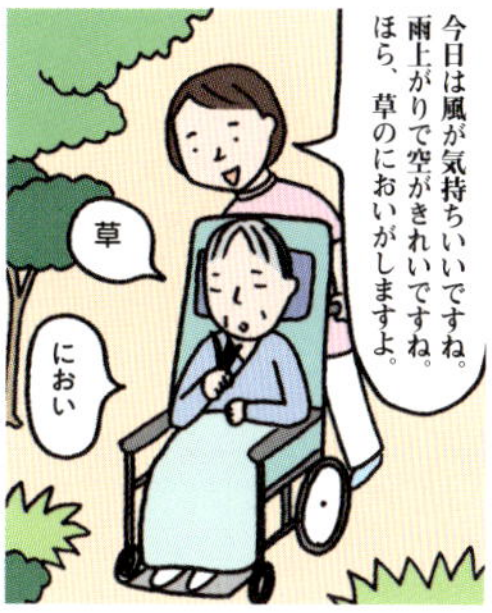
今日は風が気持ちいいですね。雨上がりで空がきれいですね。ほら、草のにおいがしますよ。
草
におい

ケアプラン4

脳の障害

たずさわること

リアリティ・オリエンテーションを取り入れる

見当識障害を補うための訓練法であるリアリティ・オリエンテーションを取り入れる。「確認したい」という気持ちがあるのは、「わからず不安」ということかもしれない。そこで、今がいつで、自分がどこにいて、目の前にあるものが何で、というような現実を認識する機会をもつようにする。

「便を触るのはつらくて見ていられない。前の病院と同じようにミトンをつけてほしい」と家族は言っていた。しかし、ミトンはせずにケアを続けて退院のころには言葉も出てきた様子を見て、涙を流して喜んでいた。

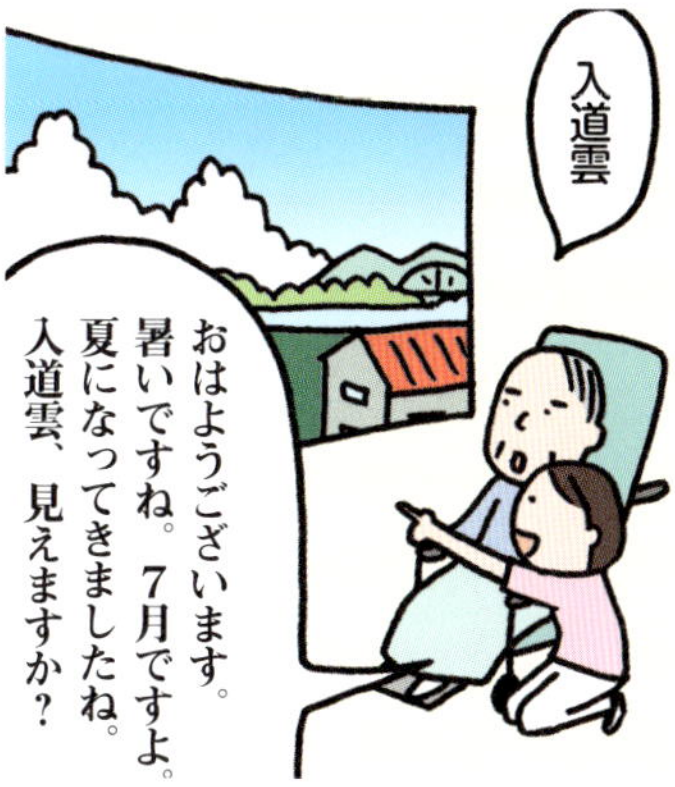
入道雲
おはようございます。暑いですね。7月ですよ。夏になってきましたね。入道雲、見えますか？

ほかにもある！ こんな事例

隠そうとする手が便で汚れる

STEP1 思いを聞く

- オムツを交換するときに、「恥ずかしい」と言って陰部を手で隠そうとして、便を触ってしまう。

STEP2 情報を集める

- 88歳、女性。
- 大腿骨頸部骨折で入院。
- オムツを使うのは初めて。

STEP3 ニーズを見つける

- オムツ交換をするときに恥ずかしいと思わないでいられる工夫が必要だと考えた。そこで、以下を行った。

▶

- オムツ交換は女性の看護師が二人で担当する。一人はオムツ交換をする。もう一人は、その人がオムツ交換をできるだけ気持ちよく受け容れることができるようなサポートをする。「カーテンが閉まっているので、ほかの人からは見えないので安心してください」などと安心してもらうため声かけをする。また「これから交換を始めます。お布団をめくりますね」など、これから行うことについて順番に説明をして安心してもらう。

不快なものをオムツから取り出したい

STEP1 思いを聞く

- 頭の上に便を置く。

STEP2 情報を集める

- 間質性肺炎で入院。ステロイド剤を服用。
- 慢性的に便秘がある。
- 夜、起きてしまうことがよくある。
- 排便のタイミングは朝方であることがわかった。

STEP3 ニーズを見つける

- 眠りが浅いのでずっと便意を感じながら朝方まで過ごし、出た便を便と認識できずに、オムツから取り出して頭の上に置いているのではないかと考えた。そこで、以下を行った。

▶

- 起床時間までよく眠ることができるように、日中の過ごし方を見直して、薬の調整をした。
- 3～4日に一度の排便が、2日に一度くらいとなるように、排便コントロールをする。

オムツを脱ぎたい

STEP1 思いを聞く

- シーツ、洋服、手足が便で汚れてしまった。
- 「気持ち悪かったですね」「おなかはスッキリしましたか？」と聞くと、「あぁ」と気分が悪いような印象の声で返事が返ってきた。

STEP2 情報を集める

- 便秘薬を使っている。
- 水溶性の下痢。

STEP3 ニーズを見つける

- 下痢になり、汚れたオムツが気持ち悪くて、脱ごうとしたら、手足などが汚れてしまった様子。そこで、以下を行った。

▶

- 便秘薬の見直しをした。
- モゾモゾするなど、トイレに行きたいような動作があったら、声をかけるようにした。

column

Let's think! レビー小体型認知症のケアから考える非薬物療法

メモリーケアクリニック湘南理事長・院長　内門大丈

レビー小体型認知症に対する治療は、非薬物療法と薬物療法をうまく組み合わせることが重要です。レビー小体型認知症は、薬に対して敏感で、副作用が出現しやすい傾向にあるため、非薬物療法をうまく組み込むことが基本であり、さまざまな工夫をすることで QOL をあげることができます。

たとえば、レビー小体型認知症の人が早期から悩む症状の一つである便秘について。私が診ているレビー小体型認知症の方は、トイレでのポージングを変えたり、寝ている状態でおなかを上げたり下げたりする運動を取り入れたりすることで、便秘の訴えがなくなりました。ほかにも、起立性低血圧なら弾性ストッキングを使用して下肢への血液貯留を避ける、臥位高血圧（寝たときに血圧が上がる状態）なら頭の位置を少し高くして寝ることで血圧の上昇を緩和したりする、といった本人が手軽にできる非薬物療法を取り入れることで、よい効果が出ている例がたくさんあります。

看護師に期待されることは、便秘など心身の悩みが出てきたときに、このような効果的で手軽に実践できる非薬物療法を、本人に紹介し、取り入れることができるように協力していくことです。どんな方法があるのか、常にアンテナを張り、情報を集めるようにしましょう。

便器でのポージング

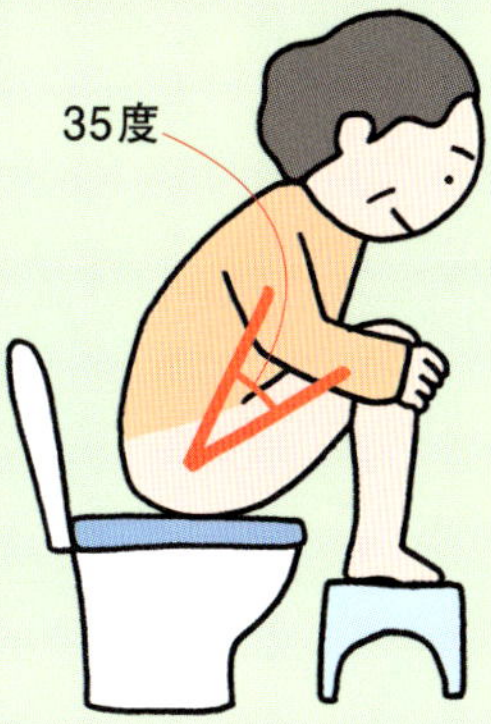

●便座に座ったとき、上半身と太ももの角度が35度くらいになるように、踏み台を使って足を持ち上げる。この姿勢になると、直腸と肛門までが直線上になるため、排泄がスムーズになると言われている。通常の座り姿勢の場合は、直腸がねじれた状態になっている。

おなかの上げ下げ運動

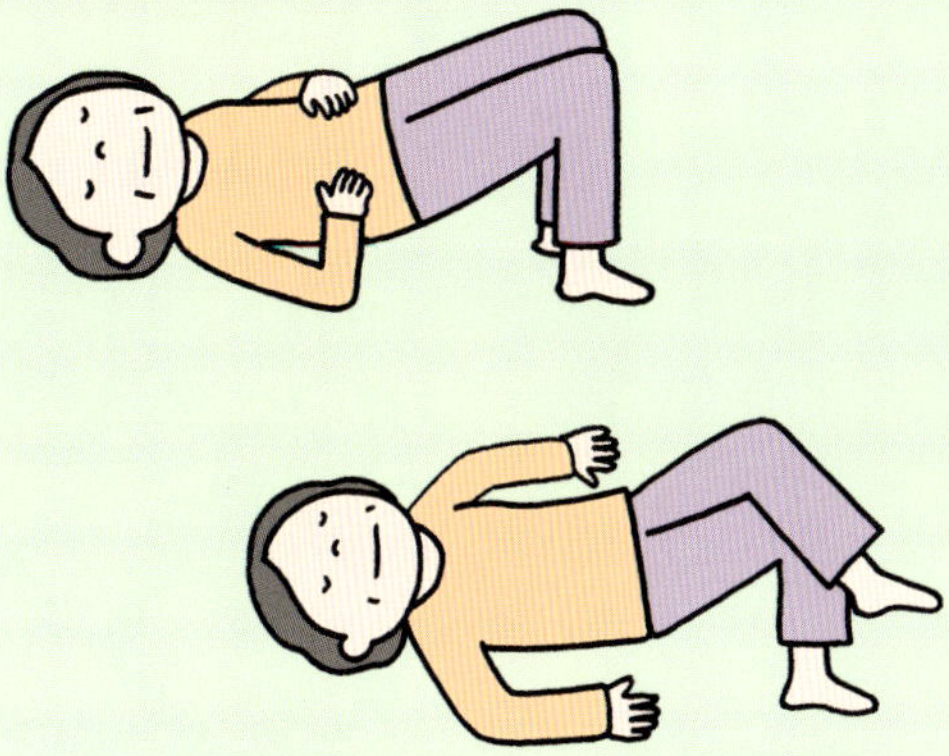

●寝た状態のまま、おなかを腰ごとゆっくりと上げる。ギリギリのところまで上げたらゆっくりと下げる。これを数回繰り返す。もしもできるようなら、足をクロスさせたまま、おなかを上げ下げすると、よりよい。

排泄

オムツ交換が嫌だ

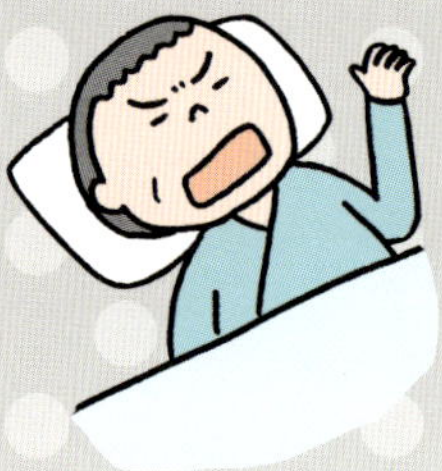

▶松尾末子さんの例

松尾末子さん：80歳。出血性食道炎で入院。
点滴加療中。重度のアルツハイマー型認知症。

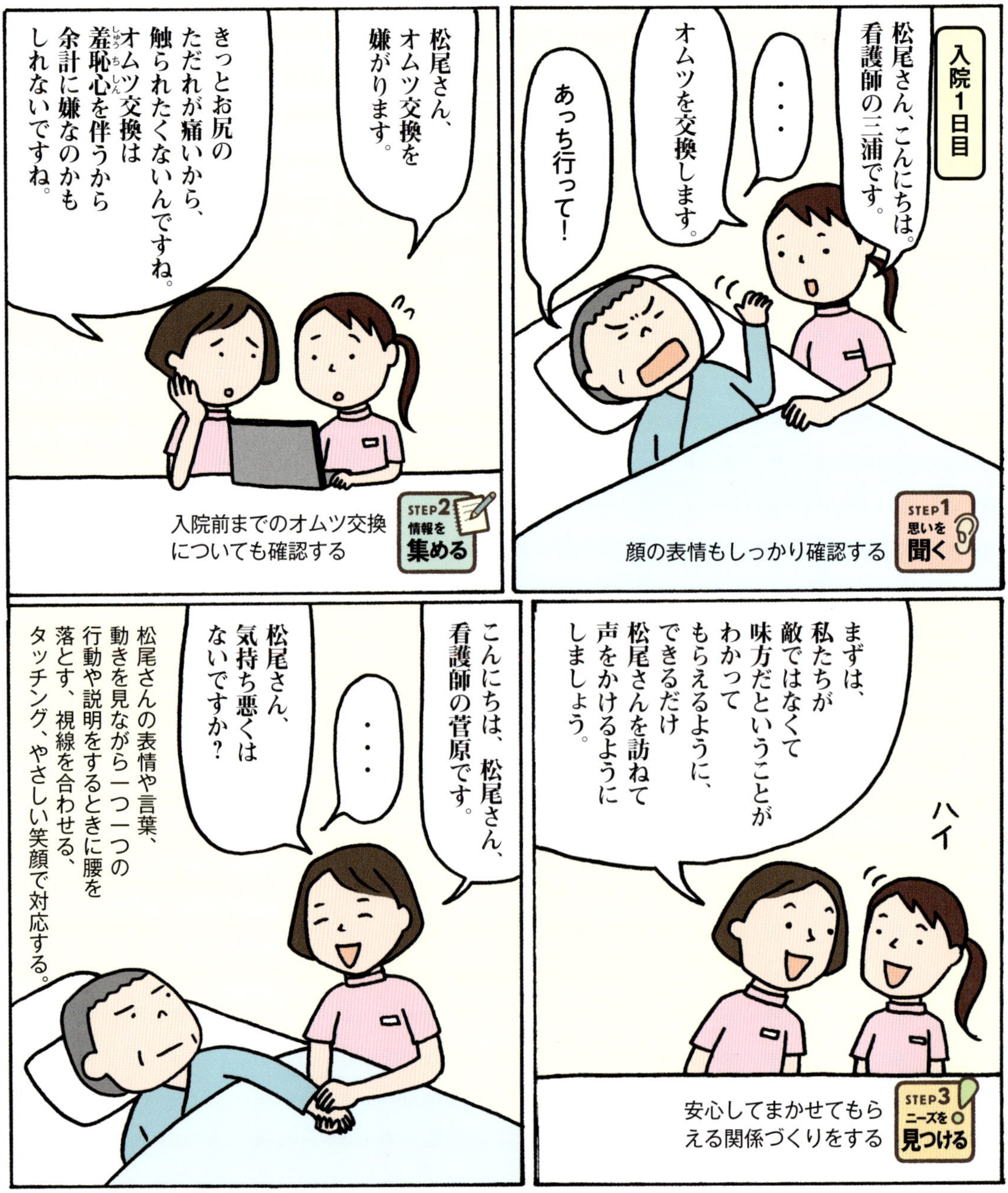
入院1日目
松尾さん、こんにちは。看護師の三浦です。
・・・
オムツを交換します。
あっち行って!
顔の表情もしっかり確認する
STEP1 思いを 聞く
松尾さん、オムツ交換を嫌がります。
きっとお尻のただれが痛いから、触られたくないんですね。オムツ交換は羞恥心《しゅうちしん》を伴うから余計に嫌なのかもしれないですね。
入院前までのオムツ交換についても確認する
STEP2 情報を 集める
まずは、私たちが敵ではなくて味方だということがわかってもらえるように、できるだけ松尾さんを訪ねて声をかけるようにしましょう。
ハイ
安心してまかせてもらえる関係づくりをする
STEP3 ニーズを 見つける
こんにちは、松尾さん、看護師の菅原です。
・・・
松尾さん、気持ち悪くはないですか?

松尾さんの表情や言葉、動きを見ながら一つ一つの行動や説明をするときに腰を落とす、視線を合わせる、タッチング、やさしい笑顔で対応する。

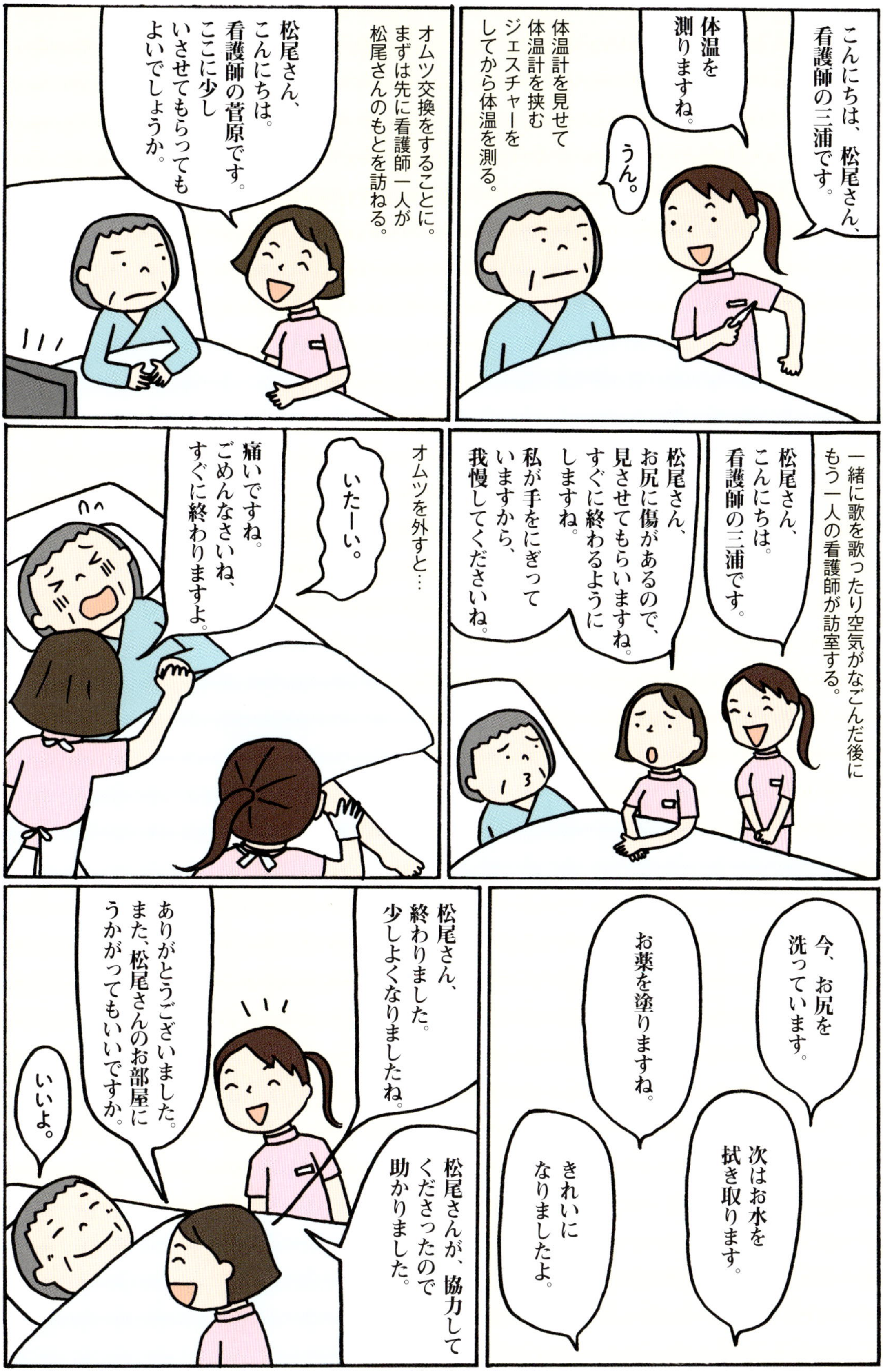
こんにちは、松尾さん、看護師の三浦です。

体温を測りますね。

うん。

体温計を見せて体温計を挟むジェスチャーをしてから体温を測る。

オムツ交換をすることに。まずは先に看護師一人が松尾さんのもとを訪ねる。

松尾さん、こんにちは。看護師の菅原です。ここに少しいさせてもらってもよいでしょうか。

一緒に歌を歌ったり空気がなごんだ後にもう一人の看護師が訪室する。

松尾さん、こんにちは。看護師の三浦です。

松尾さん、お尻に傷があるので、見させてもらいますね。すぐに終わるようにしますね。私が手をにぎっていますから、我慢してくださいね。

オムツを外すと…

いたーい。

痛いですね。ごめんなさいね、すぐに終わりますよ。

今、お尻を洗っています。

お薬を塗りますね。

次はお水を拭き取ります。

きれいになりましたよ。

松尾さん、終わりました。少しよくなりましたね。

松尾さんが、協力してくださったので助かりました。

ありがとうございました。また、松尾さんのお部屋にうかがってもいいですか。

いいよ。

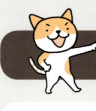

3ステップで松尾さんのケアを実践！

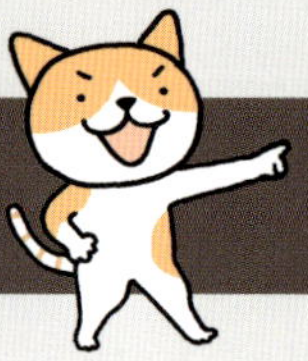

なぜ「オムツ交換が嫌」なのでしょうか？

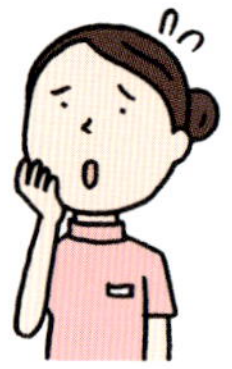

- ✖「この人は何を言ってもわからない」という思い込みから、説明もせずに黙々とオムツを替える。
- ✖寝ているのに無理やり起こしてオムツを替える。
- ✖プライバシーの配慮をしない（カーテンを閉めないなど）。
- ✖何人かで押さえつけてオムツを替える。
- ✖オムツを替えるのをあきらめる。しばらくすると、手招きをして呼んでいたが、他の人のオムツ交換があるので、気がつかないふりをして後回しにする。

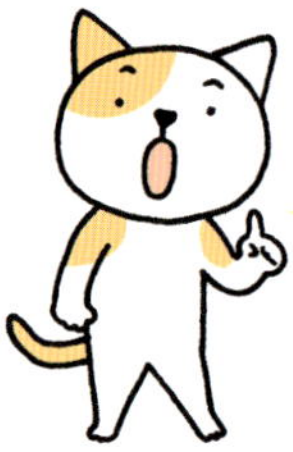

「なぜ？」と思ったら
「困りごと」に注目！

「オムツ交換が嫌」な人たちには、こんな困りごとがあるかもしれません。

- 痛い。
- 寒い。
- 恥ずかしい。
- 異性に触られるのは嫌だ。
- 嫌だと言うのに無視される。
- 冷たい手で触られて驚いた。
- 何をされているのかわからない。

など

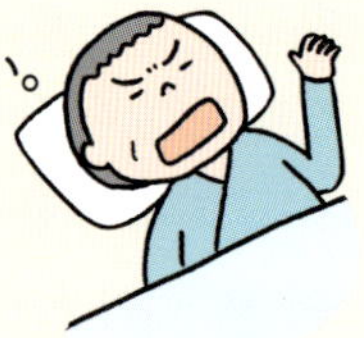

解説

STEP1 思いを聞く

顔の表情もしっかり確認する

- 会話はなかなか成り立たない。
- オムツを交換すると伝えると、とても嫌な顔をして「あっち行って」と言う。
- 訪室時に、歌を歌っていることがあるが、オムツ交換を行おうとすると途端に表情が険しくなる。
- 点滴を行う際の穿刺時には、刺す様子をじっと見ていて、拒否をすることはない。

← **オムツ交換をされるのがとても嫌だ。**

STEP2 情報を集める

入院前までのオムツ交換についても確認する

身体の健康状態　出血性食道炎で入院中。長期に渡りお尻のただれがある。

社会心理（環境）　急な入院による環境の変化がある。

生活歴　夫と二人暮らし。週7回、デイサービスを利用。

性格　社交的。歌が好き。

脳の障害　アルツハイマー型認知症。重度。

- 家で夫はオムツ交換をしない。デイサービスにいるときだけオムツ交換をしている（ケアマネジャーより）。

← **お尻のただれが悪化。**

STEP 3 ニーズを見つける

安心してまかせてもらえる関係づくりをする

- お尻のただれが痛くて、触られたくないのではないか。オムツ交換時に、痛みを最小限に抑えることが必要。
- オムツ交換は羞恥心を伴うものなので余計に拒否したくなるのかもしれない。まずは、看護師は松尾さんにとって味方であることをわかってもらうことが必要。
- 同じく痛みを伴う処置でも、点滴の穿刺時は嫌がらない。これは、処置していることを見ることができるためかもしれない。オムツ交換の様子を自分では見られないため、処置する前の声かけが必要。

ケアプラン1

身体の健康状態
社会心理（環境）
脳の障害

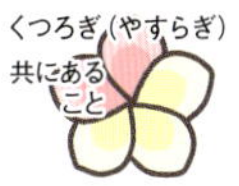
くつろぎ（やすらぎ）
共にあること

日々、できるだけ声かけをする

ここが安心できる場所であると松尾さんに感じてもらうために、用事がなくてもできるだけまめに松尾さんを訪ねる。「ここに少しいさせてもらってもいいでしょうか」と聞く。拒否されたり、嫌な表情をされなければ、近くに座る。そして、質問責めにしたりするのではなく、たとえ会話がなくとも同じ空間と時間を共有することを大事にする。

ケアプラン2

社会心理（環境）

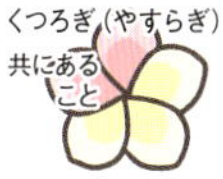
くつろぎ（やすらぎ）
共にあること

ジェスチャーを交えてコミュニケーションをする

言葉で伝えることが難しい松尾さん。看護師が伝えているつもりでも、伝わっていないと「急に何かをされた」と思い、驚き、恐怖を感じてしまう。そこで、ジェスチャーも取り入れて、松尾さんに伝え、伝わったかどうか、松尾さんの反応をしっかりと見るようにする。

ケアプラン3

身体の健康状態
社会心理（環境）
生活歴

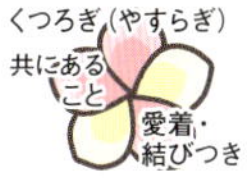
くつろぎ（やすらぎ）
共にあること
愛着・結びつき

オムツ交換の前になごみの時間を作る

部屋を訪ねてすぐにオムツ交換を始めるのではなく、松尾さんにリラックスしてもらうために、歌を歌うなど、場がなごむような時間を少し過ごす。

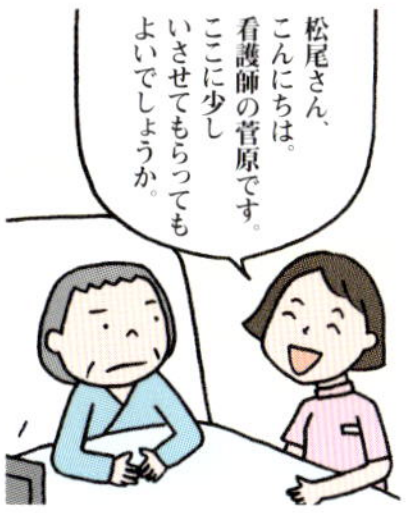
松尾さん、こんにちは。看護師の菅原です。ここに少しいさせてもらってもよいでしょうか。

ケアプラン4

身体の健康状態
社会心理（環境）

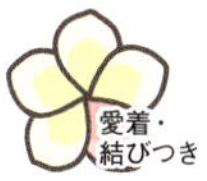
愛着・結びつき

オムツ交換は二人体制でする

短時間にオムツ交換と傷の手当てを終わらせるために、看護師2名で行う。一人が松尾さんに最初から最後まで話しかける係。もう一人は、オムツ交換をする係。できるだけ迅速にオムツ交換と傷の手当てをする。

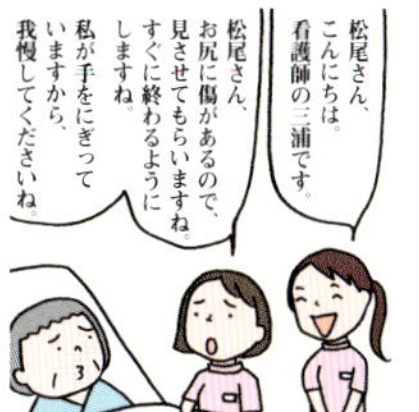
松尾さん、こんにちは。看護師の三浦です。
松尾さん、お尻に傷があるので、見させてもらいますね。すぐに終わるようにしますね。私が手をにぎっていますから、我慢してくださいね。

ケアプラン5

身体の健康状態
社会心理（環境）
脳の障害

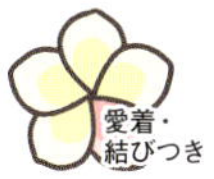
愛着・結びつき

オムツ交換時は、今、何をしているのか常に伝え、終了後はお礼を言う

オムツ交換をする前、そしてしている間は、これからすることや、今、していることを、その都度必ず伝えるようにする。

終了後は、自分たちのケアを受けてくれたお礼を言う。オムツ交換が不快や恐怖の体験として終わるのではなく、快適さや満足感のある終わり方になることを心がける。

ほかにもある！ こんな事例

リハビリパンツが嫌だ

STEP1 思いを聞く

- リハビリパンツをはきたがらない。はいても引きちぎってしまう。
- 「こんなの、はきたくない」と言う。

STEP2 情報を集める

- 脳梗塞で入院中。右不全麻痺。
- 血管性認知症。
- 入院をきっかけにリハビリパンツを使用。
- 今までリハビリパンツやオムツを使用したことがない。

STEP3 ニーズを見つける

- リハビリパンツをはくことは、本人にとって自尊心が傷つけられる行為であるように感じる。そこで、以下を行った。

▶

- リハビリパンツの代わりに、布パンツをはき、中に尿取りパットを入れるようにした。
- 排泄パターンを把握し、トイレへ誘うようにした。
- トイレに近い部屋へと移動した。
- 麻痺があっても着脱しやすそうな衣類を選んだ。

ここを見よう

スキンテア

高齢者の皮膚は、とても乾燥して、紙のように薄くなっています。ぶつけるとすぐにあざ（皮下出血）になり、裂けるように皮膚が破れてしまいます。これがスキンテアです。

摩擦やずれをできるだけ起こさないようにすることが大事です。とくに、以下のことに気をつけましょう。

スキンテアの予防アイデア

●保湿をする

皮膚の乾燥をできるだけ防ぐためには、保湿が大切です。低刺激で、伸びがよく塗りやすいローションタイプの保湿剤がおすすめ。一日2回、塗る習慣をつけましょう。

●肌を保護する

肌の露出を控えて、乾燥やぶつかるなどの刺激からできるだけ守ります。長袖や長ズボン、手袋やアームカバー、レッグウォーマーなどを利用しましょう。

●生活環境を整える

ぶつかりやすい部分（ベッド柵、テーブルのコーナー、タンスの角など）をカバーします。スポンジのようなやわらかい素材を使いましょう。

●摩擦に注意する

椅子や車椅子に長い時間座るときは、徐々にからだが前へすべり落ちていき、お尻から太ももの裏がずれることがよくあります。クッションなどを使って、からだを安定させます。また、点滴を固定するときなどに使うテープを剥がすときは、一気に剥がすのではなく、皮膚を押さえながらゆっくりと剥がすようにします。

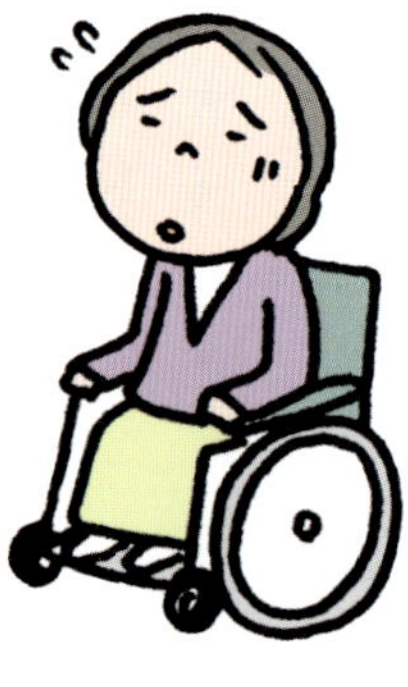

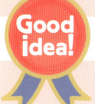

Good idea! 実況中継しながらのケア

たとえ先に説明を受けていたり、一度経験したことがあったとしても、それを忘れてしまうのが認知症の人がもつ記憶障害の特徴の一つです。わからないことが不安につながります。

そこで、ケアをするときは毎回、一つ一つの動作の前に、これからすることの説明をしましょう。

また、本人から見えない部分をケアしているときは、今、何をしているのかを実況中継のようにして伝えましょう。

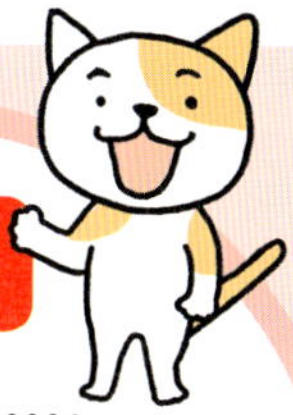

利点

「時間がないから…」という気持ちがあるときこそ、このような実況中継スタイルでケアすると、本人の同意が得やすく、スムーズにケアすることができる。

例　血圧を測定するとき

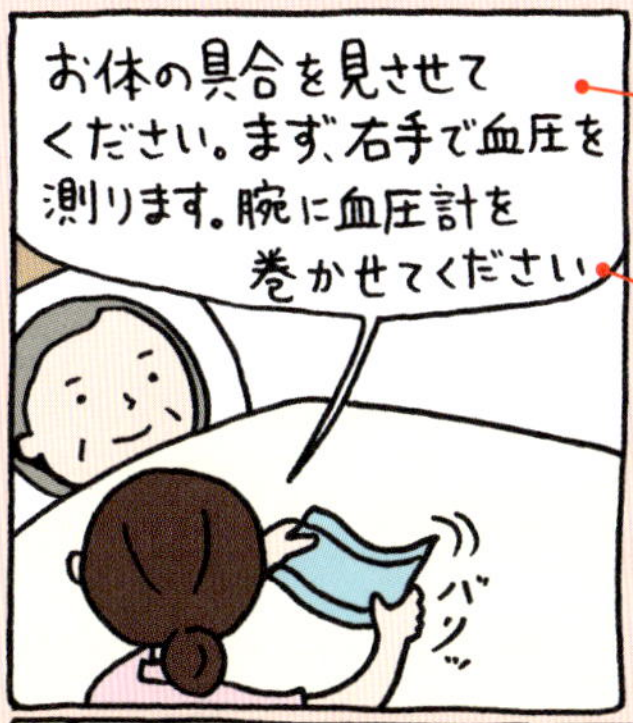

お体の具合を見させてください。まず、右手で血圧を測ります。腕に血圧計を巻かせてください

説明から入る

これから何をするのかを、まずは伝える。

「しながら」ではなく「する前に」

血圧計の腕帯を巻きつけながら「巻きますね」と言う看護師が多いが、しっかり顔を見て「巻きますね」と言い、許可を得てから、巻くようにする。急に巻き始めると、驚いてしまい、手で払いのけてしまう人もいるので、ていねいに行う。

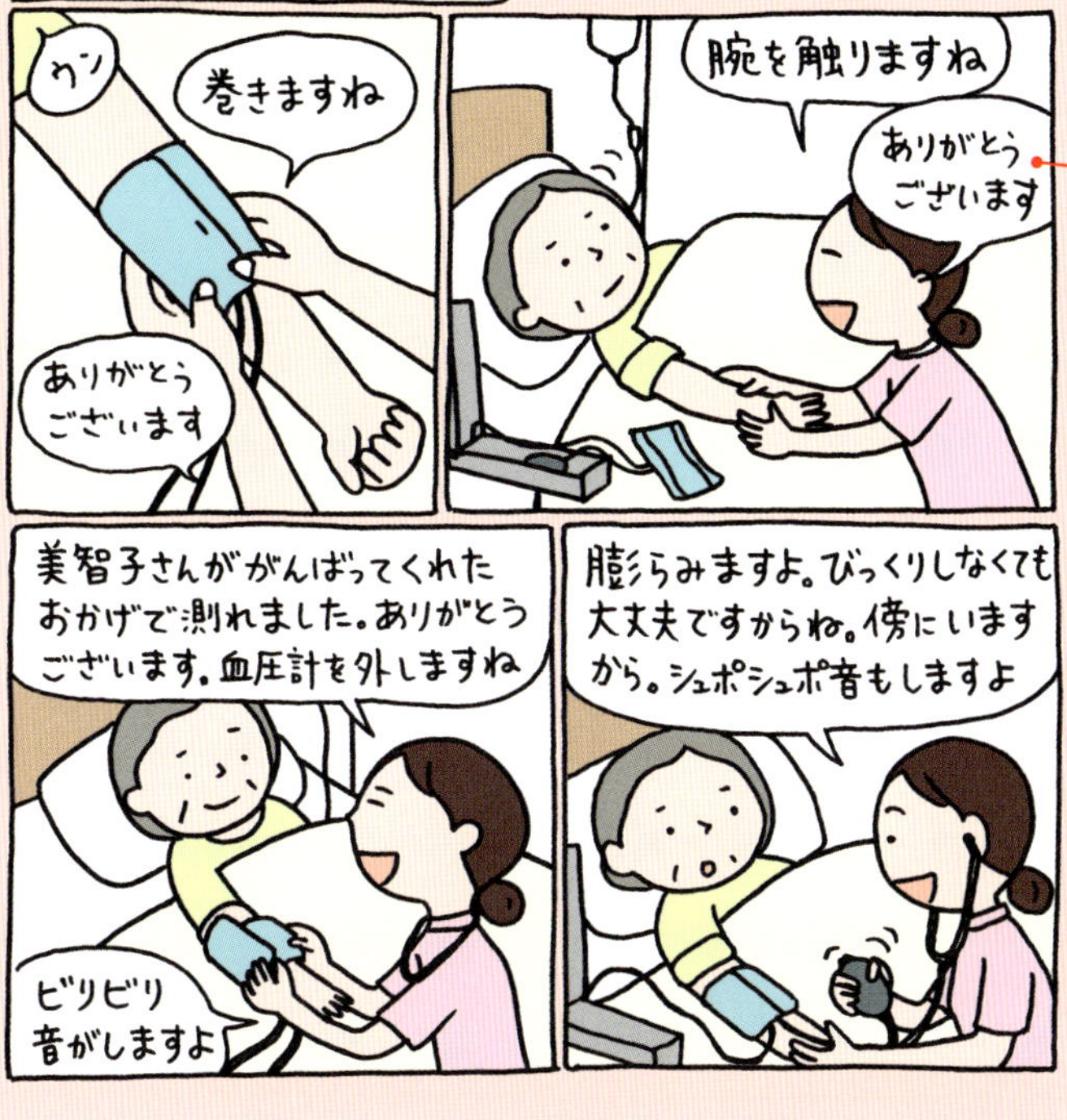

ウン
巻きますね
ありがとうございます
腕を触りますね
ありがとうございます
美智子さんががんばってくれたおかげで測れました。ありがとうございます。血圧計を外しますね
ビリビリ音がしますよ
膨らみますよ。びっくりしなくても大丈夫ですからね。傍にいますから。シュポシュポ音もしますよ

お礼を言う

ケアに協力してもらえたことに対してお礼を言う。よい気持ちで終わらせることで、認知症の人との信頼関係が深まり、次に同じケアを受けるときの気持ちの持ち方が変わってくる。

お風呂に入りたくない

▶山下小春さんの例

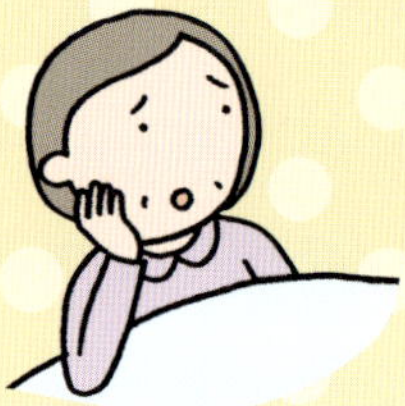

山下小春さん：88歳。肺炎で入院。アルツハイマー型認知症。

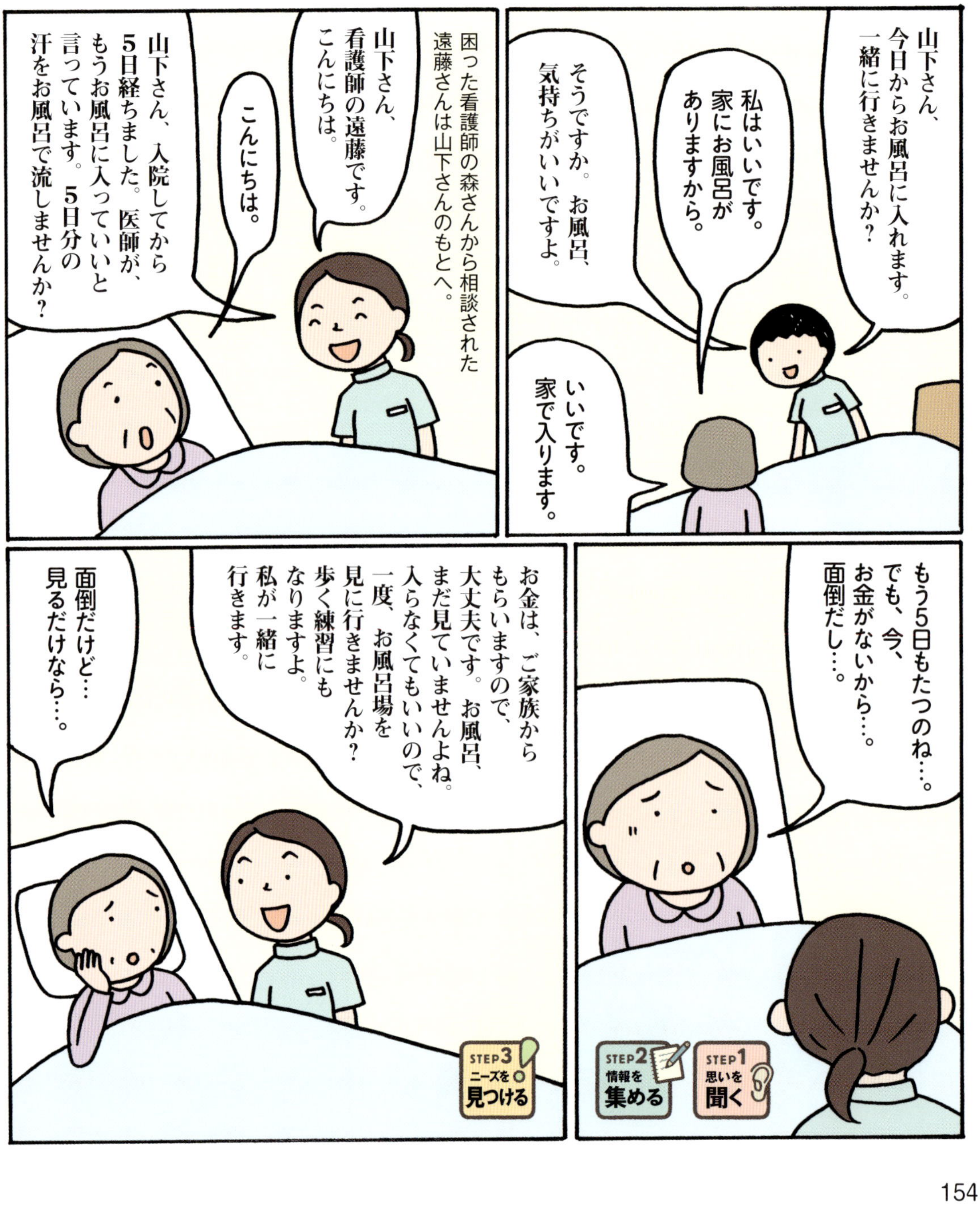
山下さん、今日からお風呂に入れます。一緒に行きませんか？

私はいいです。家にお風呂がありますから。

そうですか。お風呂、気持ちがいいですよ。

いいです。家で入ります。

困った看護師の森さんから相談された遠藤さんは山下さんのもとへ。

山下さん、看護師の遠藤です。こんにちは。

こんにちは。

山下さん、入院してから5日経ちました。医師が、もうお風呂に入っていいと言っています。5日分の汗をお風呂で流しませんか？

もう5日もたつのね…。でも、今、お金がないから…。面倒だし…。

STEP1 思いを聞く
STEP2 情報を集める
お金は、ご家族からもらいますので、大丈夫です。まだ見ていませんよね。お風呂、入らなくてもいいので、一度、お風呂場を見に行きませんか？歩く練習にもなりますよ。私が一緒に行きます。

面倒だけど…見るだけなら…。

STEP3 ニーズを見つける

3ステップで山下さんのケアを実践！

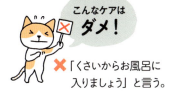

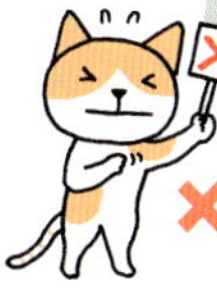
こんなケアはダメ！

❌「くさいからお風呂に入りましょう」と言う。

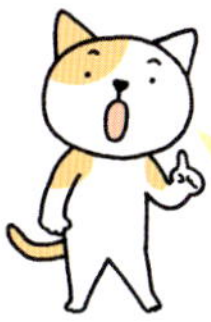
「なぜ？」と思ったら「困りごと」に注目！

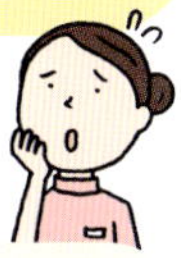
なぜ「お風呂に入りたくない」のでしょうか？

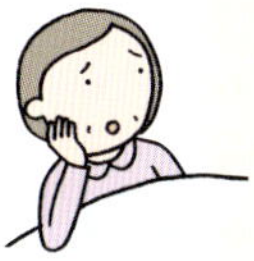

「お風呂に入りたくない」人たちにはこんな困りごとがあるかもしれません。

- 人前で裸になるのが恥ずかしい。
- 無理やり服を脱がされるのが嫌だ。
- 異性の看護師と一緒は嫌だ。
- いつものお風呂に入る時間ではない。

など

解説

STEP1 思いを聞く

お風呂に入る目的を伝えながら気持ちを聞く

- 「家で入ります」と言っている。病院のお風呂には入りたくない様子。
- 5日間入浴していないことを伝えると、「入らないといけないかな」という気持ちになっている様子。
- 「面倒」「お金がないと入れない」と言う。

← **お風呂に入るのは面倒。お金がないと入れないと思っている。**

STEP2 情報を集める

お風呂に入る習慣についても確認

身体の健康状態　肺炎で入院中。治療が進んでいる。
社会心理（環境）　急な入院による環境の変化があった。
生活歴　自営業の夫の経理を手伝っていた。
性格　おだやか。
脳の障害　アルツハイマー型認知症。記憶障害がある。

- お風呂に入るのを面倒くさがり、4日おきぐらいの入浴（家族より）。

← **4日おきの入浴が習慣。**

STEP3 ニーズを見つける

不安なくお風呂に入れるきっかけを作る

- お風呂に入ることへの不安がないように、説明をしたり、何が嫌なのかを聞くことが必要。

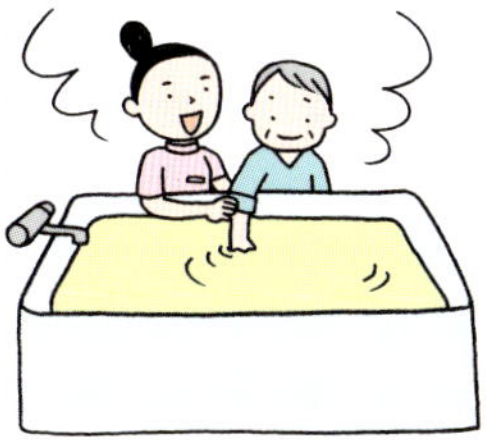

ケアプラン

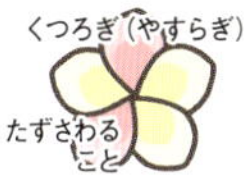
くつろぎ（やすらぎ）
たずさわること

社会心理（環境）
脳の障害

まずは一緒にお風呂場を見に行く

病院のお風呂がどんなものか見てもらうことで、「入ってもいいかな」と思うこともあるので、誘ってみる。お風呂場ではお湯に触ってもらう。

ほかにもある！　こんな事例

寒いから嫌だ

STEP1 思いを聞く

- 「からだを拭かせてください」とお願いすると「寒いから嫌だ」「拭かなくてもいい」と言う。

STEP2 情報を集める

- 肺炎で入院中。
- アルツハイマー型認知症。
- いつも入浴は週1回。

STEP3 ニーズを見つける

- ベッドから出て裸になるのは寒くて嫌だと言うので、以下を行った。

▶

- 「下着だけでも替えませんか?」と誘うと、「着替えたくない」と言う。
- 「温かいタオルで顔だけ拭いてください」と言ってタオルを渡したら、顔を拭いた。「気持ちがいいですか?」と聞くと「ああ」と答えた。
- 「タオルで手を拭いてもいいですか?」と聞くと「いいよ」と言うので、温かいタオルで手を包み込み、そのあと軽く腕まで拭いた。
- 次の日から徐々におなかも拭いたりと、拭かせてもらう部分を多くしていった。

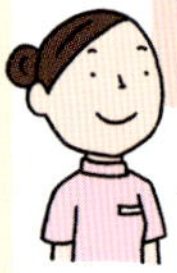

POINT! 「気持ちよかった」で終わらせることが大事。少しでも無理強いすると、次からはもっと嫌がることになる。

家に帰ってから入りたい

STEP1 思いを聞く

- 「からだを拭きましょうか」と言うと「家に帰ったら風呂に入るので大丈夫です」と言う。

STEP2 情報を集める

- 一人暮らし。
- 自宅で入浴できていたのか、担当ケアマネジャーも把握できていない。

STEP3 ニーズを見つける

- ときどき「首や肩が痛いことがある」と言っていたことを思い出して、以下を行った。

▶

- 「もしよかったら、首と肩をマッサージしましょうか?」と伝えた。「そうか、そしたらお願いしようかな」と答えたので、首から肩に温かいタオルをかけることの同意を得て、首や肩をもんだ。「昔は、按摩の人にもんでもらったこともあったなぁ」と、懐かしそうに話をされていた。「背中も拭いていいですか?」と聞くと、「そうやな、気持ちいいし、してもらおうかな」と背中を拭くことに同意を得られた。

お湯をかけられるのが嫌だ

STEP1 思いを聞く

- 入浴の際、お湯をかけると、手足でからだを守り、固くなる。

STEP2 情報を集める

- 認知症の進行により、いつも表情は変わらず、からだを動かすことや話すことも難しい状態。

STEP3 ニーズを見つける

- 周囲の状況を把握することが難しいため、肩からお湯をかけられて驚き、不快だったのではないかと考えた。そこで、以下を行った。

▶

- 「これからお湯をかけます。足もとからゆっくりかけます。いいですか?」と言って、反応を待つと、からだを固くすることがなく、不愉快な表情にはならなかったので、足もとからゆっくりとお湯をかけた。手足でからだを守るような様子がなかったので、「もう少し上にもお湯をかけますね」と言って、膝からかけ、同じように声かけをしながら、腰からかけていくと、最後は肩からかけることができた。

column

Let's think!「どんなことに困るのか、聞いてほしい」

愛知県名古屋市西区役所で認知症本人のための相談窓口「おれんじドアも～やっこなごや」の代表を務める山田真由美さん。51歳のときにアルツハイマー型認知症と診断され、記憶障害はあまり目立ちませんが、空間認知機能障害などがあり、日常生活で助けを必要とする場面があります。

「胆石の手術のため入院したときも、看護師さんに自分がどんなことができないのかを伝えました。でも、そのことをわかってもらえていませんでした。病院での生活はわからないことだらけで、とてもつらかったです」と山田さん。病院での経験がショックで、しばらくの間、何もする気になれず、講演活動もしばらくお休みしました。

山田さんは言います。「認知症と言っても、人によって症状は違います。その人にどんな症状があって、どのようなことに困るのかを、病院のスタッフの方には時間をかけて聴き取ってほしいです。そうすることで、その人に合わせたケアができるようになるのではないかと思います」。山田さんが、入院時に体験し、感じたことの一部をご紹介します。

失敗がトラウマに

トイレの便器にうまく座れず、失敗してしまいました。トイレットペーパーをうまく取ることもできませんでした。家のトイレならできるのですが。トイレでの失敗がトラウマ（心的外傷）となり、とくに夜間は「いつ看護師さんに知らせてトイレに行ったらいいのか」と天井を見ながら考えていました。

伝えたのに……

看護師さんに「顔を拭いておいてね」とタオルを手渡されましたが、空間認知機能障害のため、うまくタオルを使うことができないのでとても困ってしまいました。

男性のトイレ介助が嫌だった

夜間、トイレの介助を頼むと男性が来てくれたのですが、介助されるのがとても嫌でした。それからは、トイレの回数を減らしたくて、できるだけ水分をとらないようにしました。

注意されて家に帰りたくなった

点滴が大変でした。手が無意識に動いてしまうので、看護師さんが何回も来て、何度も点滴をやり直して、「動かないでください」と注意されました。本当に嫌だった、早く家に帰りたいと思いました。

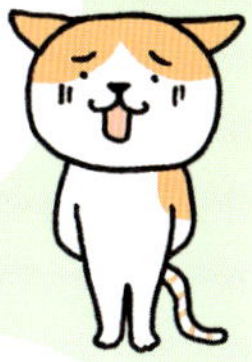

一人で部屋に戻れるのに……

自分の病室の番号さえわかれば、一人で戻ることができるのに、看護師さんは部屋まで連れてきてくれました。サポートしてほしいのは、もっと違うことなのに……求めていることとされているケアのズレを感じました。

山田真由美 1960年、名古屋市西区生まれ。51歳でアルツハイマー型認知症と診断され、同市の若年性認知症本人・家族交流会「あゆみの会」に参加。名古屋市西区地域包括ケア推進会議認知症専門部会委員に就任。毎月、西区役所で認知症当事者窓口「おれんじドアも～やっこなごや」を開く。平成30年度愛知県認知症施策推進会議ワーキンググループ委員。

眠れない

▶影山孝治さんの例

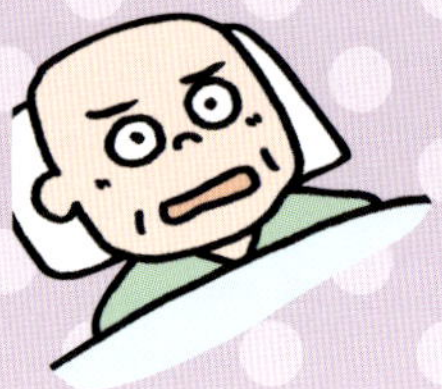

影山孝治さん：83歳。肺炎で入院。夜間、まとまった睡眠がとれないため、就寝前に短時間型の睡眠薬を内服している。アルツハイマー型認知症。

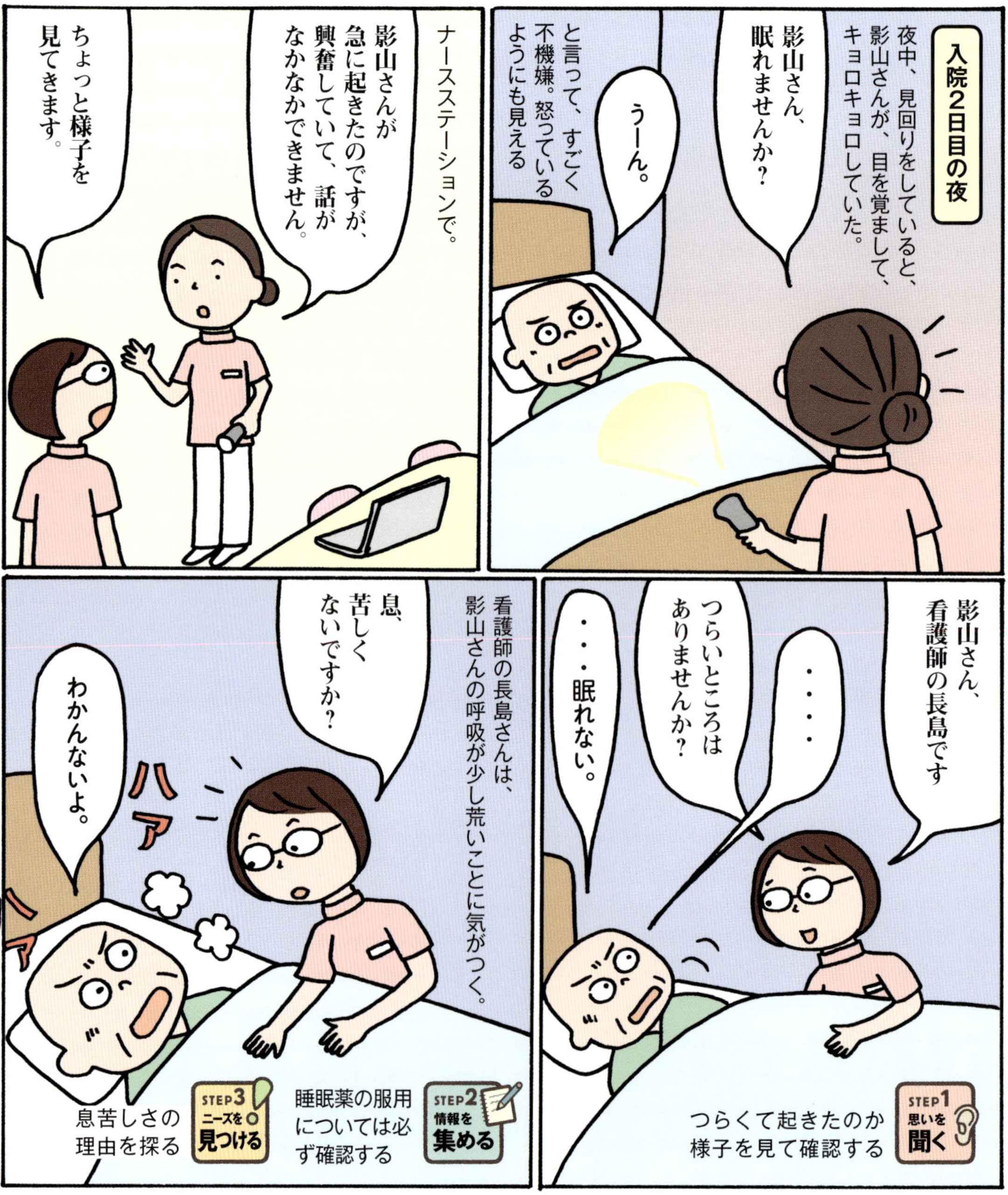

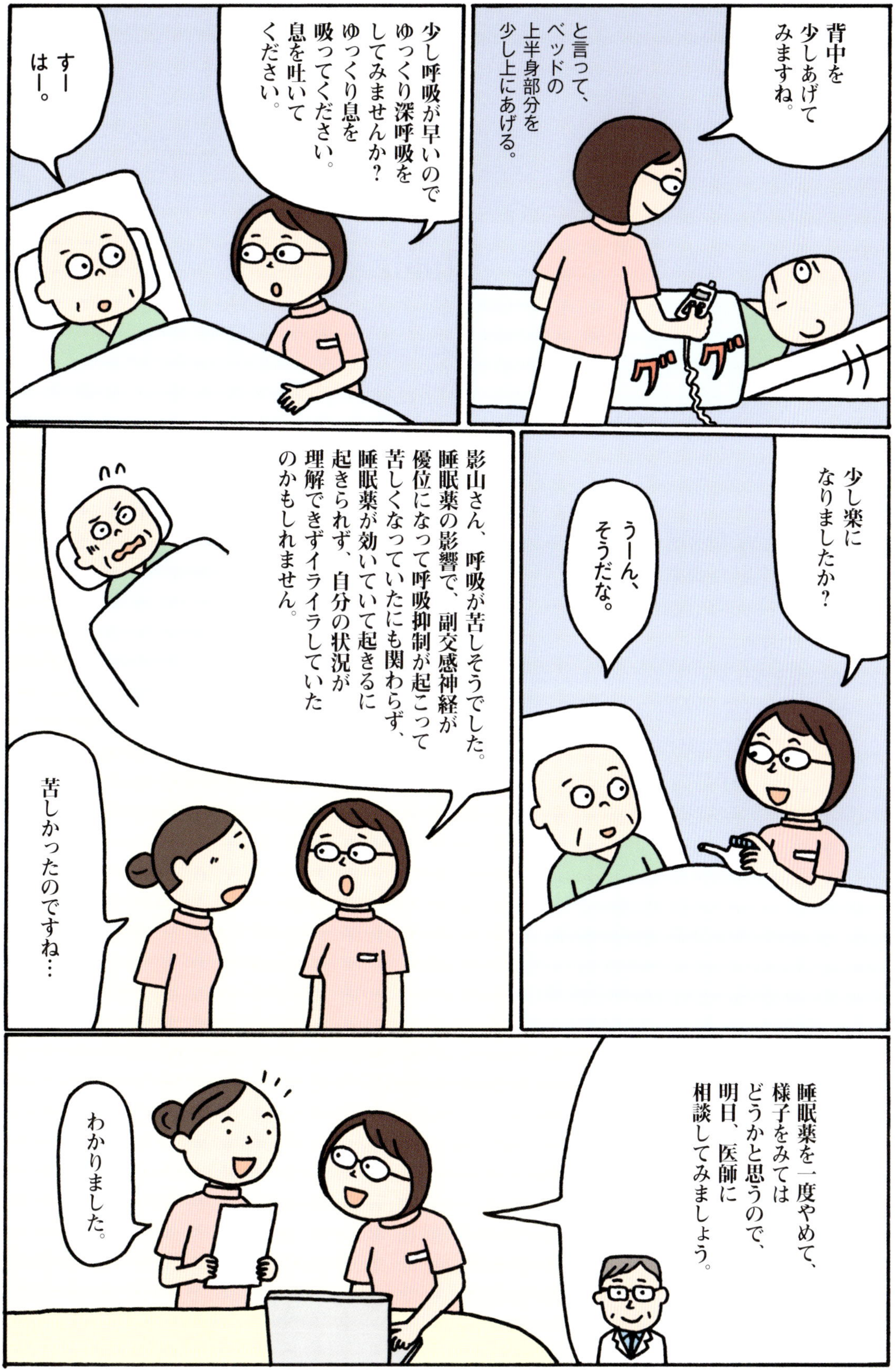
背中を少しあげてみますね。

と言って、ベッドの上半身部分を少し上にあげる。

少し呼吸が早いのでゆっくり深呼吸をしてみませんか？ゆっくり息を吸ってください。息を吐いてください。

すーはー。

少し楽になりましたか？

うーん、そうだな。

影山さん、呼吸が苦しそうでした。睡眠薬の影響で、副交感神経が優位になって呼吸抑制が起こって苦しくなっていたにも関わらず、睡眠薬が効いていて起きるに起きられず、自分の状況が理解できずイライラしていたのかもしれません。

苦しかったのですね…

睡眠薬を一度やめて、様子をみてはどうかと思うので、明日、医師に相談してみましょう。

わかりました。

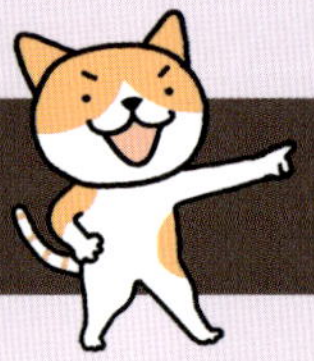

3ステップで影山さんのケアを実践！

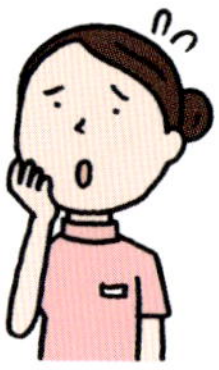

なぜ「眠れない」のでしょうか？

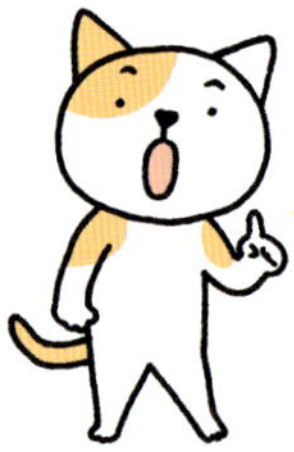

「なぜ？」と思ったら「困りごと」に注目！

「眠れない」と言う人たちには、こんな困りごとがあるかもしれません。

- おなかが空いている。
- 喉が渇いた。
- 苦しい、痛い、かゆい。
- トイレに行きたい。
- 今、何時かわからない。
- 家族のことが気になる。
- いつも起きている時間なのに、寝ろと言われる。

など

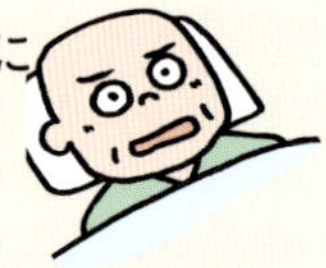

こんなケアはダメ！

- ✖「寝ないともっと具合が悪くなりますよ」と脅す。
- ✖ナースステーションに連れてきて、そのままにする。
- ✖すぐに薬を使う。
- ✖ベッドの上で「眠れない」とつぶやいているが、ほかの人のトイレ介助があるので、気がつかないふりをして後回しにする。

解説

STEP1 思いを聞く

つらくて起きたのか様子も見て確認する

- 急に起き出した。
- 話がなかなかできない。
- 興奮している様子。すごく不機嫌。怒っているようにも見える。
- 「つらいところはありませんか」と聞くと「眠れない」と答える。
- 呼吸が少し荒い。
- 「息、苦しくないですか」と聞くと「わかんないよ」と答える。

← **自覚はしていないが、息が苦しい様子。**

STEP2 情報を集める

睡眠薬の服用については必ず確認する

身体の健康状態　肺炎で入院中。不眠のため睡眠薬を毎日定時に内服している。

社会心理（環境）　急な入院による環境の変化がある。

生活歴　仕事を辞めてからは、とくに趣味もなく一人で過ごすことが多い。

性格　職人気質。

脳の障害　アルツハイマー型認知症。

← **睡眠薬を飲んでいたのに、夜中に目が覚めた。**

STEP3 ニーズを見つける

息苦しさの理由を探る

- 興奮しているように見えたが、よく観察すると、呼吸が荒く、息苦しい様子。すぐに、呼吸を楽にさせる必要がある。
- ここまで息苦しくなってしまった原因を探る必要がある。

ケアプラン1

身体の健康状態
脳の障害

たずさわること

脱水にも注意。水分補給をする

高齢者は口渇を感じないことがあり、脱水を起こしやすい。お茶などで水分補給をすることで、興奮も少し落ち着くこともある。

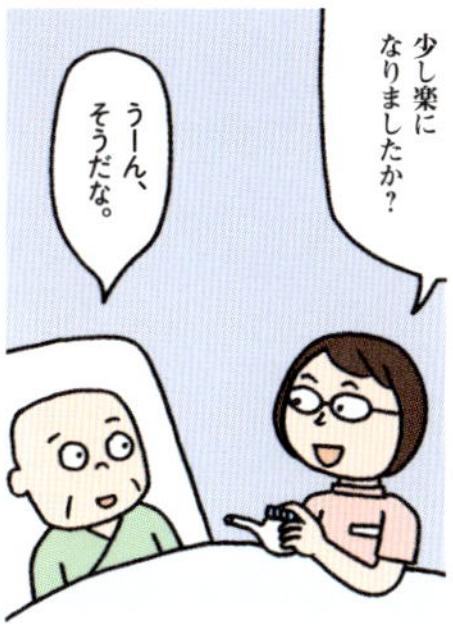
少し楽になりましたか？
うーん、そうだな。

ケアプラン2

身体の健康状態
脳の障害

たずさわること

背をあげて呼吸をしやすくする

眠れないと影山さんは看護師に伝えたが、息が苦しい様子だったので、すぐにベッドの頭部の部分をギャッジアップした（横隔膜が下がり呼吸が楽になる）。

眠ると副交感神経が優位になり、循環の働きが弱くなる。そのため、呼吸が苦しくなることがある。

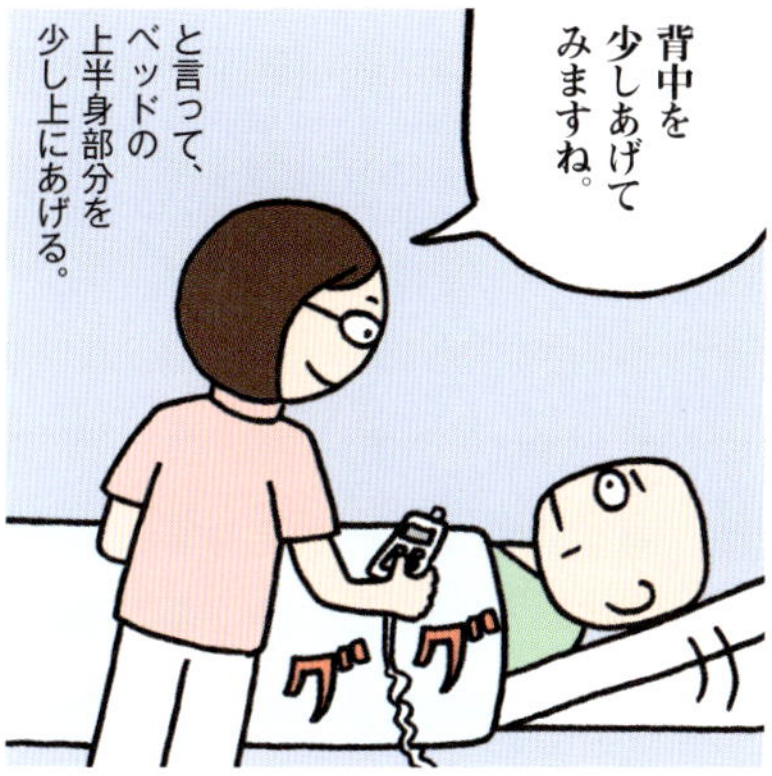
背中を少しあげてみますね。
と言って、ベッドの上半身部分を少し上にあげる。
グ
グ

ケアプラン3

身体の健康状態
社会心理（環境）
生活歴

たずさわること

息苦しくて夜中に起きた原因を探る

寝ているときでも、呼吸が苦しくなったときはパッと起きて深呼吸することができる。しかし、影山さんは睡眠薬を飲んでいたので、すぐに起きることができず、苦しいままの状態が続き、がまんできないほど苦しくなったときにパッと起きたのではないか。もしそうであれば、睡眠薬を一度やめる方法もあるので、医師と相談をする。

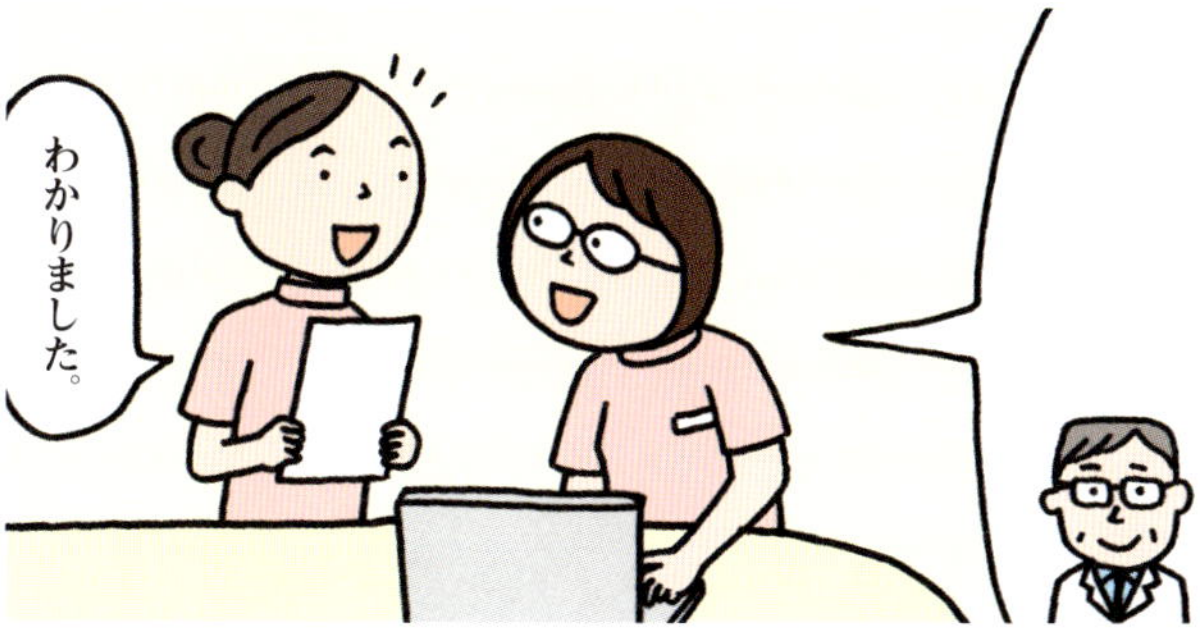
睡眠薬を一度やめて、様子をみてはどうかと思うので、明日、医師に相談してみましょう。
わかりました。

ほかにもある！ こんな事例

おなかが気持ち悪い

STEP1 思いを聞く

- 一日中、そわそわした感じが続いている。
- 夜中も、寝たり起きたりを繰り返し、行動が落ち着かない。

STEP2 情報を集める

- 毎日、少しずつ水様の下痢便が出ている。
- 最近、食事もあまり食べなくなり、運動もしていない。
- 寝る前におなかの動きをよくする便秘薬を使った。
- おなかの音を確認すると、腸の動きはゆっくりであるが聞こえ、下腹部に便塊のような硬さが触れた。

STEP3 ニーズを見つける

- 一度、排便をしっかり促す。
- 状態にあった薬に変える。

寝る前のお茶がない

STEP1 思いを聞く

- 「眠れませんか」と聞くと「眠れない」と答える。

STEP2 情報を集める

- いつも寝るときに番茶を1杯飲んでいる、と家族から聞く。

STEP3 ニーズを見つける

- 寝る前の1杯のお茶を飲まないことで、眠れなくなっているのではないかと考えた。そこで、以下を行った。
- 家族にお願いして、いつも寝る前に番茶を飲むときに使っている湯飲みを持ってきてもらった。
- 寝る前に、使い慣れた湯飲みに番茶をいれて持っていった。1杯飲み干すと、ゆっくりと眠った。

誰か一緒にいてほしい

STEP1 思いを聞く

- 「眠れない」と訴えるように言う。

STEP2 情報を集める

- 102歳の女性。
- 睡眠薬を飲んでいる。
- 誰か近くにいないと眠れない、と家族から聞く。音楽とか人形とか、ほかに何か眠るきっかけになるものはないかと聞くと「人以外は無理。人がいないと安心しないんです」と言う。

STEP3 ニーズを見つける

- 誰かがいないと不安になり眠ることができない、という情報を受けて、以下を行った。
- 看護師たちが10分おきに行き、お話ししながら背中をトントンと軽く叩くようにした。1時間くらいかかるが、これを続けることで眠れるようになった。ウトウトしながらも「ありがとう、お兄ちゃん」「ありがとう、お姉ちゃん」といつも言ってくれた。

column

Let's think!

睡眠薬を処方されているときは転倒に注意を

メモリーケアクリニック湘南理事長・院長　内門大丈

睡眠薬を処方されている認知症の人が入院してきたとき、とくに気をつけたいのがふらつきによる転倒です。ベンゾジアゼピン系睡眠薬と抗不安薬、非ベンゾジアゼピン系睡眠薬ともに、鎮静作用や筋弛緩作用があるため、使用することでふらつきやすくなり、転倒や骨折のリスクが高くなります。夜間のトイレなどでベッドから移動するときは、とくに注意が必要です。

認知症の人が眠れないとき、睡眠薬の使用は第一選択ではありません。まずは、非薬物療法的介入を試みましょう。どうしても使用しなくてはいけないときは、ベンゾジアゼピン系睡眠薬と抗不安薬は避け、非ベンゾジアゼピン系睡眠薬の中でも高齢者に比較的安全性が高いと言われるものを選ぶようにします。最近では、ラメルテオンやスボレキサントが使用されることが増えてきました。ラメルテオンやスボレキサントでは薬剤耐性が生じにくく、長期使用に際しても効果は持続しやすいことや、せん妄発症の予防効果の可能性(※1、※2)、筋弛緩作用が少ないことなどが報告されています。それでも、副作用がないわけではないので、副作用と使用法は必ず確認し、決して漫然と使用することのないように注意します。

※1　Hatta K, et al:JAMA Psychiatry. 2014;71(4): 397-403.
※2　Hatta K, et al:J Clin Psychiatry. 2017;78(8): e970-9.

睡眠薬・抗不安薬の種類と副作用

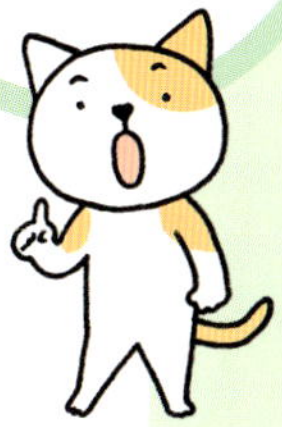

睡眠薬・抗不安薬

代表的な一般名

- **ベンゾジアゼピン系睡眠薬・抗不安薬**　フルラゼパム、ハロキサゾラム、ジアゼパム、トリアゾラム、エチゾラムなど
- **非ベンゾジアゼピン系睡眠薬**　ゾピクロン、ゾルピデム、エスゾピクロン
- **高齢者に比較的安全に使用できる睡眠薬**　ラメルテオン、スボレキサント

副作用・推奨される使用法

- ベンゾジアゼピン系睡眠薬・抗不安薬は、75歳以上の高齢者、中等度以上の認知症の人には副作用が発現しやすく、せん妄、過鎮静、運動失調、転倒、知能機能低下のリスクが高まるため、使用は推奨しない。使用をする場合は、最低必要量をできるだけ短期間使用に限る。
- とくにトリアゾラムは健忘のリスクがあり、使用するべきではない。
- 非ベンゾジアゼピン系睡眠薬も同じような副作用がある。とくに鎮静作用などからふらつきやすく、夜間のトイレなどには注意を要する。漫然と長期投与せず、減量、中止を検討する。少量の使用に止める。

参考資料／『かかりつけ医のための BPSD に対応する向精神薬使用ガイドライン』厚生労働省／『高齢者の安全な薬物療法ガイドライン 2015』日本老年医学会 日本医療研究開発機構研究費・高齢者の薬物治療の安全性に関する研究研究班編
順天堂大学医学部付属順天堂病院メンタルクリニック
https://www.juntendo.ac.jp/hospital/clinic/mental/activity/research/achievement/typical/ach_topics02.html

幻覚

いない人が見える

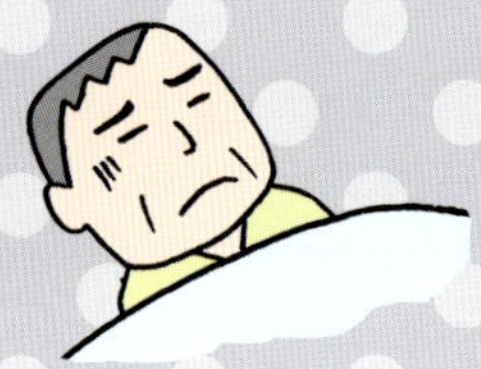

▶原田昌弘さんの例

原田昌弘さん：76歳。けいれん発作で入院。認知症の診断はないが、最近もの忘れがひどくなっていると家族も心配している。

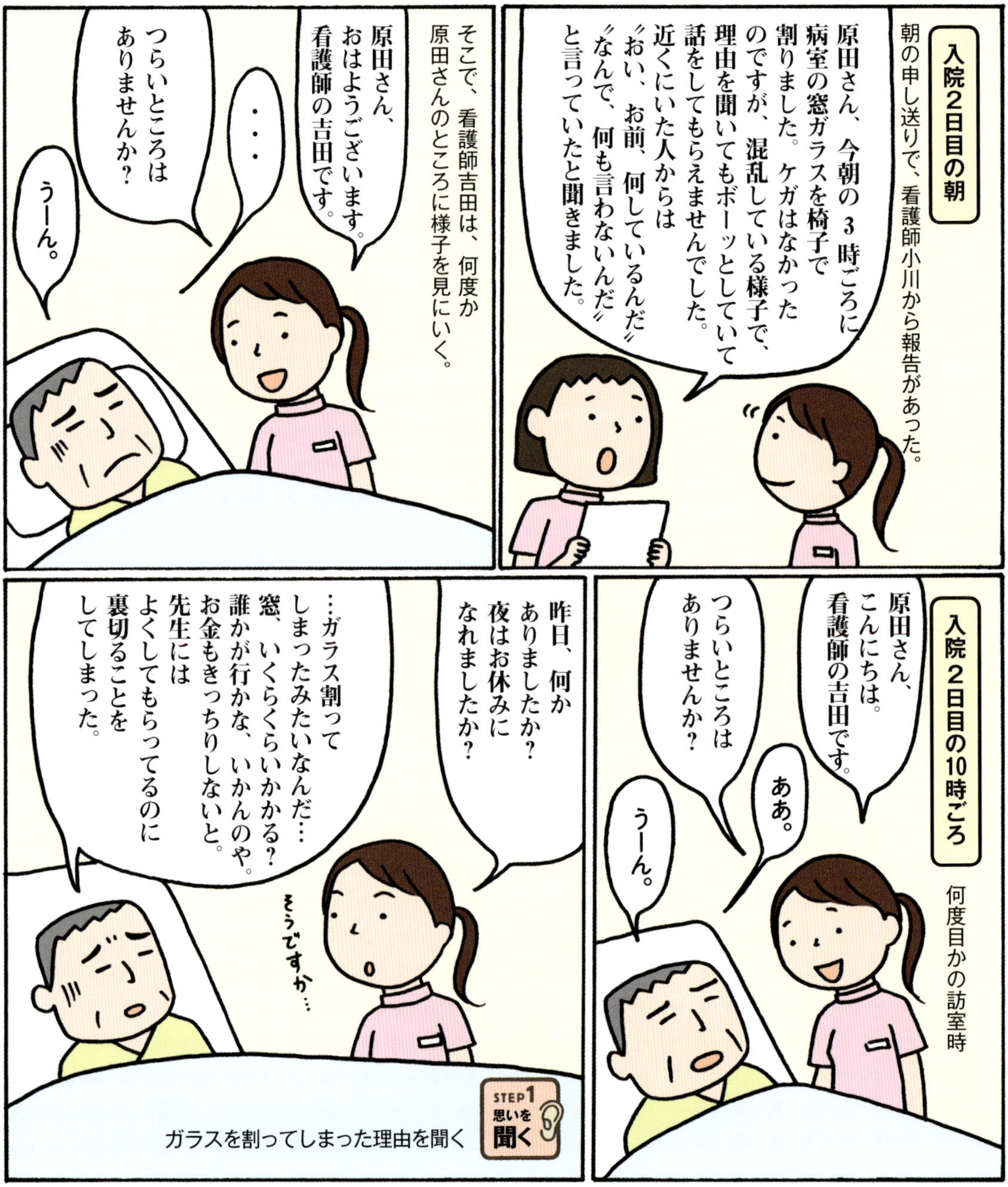

入院2日目の朝
朝の申し送りで、看護師小川から報告があった。

原田さん、今朝の3時ごろに病室の窓ガラスを椅子で割りました。ケガはなかったのですが、混乱している様子で、理由を聞いてもボーッとしていて話をしてもらえませんでした。近くにいた人からは〝おい、お前、何しているんだ〟〝なんで、何も言わないんだ〟と言っていたと聞きました。

そこで、看護師吉田は、何度か原田さんのところに様子を見にいく。

原田さん、おはようございます。看護師の吉田です。
・・・
つらいところはありませんか?

うーん。

入院2日目の10時ごろ
何度目かの訪室時
原田さん、こんにちは。看護師の吉田です。

ああ。

つらいところはありませんか?

うーん。

昨日、何かありましたか?夜はお休みになれましたか?

…ガラス割ってしまったみたいなんだ…窓、いくらくらいかかる?誰かが行かな、いかんのや。お金もきっちりしないと。先生にはよくしてもらってるのに裏切ることをしてしまった。

そうですか…

ガラスを割ってしまった理由を聞く
STEP1 思いを聞く

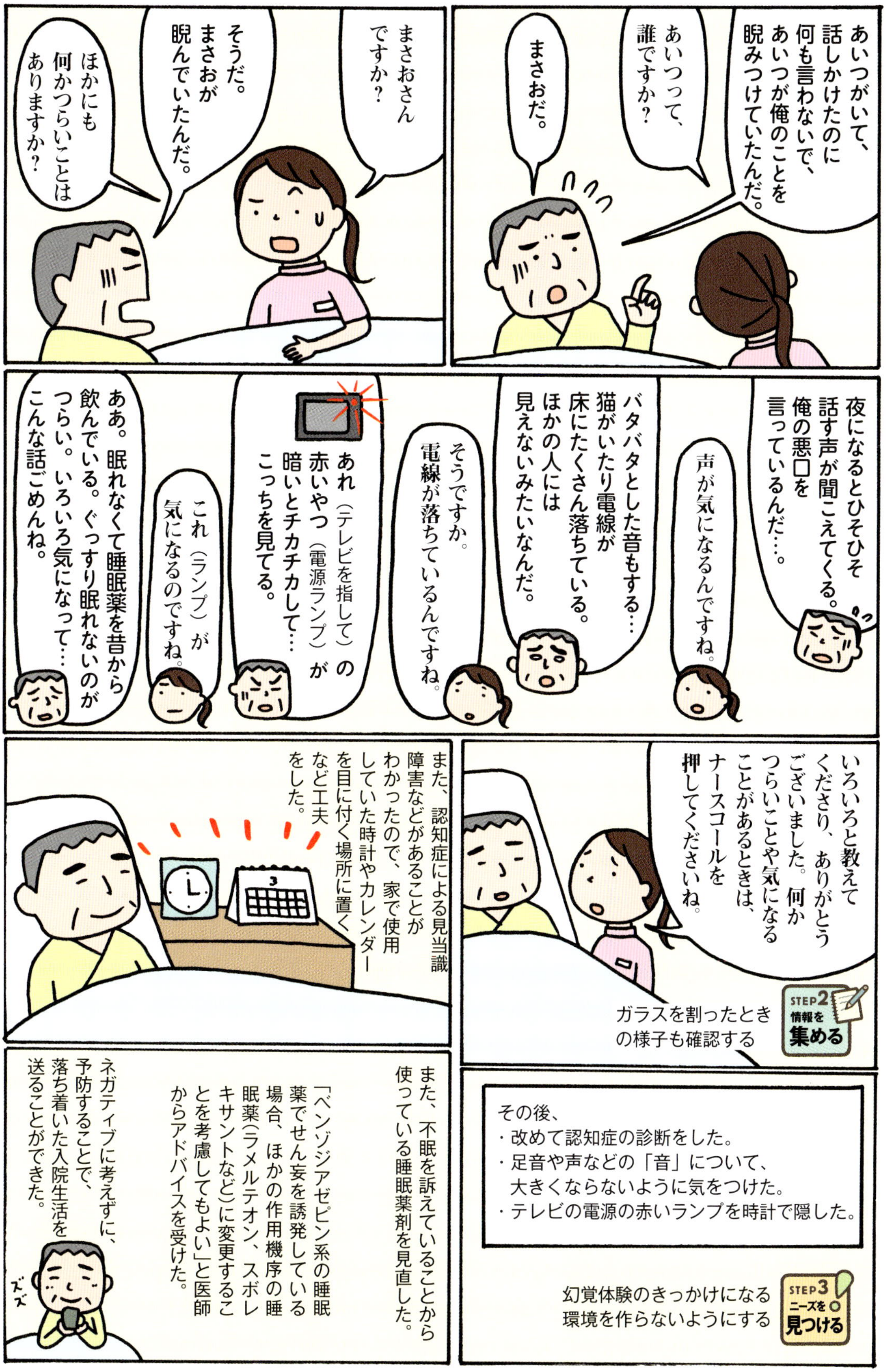
あいつがいて、話しかけたのに何も言わないで、あいつが俺のことを睨みつけていたんだ。

あいつって、誰ですか？

まさおだ。

まさおさんですか？

そうだ。まさおが睨んでいたんだ。

ほかにも何かつらいことはありますか？

夜になるとひそひそ話す声が聞こえてくる。俺の悪口を言っているんだ…。

声が気になるんですね。

バタバタとした音もする…猫がいたり電線が床にたくさん落ちている。ほかの人には見えないみたいなんだ。

そうですか。電線が落ちているんですね。

あれ（テレビを指して）の赤いやつ（電源ランプ）が暗いとチカチカして…こっちを見てる。

これ（ランプ）が気になるのですね。

ああ。眠れなくて睡眠薬を昔から飲んでいる。ぐっすり眠れないのがつらい。いろいろ気になって…こんな話ごめんね。

いろいろと教えてくださり、ありがとうございました。何かつらいことや気になることがあるときは、ナースコールを押してくださいね。

ガラスを割ったときの様子も確認する
STEP2 情報を集める
また、認知症による見当識障害などがあることがわかったので、家で使用していた時計やカレンダーを目に付く場所に置くなど工夫をした。

3
その後、
・改めて認知症の診断をした。
・足音や声などの「音」について、大きくならないように気をつけた。
・テレビの電源の赤いランプを時計で隠した。
幻覚体験のきっかけになる環境を作らないようにする
STEP3 ニーズを見つける
また、不眠を訴えていることから使っている睡眠薬剤を見直した。
「ベンゾジアゼピン系の睡眠薬でせん妄を誘発している場合、ほかの作用機序の睡眠薬（ラメルテオン、スボレキサントなど）に変更することを考慮してもよい」と医師からアドバイスを受けた。
ネガティブに考えずに、予防することで、落ち着いた入院生活を送ることができた。
ズズ

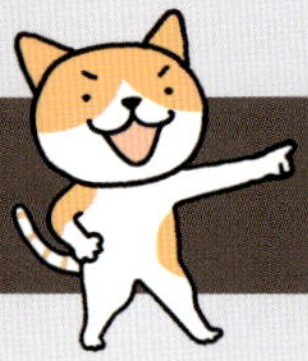

3ステップで原田さんのケアを実践！

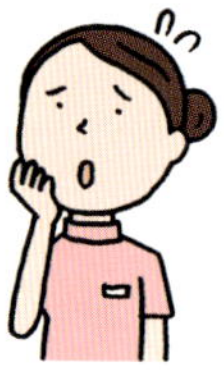

なぜ「いない人が見える」のでしょうか？

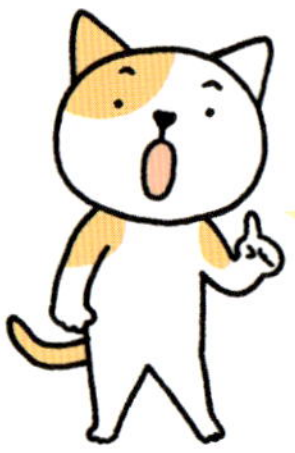

「なぜ？」と思ったら
「困りごと」に注目！

こんなケアは
ダメ！

- ✖「そんなことあるわけない」と否定する。
- ✖「認知症だから仕方がない」とすべて認知症のせいにする。
- ✖本人のつらい気持ちに寄り添わず、「大丈夫」と口先だけで対応する。
- ✖「ニンチだから（見えるのね）」とあざける。

「いない人が見える」人たちには、こんな困りごとがあるかもしれません。

- 知らない人がいて怖い。
- 虫がいて気持ちが悪い。
- 自分の悪口を言っているように聞こえる。
- 嘘を言っていると思われる。
- 頭がおかしくなったのかもしれない。
- また出てきたらどうしようかと不安。
- 驚いで転びそうになる。

など

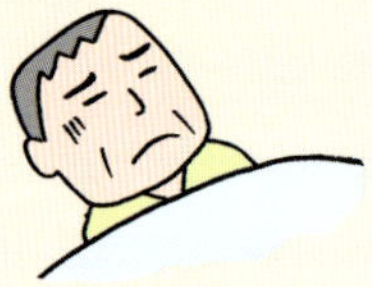

解説

STEP1 思いを聞く

ガラスを割ってしまった理由を聞く

- 「ガラスを割ってしまった」と言う。お金もきっちりしないといけないし、先生を裏切ってしまったと思っている。娘婿のまさおさんが睨んでいたからだという。
- 夜になると悪口が聞こえてくる。
- バタバタと音がするなど、音がしたりいろいろと見えたりする。
- 睡眠薬を飲んでいるけれど眠れなくてつらい。

← **幻視や幻聴があり、眠れなくてつらい思いをしている。**

STEP2 情報を集める

ガラスを割ったときの様子も確認する

身体の健康状態　けいれん発作で入院中。抗けいれん薬投与中。

社会心理（環境）　急な入院による環境の変化がある。

生活歴　娘夫婦と3人暮らし。妻は死去。娘婿と折り合いがよくない様子。

性格　人当たりがよくおだやか。

脳の障害　認知症の診断はまだだが、もの忘れがひどくなっている。

← **せん妄による幻覚を体験したのかもしれない。**

STEP3 ニーズを見つける

幻覚体験のきっかけになる環境を作らないようにする

- ガラスを割り、よくしてもらっている先生を裏切ってしまったと思っている。しかし、それは病気の症状である幻視体験によるものであり、自分を責める必要がないことを伝えて安心してもらう。
- 幻視体験のきっかけになりそうな環境を作らないようにする。
- 相談してもらいやすいような関係性を作る。
- せん妄を予防するためにも、見当識障害を補うケアを取り入れる。

ケアプラン1

脳の障害

くつろぎ（やすらぎ）
愛着・結びつき

足音や声などの「音」に注意を

夜中にひそひそと話す声がして、それが自分の悪口に聞こえるという原田さん。スタッフ同士の会話や足音などができるだけ大きくならないように気をつける。

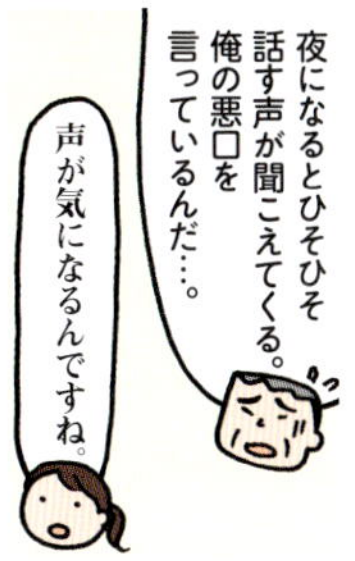
夜になるとひそひそ話す声が聞こえてくる。俺の悪口を言っているんだ…。
声が気になるんですね。

ケアプラン2

脳の障害

くつろぎ（やすらぎ）
愛着・結びつき

テレビの赤いランプを隠す

消灯後、テレビの赤いランプがチカチカして原田さんのほうを見ているように感じるという。そこで、時計で隠した。

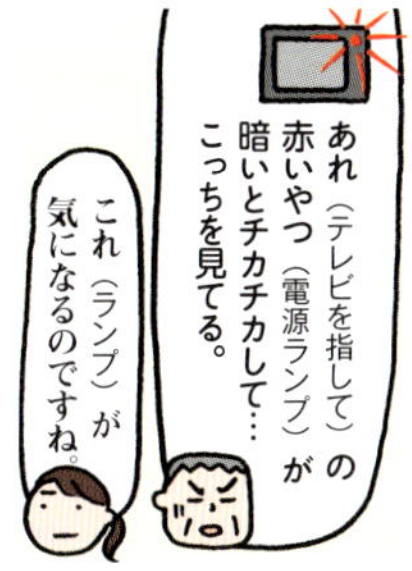
あれ（テレビを指して）の赤いやつ（電源ランプ）が暗いとチカチカして…こっちを見てる。
これ（ランプ）が気になるのですね。

ケアプラン3

社会心理（環境）
脳の障害

くつろぎ（やすらぎ）
愛着・結びつき

頻繁に訪室して相談しやすい関係になる

自分が体験している幻覚のことが気になって仕方がない原田さん。そのままにしているとずっとつらいままなので、気になっていることと、感じていることをいつでも話してもらえるように、頻繁に訪室をする。

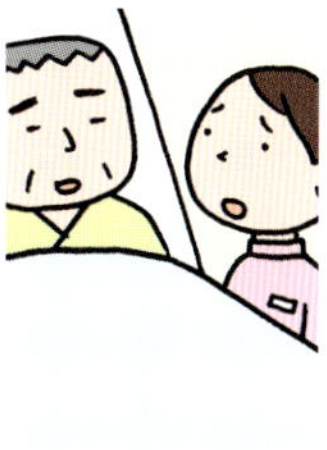

ケアプラン4

身体の健康状態

たずさわること

睡眠薬などの見直しをする

せん妄が見られたため、脳の機能を低下させるタイプの睡眠薬の使用について、医師と相談。一度中止するか、自然な眠りを誘うタイプのものに変えることを提案する。

ケアプラン5

脳の障害

たずさわること

認知機能検査を行う

入院してからしばらくして落ち着いたころに改訂長谷川式簡易知能評価スケールによる検査を行ったところ、認知機能の低下が見られた。介護保険の申請を行うこととなった。

ほかにもある！ こんな事例

裸の男の人がいて怖かった

STEP1 思いを聞く

- 「昨日眠れなかった」と言う。「何か気がかりなことがありましたか？」と聞くと「夜中に裸の男の人が立っていた」「怖かった」と言う。

STEP2 情報を集める

- 尿路感染症で入院中。
- レビー小体型認知症。
- 同じ部屋の人からも、昨晩、裸の男の人が入ってきたと聞く。入ってきた人は違う部屋の人で、トイレからの帰り、自室の場所がわからなくなってしまったと言う。

STEP3 ニーズを見つける

- レビー小体型認知症の人から「夜中に裸の男の人が立っていた」と聞くと、よく確かめることもなく、幻視だと思い込み、「大丈夫ですよ」などと対応しがち。しかし、それは本当に幻視なのか、ベッド周囲の環境を整えるだけでよいのかの事実確認が必要。

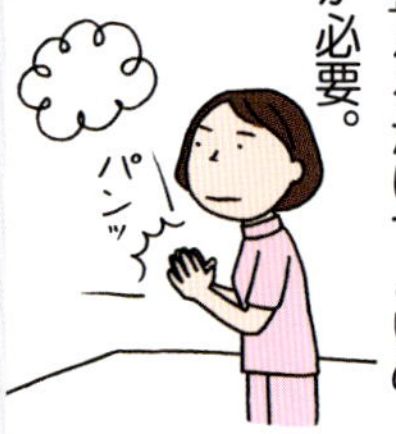

亡くなった家族がいる

STEP1 思いを聞く

- ベッドの周囲の一角を避けて通る行動をする。「ここに何かあるのですか」と聞くと、「ここに○○さん(亡くなったはずのご家族)が寝ているときがあるの」「ほかの人には見えないみたいだから黙っているけど……」と言う。

STEP2 情報を集める

- 肺炎で入院中。
- 点滴治療、酸素投与にて、熱も下がり身体症状が落ちついてきた。
- レビー小体型認知症。

STEP3 ニーズを見つける

- 幻覚を体験していると考え、以下を行った。

▼

- 存在を否定しない。スタッフに伝えてもいいんだと感じてもらう。信頼関係を保つようにする。
- 怖がっているようであれば、実体がないことを一緒に確認する。
- 転倒につながらないよう、亡くなった家族が寝ているときがあると言う場所の環境整備をする。

落とし穴に見える

STEP1 思いを聞く

- 離床センサーマットの横で転倒。「落ちるかと思って飛び越えようとしたんだ」と言う。

STEP2 情報を集める

- 心不全で入院中。
- 麻痺などはなく歩行は可能だが、転倒を繰り返している。
- なかなかナースコールを押すことができず、排尿ニーズをキャッチするために離床センサーマットを設置。
- アルツハイマー型認知症。視空間認知機能の障害や失認あり。

STEP3 ニーズを見つける

- 視空間認知機能の障害により黒いマットが落とし穴に見え、飛び越えようとして転倒したのではないかと考えた。そこで、以下を行った。

▼

- 離床センサーマットに白色のビニールテープで線を引いた(横断歩道のようにする)。
- 一緒にマットに乗り、落とし穴ではないことを知ってもらった。

Let's think! 本人の思いを理解すると、声かけも変わる！

東京慈恵会医科大学　精神医学講座教授　繁田雅弘

認知症の症状には記憶障害などがありますが、より大切であると言えるのが「本人がどう感じているのか」です。

たとえば、認知症になると、もの忘れがあり、人と話しているときに同じ話をして恥ずかしい思いをします。自分が話しているときにまわりの人が怪訝《けげん》な顔をしていることで、本人は気づきます。すると、以下のような感情が出てきます。そのことを理解できている人がかける声は、本人に届くと思います。理解できていないと、どうしても表面的なものになってしまいます。

本人のこのような思いをまわりの人が理解していくと、BPSDという言葉を使わなくてすむようになっていくでしょう。その状態を作り出していくことが「いい医療」「いいケア」であると言えます。

認知症の本人が感じていること（自覚症状）

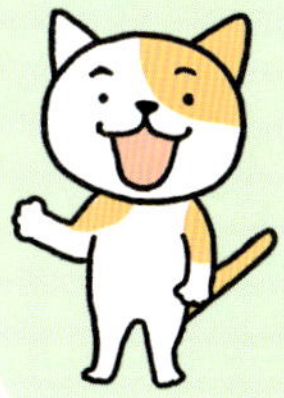

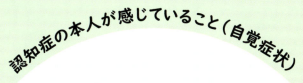

- 戸惑い（わからない、混乱する……）
- 気分が沈む（度重なる失敗）
- 悔しさ（発病・症状に対して）
- やる気が出ない（失敗が続くと落ち込む……）
- 気分・感情の変動（バカにされた気分になり頭にくる……）
- 不安（わからない、できない……）
- 自責感（なんで失敗しちゃうんだろう。迷惑をかけているな……）
- 焦燥感（大事なものが見つけられず焦る……）
- 被害感（どうしても見つけられず盗られたと思う……）
- 簡単なことでも努力がいる

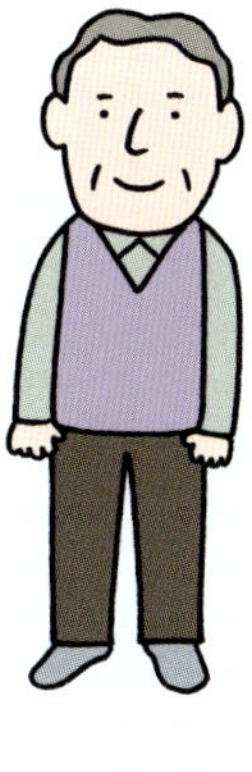

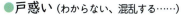

うつのよう

▶賀茂愛子さんの例

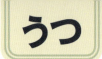

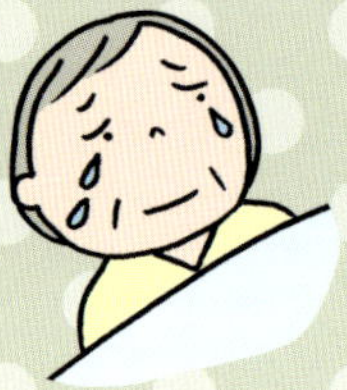

賀茂愛子さん：77歳。脳梗塞により入院。2回目の脳梗塞で、１回目のときから会話ができなくなっていると家族は言う。血管性認知症。

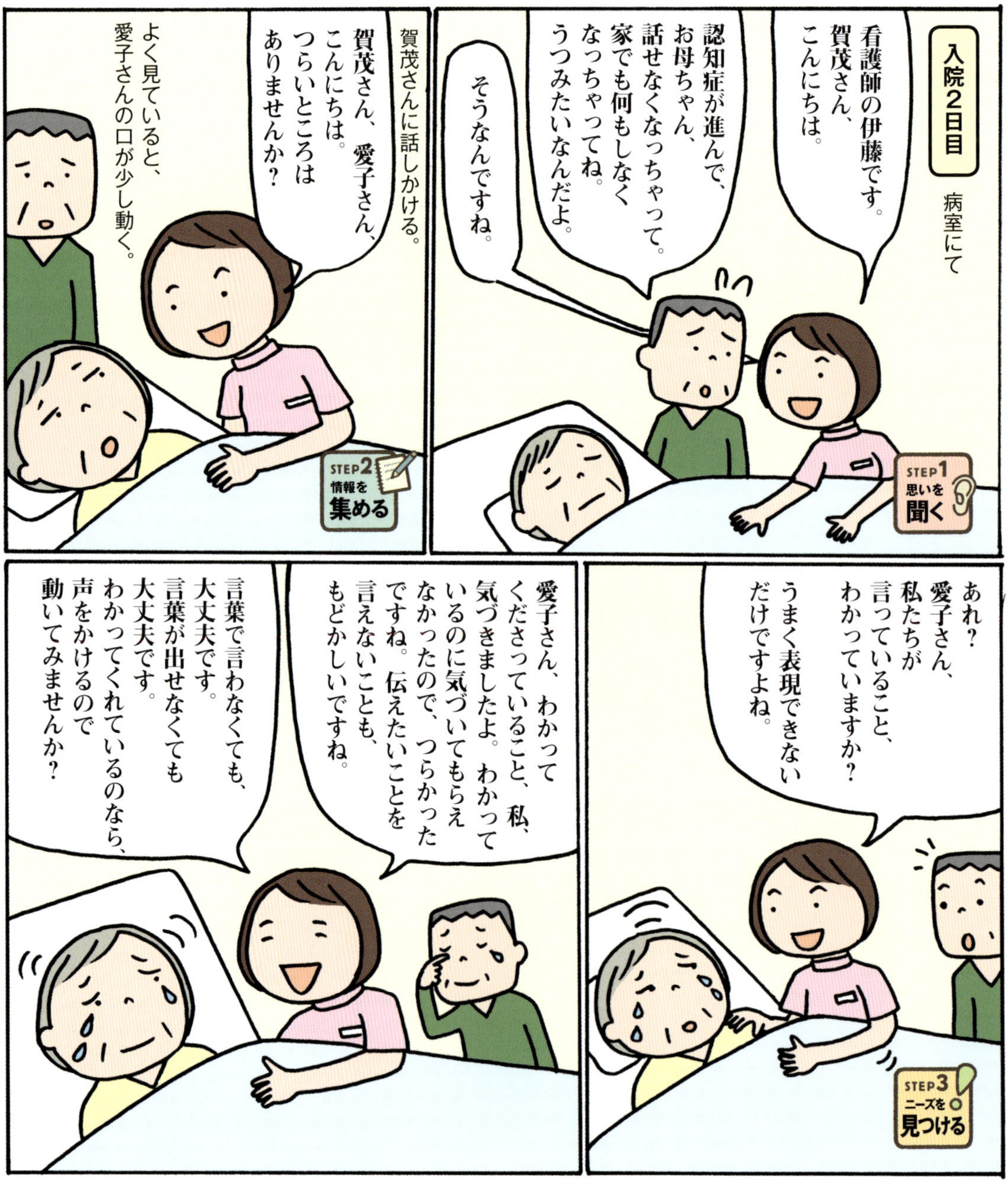
入院2日目
病室にて
看護師の伊藤です。賀茂さん、こんにちは。
認知症が進んで、お母ちゃん、話せなくなっちゃって。家でも何もしなくなっちゃってね。うつみたいなんだよ。
そうなんですね。
STEP1 思いを聞く
賀茂さんに話しかける。
賀茂さん、愛子さん、こんにちは。つらいところはありませんか？
よく見ていると、愛子さんの口が少し動く。
STEP2 情報を集める
あれ？愛子さん、私たちが言っていること、わかっていますか？
うまく表現できないだけですよね。
STEP3 ニーズを見つける
愛子さん、わかってくださっていること、私、気づきましたよ。わかっているのに気づいてもらえなかったので、つらかったですね。伝えたいことを言えないことも、もどかしいですね。
言葉で言わなくても、大丈夫です。言葉が出せなくても大丈夫です。わかってくれているのなら、声をかけるので動いてみませんか？

3ステップで賀茂さんのケアを実践！

こんなケアはダメ！

✖「検温……って言っても、わかるはずないよね」と言って、声かけもせずに検温を始める。

✖反応がほとんどないからといって、リハビリやレクリエーションに誘わない。

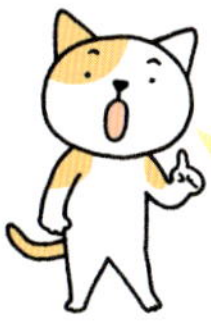
「なぜ？」と思ったら
「困りごと」に注目！

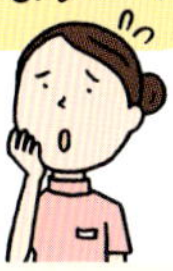
なぜ「うつのよう」なのでしょうか？

「うつのよう」な人たちにはこんな困りごとがあるかもしれません。

- 自分の気持ちをうまく表現できない。
- わかってもらえない。
- 発信しているのに、わかろうとしてくれない。
- つらい、寒い、怖い、淋しいといったことに気づいてくれない。
- できるのに、できないと思われている。
- 無視される。人として扱われない。
- やる気が起きない。

など

解説

STEP1 思いを聞く

うつであると決めつけず話しかけてみる

- 話しかけると、口が少し動くように見える。
- 目線はしっかりと合っている。

→ **話すことができなくても、何かを伝えたいと思っているかもしれない。**

STEP2 情報を集める

うつと診断されたことの有無や薬の影響を確認

身体の健康状態　脳梗塞を2回起こしている。会話ができない。うつのような状態。

社会心理（環境）　急な入院による環境の変化がある。

生活歴　専業主婦。

性格　おだやか。

脳の障害　血管性認知症。

→ **家族に聞くと、認知症が進み、話せなくなり、うつのようだと言う。**

STEP3 ニーズを見つける

コミュニケーションが取れることを確認し、安心してもらう

- 話しかけると口が少し動くし、目線も合うので、意思の疎通を図る可能性を探る。
- 運動性失語（他人が話すことは理解できるが、自分の思いを言語で表現できない状態）の可能性があるので、医師に相談をして、リハビリテーションが可能か探る。

ケアプラン1

脳の障害

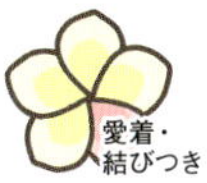
愛着・結びつき

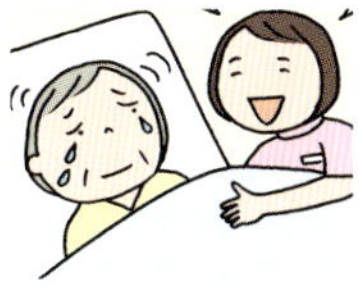

愛子さんの気持ちに気づいていることを伝える

「私たちが言っていること、わかります？」と確認をする。通じていると感じたら、「私、気がつきましたよ」と、言葉にして伝える。「声が出せなくても大丈夫です」と、目線やうなずきなどを使ってコミュニケーションすることができることを伝える。

ほかにもある！　こんな事例

ぼーっとしてしまう

STEP1 思いを聞く

- ぼんやりしている。元気がない。

STEP2 情報を集める

- 心不全で入院。
- 利尿剤を使用。
- 2週間で体重が47kgから40kgまで減った。
- 食事を自分で食べられる日もあれば、食べられない日もある。
- 排尿量と体重変化を見た。元気のない日は排尿量が多く、体重も減っている。
- レビー小体型認知症。

STEP3 ニーズを見つける

- 脱水で低ナトリウム血症になり、ぼんやりしてしまっているのではないかと考えた。そこで、以下を行った。

▼

- 薬の血中濃度が上がっていることが考えられるので、薬の量を減らした。

おいしくない

STEP1 思いを聞く

- 食欲がなくぼーっとしている。
- 食事のとき「食事が進みませんね」と言うと「おいしくない」と言う。

STEP2 情報を集める

- 低ナトリウム血症で入院中。電解質の補給が行なわれ、データが改善してきた。
- レビー小体型認知症。
- もともとは食べることが好きでグルメである、と家族から聞く。

STEP3 ニーズを見つける

- レビー小体型認知症による嗅覚低下があり、薄い味付けの病院食はおいしくないと感じるのではないかと考えた。そこで、以下を行った。

▼

- 管理栄養士に相談をした。お酢や香味野菜、香辛料などを使用した食事を提供してみては、との助言があり、取り入れるようにした。
- 家族に状況を説明し、かけるお酢をもってきてもらうなど、おいしく食べてもらうための協力を依頼。
- 食事摂取が進み、笑顔も増えた。

話せなくて、つらく悲しい

STEP1 思いを聞く

- とても元気がなく、気持ちがふさいでいるように見える。
- 失語により、話すことがうまくできないので、「つらいところはありませんか？」と聞くと、うつむく。

STEP2 情報を集める

- 76歳、女性。
- 脳出血を起こして入院。失語と麻痺が現れた。
- 血管性認知症も発症。
- 自営業で、草木をとってきて出荷する仕事を手伝っていた。

STEP3 ニーズを見つける

- 精神的なサポートをしていかなくてはいけないと考え、以下を行った。

▼

- リハビリテーションに対しては積極的なので、できることを見つけて伝え、一緒に喜ぶようにした。
- 家族の面会時には、本人と一緒の輪の中で、「どんなお母さんなんですか？」などと、本人を話題にし、リハビリテーションの様子も伝えた。
- 落ち着かないときは家族に電話を。

Let's think! 認知症当事者によるオレンジ・カフェ

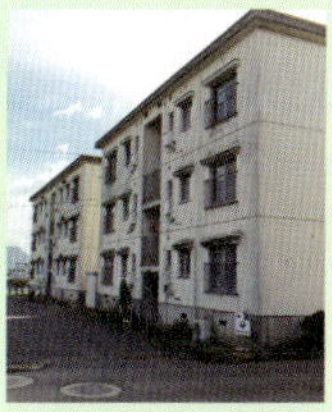

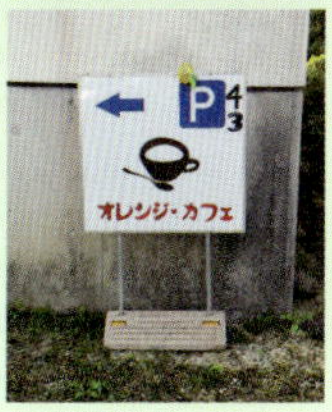

病院での当事者や家族への支援が広がってきています。認知症疾患医療センターのある西香川病院（香川県三豊市）の敷地内にある元職員住宅の一室では、週に1回、オレンジ・カフェが開かれています。相談員は、非常勤職員であり、認知症当事者である渡邊康平さん。ここの特徴は、当事者と家族が訪れるピアカウンセリング（同じ立場にいる同士のカウンセリング）の場であることです。週1回のカフェを楽しみに集まる方や、「今、診察をしてもらい、先生に勧められてきました」という初めての方も訪れます。

初参加の方

「人から見て認知症と言っても、わしはそう思ってない。忘れることが認知症なら、そりゃ認知症やろな、自分は。認知症になったら、本当の認知症ってなんやろなと思う」

渡邊さん

「認知症になったからといっても元気で、外国にも行くし…そんな人、たくさんいる。できることはいっぱいあるんです。認知症になったらダメっていうことはない。自分がもっている能力はそのままあるんで、なくなったわけじゃなくて。認知症になってなくなったものはほんの一部だと私も思っている。できるだけ胸張っとこうと思ってる」

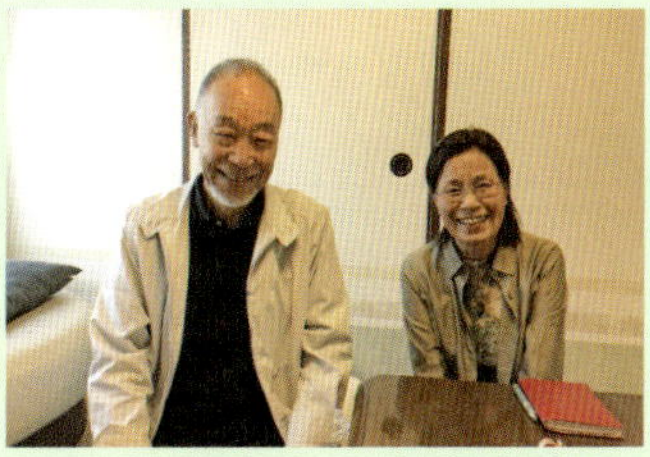

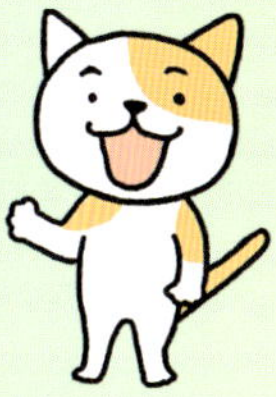

カフェではこんな会話が続いていました。自分が思っていること、聞きたいことを、その場にいる人と自然な流れで皆さんがお話ししています。渡邊さんは言います。「前に、元気がなくて言葉も出ない認知症の人と奥さんがいらしたんです。奥さんは、この人は何もできなくなった、忘れてばっかりというようなことを言っていて、その横で本人はしょんぼりしていて。で、私は、自分が認知症になって絶望を感じたことや、できないことを責められるとつらく感じていて、落ち込んでしまうこと、できることはたくさんあることを奥さんに伝えたんです。ご本人も奥さんも、私の話をよく聞いてくれました。そうしたら次の週、ご本人が笑顔で元気にいらしたんです。お話もたくさんしました。認知症当事者が、認知症の人とその家族にできることがあると強く感じた出来事でした」。診断後、絶望を感じた当事者である渡邊さんと、それを支える渡邊さんの奥様が中心となっているカフェだからこそできる支援が、ここでは続けられています。

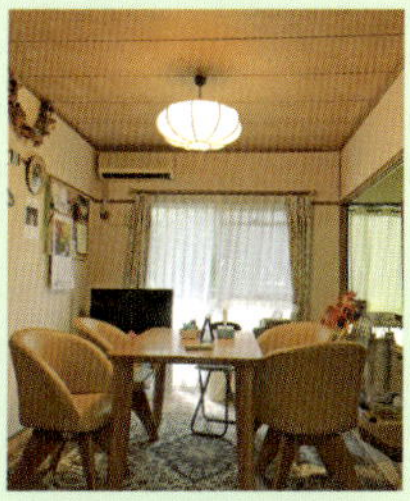

ダイニングルームと和室が二つあり、どこに座って、誰とお話ししても自由です。カフェメニューから好きな飲み物を選ぶと、職員とボランティアさんがいれた美味しいコーヒーや冷たいジュースが運ばれてきます。

服を脱ぐ

▶東武彦さんの例

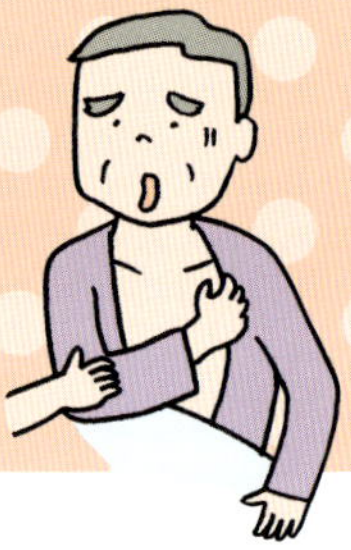

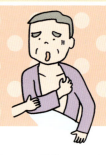

東武彦さん：78歳。イレウス（腸閉塞）で入院中。術後２日目までは痛み止めの薬を使用。アルツハイマー型認知症。

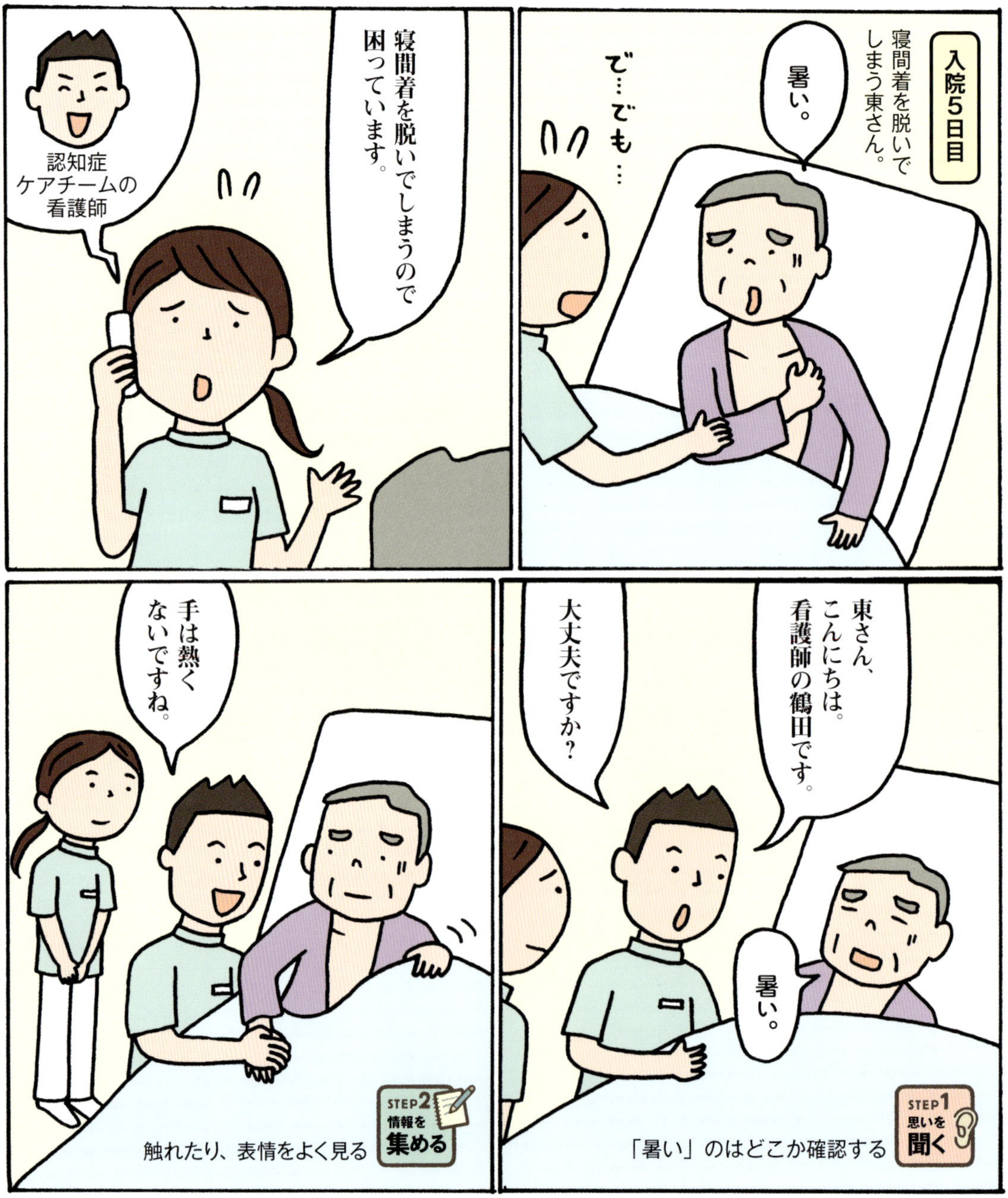
入院5日目
寝間着を脱いでしまう東さん。
暑い。
で…でも…
寝間着を脱いでしまうので困っています。
認知症ケアチームの看護師
東さん、こんにちは。看護師の鶴田です。
大丈夫ですか？
暑い。
STEP1 思いを聞く
「暑い」のはどこか確認する
手は熱くないですね。
STEP2 情報を集める
触れたり、表情をよく見る

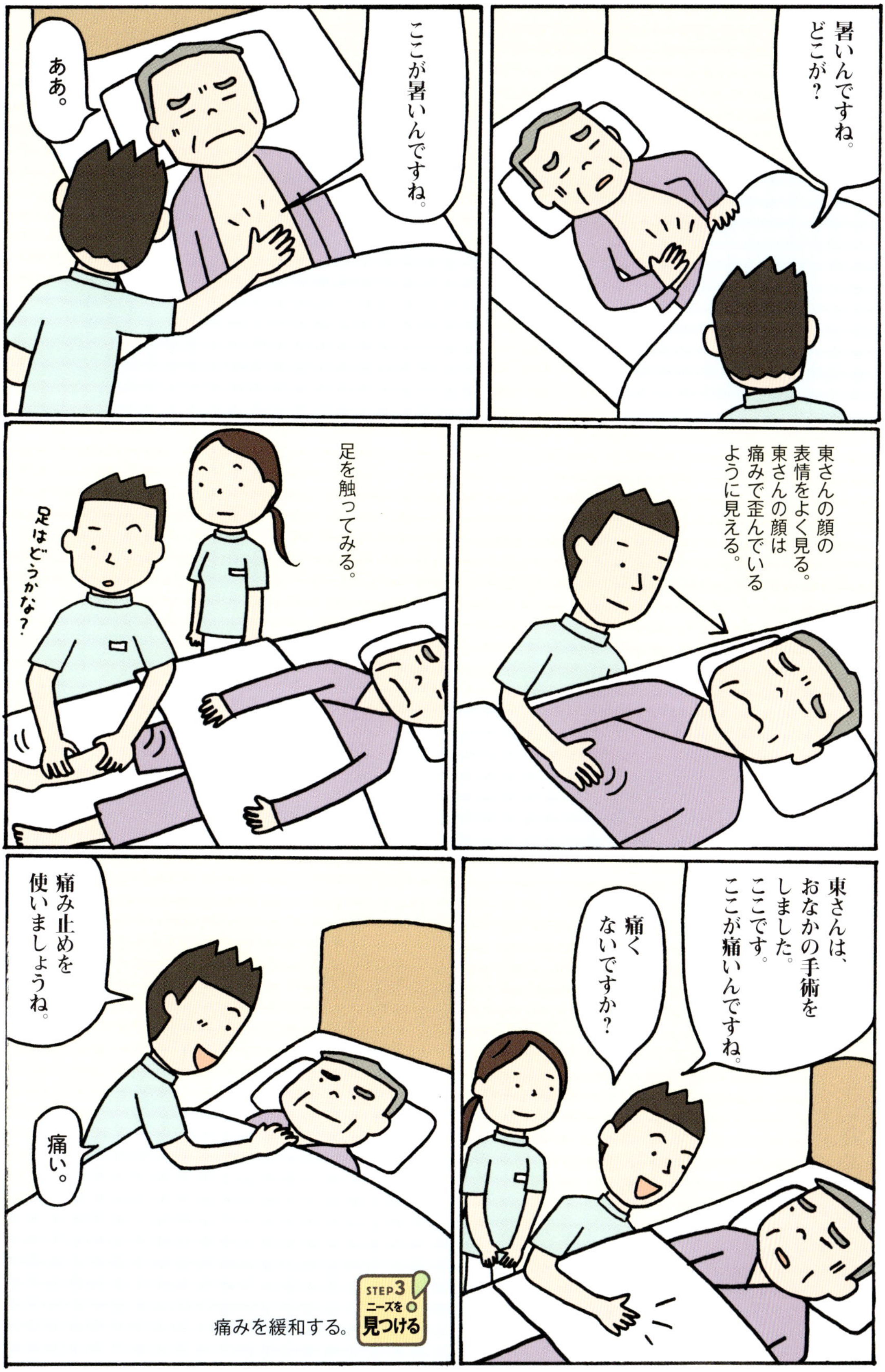
暑いんですね。どこが？
ここが暑いんですね。
ああ。
東さんの顔の表情をよく見る。東さんの顔は痛みで歪んでいるように見える。
足を触ってみる。
足はどうかな？
東さんは、おなかの手術をしました。ここです。ここが痛いんですね。
痛くないですか？
痛み止めを使いましょうね。
痛い。
痛みを緩和する。
STEP3 ニーズを見つける

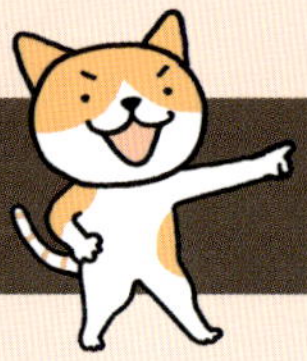

3ステップで東さんのケアを実践！

なぜ「服を脱ぐ」のでしょうか？

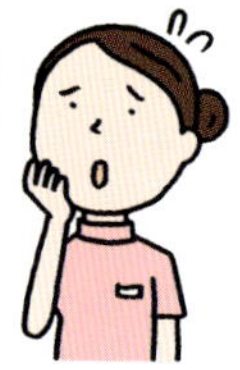

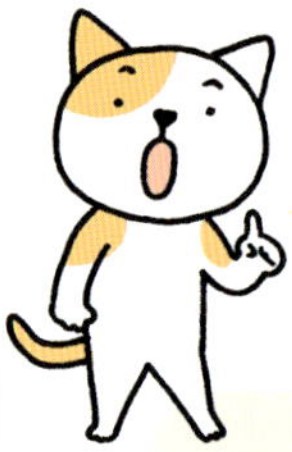

「なぜ？」と思ったら
「困りごと」に注目！

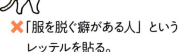

こんなケアは
ダメ！

✖「服を脱ぐ癖がある人」というレッテルを貼る。
✖すぐにつなぎ服を着せてしまう。

「服を脱ぐ」人たちには、
こんな困りごとがあるかもしれません。

- 暑い。
- 痛い。
- かゆい。
- トイレに行きたい。
- 服に触れると気持ち悪い。
- オムツが嫌だ。
- この服は自分の服ではない。

など

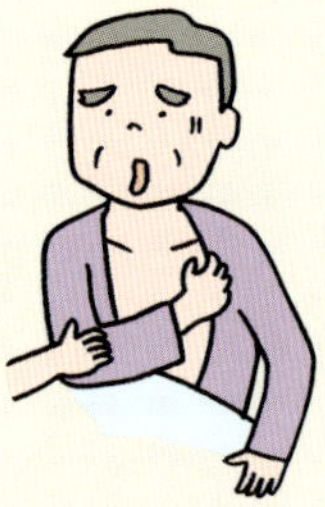

解説

STEP1 思いを聞く

「暑い」のは
どこか確認する

- 「暑い」と言いながら、胸もとをはだける。
- 手は熱くない。
- 「どこが」と聞くと、おなかを触る。

← **「暑い」のはおなかだと言う。**

STEP2 情報を集める

触れたり、
表情をよく見る

身体の健康状態　イレウス（腸閉塞）で入院中。術後2日目まで痛み止めの薬を使用。

社会心理（環境）　急な入院による環境の変化がある。

生活歴　どんな仕事でも嫌がらず引き受けて黙々と働く会社員だった。

性格　穏やか。

脳の障害　アルツハイマー型認知症。アリセプトを服用。

← **イレウスの手術をして5日目。痛みの訴えがないため、痛み止めは使っていない。**

チェック1

手と足が熱くないかを確認する

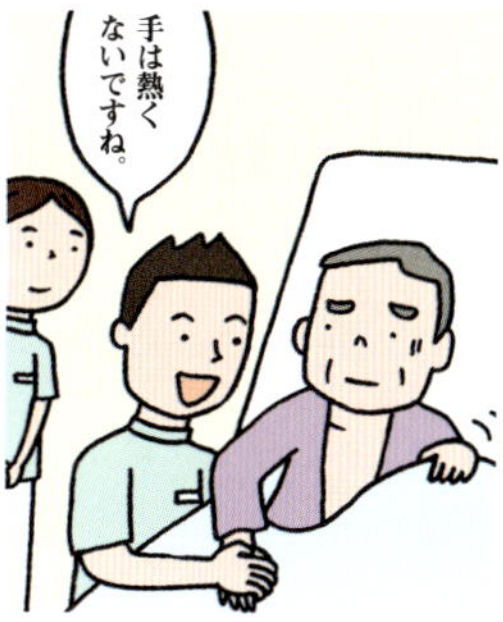
手は熱くないですね。

東さんは「暑い」と言っているので、手や足が熱くないかを確認する。東さんの訴えについて、誠実に対応することが大事。

チェック2

本当に「暑い」のか確認をする

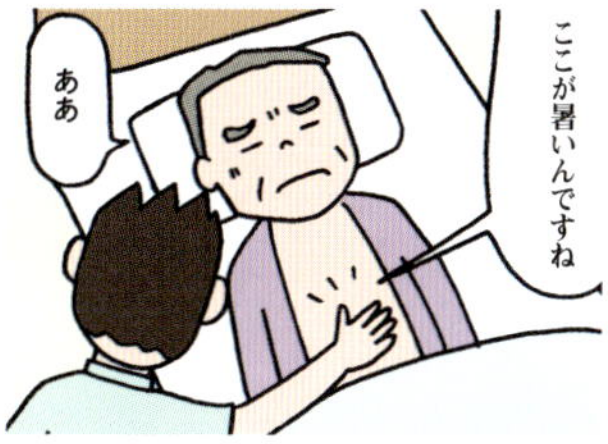
ここが暑いんですね
ああ

「暑い」のはおなかだと言う東さん。そこで、触ってみて、「暑い」場所がどこなのかを詳しく確認する（場所の確定）。

チェック3

顔の表情を観察する

東さんの顔をよく観察する。暑いというよりも、どちらかというと、痛みで顔が歪んでいるように見える。

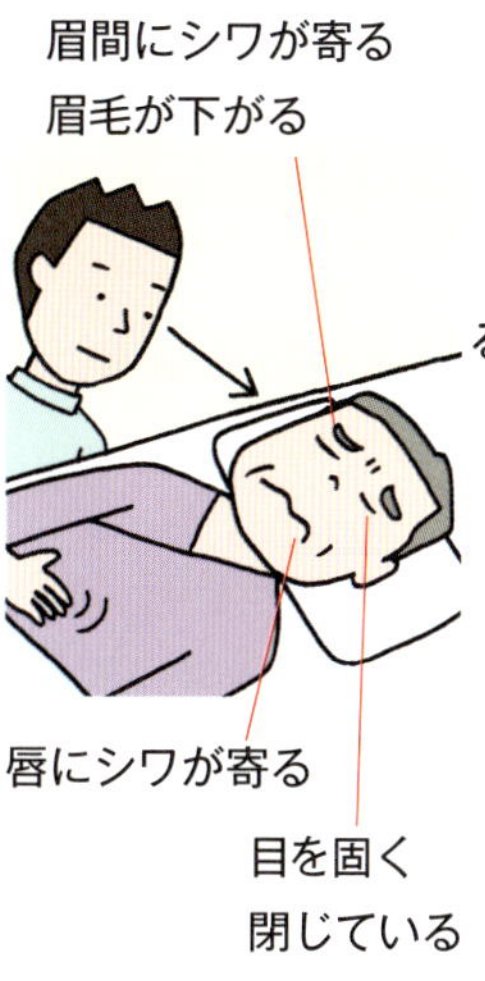
眉間にシワが寄る
眉毛が下がる
唇にシワが寄る
目を固く閉じている

STEP3 ニーズを見つける

痛みを緩和する

認知症になると、伝えたいことがあっても、そのための正しい言葉を選ぶことができない場合がある。東さんは「暑い」と言っているが、場所をたずねるとおなかだと言う。本当におなかが暑いのか？ 東さんが本当に伝えたいことは何なのかを探る必要がある。

ケアプラン1

身体の健康状態　脳の障害

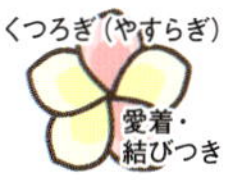
くつろぎ（やすらぎ）
愛着・結びつき

「暑い」のではなく「痛い」のではないか確認をする

もしかしたら、手術をした場所が痛いのかもしれないと考え、東さんに確認をしてみる。この時、東さんは記憶力の低下により、手術をしたことを忘れているかもしれないので、「東さんは、おなかの手術をしました。ここです。ここが痛いんですね」と、手術をしたこともていねいに説明しつつ、確認する。

ケアプラン2

身体の健康状態

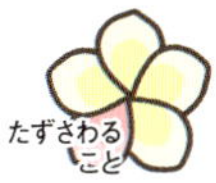
たずさわること

痛み止めを使う

東さんは暑かったのではなく、おなかが痛かったことがわかったので、医師と相談し、痛み止めの座薬を使うことにする。

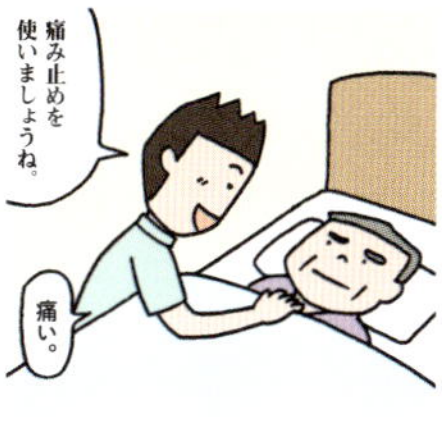
痛み止めを使いましょうね。
痛い。

ほかにもある！　こんな事例

ウエストが締め付けられて嫌だ

STEP1 思いを聞く

- 上下のパジャマ（病院のもの）とパンツを繰り返し脱いでしまう。どうして服を脱ぐのかたずねても、理由がわからない。

STEP2 情報を集める

- アルツハイマー型認知症。思いを言葉で上手に表現することが困難な状態。
- ズボンのウエストの締め付けが嫌でいつもガウン（寝巻きタイプ）にふんどし（T字帯のような布・妻自作）で寝ている、と家族が言う。
- 透析をしている。

STEP3 ニーズを見つける

- ウエストが締め付けられるパジャマが嫌で脱いでしまっていたのではないかと考えた。そこで、以下を行った。
- パジャマタイプの寝衣から寝間着タイプへ。下着はパンツではなく家から持参してもらったふんどしに変えた。
- いつもと同じ環境にすることで服を脱ぐことはなくなった。

ここを見よう　認知症の人の「痛み」

「認知症の人だから痛みを感じないのではないか」と勝手に思い込んでいませんか？

適切な治療や鎮痛剤などが必要であっても「痛み」が放置されている場合があります。それにより、認知症の人はBPSDやせん妄を引き起こすこともあるのですが、そのときの「大きな声を出す」「ケアを拒否する」といった反応だけが注目されて、原因となっている「痛み」に気がつかず、本人はとてもつらい思いをし続けているのです。痛みのアセスメントはとても重要になります。

アメリカ老年学会（AGS）は、認知症高齢者の痛みを評価する際、セルフレポート（自己報告）が重要であるとしたうえで、観察評価の指針として以下の6つの視点が有用であると指摘しました。この6つの視点から痛みのアセスメントを進めていきましょう。

1 表情
歪んだ表情などをしていないか、など。

2 言語・音声
何かつらさを訴えるような言葉を発していないか、など。

3 からだの動き
痛みに耐えかねて、からだを硬直させていないか、など。

4 対人相互関係の変化
ケアを拒否したり、思わず手が出てしまったりしていないか、など。

5 日課的行動の変化
食欲が落ちていないか、など。

6 精神状態の変化
落ち着かない状態になっていないか、など。

American Geriatric Society, The management of persistent pain in older adults, J Am Geriatric Soc 50:S205-224 ,2002

Let's think! 「痛み」に気づいていますか？

妻が「痛い、痛い」と言っている。
鎮痛剤が切れてきて、手術したあとが痛いのか……。
看護師さんは「旦那さんのことを呼びながら
痛い痛いと、大きな声でずっと言い続けています。
ICUから個室へ移動していただきますね」と言う。
個室になったら、妻の声はもっと大きくなっていく。
部屋に向かう途中からその声は聞こえてくる。
本当に痛いのか、痛くないのか、わからない。
でも、妻は痛いと言い続けている。

「痛い」という声が受け止められていない

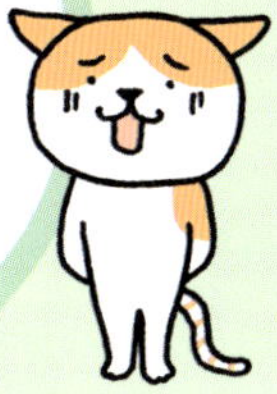

これは、認知症をもつ妻が大腿骨骨折で整形外科に入院したとき、夫である小野武さんが体験した出来事です。救急搬送され、ICUで治療を受けていた妻は、ミトンをはめ、体幹ベルトをつけて数日間安静を保つことに。数日後、点滴とミトンは取れたが、そのころから「痛い」と言い続けて、パニックのような状態になっていったそうです。10日ほどで退院をし、そのまま認知症を専門とする精神科のある病院へと転院。そこで治療を受け、看護師さんたちが話しかけてくれて、ケアをしてくれて、妻は「痛い」と連呼することはなくなったそうです。今になっても、整形外科に入院しているときに適切な痛みの治療がされていたのか、妻は本当に痛みがずっとあったのかはわからないけれど、個室に移ってからは自分が寝泊まりをして一緒にいればよかったという、後悔にも似た思いがあるそうです。

認知症の人が「痛い」と言うとき、あなたならどんなことをしますか？　痛みをアセスメントして、どこに痛みがあるのか、「痛い」と言うことにより何か違うことを訴えているのか……早く気づいて、その人の困りごとにアプローチしていきましょう。

怒っている

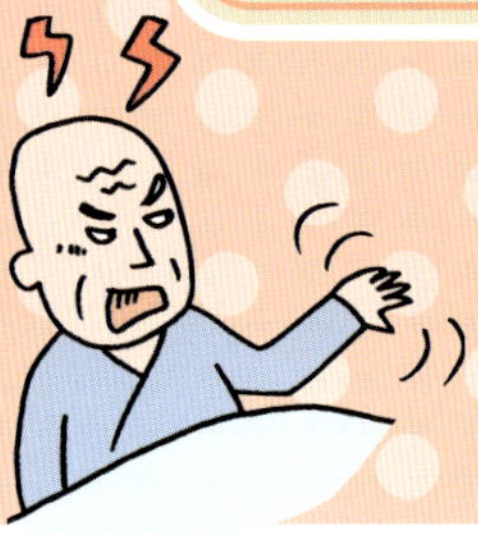

▶藤沢三郎さんの例

藤沢三郎さん：81歳。脳梗塞で入院中。会話の中ではうまく答えられないときと、返答に時間がかかるときがある。アルツハイマー型認知症。

藤沢さん、こんにちは。今日は、何日かわかりますか？今は夏ですか？冬ですか？

うるさい、あっちへ行け！

藤沢さん、暴言と暴力があるんです。今も、見当識を確認していたら、急に怒り出しました。

そうですか。藤沢さんとお話ししてきますね。

藤沢さん、こんにちは。
・・・
藤沢さん、つらいところはありませんか？少し一緒にいさせてください。
しばらくお話ししていると…
話しながら、様子も確認する
STEP 1 思いを聞く

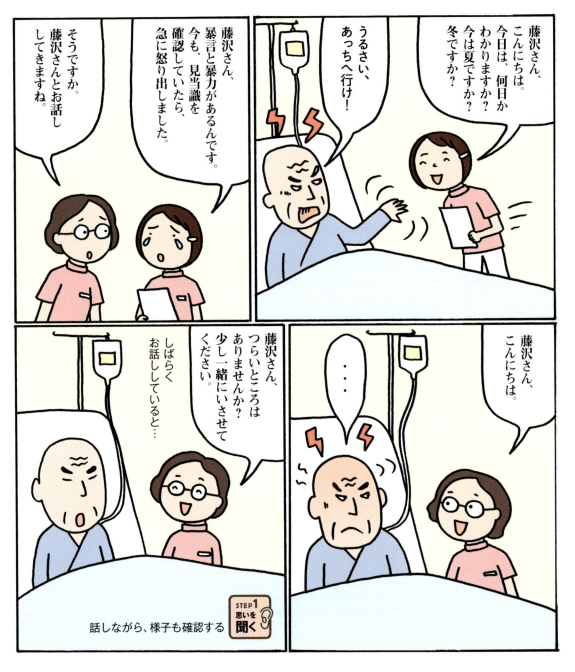

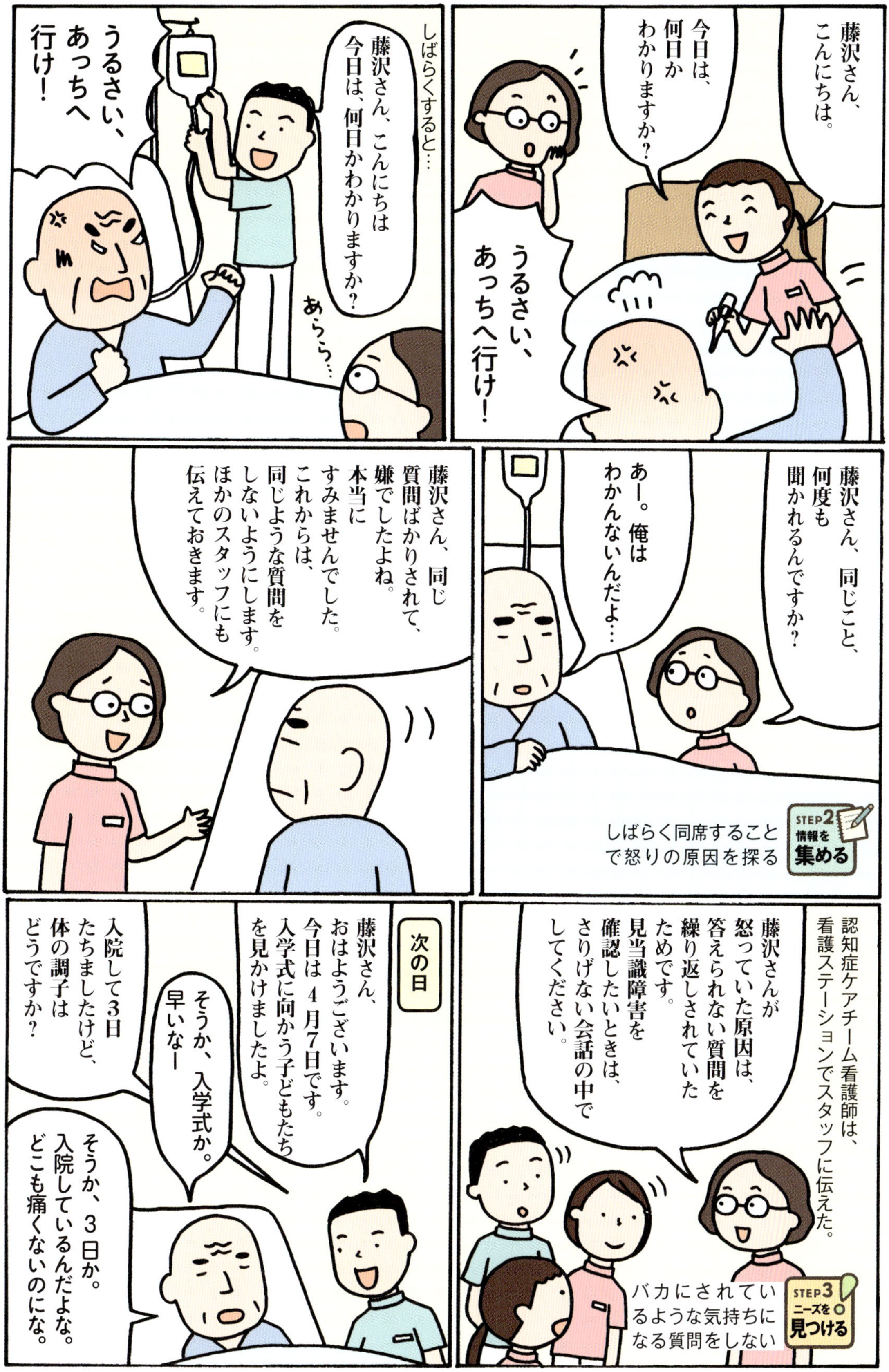
藤沢さん、こんにちは。

今日は、何日かわかりますか？

うるさい、あっちへ行け！

しばらくすると…

藤沢さん、こんにちは今日は、何日かわかりますか？

うるさい、あっちへ行け！

あらら…

藤沢さん、同じこと、何度も聞かれるんですか？

あー。俺はわかんないんだよ…

しばらく同席することで怒りの原因を探る
STEP2 情報を集める
藤沢さん、同じ質問ばかりされて、嫌でしたよね。本当にすみませんでした。これからは、同じような質問をしないようにします。ほかのスタッフにも伝えておきます。

認知症ケアチーム看護師は、看護ステーションでスタッフに伝えた。

藤沢さんが怒っていた原因は、答えられない質問を繰り返しされていたためです。見当識障害を確認したいときは、さりげない会話の中でしてください。

バカにされているような気持ちになる質問をしない
STEP3 ニーズを見つける
次の日
藤沢さん、おはようございます。今日は4月7日です。入学式に向かう子どもたちを見かけましたよ。

そうか、入学式か。早いなー
入院して3日たちましたけど、体の調子はどうですか？

そうか、3日か。入院しているんだよな。どこも痛くないのにな。

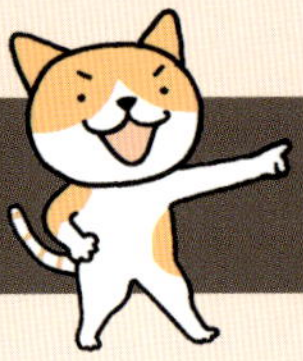

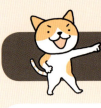

3ステップで藤沢さんのケアを実践！

なぜ「怒っている」のでしょうか？

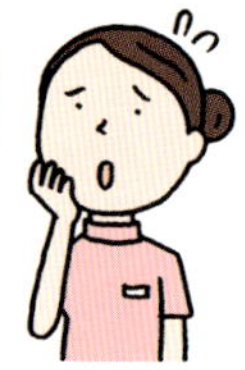

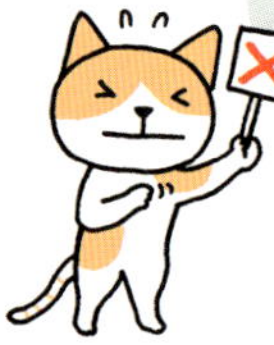

こんなケアはダメ！

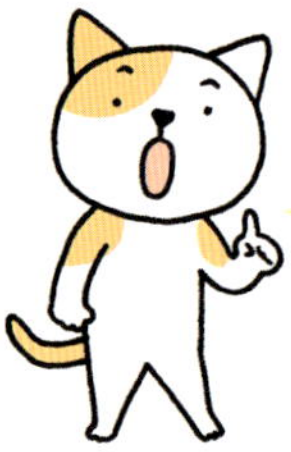

「なぜ？」と思ったら「困りごと」に注目！

- ✖「あの人は怒る人」というレッテルを貼る。
- ✖怒っているときは少し距離を置くようにしているが、落ち着いているときでもほうっておく。
- ✖こちらも怒ってしまう。
- ✖怒られたからと言って「何を言っても無駄ね」とまるで理解できる能力がないかのように言う。
- ✖何か探し物をして歩いている様子のときに、「お部屋に戻りましょう」と言って制止しようとする。

「怒っている」人たちには、こんな困りごとがあるかもしれません。

- 痛い、苦しい、眠い。
- 寒い、暑い、うるさい、まぶしい、臭い。
- 恥ずかしい、怖い、寂しい、 悲しい、驚いた。
- 便秘や空腹でイライラしている。
- 無理やり嫌なことをされた。
- やりたいことができない。
- 昔の嫌な経験を思い出した。

など

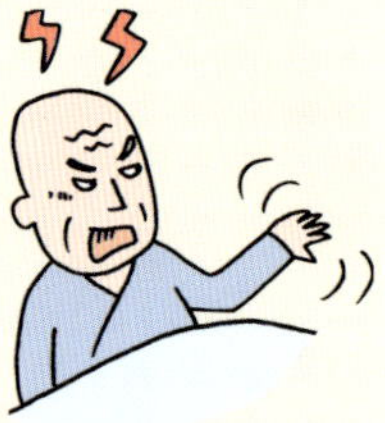

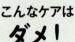

解説

STEP1 思いを聞く

話しながら、様子も確認する

- 「少し一緒にいさせてください」と言って近くに座り、「藤沢さんのお家は農家だと聞きましたが、何を育てているんですか?」などと話していると、怒っていたのが少し落ち着いてきた。

→ **お話ししている間は、怒ることはない。**

STEP2 情報を集める

しばらく同席することで怒りの原因を探る

身体の健康状態　脳梗塞で入院中。

社会心理（環境）　急な入院による環境の変化がある。

生活歴　妻と二人暮らし。

性格　寡黙なタイプ。

脳の障害　アルツハイマー型認知症。

藤沢さんと同席している間に、ほかの看護師たちが訪室するが、それぞれが「今日は、何日かわかりますか?」などと、同じような質問をすると、藤沢さんは怒る。

→ **見当識障害の程度を確認する質問で怒る。**

STEP 3 ニーズを見つける

バカにされている気持ちになる質問をしない

- 見当識障害の程度を確認するための質問が、藤沢さんを怒らせている。「俺はわかんないんだよ」とつぶやく藤沢さん。答えられない質問を何度も繰り返すのではなく、リアリティ・オリエンテーションを取り入れて、さりげなく確認をするようにする。
- 入院してまだ時間が経っていないので、藤沢さんが安心して病院で過ごせるように、看護師とのつながりをもつようにする。

ケアプラン1　社会心理（環境）　脳の障害

くつろぎ（やすらぎ）　アイデンティティ

怒りの原因を作らないように伝える

藤沢さんが怒っていたのは、スタッフが、見当識障害の程度を確認するために、答えられない質問を繰り返ししていたためであるとスタッフに伝える。そして、同じことを繰り返さないよう徹底させる。一人でも同じことをしてしまうと、藤沢さんとの信頼関係に水を差すので、申し送り事項にも入れておく。

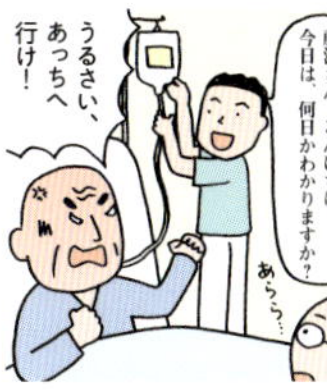
藤沢さん、こんにちは
今日は、何日かわかりますか？
あらら…
うるさい、あっちへ行け！

ケアプラン2　脳の障害

たずさわること

リアリティ・オリエンテーションの手法を取り入れる

見当識障害の程度を確認したいときは、リアリティ・オリエンテーション（現実見当識訓練）で使われる話し方を取り入れる。たとえば、「寒くなりましたね」と季節感のある話をする。「外は寒いの？　もう冬？」と答えたら、「はい、12月です。もう冬ですね。今日は雪になると天気予報では言っていました」などと伝える。これにより、季節が曖昧になっているかもしれないことがわかる。しかし、冬であり、雪が降るかもしれないと伝えることで、見当識を補うことができる。食事の配膳時も、「ごはんです」と言うのではなく「お昼ごはんです」と言うことで、今、お昼だということがわかる。「あら、お昼なのね。時間がわからなかったわ」と答えたら、見当識障害を疑うことができる。

ケアプラン3　社会心理（環境）

くつろぎ（やすらぎ）

できるだけまめに訪室して、一緒にいる時間を作る

安心して病院で過ごしてもらうために、藤沢さんと信頼関係を作ることを大切にする。そのためには、目的があって訪室する以外でも、まめに訪室をして、少しでも一緒に話をしたり、様子をうかがう時間を作るようにする。言葉が多いほうではない藤沢さんだからこそ、看護師からの一方的な話になるのではなく、話してくれるのをじっと待つことも大事にする。その人の症状だけにとらわれがちだが本人がどう考えてどう思っているのかを聞くことがとても重要。落ち着いているときでも訪室をして、様子をうかがう。

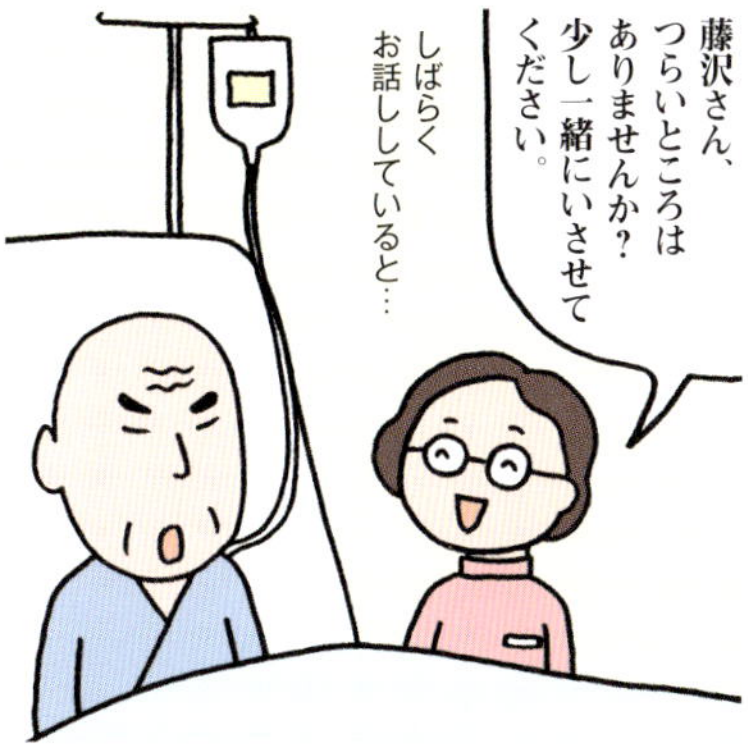
藤沢さん、つらいところはありませんか？少し一緒にいさせてください。
しばらくお話ししていると…

ほかにもある！ こんな事例

痛くてつらい

STEP1 思いを聞く

- 「入院した日の晩から暴言があって困っている」「スタッフ、上司を呼べと言う」「どうしたらいいんでしょうか。認知症もあるし」と看護師から聞き、記録を読んでからその人のところへ行った。「しんどいことあるんですか？」と聞くと、「ここが痛いんや」と腹部を指して言う。

STEP2 情報を集める

- 肺炎で入院中。
- なんらかの原因で尿道が裂けていたので、膀胱ろうをしている。
- 鎮痛剤を使っていない。
- 入院してすぐは混乱が激しく、せん妄を起こしていた。

STEP3 ニーズを見つける

- 痛みのコントロールができていないと考えた。そこで、以下を行った。

▼

- 鎮痛剤を使った。
- 機嫌がよくなった。夜もよく眠れるようになった。

POINT! 「認知症だから痛みを感じない」というのは、大きな間違い。機嫌が悪い、つらそうな顔をしているのに「どこがつらいんですか?」という一言が出ないことがあり、痛みのコントロールが遅れる。

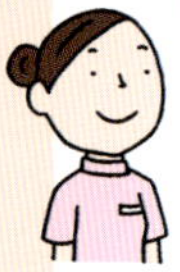

よくわからないことばかりで不安

STEP1 思いを聞く

- 「突然大きな声で怒る。不穏」という報告があった。キョロキョロしていて落ち着かない様子。

STEP2 情報を集める

- 骨折で入院中。
- アルツハイマー型認知症。記憶障害、見当識障害がある。
- 「いつもとは様子が違う。興奮しているように見える」と家族が言う。

STEP3 ニーズを見つける

- せん妄を起こしている可能性が高いと考えた。そこで、以下を行った。

▼

- せん妄についてアセスメントしたらせん妄の可能性が高かった。せん妄は身体疾患などが原因であり、その原因に対する治療を行なう。
- 不安になることがせん妄を悪化させるので、できる限り寄り添い、見当識を補うような声かけをしたり、話をしたりした。味方だと思ってもらうことを大事にした。
- 家族にもできるだけ一緒にいてもらうようにした。

手伝ってほしくない

STEP1 思いを聞く

- 介助をしていると手を払いのけたり、怒り出したりする。ブツブツと何かを言っている。

STEP2 情報を集める

- 脳梗塞で入院中。左片麻痺が現れた。
- プライドが高く短気、と家族から聞く。

STEP3 ニーズを見つける

- できるだけ何でも自分でしたいという思いが強いのに、スタッフはその思いにきちんと向き合っていないのではないかと考えた。そこで、以下を行った。

▼

- すぐに手助けするのではなく、その人ができることはしてもらい、難しいところでは「お手伝いしましょうか」と聞き、了解を得てからサポートをするようにした。
- うまくいかないときでも、注意を促したり、指摘したりするような言い方はしないようにした。

Let's think!

認知症予防ってなんだろう？

新潟大学脳研究所　統合脳機能研究センター　臨床機能脳神経学分野　教授　島田 斉

「認知症予防はどうしたらいいですか？」。外来や講演会などでよくいただく質問の一つです。みなさんの認知症への関心の高さと恐れを肌で感じる瞬間でもあります。

認知症予防に関しては、さまざまな科学的なデータが積み重ねられてきており、「3分の１以上の認知症は発症リスクに関わる生活習慣要因に対処することで予防できる可能性がある[1]」と報告されています。一般の方には、米国のアルツハイマー病協会が提唱している『脳によい10の習慣[2]』というものがわかりやすいです。これは最新の研究成果を踏まえた認知症リスクを軽減するための実践的な指導で、下の表にある10のアドバイスがなされています。

科学的には妥当と思われるこれらの助言について、おそらくがっかりされた方も少なくないのではないでしょうか？　どれも一般的にからだによいといわれているあたりまえのことばかりで、「そんなことは十分に知っている」と。ここに認知症予防の難しさがあります。科学的に認知症予防に有効と思われることは、すべて一般の方々もよく知っている事実で、なにも特別なことがないのに、それでも多くの方はなにかまだ知らぬ、びっくりするような、それでいて簡単な予防法があるのではないかと期待してしまうのです。

たとえば、「○○だけ摂取すれば認知症が防げる」とか、「運動をせず好きなものを飲み食いしてストレスをためないほうが認知症を予防できる」、とか……。こう考えてみると、冒頭の質問をするみなさんは、科学的な確かさよりも、「自分たちに都合がよい裏話」を期待しているようにも思えます。しかし、そういったみなさんの願望は、悪徳医療ビジネスの餌食になりやすいという危険をはらんでいます。

絶対に損をしない投資話には警戒をするみなさんが、「普通の病院では教えてくれない、特別な予防法・治療法があります」という話に興味をもってしまうのはとても悩ましい現実です。あなたを認知症から守ってくれるものがあるとすれば、それはあたりまえにからだによい習慣を積み重ねることのみで、みんなが知らない簡単な魔法のようなものはありません。

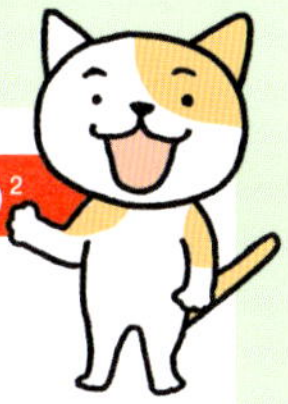

脳によい10の習慣 (10ways to Love your Brain)[2]

1. 運動しよう (Break a sweat)
2. 学び続けよう (Hit the books)
3. タバコを吸うのはやめよう (Butt out)
4. 血管に悪い肥満、高血圧、糖尿病に気をつけよう (Follow your heart)
5. 頭のけがに気をつけよう (Heads up!)
6. 脂質を控えて野菜や果物を多くとりいれるなど、健康的でバランスのとれた食事をしよう (Fuel up right)
7. 十分な睡眠をとろう (Catch some Zzz's)
8. うつに気を付けてストレス管理をしよう (Take care of your mental health)
9. 地域のコミュニティや友人、家族などとの社会的な交流を持ちつづけよう (Buddy up)
10. 知的活動で頭を刺激しよう (Stump yourself)

[参考文献など]
本文中で紹介した論文とアルツハイマー病協会のWEBページのURLアドレスは下記のとおりです。いずれも英語で書かれていますが、WEBページのほうはすぐにアクセスできますので、辞書を片手にご覧になってみてください。そんなことは面倒くさいですか？　知的活動を疎ましく思ったあなたは、すでにご自身で認知症のリスクを上げているのかもしれませんよ。

1. Livingston G, et al. Dementia prevention, intervention, and care. Lancet. 2017;390(10113):2673-2734.
2. https://www.alz.org/help-support/brain_health/10_ways_to_love_your_brain

島田　斉
2003年千葉大学医学部卒業、同神経内科入局。2009年同大学院修了後、放射線医学総合研究所の職員として主に認知症を対象とした画像研究業務に従事、2017年より量子科学技術研究開発機構脳機能イメージング研究部主幹研究員。神経内科専門医、認知症専門医、核医学専門医として臨床業務にも従事。2022年より現職。Alzheimer's Imaging Consortiumの年間最高論文賞（2014年）ほか国内外で受賞多数。

行動と心理

攻撃的に反応する

▶河西敏さんの例

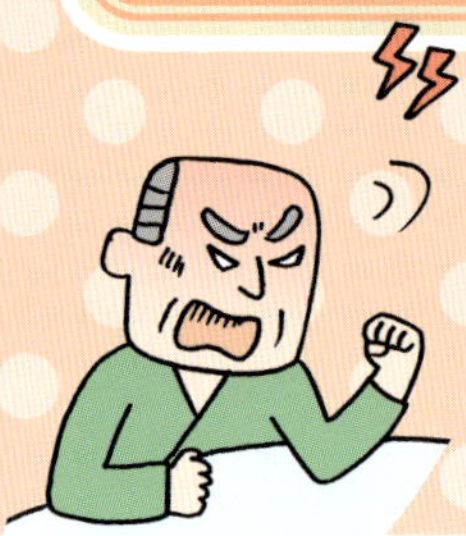

河西敏さん：77歳。糖尿病で血糖値が高くなり、検査のため入院をしている。前頭側頭型認知症。

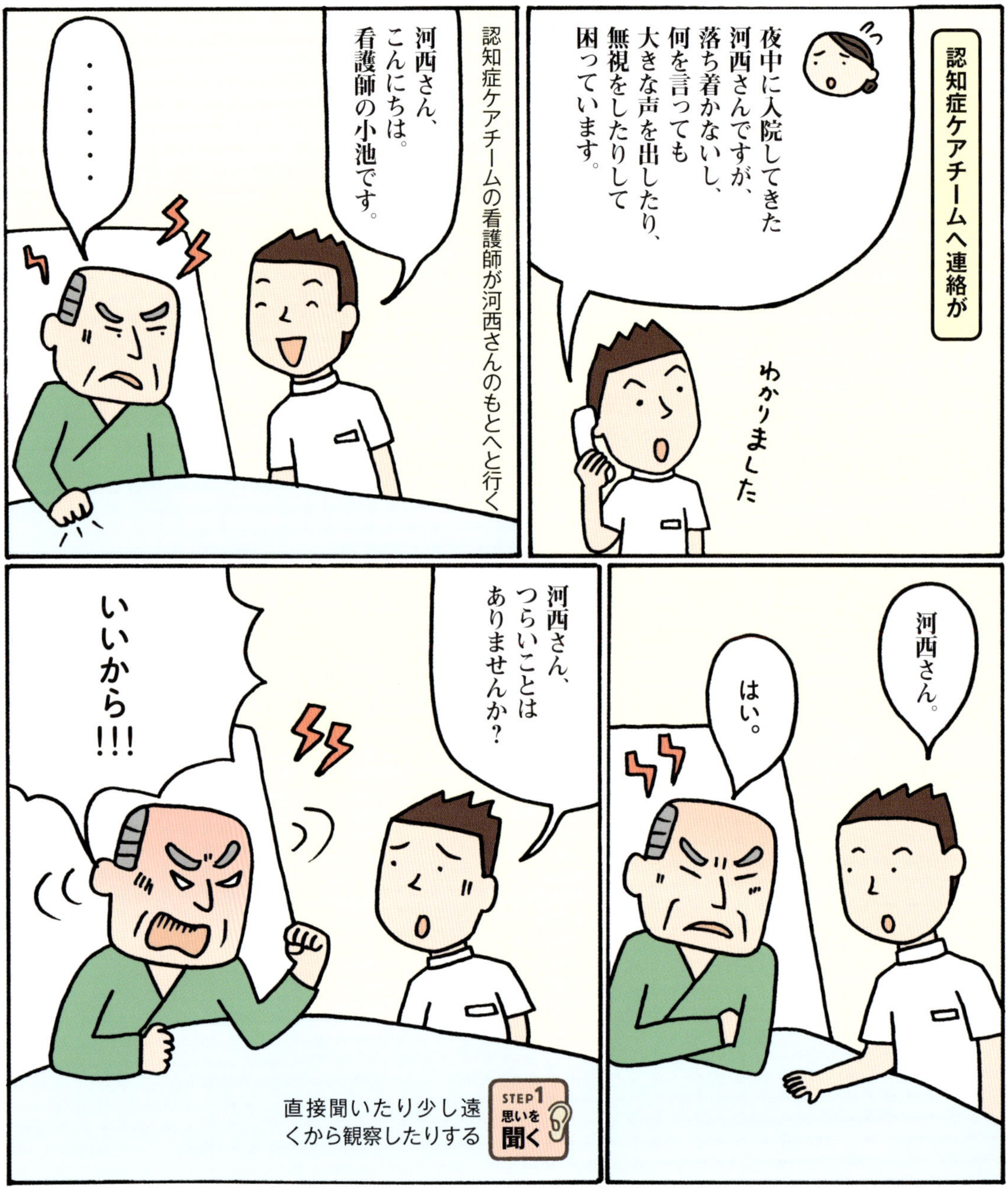

認知症ケアチームへ連絡が
夜中に入院してきた河西さんですが、落ち着かないし、何を言っても大きな声を出したり、無視をしたりして困っています。
わかりました
認知症ケアチームの看護師が河西さんのもとへと行く
河西さん、こんにちは。看護師の小池です。
・・・・・・
河西さん。
はい。
河西さん、つらいことはありませんか？
いいから!!!
STEP1 思いを聞く
直接聞いたり少し遠くから観察したりする

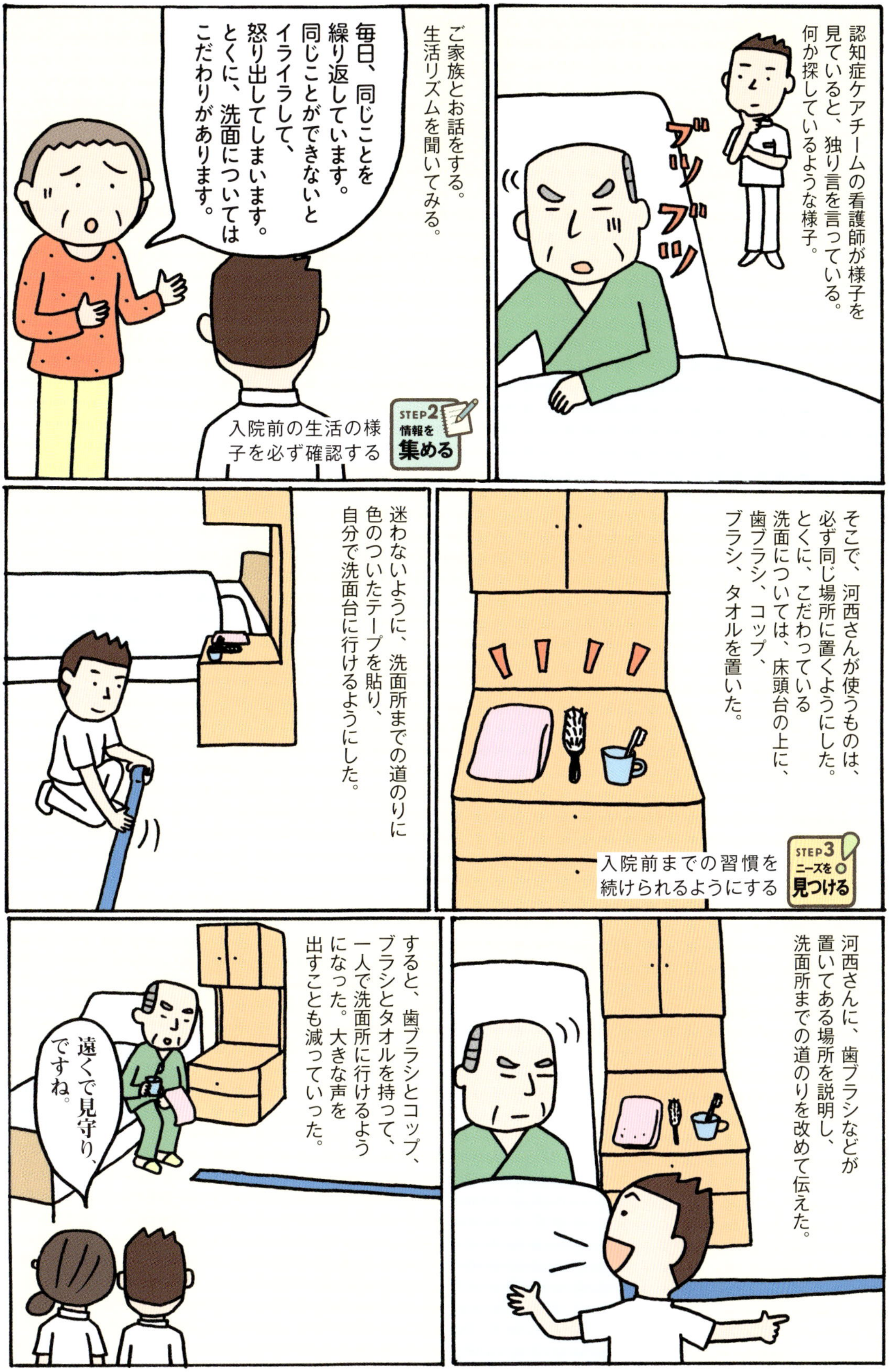
認知症ケアチームの看護師が様子を見ていると、独り言を言っている。何か探しているような様子。
ブツブツ
ブツブツ
ご家族とお話をする。生活リズムを聞いてみる。
毎日、同じことを繰り返しています。同じことができないとイライラして、怒り出してしまいます。とくに、洗面についてはこだわりがあります。
入院前の生活の様子を必ず確認する
STEP2 情報を集める
そこで、河西さんが使うものは、必ず同じ場所に置くようにした。とくに、こだわっている洗面については、床頭台の上に、歯ブラシ、コップ、ブラシ、タオルを置いた。
入院前までの習慣を続けられるようにする
STEP3 ニーズを見つける
迷わないように、洗面所までの道のりに色のついたテープを貼り、自分で洗面台に行けるようにした。
河西さんに、歯ブラシなどが置いてある場所を説明し、洗面所までの道のりを改めて伝えた。
すると、歯ブラシとコップ、ブラシとタオルを持って、一人で洗面所に行けるようになった。大きな声を出すことも減っていった。
遠くで見守り、ですね。

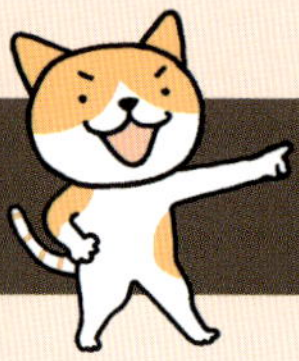

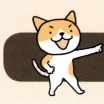

3ステップで河西さんのケアを実践！

なぜ「攻撃的に反応する」のでしょうか？

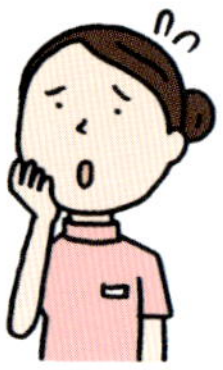

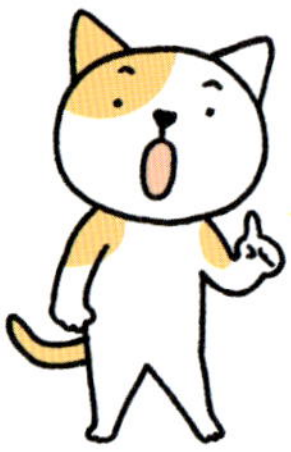

「なぜ？」と思ったら
「困りごと」に注目！

**「攻撃的に反応する」人たちには、
こんな困りごとがあるかもしれません。**

- やりたいことができない。
- 自分の行動を無理やり止められる。
- いつも使うものがいつものところにない。
- 毎日の習慣を続けることができない。

など

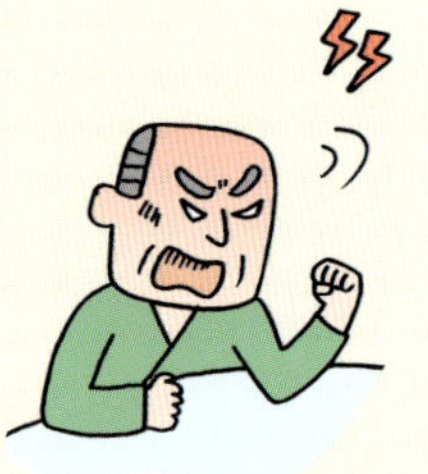

こんなケアは
ダメ！

✖歩き出したときに、
正面に立って止めようとする。
✖いつもの習慣を我慢してもらう。

解説

STEP1 思いを聞く

直接聞いたり少し遠くから観察したりする

- イライラしているが、あいさつをすると「はい」と答えてくれる。
- 「つらいことはありませんか?」と聞くと「いいから!」と答える。
- 少し遠くで見ていると、独り言を言って、何かを探しているような様子。

← **話しかけられるのが嫌な様子。何か探しているのかもしれない。イライラしている。**

STEP2 情報を集める

入院前までの生活の様子を必ず確認する

身体の健康状態　糖尿病で血糖値が高くなり、検査のため入院中。
社会心理（環境）　夜中に緊急入院をしてきたばかり。
生活歴　会社員。
性格　寡黙なタイプ。
脳の障害　前頭側頭型認知症。毎日同じことを繰り返している。それができないとイライラして怒りだす。とくに洗面についてはこだわりがある（家族より）。

← **習慣へのこだわりがある。**

STEP 3 ニーズを見つける

入院前までの習慣を続けられるようにする

- 前頭側頭型認知症の症状の一つである常同行動が入院する前から見られる河西さん。病院でも習慣化された行動ができるように環境を整える必要がある。
- 見守りつつ、やりたいようにしてもらうのが一番いいが、ほかの人への影響があるときは、家族やスタッフとよく相談をする必要がある。
- 病気により、聞いた言葉の意味を理解することが難しいので、ジェスチャーなどを交えてコミュニケーションを取る。

ケアプラン1　脳の障害

たずさわること　愛着・結びつき

床頭台に洗面道具を置き、洗面所までの床にテープを

とくに、洗面に対してこだわりをもっている河西さん。自宅にいるときに使っていた洗面道具一式を家族に持ってきてもらい、それを見えやすい場所（床頭台）に置く。そして、洗面所までのガイドとなるように、ベッドから洗面所までの床に目立つ色のビニールテープを貼る。

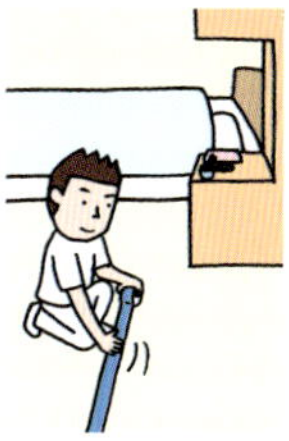

ケアプラン2　脳の障害

たずさわること　愛着・結びつき

遠くで見守る

洗面についてはこだわりのある河西さん。たとえ洗面所に行く途中で迷ったりしても、すぐに手助けをするのではなく、まずは見守るようにする。常同行動の場合、行動を遮られることは、もっともつらいことで、パニックになってしまう。どうしても難しい状況になったときは、さりげなくアシストするようにする。

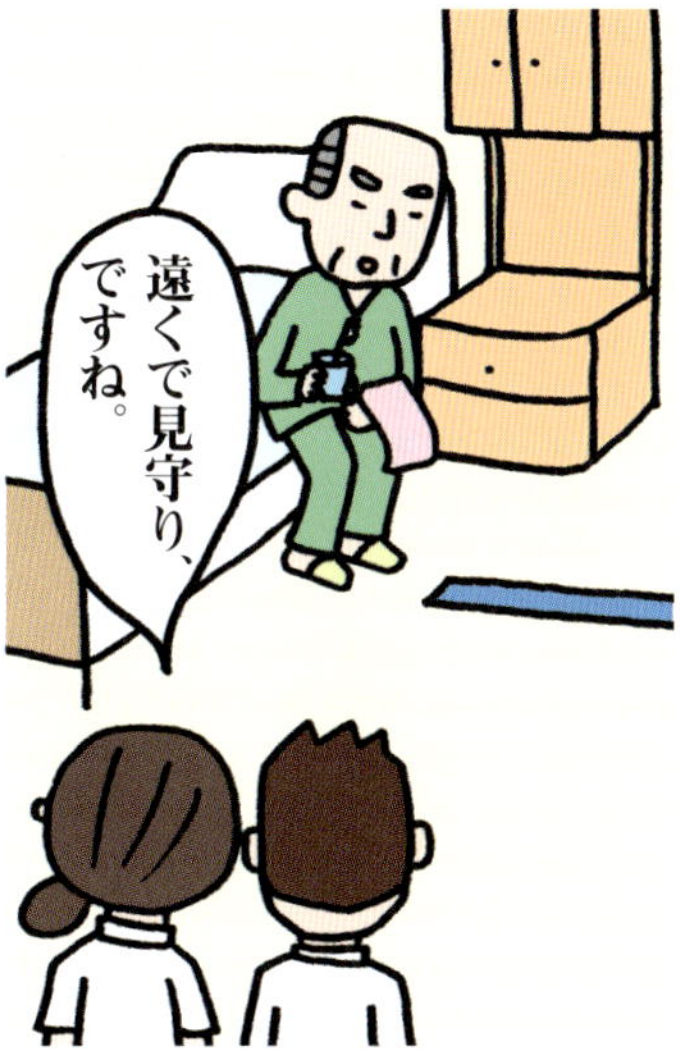

ケアプラン3　脳の障害

くつろぎ（やすらぎ）　愛着・結びつき

必ず同じ場所に戻しておく

習慣的にしていることができないとパニックになるため　洗面道具以外でも、河西さんが使うものは、必ず同じ場所に置いておくようにする。

ケアプラン4　社会心理（環境）

共にあること　愛着・結びつき

言語と非言語を使ってコミュニケーションを取る

言葉の意味がわからなくてコミュニケーションに困っている様子の河西さん。言葉で話しかけつつ、ジェスチャーも取り入れ、コミュニケーションを図る。気持ちを知りたい、伝えたいという思いを大事にしながら積極的に関わりをもつようにする。

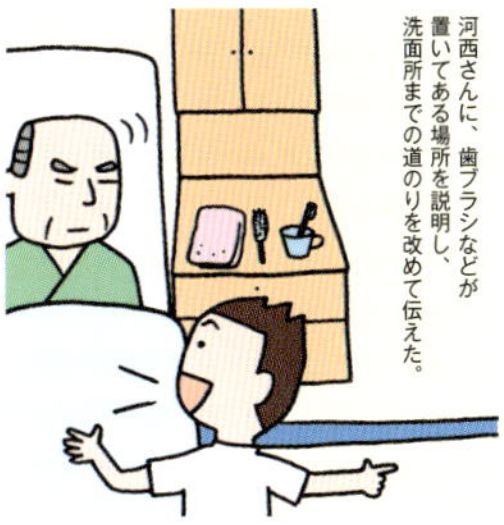

河西さんに、歯ブラシなどが置いてある場所を説明し、洗面所までの道のりを改めて伝えた。

ほかにもある！　こんな事例

止められると困ってしまう

STEP1 思いを聞く

- 入院してすぐのこと、「車を見に行く」と言って外に出ようとする。「何を見に行くんですか？」と確認すると、「家の車を見に行く」と言って、杖を振り回して、玄関まで行った。ちょうど担当のケアマネジャーがいたので、一緒に家に帰ってもらった。戻ってくると落ち着いていた。

STEP2 情報を集める

- 肺炎で入院中。週3日透析に通っている。
- 前頭側頭型認知症。
- 週に5日デイサービスに通っている。
- コーヒーが好き。

STEP3 ニーズを見つける

- 前頭側頭型認知症の症状の特徴である「脱抑制」「常同行動」について、スタッフたちが理解をし、以下を行った。

▼

- 衝動的な行動が現れたときは、斜め横について一緒に行動する。真正面に立って止めることは絶対にしない。
- コーヒーが好きなので、急に立ち上がって歩き出すときは「買い物ですか？　コーヒーを買いに行かれるのですか？」と声をかける。
- 毎日同じ時間にリハビリを取り入れる。
- 足のもたつきを気にしているので、リハビリに対しては積極的であり、楽しんでいる様子が見られる。そこで、検査に行くときも、「検査に行きましょう。歩いて行くのもリハビリにもなりますね」と伝える。
- 落ち着いてできるようになった。

外に行きたい

STEP1 思いを聞く

- 「大きな荷物を持って、外に出てしまった。大きな声で怒鳴っている。黄色いものを手に持って振り回している」という連絡があった。「看護師が同行しているが、部屋に戻ってくれないので困っている」とのことだった。

STEP2 情報を集める

- 肺炎で入院。
- 血管性認知症。前頭葉の萎縮が強い。

STEP3 ニーズを見つける

- いつもと同じように声かけをしようと考え、以下を行った。

▼

- 斜め45度から近づいて行き、「昨日あいさつに行った〇〇です」と声をかけた。すると、「あ、〇〇さん」と気づいてくれた。そこで「どうしたんですか、こんな荷物を持って。肌寒くないですか？」と言うと、「そうか、寒いな」と答えてくれた。
- そこで、周りにいたスタッフたちに、この場からいなくなるように手で促し、二人だけになった。「向こうで熱いお茶を用意していますから、飲みに行きませんか？」と誘い、ちょうどスタッフが車椅子を持ってきてくれたので、「よかったらこれに乗ってください」と言うと、「そうだな」と言って、車椅子に乗って、部屋に戻ることができた。
- 最初に会ったときに、目を見て「こんにちは」と言ってから名乗り、返事を待ち……というていねいなあいさつをし、少し時間をかけて話をしていたので、自分のことは覚えていてくれた。話を聞いてもらえる関係ができていたことがよかった。

Let's think! つらくて、涙がのどに流れていった

認知症看護認定看護師である三好さん（仮名）のお父さんは、入院中に身体拘束されたことをしばらくの間は「話したくない。思い出したくない」と言って、口にすることはありませんでした。とても疲れている様子だったそうです。退院後、少ししてから、お父さんはそのときのことをポツポツと話し始めたそうです。拘束された経緯と、お父さんの様子を三好さんにお聞きしました。

体幹と四肢抑制

父が胃がんの手術のため、急性期病院に入院しました。すぐに手術が行われ、全身麻酔から覚めたときに、父は混乱した様子で大暴れしました。看護師６人で抑えるような状況でした。不穏のまま病棟へ移り、ベッドに臥床したあとは体幹と四肢抑制がされ、抗精神病薬の点滴を投与されました。しばらくすると父は眠ったので、私たち家族は一度家に帰りました。

次の日の朝、病室を訪ねると父は体幹抑制だけになっていました。「早くこれを外せ」と言う父。私が外すことはできないと思い黙っていると、「便が出ている」と言うので、たぶん父が大人になってから初めてはいたオムツを、複雑な気持ちではあるけれど、いつもの仕事のときと同じようにテキパキと替えました。

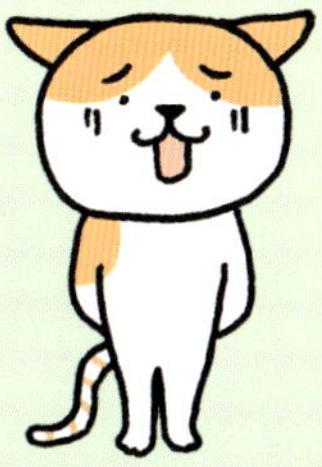

その話はしないでくれ

前日、私たちが帰ってからのことが気になったので、父に「大丈夫だった？」と聞くと「その話はしないでくれ」「思い出したくもない」と言って、とても不機嫌になりました。疲れている様子だったので、それ以上聞くことはありませんでした。体幹抑制はその日の夜にはなくなりました。

何もできなかったことがつらかった

10日目で父は退院し、家に帰りました。夕食のとき、身体拘束の話題となり、父は急に暗い顔になり、話し始めました。「縛られたことも嫌だけど、それによって何もできないことがつらかった。酸素マスクが外れても、自分で戻すことができない。看護師を呼んでも来てくれない。涙が出て、それが喉に流れていった。こたえた」。

なんとかしてほしいという思いが伝わらないし、このままどうなるんだろうという恐怖や不安な気持ちのまま父は過ごしていたのかと思うと、胸が痛くなりました。身体拘束がこんなにつらいものだということを痛感しました。

歩き出す

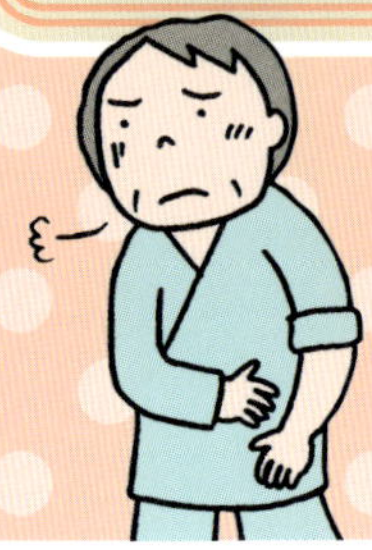

▶金子きくさんの例

金子きくさん：87歳。急性肝不全で入院。持続点滴と肝庇護剤を投与している。アルツハイマー型認知症。

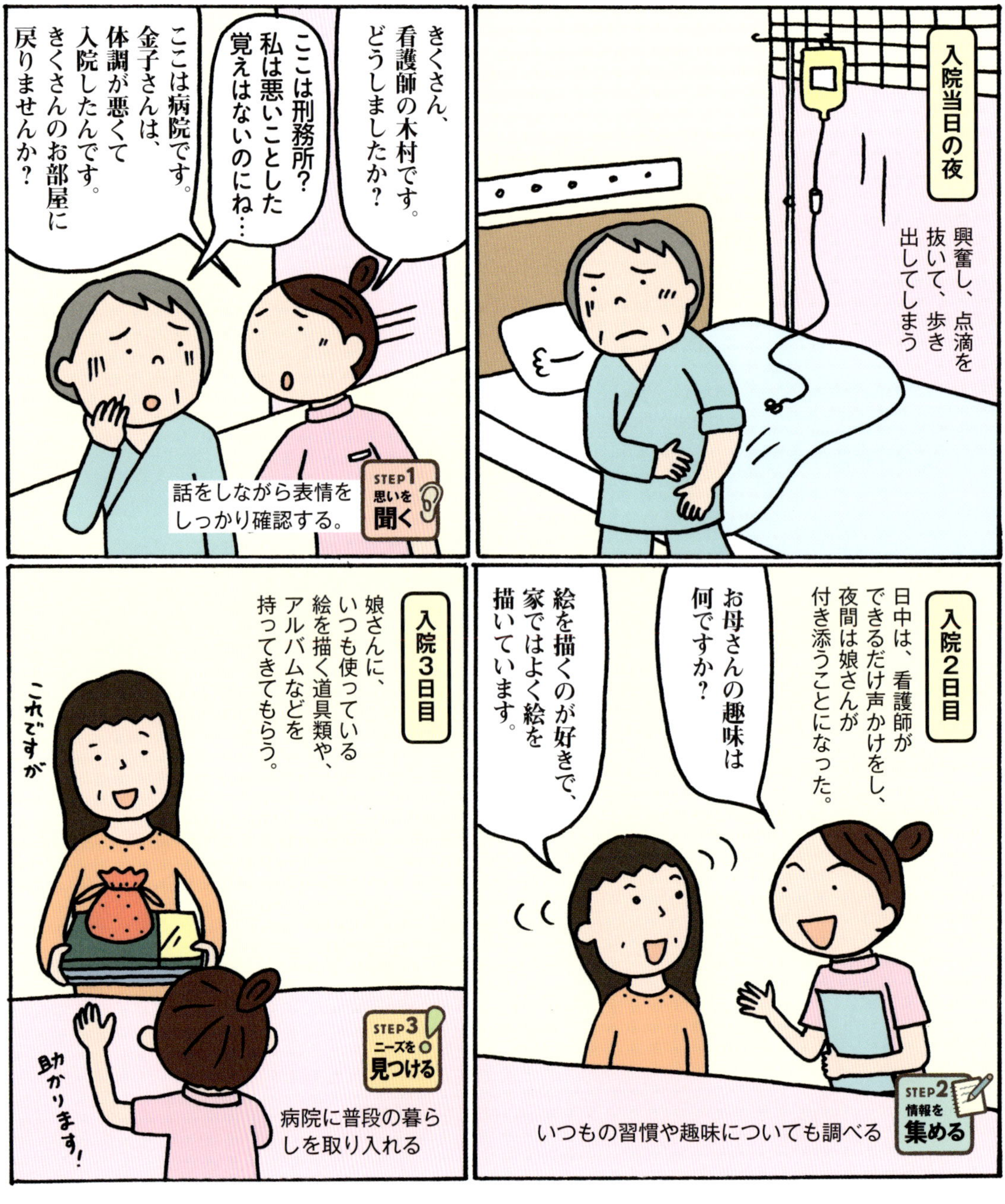
入院当日の夜
興奮し、点滴を抜いて、歩き出してしまう
きくさん、看護師の木村です。どうしましたか？
ここは刑務所？私は悪いことした覚えはないのにね…
ここは病院です。金子さんは、体調が悪くて入院したんです。きくさんのお部屋に戻りませんか？
話をしながら表情をしっかり確認する。
STEP1 思いを聞く
入院2日目
日中は、看護師ができるだけ声かけをし、夜間は娘さんが付き添うことになった。
お母さんの趣味は何ですか？
絵を描くのが好きで、家ではよく絵を描いています。
いつもの習慣や趣味についても調べる
STEP2 情報を集める
入院3日目
娘さんに、いつも使っている絵を描く道具類や、アルバムなどを持ってきてもらう。
これですが
助かります！
病院に普段の暮らしを取り入れる
STEP3 ニーズを見つける

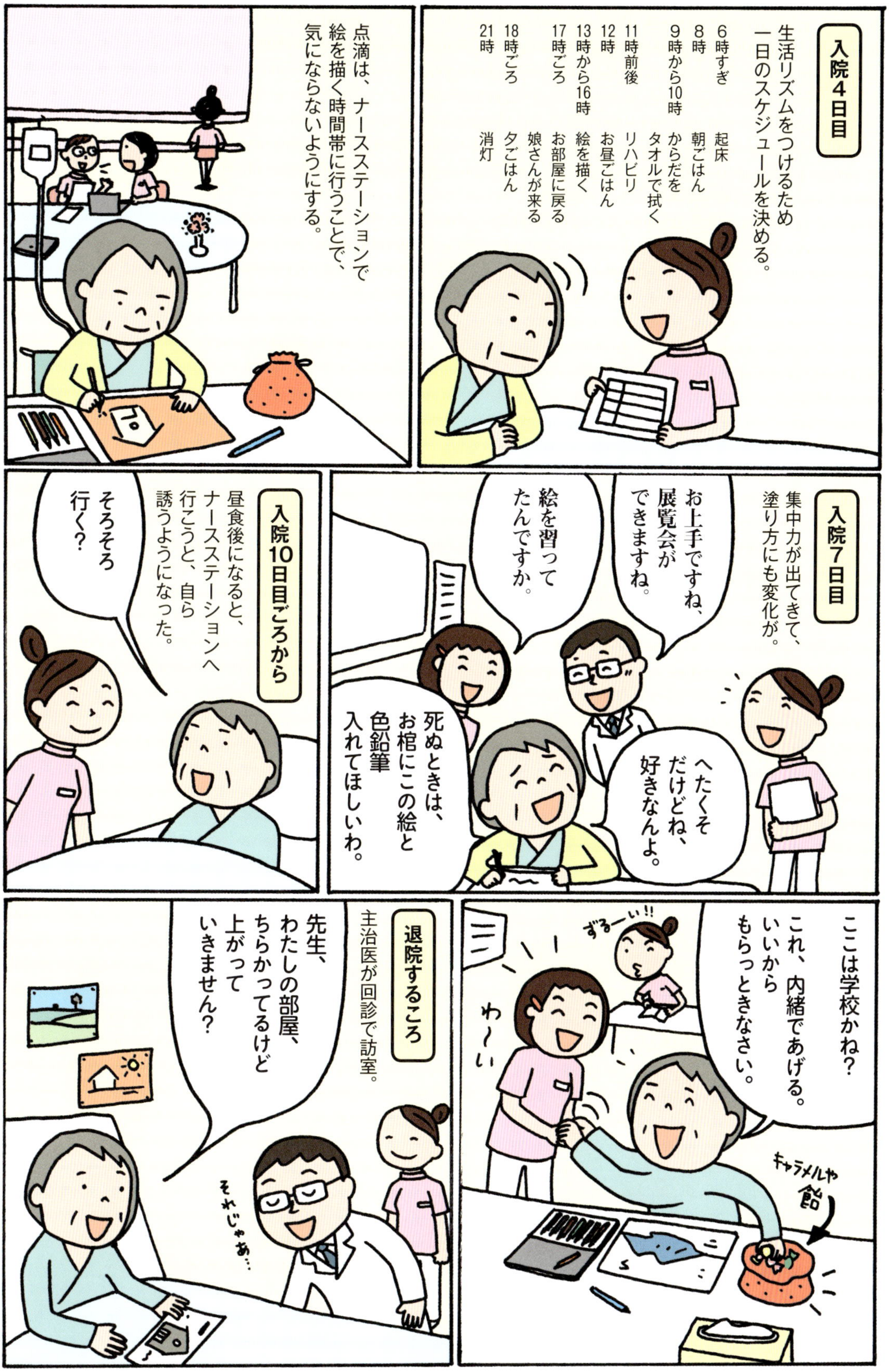
入院4日目
生活リズムをつけるため一日のスケジュールを決める。
6時すぎ　起床
8時　朝ごはん
9時から10時　からだをタオルで拭く
11時前後　リハビリ
12時　お昼ごはん
13時から16時　絵を描く
17時ごろ　お部屋に戻る　娘さんが来る
18時ごろ　夕ごはん
21時　消灯
点滴は、ナースステーションで絵を描く時間帯に行うことで、気にならないようにする。
入院7日目
集中力が出てきて、塗り方にも変化が。
お上手ですね、展覧会ができますね。
絵を習ってたんですか。
へたくそだけどね、好きなんよ。
死ぬときは、お棺にこの絵と色鉛筆入れてほしいわ。
入院10日目ごろから
昼食後になると、ナースステーションへ行こうと、自ら誘うようになった。
そろそろ行く？
ここは学校かね？
これ、内緒であげる。いいからもらっときなさい。
ずるーい!!
わ～い
キャラメルや飴
退院するころ
主治医が回診で訪室。
先生、わたしの部屋、ちらかってるけど上がっていきません？
それじゃあ…

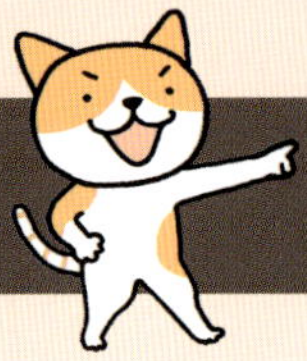

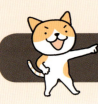

3ステップで金子さんのケアを実践！

なぜ「歩き出す」のでしょうか？

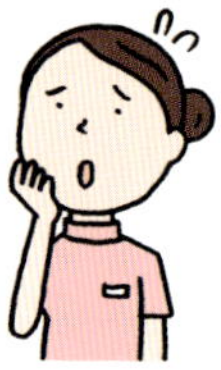

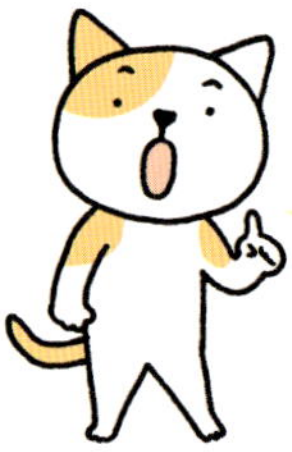

「なぜ？」と思ったら
「困りごと」に注目！

こんなケアは
ダメ！

✖その場の状況だけを見て「危ないですよ！安静にしてください！」と、行動を制止する。

✖「聞いてもどうせわからない」と決めつけ、理由を聞かずに部屋へ戻るように誘導する。

「歩き出す」人たちには、
こんな困りごとがあるかもしれません。

- どうしてここにいるのかわからない。知らないところなので家に帰りたい。
- 帰りたい。
- うるさい。
- 居場所がない。
- お祈りをしたい。
- 電話をかけたい。

など

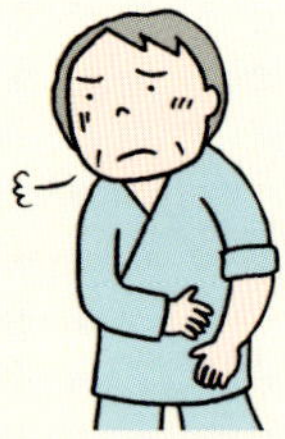

解説

STEP1 思いを聞く

話をしながら表情をしっかり確認する

- 「ここは刑務所？ 私は悪いことをした覚えはないのにね」と言う。
- 興奮していたり、ぼんやりしていたり、混乱している様子がある。

← **ここがどこであるのか、なぜここにいるのかわからない様子**

STEP2 情報を集める

いつもの習慣や趣味についても調べる

身体の健康状態　急性肝不全で入院中。

社会心理（環境）　急な入院による環境の変化がある。

生活歴　専業主婦。絵を描くこと、人形の写真集を見るのが好き。

性格　おだやかで社交的。

脳の障害　アルツハイマー型認知症。記憶障害がある。

← **絵を描くことが好き**

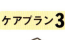

STEP3 ニーズを見つける

病院に普段の暮らしを取り入れる

- 不安な状態から安心して病院にいられる状態へと変えていく必要がある。そのためには、金子さんと話をする時間をできるだけ作り、この人たちといれば安心だと思ってもらえるようにする。
- また、普段の暮らしの中で金子さんが馴染んでいるものやことを取り入れて、この場所にいても自分らしくいられる雰囲気作りをする。
- 生活リズムをつけて見当識を補い、体調を整える。

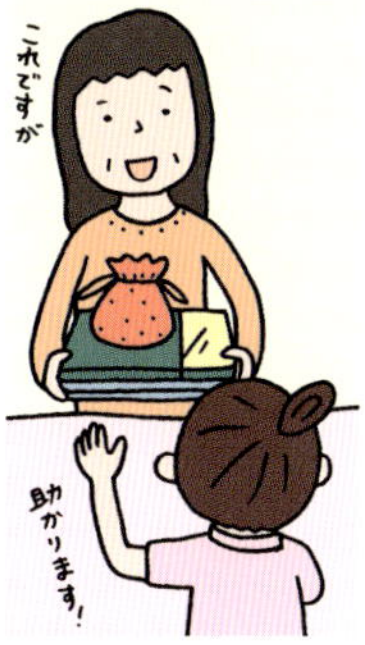
これですが
助かります!

ケアプラン1

社会心理(環境)
生活歴

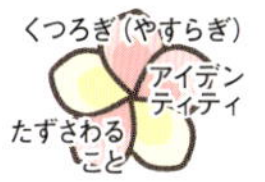
くつろぎ(やすらぎ)
アイデンティティ
たずさわること

普段愛用しているものを持ってきてもらう

金子さんが普段愛用しているものを家族に聞き、持ってきてもらう。カーディガン、巾着(中には櫛、ポケットティッシュ)、絵を描く道具(塗り絵、色鉛筆)、人形の写真集、アルバムなど。

ケアプラン2

社会心理(環境)
脳の障害

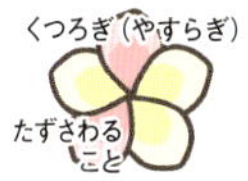
くつろぎ(やすらぎ)
たずさわること

一日のスケジュールを決める

見当識障害と記憶障害がある金子さん。混乱したり不安になったりしないように、一日のスケジュールを決めて、生活リズムをつける。

金子さんの趣味である絵を描く時間もスケジュールの中に入れる。

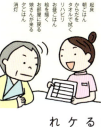

6時すぎ	起床
8時	朝ごはん
9時から10時	からだをタオルで拭く
11時前後	リハビリ
12時	お昼ごはん
13時から16時	絵を描く
17時ごろ	お部屋に戻る
	娘さんが来る
18時ごろ	夕ごはん
20時	消灯

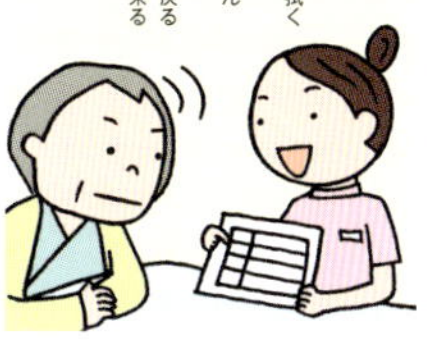

ケアプラン3

身体の健康状態

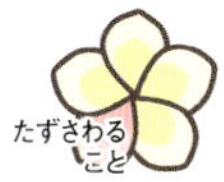
たずさわること

点滴は絵を描く時間に

点滴が気になって抜いてしまう金子さん。絵を描くことに集中している間に点滴を終わらせることにする。

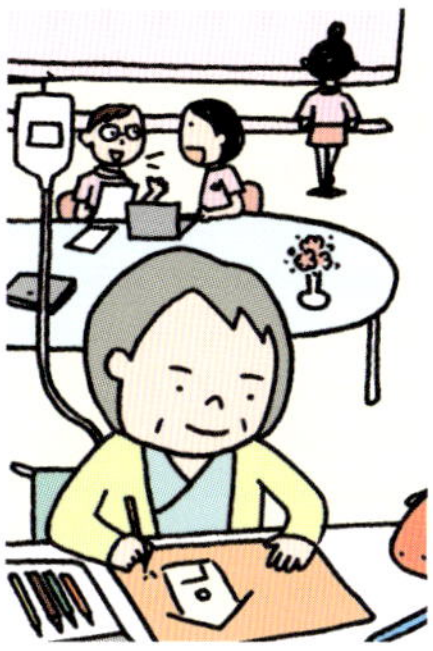

ケアプラン4

社会心理(環境)

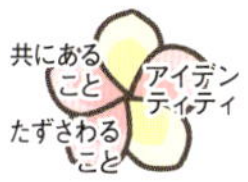
共にあること
アイデンティティ
たずさわること

絵を描くときはスタッフの近くで

ナースステーションの奥にあるテーブルで、絵を描いてもらうことにする。スタッフが近くにいるので安心であると同時に、ほかのスタッフたちとの交流の場にもなる。この絵を描くことが始まってから金子さんには大きな変化があり、最初は「刑務所?」と聞いていたのが、しばらくすると「ここは学校かね?」となり、退院のころには病室を自分の部屋と表現するようになった。

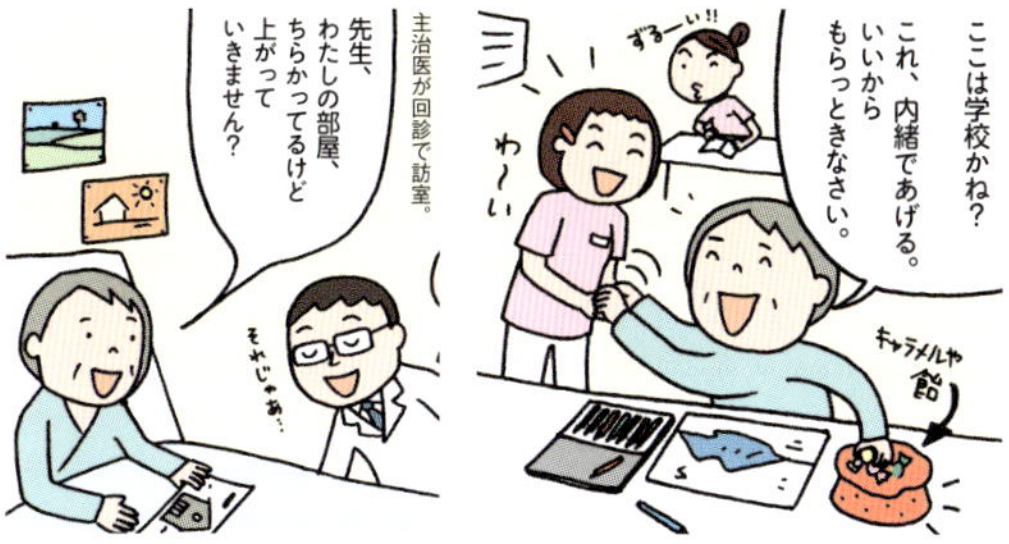
ここは学校かね?
これ、内緒であげる。いいからもらっときなさい。
ずるーい!!
わ~い
キャラメルや飴
主治医が回診で訪室。
先生、わたしの部屋、ちらかってるけど上がっていきません?
それじゃあ…

ほかにもある！ こんな事例

歩いていたい

STEP1 思いを聞く

- ベッドから降りて、病棟をぐるぐると歩き回る。「お部屋に戻りませんか？」と伝えても、無言で歩き回っている。

STEP2 情報を集める

- 前頭側頭型認知症。

STEP3 ニーズを見つける

- 衝動的な行動を止めることはできないので、できるだけその人がしたいことができるようにと考えた。そして、以下を行った。

▼

- 看護師が順番に付き添い、一緒に歩くようにした。
- 疲れが見えてきたら、「そろそろお茶を飲みませんか」と誘うようにした。

家族がいなくて不安

STEP1 思いを聞く

- 夕方になると「家の者はどこ行ったんや？」と言って部屋から出て、廊下を歩き回る。一度部屋に戻るが、しばらくするとまた歩き回る。

STEP2 情報を集める

- 胆嚢炎で入院中。
- 「なんでここにいるんだ」と繰り返したずねる。

STEP3 ニーズを見つける

- 不安な気持ちから、繰り返し家族を探しに歩いているのではないか、と考えた。そこで、以下を行った。

▼

- 家族を探して歩くときは、しばらく一緒に話をしながら廊下を歩くようにした。少し落ち着いた様子が見えてきたら、「一度部屋に戻りませんか」と誘って、部屋に戻り、カレンダーを見ながら、家族が来院する日や退院する日を確認し、安心してもらうようにした。
- 疼痛や便秘などは不安な気持ちにつながるため、体調の管理にも注意。
- その後、夕方に一度は家族を探すが、何度も繰り返すことは減った。

痛いからここではないどこかへ行きたい

STEP1 思いを聞く

- 夕食時、部屋から廊下に出て、手すりにもたれながら歩こうとしていた。
- 声をかけて、しばらく一緒に話を聞いていると「ここが痛いのに、こんなところにいる場合じゃないんや」と、腰を押さえながら言った。「ここは寒いですし、痛みがあるなら少し横になってみませんか？」と言うと、無言のまま、一緒に部屋へ戻り、ベッドで横になった。

STEP2 情報を集める

- 腰椎圧迫骨折で入院中。
- 以前からもの忘れがみられた。
- コルセットが出来上がり、退院に向けてリハビリが始まっている。

STEP3 ニーズを見つける

- 痛みが影響していたかもしれないと考え、以下を行った。

▼

- 頓用の鎮痛剤を服用してもらい、主治医へ鎮痛剤について相談した。
- しばらくすると表情がおだやかになり、歩き出すこともなくなった。

column

Let's think!

身体拘束がもたらす多くの弊害

身体拘束は、基本的人権や人間の尊厳を守ることを妨げる行為です。同時に、高齢者のQOL（生活の質）を根本から損なう危険を有しています。高齢者の身体機能を低下させ、寝たきりにつながる恐れがあり、ときには死期を早めるケースもあります。具体的に、どのような弊害があるのか、知っておきましょう。

身体的弊害

1. 本人の関節の拘縮、筋力の低下といった身体機能の低下や圧迫部位の褥瘡の発生などの外的弊害
2. 食欲の低下、心肺機能や感染症への抵抗力の低下などの内的弊害
3. 車椅子に拘束しているケースでは、無理な立ち上がりによる転倒事故、ベッド柵のケースでは乗り越えによる転落事故、さらには拘束具による窒息等の大事故を発生させる危険性すらある。

精神的弊害

1. 本人に不安や怒り、屈辱、あきらめといった多大な精神的苦痛を与えるばかりか、人間としての尊厳も侵す。
2. さらに認知症が進行し、せん妄の頻発をもたらすおそれもある。
3. 家族にも大きな精神的苦痛を与える。
4. 看護・介護するスタッフも、自ら行うケアに対して誇りをもてなくなり、安易な拘束が士気の低下を招く。

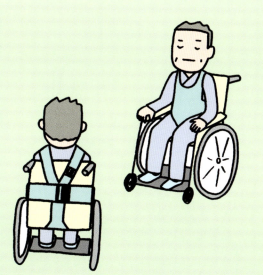

社会的弊害

身体拘束は、看護・介護スタッフ自身の士気の低下を招くばかりか、介護保険施設等に対する社会的な不信、偏見を引き起こすおそれがある。また、身体拘束による高齢者の心身機能の低下は、その人のQOLを低下させるだけでなく、さらなる医療的処置を生じさせ、経済的にも少なからぬ影響をもたらす。

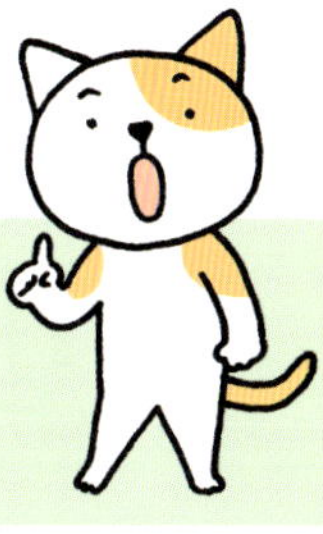

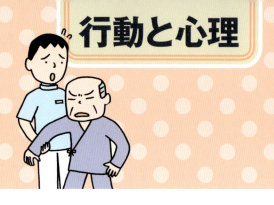

「帰る」と言う

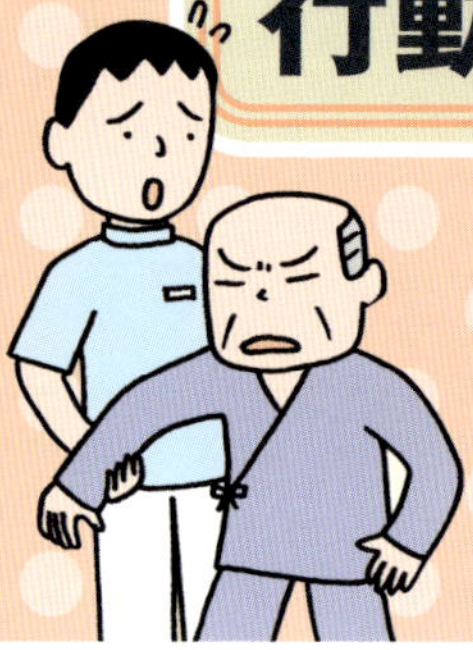

▶岩永清一さんの例

岩永清一さん：90歳。心不全で入院中。治療に必要な内服薬や食事を口にしない状態が続いていた。レビー小体型認知症。

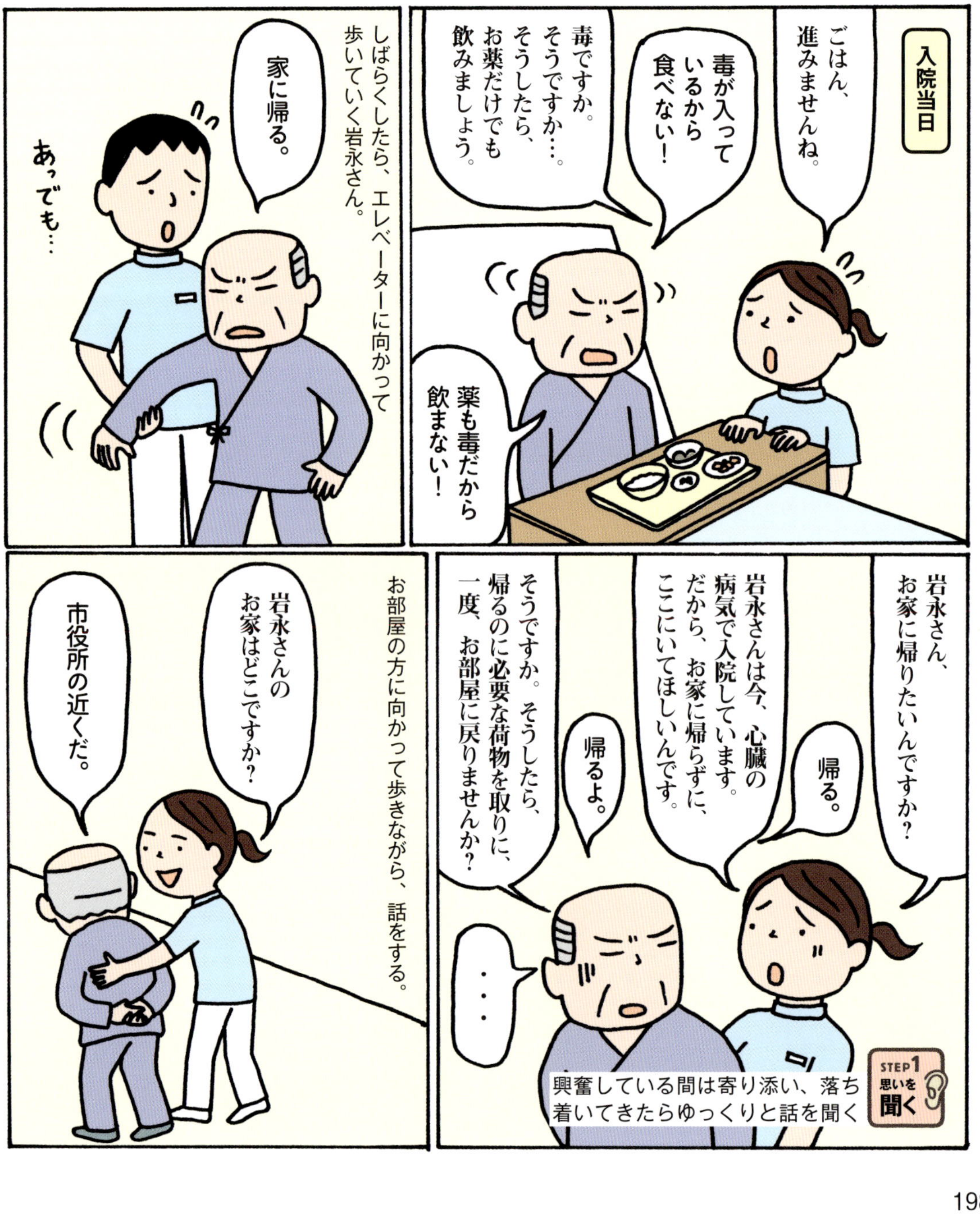

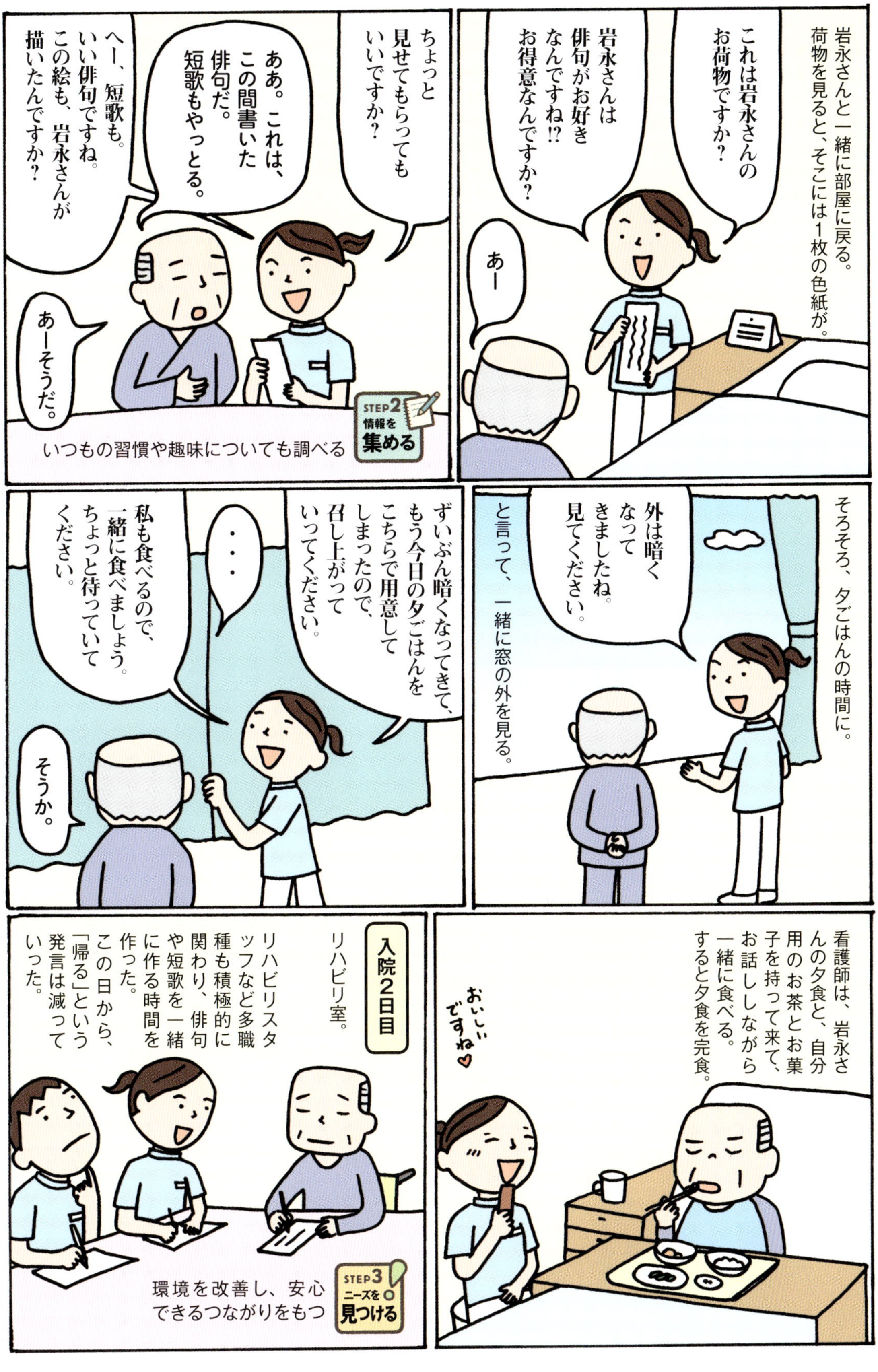
岩永さんと一緒に部屋に戻る。荷物を見ると、そこには1枚の色紙が。

これは岩永さんのお荷物ですか？

岩永さんは俳句がお好きなんですね!? お得意なんですか？

あー
ちょっと見せてもらってもいいですか？

ああ。これは、この間書いた俳句だ。短歌もやっとる。

へー、短歌も。いい俳句ですね。この絵も、岩永さんが描いたんですか？

あーそうだ。

STEP2 情報を集める
いつもの習慣や趣味についても調べる
そろそろ、夕ごはんの時間に。

外は暗くなってきましたね。見てください。

と言って、一緒に窓の外を見る。

ずいぶん暗くなってきて、もう今日の夕ごはんをこちらで用意してしまったので、召し上がっていってください。
・・・
私も食べるので、一緒に食べましょう。ちょっと待っていてください。
そうか。
看護師は、岩永さんの夕食と、自分用のお茶とお菓子を持って来て、お話ししながら一緒に食べる。すると夕食を完食。
おいしいですね♡
入院2日目
リハビリ室。
リハビリスタッフなど多職種も積極的に関わり、俳句や短歌を一緒に作る時間を作った。この日から、「帰る」という発言は減っていった。
STEP3 ニーズを見つける
環境を改善し、安心できるつながりをもつ

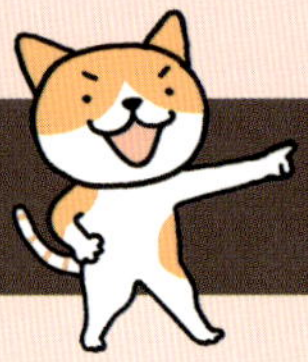

3ステップで岩永さんのケアを実践！

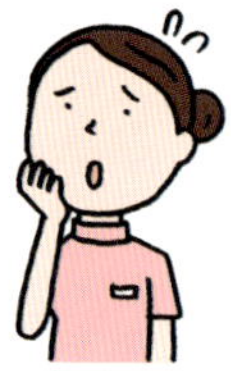
なぜ「帰ると言う」のでしょうか？

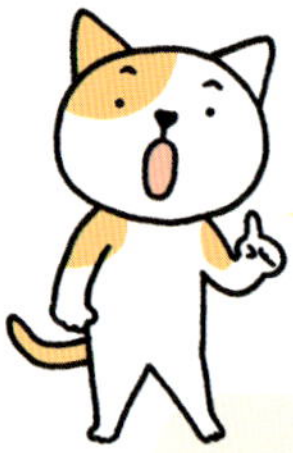
「なぜ？」と思ったら
「困りごと」に注目！

「帰る」と言う人たちには、
こんな困りごとがあるかもしれません。

- 家で待っている家族が気になる。
- 自家用車のことが気になる。
- どうしてここにいるのかわからない。
- いつになったら帰れるのかわからない。
- 寒い。
- うるさい。
- 居場所がない。

など

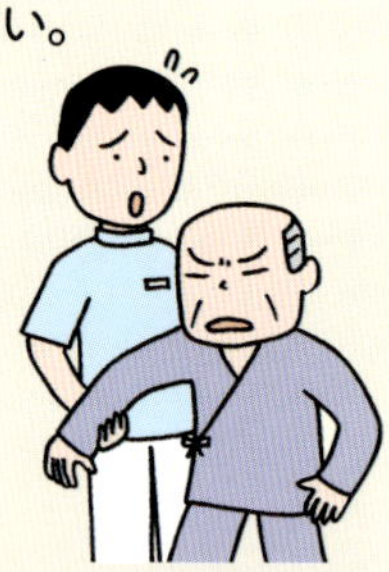

こんなケアは
ダメ！

- ✖ 嘘をついて部屋に連れて帰る。
- ✖ 無理やり力ずくで病室に連れて帰る。
- ✖ すぐに薬を使う。

解説

STEP1 思いを聞く

興奮している間は寄り添い、落ち着いてきたらゆっくりと話を聞く

- 食事も薬も、毒が入っているからと言って口にしない。薬を飲まないので、具合が悪そうに見える。機嫌も悪い。
- 病気で入院しているのでここにいてほしいと言っても、帰ると言う。
- 部屋にあった俳句の短冊のことで話をしていると落ち着いてきた。

← **体調が悪く、不機嫌に見える。好きな俳句の話では盛り上がる。**

STEP2 情報を集める

いつもの習慣や趣味についても調べる

身体の健康状態　体調が悪い。
社会心理（環境）　急な入院による環境の変化がある。
生活歴　俳句や短歌が好き。
性格　無口だがやさしい、と家族は言う。
脳の障害　レビー小体型認知症。

← **レビー小体型認知症であるため、自律神経障害が出やすい。環境による反応が敏感。**

STEP 3 ニーズを見つける

環境を改善し、安心できるつながりをもつ

岩永さんがもっているレビー小体型認知症になると、自律神経障害が出る。その日の気候や部屋の温度・湿度、光の強さなど、あらゆる環境に対して敏感に反応しやすい傾向にあると言われている。岩永さんにとってストレスとなるような環境を改善することが大事。

不安感が強いので、安心して過ごしてもらえるように積極的にコミュニケーションを取っていく。病院でも今までの楽しみが継続できるようにする。

ケアプラン1

身体の健康状態　脳の障害

愛着・結びつき

その時々の体調をよく観察する

体調がいいときと悪いときが繰り返し訪れることを多くのレビー小体型認知症の人が体験している。岩永さんも、その日の天候や部屋の湿度などによって、体調が敏感に変化することが考えられる。そこで、その時々の様子をよく観察することが大事。顔色や目の動き、からだの動き、汗をかいているかなど。そして話しかけてみる。

ケアプラン2

社会心理（環境）

くつろぎ（やすらぎ）

一緒に過ごす時間を作る

「毒が入っている」と思い込むほど、病院に対する不安感が強い岩永さん。できるだけ一緒に過ごす時間を作り、何を話すということではなく、時間を共有することを大切にし、自分が味方であることを感じてもらえるようにする。

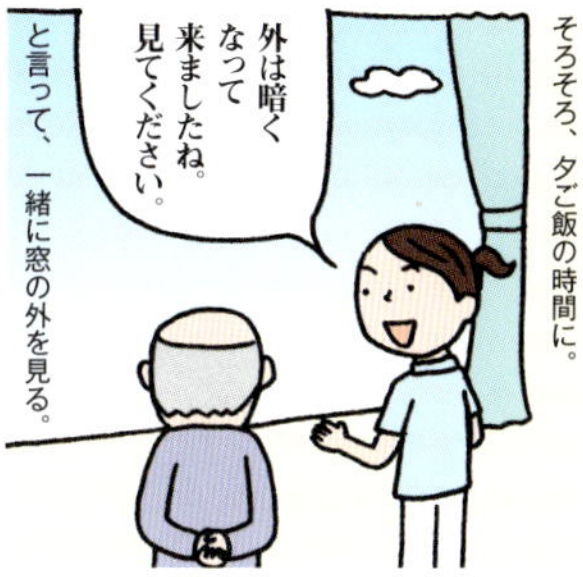
そろそろ、夕ご飯の時間に。
外は暗くなって来ましたね。見てください。
と言って、一緒に窓の外を見る。

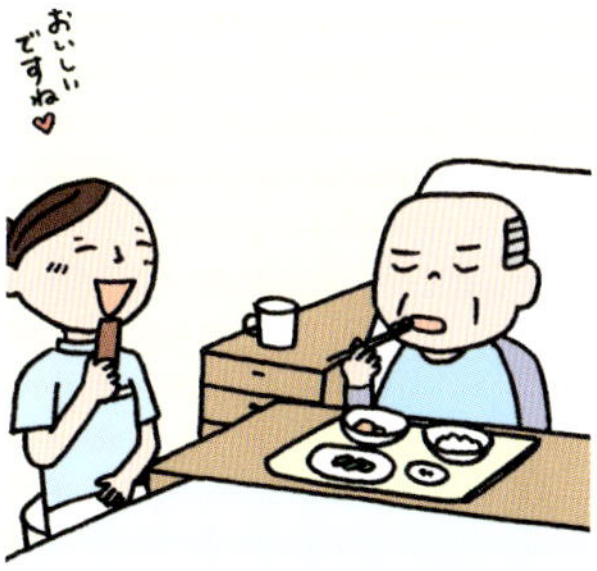
おいしいですね♥

ケアプラン3

社会心理（環境）

愛着・結びつき

機嫌が悪いときは離れて見守るようにする

どんなときでも関わりをもつことは大事だが、機嫌が悪いときは、少し離れて見守ることも大事。岩永さんが一人で過ごしたいときもあることを忘れずに。たとえば、「ごはん、食べてくださいね」などと食べることを促すと、食べなくなってしまうことも。そうしたときは席を外して少し離れていると、食べ始めることもある。

ケアプラン4

身体の健康状態

くつろぎ（やすらぎ）　共にあること　アイデンティティ

趣味の俳句や短歌を一緒に楽しむ時間を作る

岩永さんが好きな俳句や短歌を病院でも楽しめるようにする。作業療法士に相談をして、リハビリの一環として取り入れてもらい、スタッフも一緒になって楽しむ。

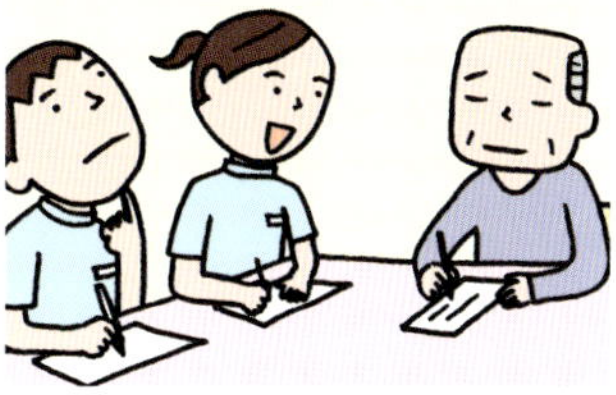

ほかにもある！ こんな事例

家で待っている人がいるから帰りたい

STEP1 思いを聞く

- 「家で年寄りが待っているから、帰る」「私がいないと始まらないんだ」と言う。

STEP2 情報を集める

- 肺炎で入院。
- 5人兄弟の長女で、家は商店だった。幼いころから兄弟の面倒を見ながら、暮らしていた。
- アルツハイマー型認知症。

STEP3 ニーズを見つける

- 親が生きていたころに、自分がいるように感じているのかもしれないと考え、以下を行った。

▼

- その人が今いると感じている時代に、スタッフも一緒にいることを想像し、話をするようにした。
- 「お父さんやお母さんの面倒は、ほかの兄弟の皆さんがしてくださると思います」「ご家族からは安心して、早く病気を治してほしいと言われています」などと、嘘にならないことで言えることを、心を尽くして伝えるようにした。

監視されているようでイライラする

STEP1 思いを聞く

- 「家に帰る。なぜ帰ったらだめなのか」と言い、荷造りをして帰ろうとする。
- 転倒しないように注意して見ていると「あんたも監視しているんか」「見張ってるんやろ」と言う。

STEP2 情報を集める

- 血管性認知症。
- 一人暮らし。

STEP3 ニーズを見つける

- 今は周囲への抵抗があり、「帰りたい」という言葉はそれを伝えたくて言っているのかもしれないと思い、以下を行った。

▼

- 遠くから見守るようにした。距離を置いて見ていると、「私が悪いんやな」と独り言を言い、看護ステーションに向かって「無理言ってすみませんでした」と言う。
- なぜここにいるのが嫌なのかを、その人と関わり合いながらスタッフみんなで考えるようにした。

手術に不安がある

STEP1 思いを聞く

- 夜間の巡視時、病室にいなかったので探したら、非常階段の所で座っていた。「どうしましたか？」とたずねたら「休憩していた」と言う。しばらく一緒にいると「眼をどうにかするのか。どうするんだ……」と心配そうに話した。

STEP2 情報を集める

- 白内障の手術のために入院。
- 認知症の診断はないが、最近、外来の予約日を忘れることがあった。

STEP3 ニーズを見つける

- これからどうなっていくかわからず、「ここから逃げ出したい」と感じている様子。そこで以下を行った。

▼

- 「○時に○○を行います。○時に看護師の△△が手術室まで一緒に行き、終わったあとも△△が迎えに行きます」などと、翌日（手術の日）のスケジュールを説明した。
- 「困ったことはお前さんらに聞けばいいんだな」と言って安堵の表情を浮かべた。手術は無事受けられた。

column

Good idea!

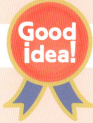

レク・コミュニケーション

一人でするレクリエーションのほかに、入院している方々と一緒にできるレクリエーションもあります。なかでも、いろいろな人たちとコミュニケーションできる機会にもなる、点滴などの治療をしながらでも参加できるものをご紹介します。

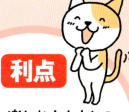

利点

一緒に楽しむ人たちとのコミュニケーションが生まれ、自然な一体感をもつことができる可能性がある。

ボール落としゲーム

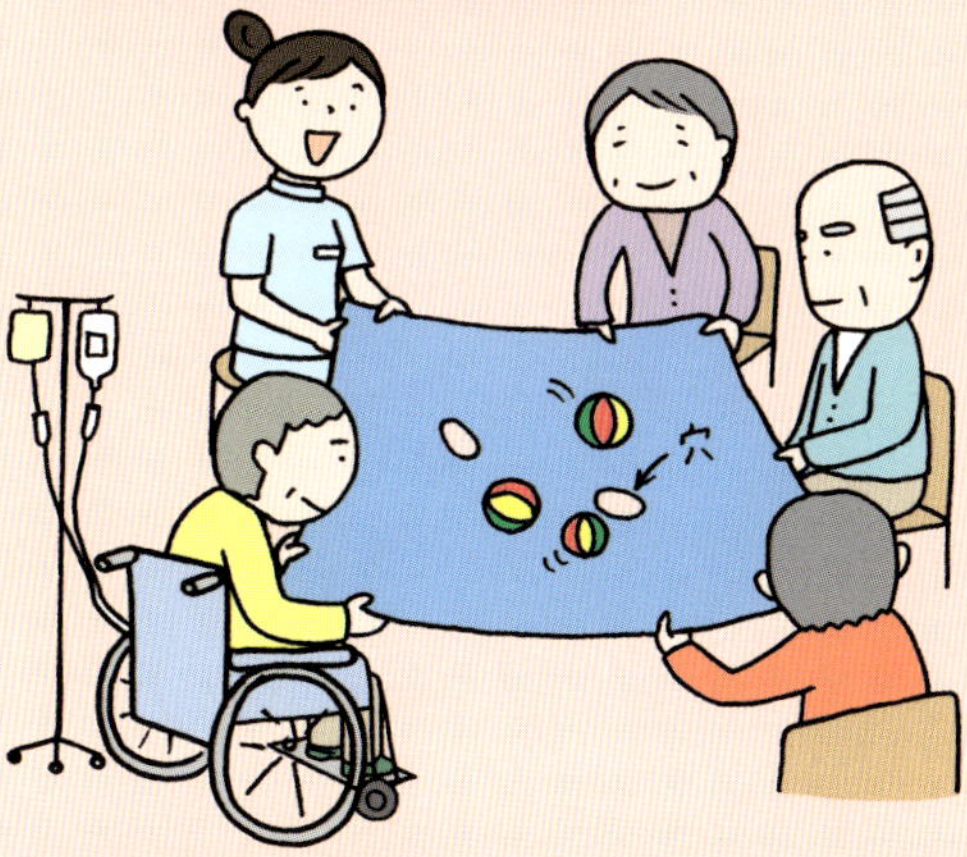

準備するもの

- ビニール製のボールまたは新聞紙を丸めて作ったボール
- ボールよりも少し大きめの穴を2つ開けたビニールのシート

行い方とルール

- みなさんにビニールのシートの端を持ってもらう。シートにボールを置き、みなさんでシートを動かして、ボールを穴に落としていく。数人集まることができたら、2～3のグループに分けて、スタートと同時にボールを穴に落としていき、全部ボールを落とした順番に順位をつけていく。

洗濯バサミリレー

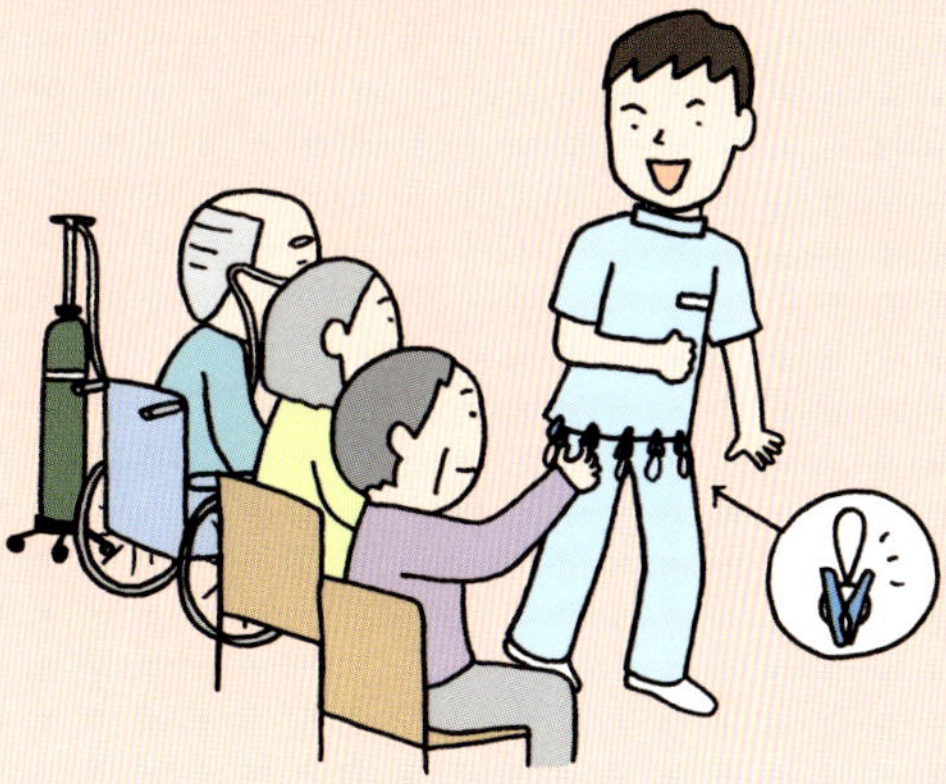

準備するもの

- 輪つきの洗濯バサミ

行い方とルール

- みなさんには1列に並んでもらうか、輪になってもらう。上着の裾に洗濯バサミをつけたスタッフが、みなさんのところに順番に行き、上着から洗濯バサミを外してもらう。洗濯バサミには輪がついているので、人によってはそこに指を引っ掛けて外してもらう。数人集まることができたら、2～3のグループに分けて、スタートと同時に順番に洗濯バサミを外して行き、全部外し終わった順番に順位をつけていく。

転倒しそうになる

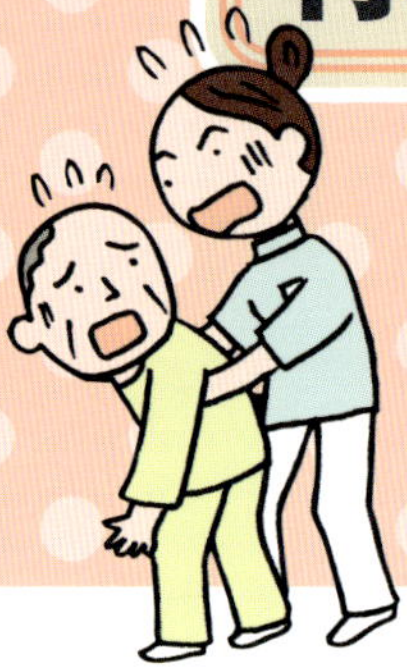

▶野沢正さんの例

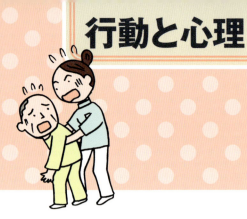

野沢正さん：79歳。ラクナ梗塞で入院。不全麻痺。軽度の構音障害がある。抗凝固薬の点滴を朝夕２回実施。血管性認知症。

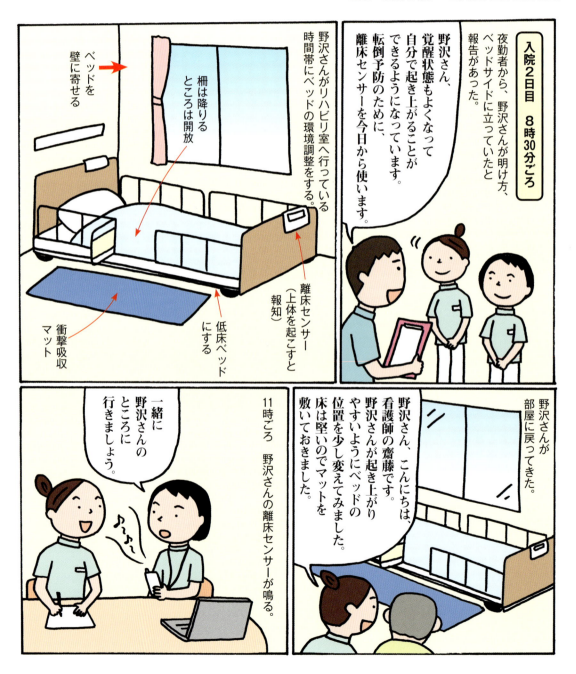

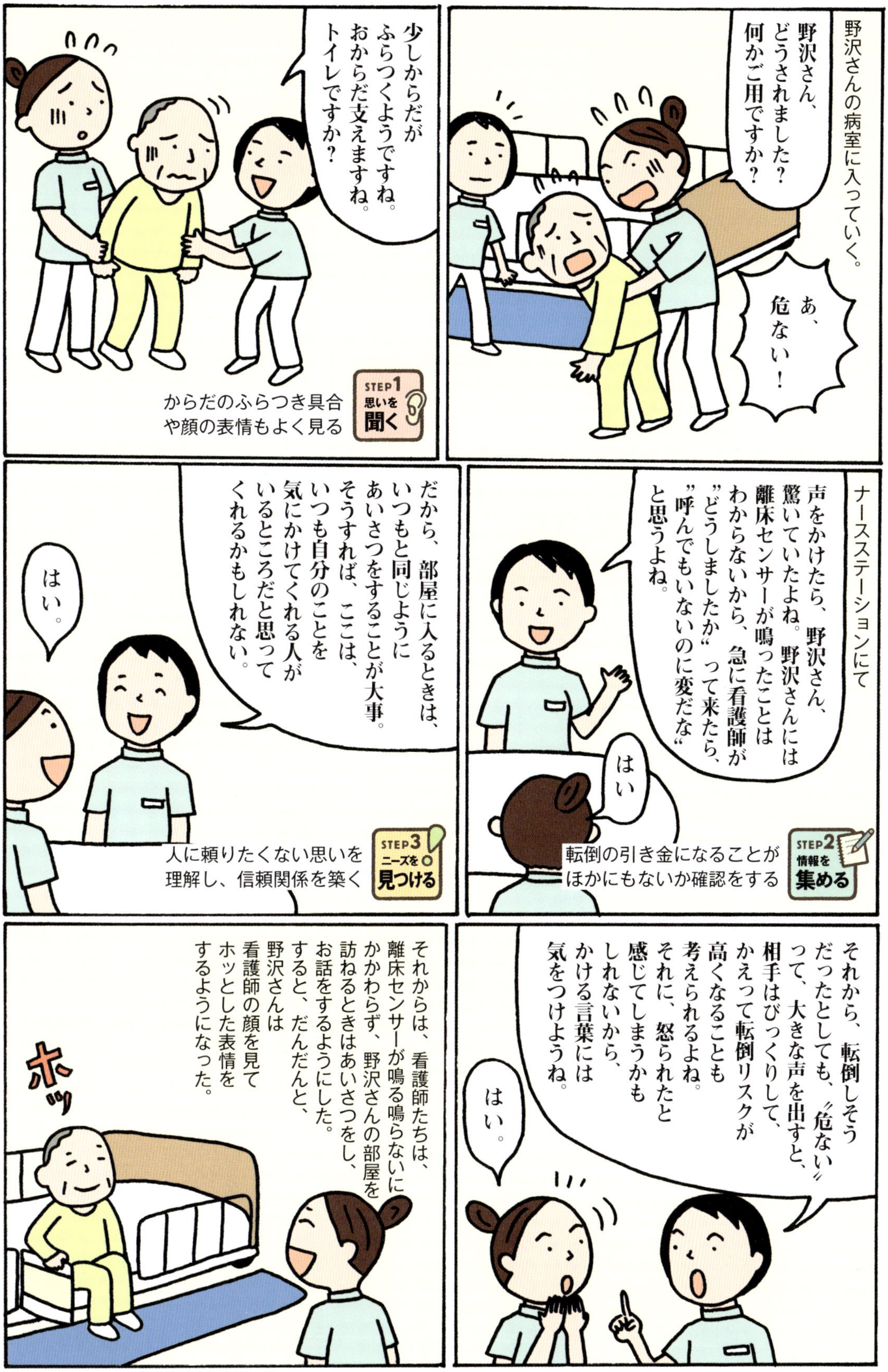
野沢さんの病室に入っていく。
野沢さん、どうされました？何かご用ですか？
あ、危ない！
少しからだがふらつくようですね。おからだ支えますね。トイレですか？
からだのふらつき具合や顔の表情もよく見る
STEP1 思いを聞く
ナースステーションにて
声をかけたら、驚いていたよね。野沢さん、野沢さんには離床センサーが鳴ったことはわからないから、急に看護師が〝どうしましたか〟って来たら、〝呼んでもいないのに変だな〟と思うよね。
はい
転倒の引き金になることがほかにもないか確認をする
STEP2 情報を集める
だから、部屋に入るときは、いつもと同じようにあいさつをすることが大事。そうすれば、ここは、いつも自分のことを気にかけてくれる人がいるところだと思ってくれるかもしれない。
はい。
人に頼りたくない思いを理解し、信頼関係を築く
STEP3 ニーズを見つける
それから、転倒しそうだったとしても、〝危ない〟って、大きな声を出すと、相手はびっくりして、かえって転倒リスクが高くなることも考えられるよね。それに、怒られたと感じてしまうかもしれないから、かける言葉には気をつけようね。
はい。
それからは、看護師たちは、離床センサーが鳴る鳴らないにかかわらず、野沢さんの部屋を訪ねるときはあいさつをし、お話をするようにした。すると、だんだんと、野沢さんは看護師の顔を見てホッとした表情をするようになった。
ホッ

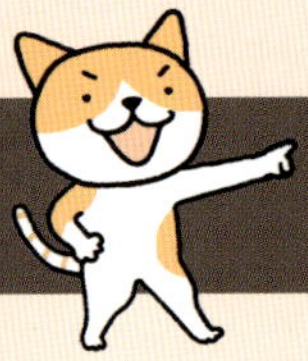

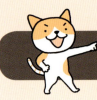

3ステップで野沢さんのケアを実践！

なぜ「転倒しそうになる」のでしょうか？

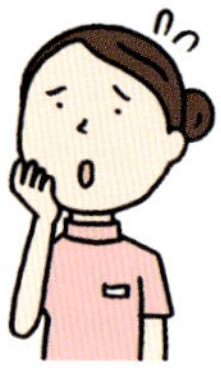

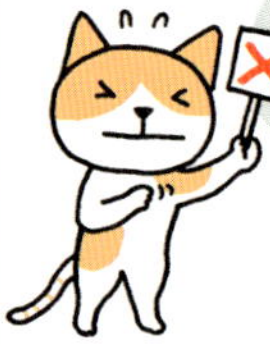

こんなケアは**ダメ！**

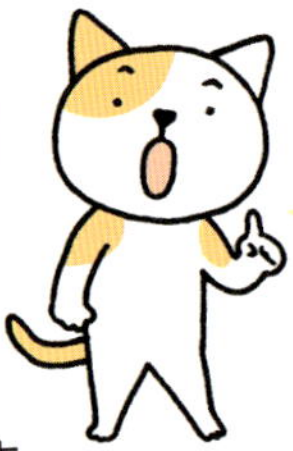

「なぜ？」と思ったら「困りごと」に注目！

- ✖「危ない！」と大きな声を出す。
- ✖すぐに身体拘束をする。
- ✖「危ないから」と動けないようにする。
- ✖「なんで歩き出しちゃうんでしょうかね」「せん妄かな」「さっき、“ここは刑務所？”って聞いていましたよ」「今、どこにいるのかわからないんだね」なとど、本人がいるところで、看護師同士が話をする。
- ✖本人がいる病室で「薬を使うしかないですかね」と看護師が医師に相談をしている。
- ✖ベッドから降りられないように柵をする。
- ✖「一人では歩けませんよ。どうせ転ぶんだから」と、あざける。

「転倒しそうになる」人たちには、こんな困りごとがあるかもしれません。

- からだがフラフラする。
- 足もとが暗くて見えいくい。
- 床やスリッパが滑りやすい。
- ベッドが低すぎて立ちにくい。
- ベッドから降りるときに持つところがない。
- いつもの老人車や杖がない。
- 自宅と違う環境で、何をするにも勝手が違い、あせってしまう。

など

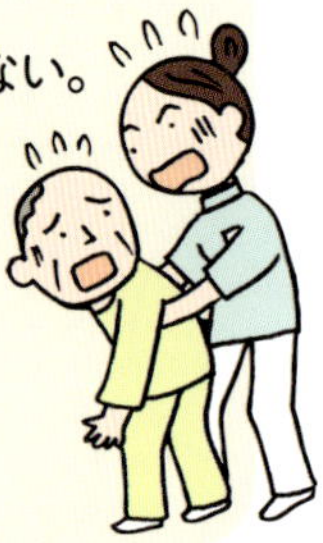

解説

STEP1 思いを聞く

からだのふらつき具合や顔の表情もよく見る

- ベッドサイドに立っているとき、からだが少しふらついていた。「トイレに行く」と言っていた。
- トイレに行くときはナースコールを押してくださいと何回もお願いしたが、押すことができない。
- 離床センサーを使用。センサーが鳴ってすぐに病室へ行ったが、すでにベッドから降りて、フラフラとしていた。

← **一人で歩くのはまだ難しい。トイレに行くとき看護師を。**

STEP2 情報を集める

転倒の引き金となることがほかにもないか確認をする

身体の健康状態　脳梗塞を起こして不全麻痺に。言葉がなかなか出ない様子。

社会心理（環境）　急な入院による環境の変化がある。

生活歴　60歳まで会社員。その後、町内会で活躍。

性格　真面目で、人に頼らず、何でも自分でやりたいタイプ。

脳の障害　血管性認知症。

← **不全麻痺になったことで、自分一人ではできないことが増える。**

STEP3 ニーズを見つける

人に頼りたくない思いを理解し、信頼関係を築く

- ベッドから降りるときや歩くときは介助が必要。ベッドを離床センサー付きにしたが、病室に来た看護師を見て驚き、転倒しそうになる。驚かせないようにする必要がある。
- 不全麻痺になり、人に頼らなくてはいけなくなったことにショックを受けているかもしれない。安心感をもって頼ってもらえるような関係を築くことが必要。

ケアプラン1

身体の健康状態
脳の障害

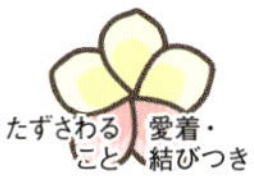
たずさわること
愛着・結びつき

離床センサー付きベッドを使用

ベッドを離床センサー付きに変え、ベッドから降りようとするとセンサーが反応するように設定。センサーを使う目的は「ベッドから降りるときや歩くときに介助をするため」であり、決して「ベッドに拘束するため」ではない。使用するときは本人に離床センサー使用の許可を得ることが重要。

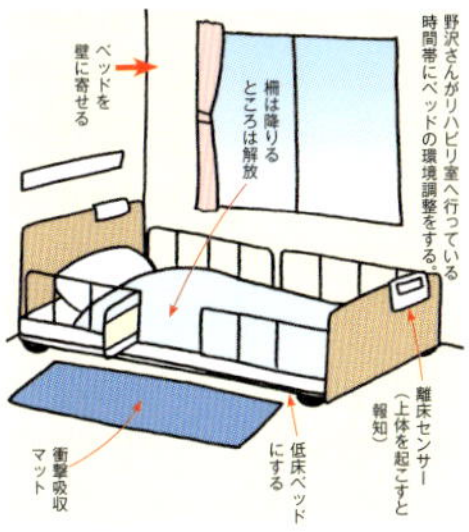
野沢さんがリハビリ室へ行っている時間帯にベッドの環境調整をする。
ベッドを壁に寄せる
柵は降りるところは解放
離床センサー（上体を起こすと報知）
低床ベッドにする
衝撃吸収マット

ケアプラン2

社会心理（環境）
脳の障害

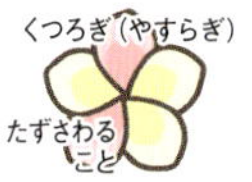
くつろぎ（やすらぎ）
たずさわること

ベッドを低くし、衝撃吸収マットを使用

「転倒しないようにすること」が大事ではあるが、「しないこと」を目標にすると、拘束を選択してしまいがちに。そこで、「転倒したとしても軽傷ですむ」ことを目標にする。低床ベッドにし、降りる部分には衝撃吸収マットを置いておく。ただし、人によっては衝撃吸収マットが大きな穴に見えてまたぎ、転倒することもあるので要注意。

ケアプラン3

社会心理（環境）
生活歴
脳の障害
性格

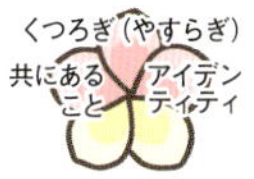
くつろぎ（やすらぎ）
共にあること
アイデンティティ

センサー音で病室へ行くときもあいさつから

センサー音は、野沢さんには聞こえない。そこで、音が鳴って病室に入って行くときも、そうでないときも、「こんにちは、看護師の○○です」と、あいさつから始める。病室に入ってすぐに「どうしましたか?」などと言うと、野沢さんはなぜそんなことを言うのかわからず、混乱させてしまう。

ケアプラン4

身体の健康状態
社会心理（環境）
生活歴
性格

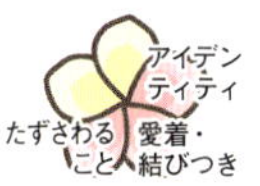
アイデンティティ
たずさわること
愛着・結びつき

転倒しそうなときもあわてさせる声かけをしない

「あ、危ない!」「気をつけて!」「転んだら大変!」などと、転倒しそうなときに、野沢さんを驚かすような言い方はやめる。また、怒られたように感じるような言い方も、不全麻痺で人に頼らなくてはいけないことにショックを受けている野沢さんにとっては大変つらい言葉に感じるかもしれないので避ける。

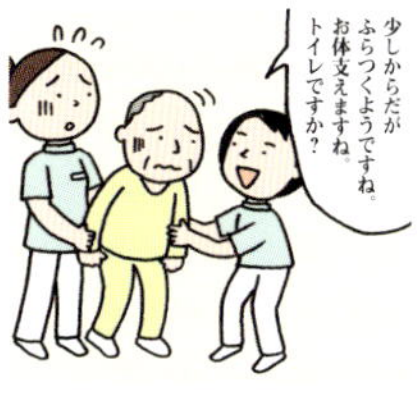
少しからだがふらつくようですね。お体支えますね。トイレですか?

ケアプラン5

社会心理（環境）
脳の障害

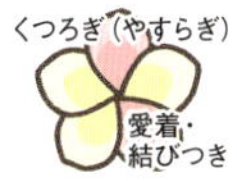
くつろぎ（やすらぎ）
愛着・結びつき

できるだけまめに訪室する

訪室を多くして、話すことが難しくなってきた野沢さんに対しても、積極的に話しかけることで、信頼関係を作っていく。

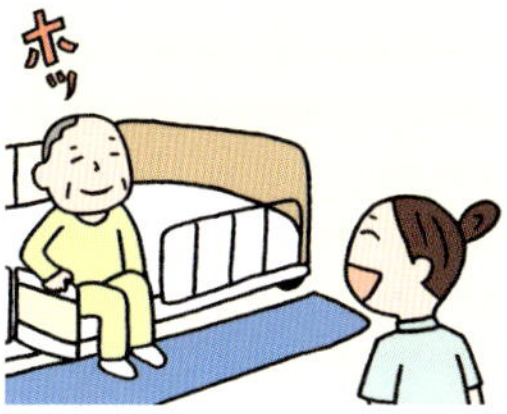
ホッ

ほかにもある！ こんな事例

段差で転びそうになる

STEP1 思いを聞く

- 段差でうまく足が上がらず、何回も転びそうになっている。
- 「階段、怖いですか?」と、聞くと「大丈夫だ」と答える。

STEP2 情報を集める

- 心不全で入院中。
- 80歳、男性。
- アルツハイマー型認知症。
- 麻痺はない。
- 階段でのリハビリのときに「ここですか?」と聞いている、と作業療法士から聞く。

STEP3 ニーズを見つける

- 視空間認知の障害があり、段差を上るには足をどこまで上げてよいのかわからないのではないかと考え、以下を行った。
- 靴の色を明るくして(赤など)、どこまで足が上がっているか自分で認識しやすくした。

▶

- 意識して足を上げるようになり、つまずくことがなくなってきた。

ここを見よう

夜間の排尿

浜松医科大学臨床看護学講座教授　鈴木みずえ

転倒が起こりやすいタイミングとしては、夜間の排泄時があります。中途覚醒時の認知機能や運動機能の低下、睡眠障害、頻尿などが伴うことにより、意識がはっきりとしないままふらついてしまい、トイレへ行こうとして転倒をするということが起こるリスクが高まります。

これを予防するためには、以下の5つの項目を大切にしましょう。

1. 生活リズムを整える

日中は普段の生活に近い活動、テレビ鑑賞、編み物、読書など、好みの習慣を入れて生活リズムを整える。

2. 排泄パターンを把握して、排泄の誘導を行う

排泄時に声掛けして排泄の介助を行う。気兼ねなく援助を受け容れてもらうために、「私も行くので一緒に行ってくださいませんか?」などと誘う。

3. 夜間の排泄環境を整える

夜間の照明（廊下に照明のセンサーをつけるなど）、低床ベッド、緩衝マット、起立しやすいようにL字柵の設置などを取り入れる。

4. 排泄障害に対する治療

夜間多尿、機能的膀胱容量の減少などがあるときは、泌尿器科を受診する。

5. 移乗動作に関するリハビリテーション

排泄動作は、重心移動を伴う動作であるために、筋力の維持・向上を目的としたリハビリテーションを行い、排泄動作の獲得を目指す。また、適切な補助具の使用を検討する。

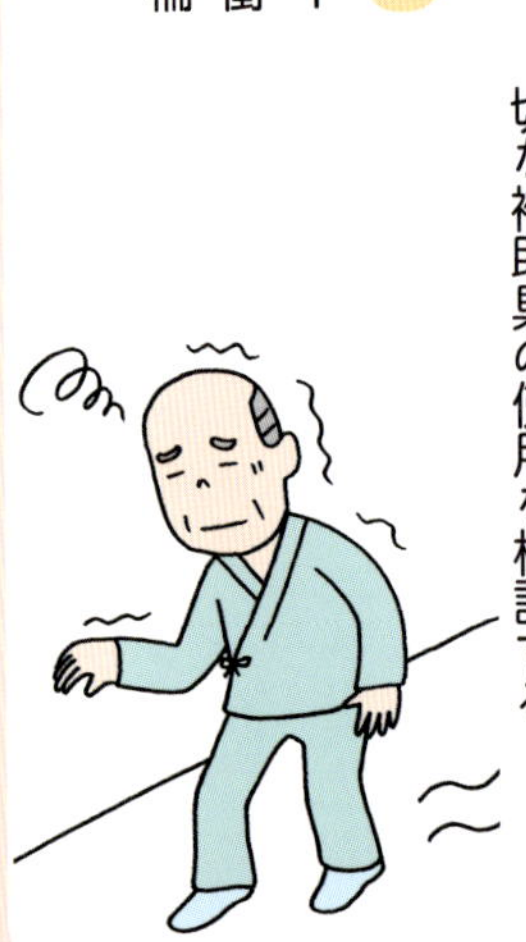

Part 4

認知症ケアの歴史と新しいケアへの挑戦

時代とともに認知症ケアの考え方は変わってきました。その歴史に学びながら、これからの認知症ケアのあり方を、そして自分でできることを考えていきましょう。先を見据えた計画力とチーム力で「病棟身体拘束ゼロ」を達成した看護師たちの歩みもご紹介します。ぜひ参考にしてください。

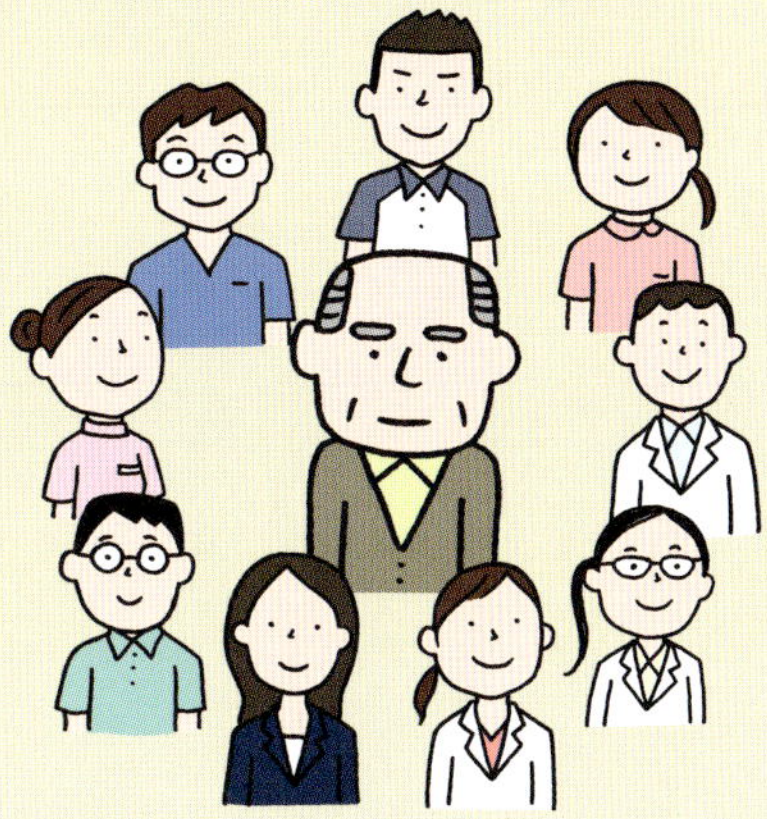

知っておきたい！ 認知症ケアの歴史

平田知弘（映像プロデューサー、NPO法人認知症ラボ理事）

かつて日本には、認知症＝何もわからなくなる、と考え、認知症の人をできるだけ社会から隔絶しようとした時代がありました。残念ながら、認知症の人はケアをする対象として見られていなかったと言えるでしょう。そんな時代から、パーソン・センタード・ケアがあたりまえに語られるようになった現在まで、認知症の人たちは社会からどう見られ、どう生きてきたのでしょうか。過去に目を閉ざしたまま未来を望むことはできません。少しおおざっぱではありますが、大きく3つの時代に分けて、歴史を振り返ってみましょう。

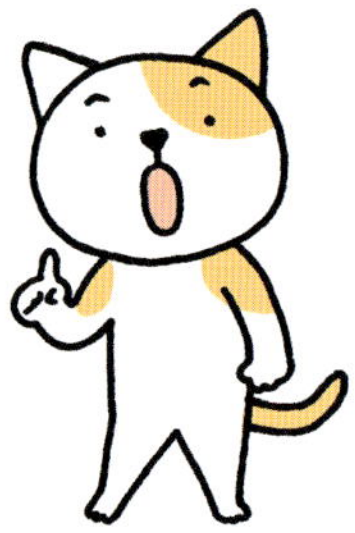

１９６０年代まで
その存在すら隠され家の中に閉じ込められていた時代

この時代は、終戦を起点にしています。認知症どころか、ぼけ老人という言葉さえ使われなかった時代。専門家の間では、認知症は、老年期に起こる精神疾患〝痴呆性精神疾患〟とされていました。１９６３年に福祉六法のひとつである老人福祉法ができて、特別養護老人ホームの整備が始まります。しかし、翌年には「精神障害等手のかかる老人は措置せずともよし」という通達が出されます。認知症の人が特別養護老人ホームに入居できるようになるのは１９８０年代まで待たなければなりませんでした。制度ができた最初の段階から、認知症のある高齢者はどこにも行き場がないまま、家庭に閉じ込められてしまうことになったのです。

１９７０年代
〝老人病院〟という名の施設に収容されていった時代

こうした状況を初めて明らかにしたのが、１９６８年に行われた「居宅ねたきり老人実態調査」でした。日本で初めての寝たきり老人の調査報告書によって、およそ20万人、70歳以上の高齢者のおよそ５％が家で寝たきり状態にあることがわかりました。さらに１９７４年には、当時聖マリアンナ医科大学教授であった長谷川和夫医師により、在宅の高齢者（東京都、65歳以上）の4.5％が認知症であるとの報告もなされました。同じころ、有吉佐和子による『恍惚《こうこつ》の人』がベストセラーとなり、映画化されます。認知症の介護に苦しむ家族を描き、社会に衝撃を与えました。認知症が社会問題として広く認識されるきっかけをつくりました。

認知症ケアの歴史

1963年	老人福祉法が制定される	●1950年代から始まっていた日本の高齢化。児童福祉や障害者福祉に比べて高齢者の福祉が立ち後れているという声が高まり、制定された。この法律によって特別養護老人ホームが制度化するが、認知症の人は対象外に。
1968年	居宅ねたきり老人実態調査が実施される	●全国社会福祉協議会が実施。70歳以上の高齢者宅を民生委員が訪問して調査した。これによって、初めて在宅の高齢者の実態が明らかになる。
1972年	有吉佐和子著『恍惚の人』が出版される	●認知症の介護に苦しむ家族を描き、社会に衝撃を与える。翌年映画化。
1973年	老人医療費が無料化される	●1967年美濃部亮吉東京都知事誕生をきっかけに無料化を実施する自治体が急増。国は70歳以上の医療費の自己負担分を税金でまかなうことを決定した。
1970〜1980年	介護が必要な高齢者が入院する“老人病院”が増える	●社会的入院が問題になり、医療費が急増。
1974年	「長谷川式簡易知能評価スケール」開発	●認知症の診断にブレがないようスケールが必要であるという考えから、精神科医である長谷川和夫氏により開発された。このスケールを用いて在宅の高齢者の調査を行い、初めて認知症の“出現率”が報告された。現在、「改訂長谷川式簡易知能評価スケール」と呼ばれている。
1976年	病院死が在宅死を上回るようになる	●戦後ずっと住み慣れた自宅で亡くなる人が多かったが、この年にその数が逆転した。
1980年	東京都多摩市に天本病院が開設	●在宅で高齢者を支えることを目指した新しいかたちの老人病院だった。
1983年	聖マリアンナ医科大学にてデイケア「水曜会」はじまる	●長谷川和夫氏が立ち上げた、認知症の人を対象にした初めての専門デイケア。
1984年	特別養護老人ホームで認知症の人の受け入れがはじまる	
1987年	介護専門職としての国家資格「介護福祉士」「社会福祉士」が制度化	

本来であれば、認知症という暮らしの障害をもった人たちは、医療ではなく福祉によって支えられ、施設ではなく地域で暮らすべき存在です。しかし、当時、暮らしを支えるサービスはほとんどなく、特別養護老人ホームの定員は全国でわずか2万6千人と、圧倒的に不足していました。

そうしたなかで急成長していったのが、いわゆる「老人病院」でした。1973年からの10年間、老人医療費は無料化されていました。それに乗じて、本来は地域や福祉施設で暮らすべき認知症の人たちが、老人病院に収容されていったのです。生活環境は劣悪なことが多く、長時間の拘束がまかり通っていました。それによる深刻な褥瘡が起こることもしばしばでした。

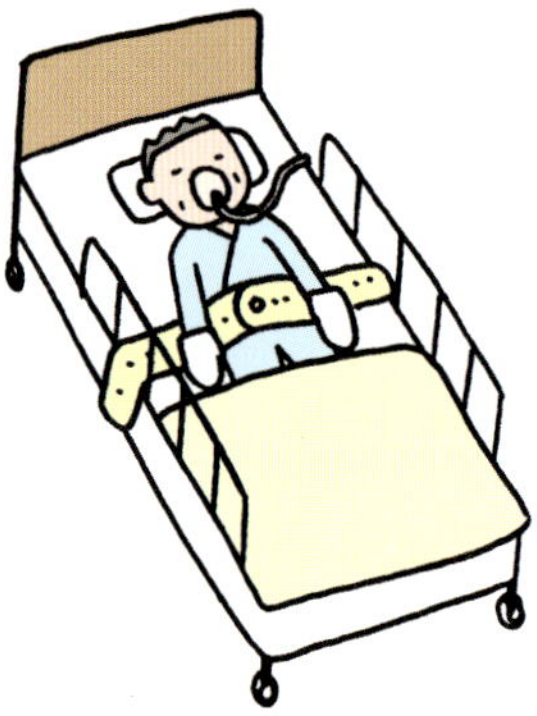

1980年代～現在
パーソン・センタード・ケアという新しいケアの文化（ニューカルチャー）の台頭と本人の時代

医療者の間から、こうした実態への疑問が投げかけられるようになります。

1980年に多摩市に開業した天本宏医師は、認知症の人への作業療法をいちはやく導入しました。前述の長谷川和夫医師の果たした役割は特に大きなものでした。1983年には日本初の認知症デイケア「水曜会」を始めました。在宅での認知症の人の暮らしを支える発想は当時としては画期的でした。そして、1997年に英国の心理学者トム・キットウッドの著書『認知症の再検討』（原題は『Dementia Reconsidered』）と出会い、パーソン・センタード・ケアを日本に広める大きなきっかけをつくったのです。

2014年に日本ではじめての認知症本人の団体、日本認知症ワーキンググループができました（2017年に日本認知症本人ワーキンググループ）。翌年2015年の認知症施策推進総合戦略（新オレンジプラン）で「認知症の人の視点の重視」が政策として打ち出されるなど、認知症の本人を支援の対象として見るのではなく、ともに社会を築くパートナーとしてとらえる見方へ、時代は大きな転換点を迎えています。

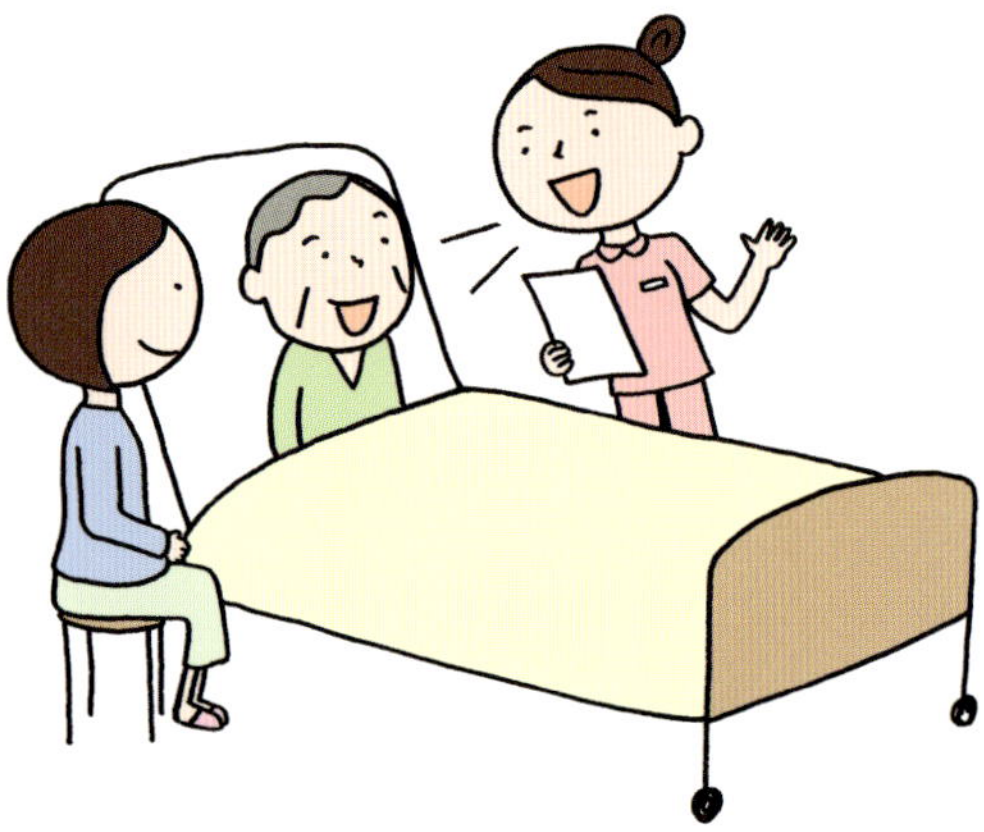

1990年	看護基礎教育に「老人看護学」が設立	●1996年「老年看護学」に改訂。
1997年	痴呆対応型老人共同生活援助事業としてグループホーム制度化	●少人数で、地域社会の中で、利用者本位の暮らしを実現することを目指した。
1999年	厚生省から「身体拘束禁止」が打ち出される	
2000年	介護保険制度スタート	●行政による措置ではなく、自己決定による契約によって成り立つ新たな制度が始まった。
2001年	老人看護専門看護師（GCNS）設立	●老年看護学の実践における専門性の確立のために設立される。
2004年	認知症看護認定看護師（DCN）設立	
	「痴呆」の呼称が「認知症」に	●長谷川和夫氏も加わった「痴呆」に替わる用語に関する検討委員会の議論を経て決定。呼称を変更するだけでなく、誤解や偏見を解消する努力が必要と報告された。
2005年	「地域包括支援センター」が発足	
	日本老年看護学会発足	
2010年	日本老年看護学会が日本老年学会の組織に加わる	●学術集会を隔年開催。
2014年	日本で初めての認知症本人の団体「日本認知症ワーキンググループ」発足	●2017年9月、日本認知症本人ワーキンググループとして一般社団法人に。認知症当事者である藤田和子氏が代表理事を務める。
2015年	認知症施策推進総合戦略（新オレンジプラン）を策定	●認知症本人の視点の重視が打ち出される。
	診療報酬に「認知症ケア加算」が新設	

認知症当事者からの手紙

2015年の暮れ、NHK認知症キャンペーン特集「わたしが伝えたいこと～認知症の人からのメッセージ～」と題した番組を制作しました。その取材の過程で、59歳で認知症と診断された大阪の曽根勝一道さんから届いた手紙の一節を、私は忘れることができません。そこには、

「アルツハイマーになったら悪いのでしょうか」
「自分自身が認知症に対して偏見を持っていたんだと気づきました」
「病名でひとくくりにされて、世の中から疎外されているようです」

と書かれていました。認知症の診断という、人生でおそらくもっとも過酷な体験をされた人に、このようなことを書かせる世の中とはいったい何なのだろうか……。そう疑問を抱いたのを覚えています。

認知症と診断された人を苦しめていたのは、アルツハイマー病という病気そのものではなく、“社会の目・視線”だったのです。

1972年、有吉佐和子氏は、認知症の人を題材に小説『恍惚の人』を書きました（その後、映画化）。このときに深く印象づけられた絶望の姿……。あれから45年、認知症の人のイメージは変わったでしょうか。変わってこなかったのだと思います。認知症ケアの歴史とは、長い時間をかけてつくられてきた認知症に対する一面的な見方を変えていく根気強い営みだとも言えるでしょう。

平田知弘
NHKディレクターとしてEテレ「ハートネットTV」などの制作にたずさわる。介護・医療・認知症・自殺問題を中心に番組を制作。認知症に関する番組に、『[NHKスペシャル] シリーズ認知症 その時あなたは』（2006年）などがある。NPO法人認知症フレンドシップクラブプログラムディレクター。制作協力に『認知症になっても人生は終わらない　認知症の私が、認知症のあなたに贈ることば』（harunosora）がある。

病棟身体拘束ゼロへ向けて

聖隷三方原病院 F3 病棟の2年3ヶ月

● F3病棟整形外科　脊椎センターの病床は55床。変則2交代制で働く。病床利用率は95.5％（2017年度）。平均在院日数は22.4日。医師9名、看護師33名、看護補助者7名、事務職員1名が在籍。患者のおもな疾患は、脊椎の変性疾患、骨折、外傷など。患者は65歳以上が約6割、75歳以上が約3割。

聖隷三方原病院（静岡県浜松市）F3病棟整形外科では、2015年3月から身体拘束最小化の取り組みを開始。2017年6月身体拘束ゼロになりました。そこまでの軌跡をご紹介します。伝えきれない部分はありますが、一つの病棟での身体拘束ゼロへ向けての取り組みの事例としてお読みいただき、ぜひ参考にしてください。

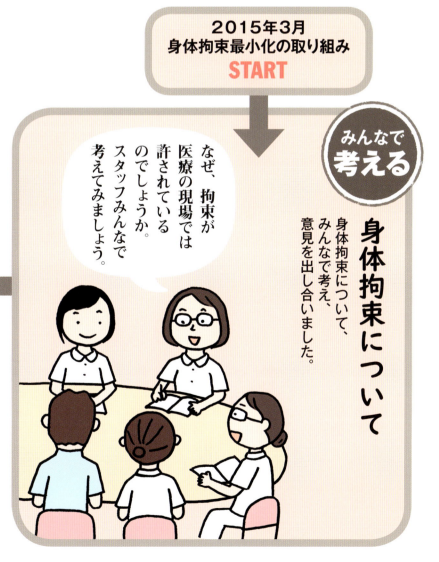

2015年3月
身体拘束最小化の取り組み
START

みんなで考える

身体拘束について

身体拘束について、みんなで考え、意見を出し合いました。

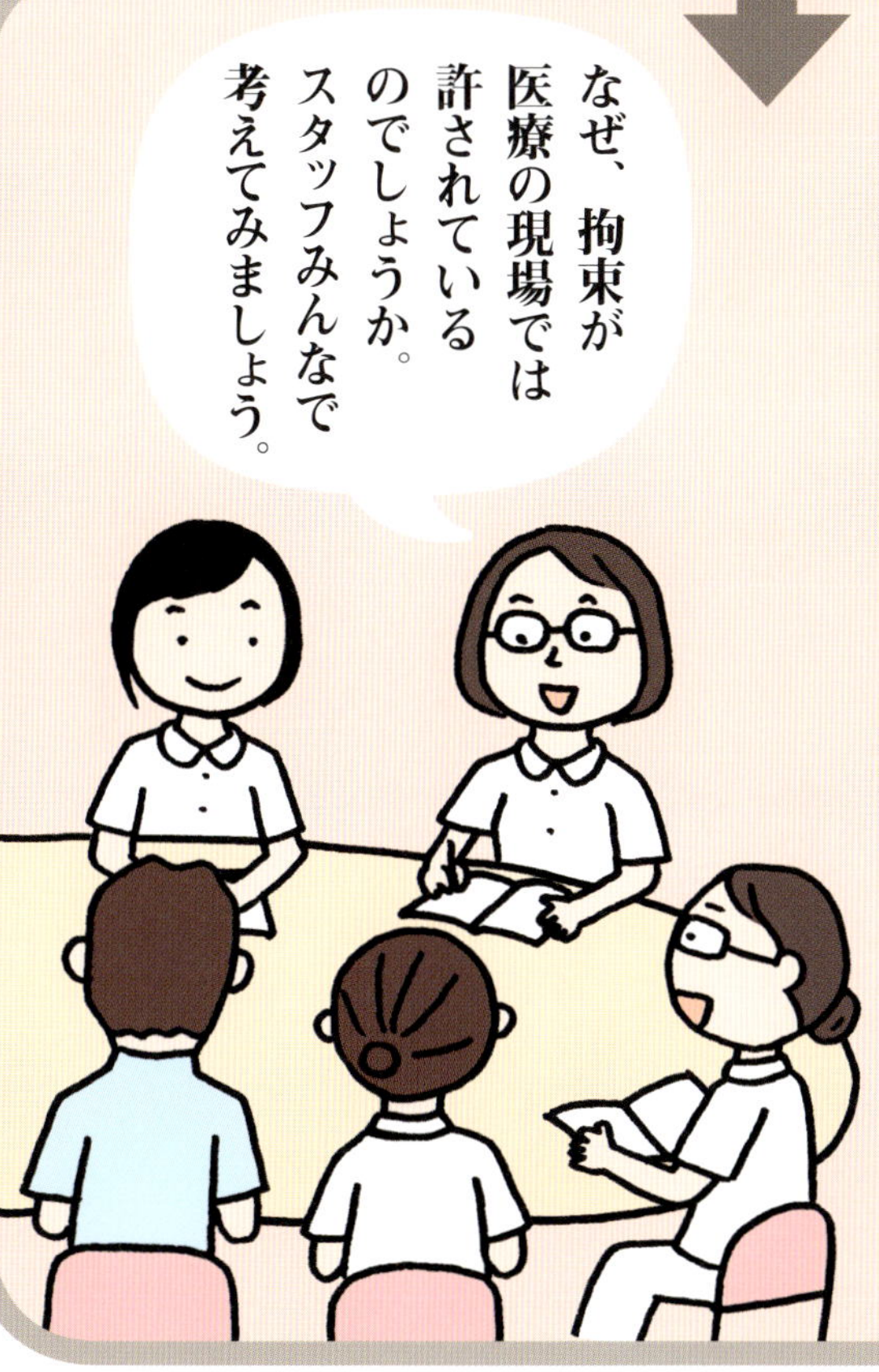
なぜ、拘束が医療の現場では許されているのでしょうか。スタッフみんなで考えてみましょう。

「みんなで考える」ことから取り組み開始

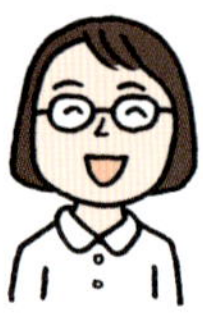

身体拘束最小化の取り組みとして、まず始めたのは、看護スタッフ間での勉強会です。

一般社会において、人が人を拘束し（縛り）、行動の自由を制限することは許されていません。では、なぜ医療の現場では実施されて（許されて）いるのでしょうか？ このような問いかけをスタッフにしました。そして、「スタッフみんなで考えてみましょう」と提案しました。

勉強会での問いかけに、一人の看護師が後にこのように語りました。

「今までは、点滴を自己抜去する人にはミトンをつけ、上肢抑制をし、安静にできない人には体幹抑制をすることを当たり前としてきました。それは〝先輩たちから教わったから〟〝安静を保持できないから〟〝私は忙しくていつもそばにいられるわけではないから〟という理由からでした。〝身体拘束をしていれば大丈夫〟という自分自身の安心のためということもありました」。

身体拘束をすることが人の安全を守るとす

みんなで学ぶ［1］

身体拘束について

身体拘束には3種類あります。

スリーロック

フィジカルロック

物理的な拘束をして、心身の動きを制限し、それによりさまざまな弊害が生じる状態。

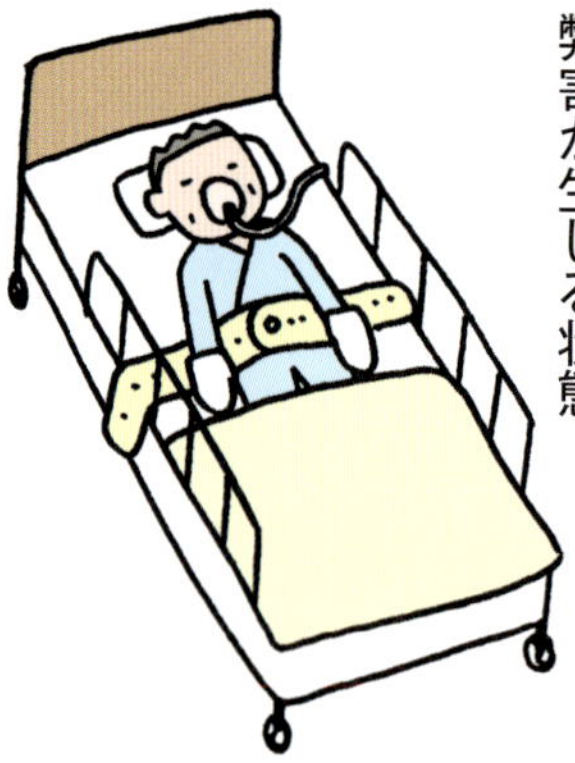

スピーチロック

「～してはダメ」など指示や禁止をする言葉や激しい口調により心身の動きを封じ込めてしまうこと。

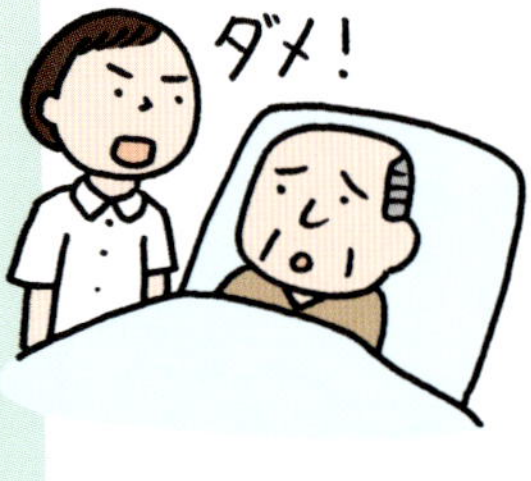

ドラッグロック

鎮静剤、抗精神病薬、睡眠薬等薬物により行動を制限すること。

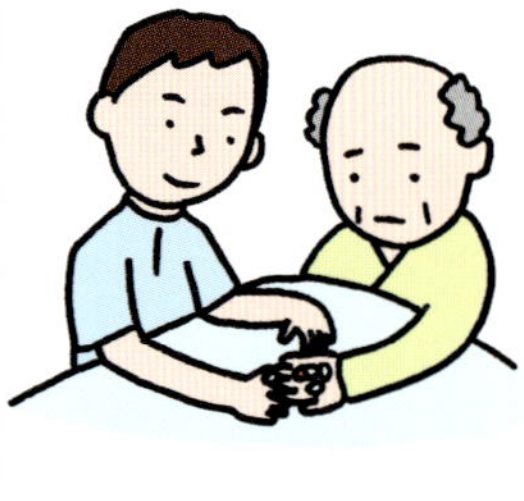

る文化が、病院には根強くあるように思います。でも、これからは、ご本人のためには、身体拘束を第一選択とせず、拘束に代わるケアがあるのではないかと考えていくことが大事だと思います。そのためには、「まずは、認知症ケア、せん妄ケアの勉強を一緒にしていきましょう」と、スタッフに提案しました。

勉強会で学んだことを実践して行く

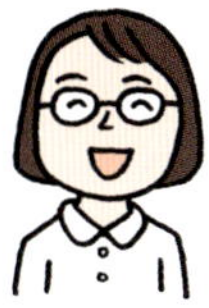

看護スタッフ間での勉強会で学んだことを、それぞれが実践へと移していきました。

そうした中、大きな気づきをもらえた、ある認知症をもつ人との出会いがありました。

その人は石塚浪子さん、90歳。大腿骨顆上開放骨折で入院。長らく農業に携わっていた人で、8年前からアルツハイマー型認知症になり、当時は老人ホームに入居していました。言葉がなかなか出てこないために、会話が難しいとケアマネジャーさんからは報告がありました。入院してすぐに、大声を出す、ベッド柵や自分の足を叩く、唾を吐きかける、人をつねるなどがあり、スタッフはどのように

みんなで学ぶ［2］

認知症ケアの基本について

認知症ケアの基本は、パーソン・センタード・ケアです。キーワードは「安心」。具体的には以下のことを行いましょう。

その背景にある意味から、ケアを考える。

コミュニケーションの基本を大切にする

自己紹介、視線を合わせる（視界に入る）、感覚障害（視覚、聴覚）を補う。

リアリティ・オリエンテーション（現実見当識訓練）を行う

見当識障害のある方に対して、日時・場所・季節を伝える。ただ単に、たとえば配膳のときも「ごはんです」とだけ言うのではなく「お昼ごはんですよ」と語りかけることで、時間を伝えることができる。

言動には必ず意味がある。その意味を探る

背景にある意味をアセスメントする。認知症をもつ人は、自分のニーズを言葉で伝えることが難しくなります。たとえば、創部のガーゼを外してしまうことはよくあるが、その理由を聞いてみることが大事。もしも理由を答えられないときは、どうしてなのかを考える。ガーゼが気になるのか？　痛いのか？　かゆいのか？

何ができるのか（残存機能）を探る

「認知症高齢者は何もできない」わけではない。今までできていたことが病気や環境の変化で一時的にできなくなってしまっている可能性がある。だからこそ、その人の今までの生活に着目し、できていたことを病院でもできるようなサポートをする。

どうすればわかるのか、探る（ケアの工夫）

「認知症高齢者は何もわからない」わけではない。記憶障害があっても、感情を伴う印象的な出来事、とくに、痛い、つらい、苦しいこと、楽しかった、うれしかったことは記憶に残りやすい。また、看護師の名前を覚えることはできなくても、顔なじみの関係を作ることはできる。私は敵ではない、味方であるということを伝える。

関わっていいのかわからず、困っていました。

そこで、まずは、石塚さんがもっているアルツハイマー型認知症について看護スタッフは勉強をしました。どのような症状があり、これから起こりうることは何かなどを学びました。同時に、石塚さんの身体の健康状態、社会心理（環境）、生活歴、性格についても、老人ホームの方や家族に確認するなどしながら看護師同士で共有しました。

そして、パーソン・センタード・ケアに基づいたケアプランを立てました。このケアプランに沿って石塚さんのケアを続けていったところ、退院するまでには、石塚さんには以下の変化がありました。

- **スタッフの声かけに笑顔が見られるようになった。**
- **ケアや処置時の拒否、大声が減った。**
- **「ごめんね」「ありがとう」「痛くない」などの言葉が発せられるようになった。**

自分たちが立てたケアプランを実行することで、石塚さんがよりよい状態になったことが看護師たちにとってもとてもうれしく、認知症ケアをするうえでの自信となりました。

みんなで実践

パーソン・センタード・ケア

パーソン・センタード・ケアの考えをもとに石塚浪子さん（90歳）のケアプランを立てました。

コミュニケーションを大切にしよう

- わかるように説明することを考えよう。
- 何かを伝えたいときでも、本人が興奮しているときは、落ち着くのを待ってからにしよう。
- 言葉を発するのは難しいけれど、うなずいてくれたり、ときどき発語もある。これを大事にし、耳を傾けよう。
- 手を握る、表情、身ぶりなど言葉以外のコミュニケーションを大切にしよう。

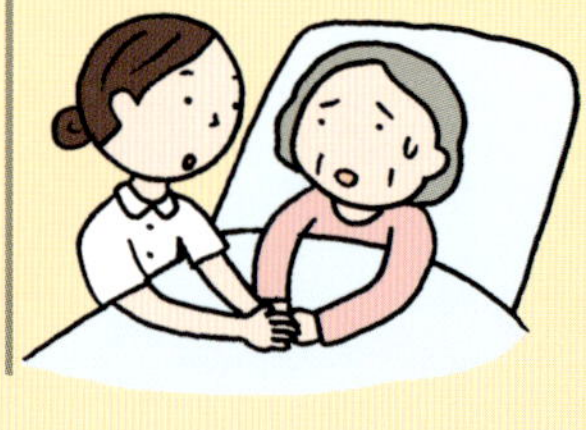

安全・安心・安楽を提供するケアを考えよう

- 認知症をもつ人の中には、痛いと言えない人が多くいる。言葉ではないところで、その人にとって痛みがあるかないかを判断し、適切に鎮痛薬を使っていこう。
- 抗生剤を使い続けているので、下痢、臀部のびらんがひどい。苦痛を緩和するケアを考えよう。
- 1日3回の点滴の見守りをしよう。

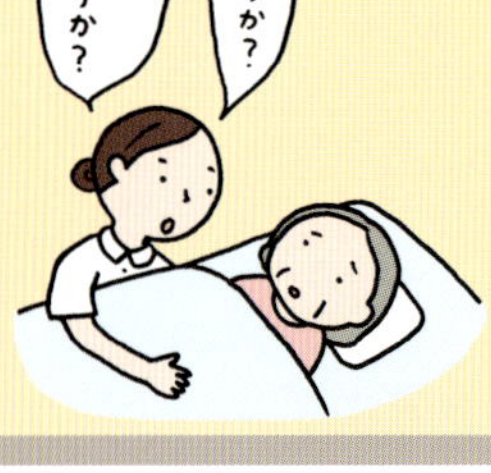

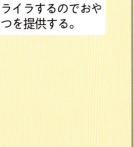

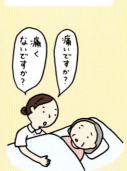

残存機能を活かし、生活リズムを整えよう

- 混乱が落ち着かないときは、離床を促す、音楽を聴く、風船バレーをする。

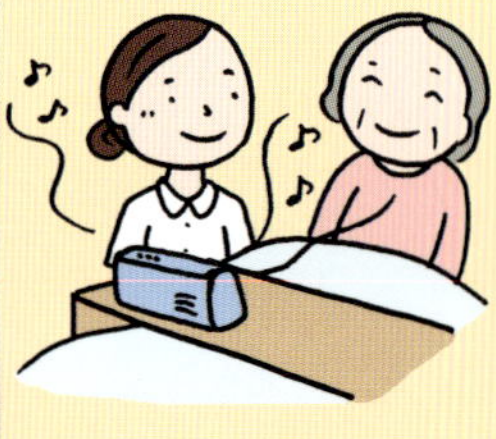

- おなかが空くとイライラするのでおやつを提供する。

多職種で認知症ケアを実践。拘束ゼロへ

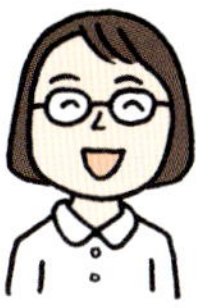

そして、2016年には認知症ケア加算が新設され、「認知症ケアサポートチーム」を結成。多職種でのカンファレンスが行われるようになるなど、病院全体で認知症ケアに取り組む姿勢が生まれてきました。

F3病棟では、看護師たちは実践を重ねるうちに成功体験が増え、それぞれが自信をもって認知症ケアを行っていくようになりました。その結果、2017年6月、F3病棟での身体拘束はゼロになりました。

身体拘束最小化の取り組みを始める前（2015年3月以前）と比べて、F3病棟整形外科で働く看護師たちは下記のように変わりました。これらの変化こそが、身体拘束ゼロを成し遂げるために必要なことであったのです。

今でも、これらの姿勢は貫かれ、その人を尊重した看護が日々行われています。

チームでサポート
認知症ケアサポートチームを結成

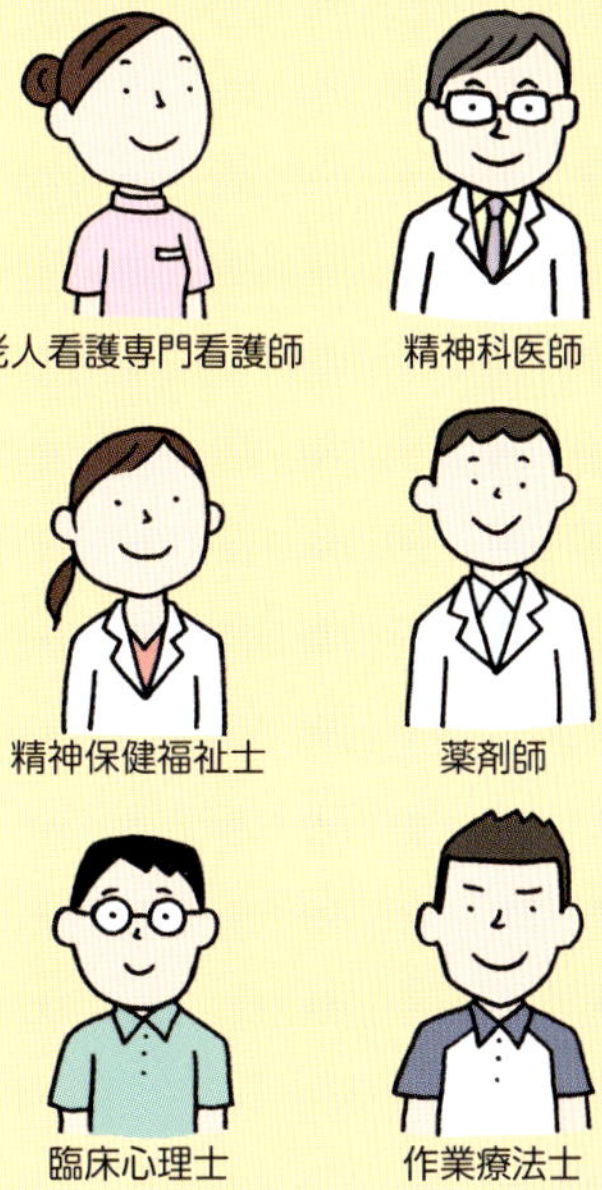
老人看護専門看護師
精神科医師
精神保健福祉士
薬剤師
臨床心理士
作業療法士

活動

随時
院内多職種からの相談に応じる。

木曜日
相談のあった患者さんについてチームカンファレンスが行われ、その後回診し、ケア方法について病棟でのカンファレンスが行われる。

金曜日
アクティビティを行う。

2017年6月
拘束ゼロ

F3病棟の変化
続く取り組み

身体拘束最小化の取り組みを始める前と比べると以下のような変化が看護師たちにありました。

- 認知症の人の行動に対して、その理由を考えてアセスメントするようになった。
- スタッフ全員で患者さんを見守る協力体制が大事であると考え、より強化された。
- 医師との相談や多職種でのカンファレンスの機会が増えた。
- 入院時のリスクアセスメントを徹底して行うようになった。
- せん妄の予防ケアを行うようになった。

看護実践としての認知症予防

浜松医科大学 臨床看護学講座教授　鈴木みずえ

　看護師は、あらゆるライフサイクルにある人や家族、集団、地域社会を対象に最大限の健康を取り戻し、できる限り質の高い生活ができることをめざしています。本書は病院における認知症看護の実践のベストプラクティスを示していますが、最後に看護実践における認知症予防について考えましょう。

　2017年、Lancet(医学雑誌)の認知症委員会では認知症予防のリスク要因に関する対策を積極的に行うことで認知症の3分の1は予防できる可能性があるとし、認知症に対する修正可能なリスク要因に関するライフコースモデルを提案しています＊(図)。中年期における難聴、高血圧、肥満、さらには老年期の喫煙、うつ、非活動性、社会的な孤立や肥満もリスク要因であり、これらの潜在的な修正可能なリスク要因は35%となります。これらに対応するための運動や社会的参加、うつ病、糖尿病、肥満の予防は認知症を予防するための重要な要素であり、今後、生活習慣病予防とあわせ

認知症に対する修正可能なリスク要因

小児期

中等教育の未修	8%

中年期

聴力低下	9%
高血圧	2%
肥満	1%

老年期

喫煙	5%
うつ	4%
運動不足	3%
社会的孤立	2%
高血圧	2%
肥満	1%
2型糖尿病	1%

潜在的な修正可能なリスク要因	35%
潜在的な修正不可能なリスク要因	65%

Lancetの報告から考えると、認知症予防は、老年期だけの課題ではなく、私たちのライフサイクル(人生周期)のすべてにおける必要性が理解できます。とくにライフサイクルのさまざまな時期における認知症に関する健康教育や生活習慣病予防に関連した脳血管障害のリスクの低下や脳の炎症疾患の予防、認知機能の維持が認知症予防の観点から重要になります。予防医学では予防の考え方を3段階に分けていますが、認知症予防についても3段階で考えるとよいでしょう。

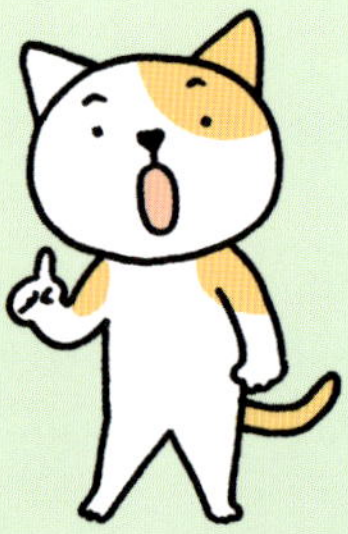

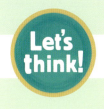

Let's think!

て看護師が対応する必要があります。また、リスク要因において難聴（9%）も挙げられることからも、生活を基盤としたケアを提供している看護師による中高年の聴力低下に対する早期の対応も認知症予防の活動として今後、ますます重要になると予測されます。

図に示すように修正不可能なリスク要因は65%であることから、予防できない認知症もあることも事実です。認知症の診断を避ける場合もありますが、アルツハイマー型認知症またはレビー小体型認知症の人に対する認知症治療薬による認知症の症状の進行予防も指摘されており、早期の診断や診療をすすめるなども重要です。また、認知症の人への対応ではパーソン・センタード・ケアが推奨されています。今後さらに家族のケアや認知症の人のニーズや希望の表明ができない意思決定なども課題であることを指摘しています。

認知症予防

一次予防	**健康増進と認知症予防に分かれる** 健康増進には生活習慣の改善（生活環境の改善、適切な食生活や運動・活動、適正飲酒、禁煙など）があり、認知症の発症予防としては、保健所・学校・企業などでの健康教育や生活習慣病予防に関連した脳血管障害のリスクの低下や脳の炎症疾患の予防に関する看護実践です。
二次予防	**認知症の早期発見・早期治療に関する看護実践** 早期発見と早期治療に分かれ、介護予防のスクリーニング、人間ドック、早期治療があり、認知機能の維持・増進に関する保健所や地域包括支援センター、診療所や病院における看護実践になります。
三次予防	**すでに認知症を発症した人の心身機能低下の予防、治療、認知機能維持・向上をめざしたリハビリテーションに関する看護実践** 具体的には適切な治療を受けられ、コミュニケーション、アクティビティケア、リアリティオリエンテーションの促進などがあげられ、介護保険施設に入所中の認知症の人や認知症の人が身体治療のために病院で入院した際の認知症の重症化を予防した看護実践です。

以上から、本書のテーマである急性期病院における認知症看護の実践は三次予防にあたります。病院に入院する認知症高齢者の認知機能の維持や認知症の進行予防も認知症予防の重要な役割があり、その後の予後や生活の質にも影響していることをご理解いただければ幸いです。

＊ Livingston G, et　al. Dementia prevention, intervention, and care (2017). Lancet.390 (10113):2673-2734.

column

Let's think!

認知症当事者が「働く」ということ

認知症になったことをきっかけに、それまでしていた仕事を辞めなくてはいけなくなったり、あきらめてしまったりする人がたくさんいます。そうしたなか、認知症がある人でも、その人の能力を見極めて雇用している会社もあります。そのひとつが、神奈川県横須賀市にあるグループホーム「あんずの家」です。ここでは、若年性アルツハイマー型認知症をもつ広美さんが、5ヵ月前に採用されてから今までの様子を、採用当時のことを中心にご紹介します。

きっかけは子ども食堂で活躍する姿

「お料理をしている広美さんの姿を写真で見て、この人なら、うちのグループホームで料理や掃除の仕事をしてもらえるのでは、と思いました」と、田島利子さん（あんずの家ホーム長）。

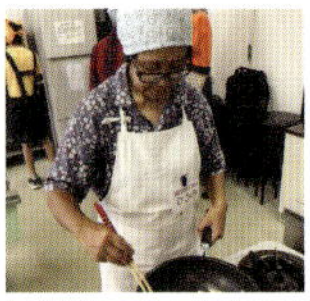

1ヶ月で道に迷うことなく通勤できるようになった

採用に当たり、一番の心配は「道に迷うことなく通勤できるか」ということでした。広美さんは最寄りの駅から電車に乗り、グループホームへと向かいます。

（田島さん）「写真入りの手作り地図を準備するのは？」

（広美さんと夫）「どこにしまったのか忘れてしまうので、たぶんうまく使えない」

（田島さん）「なるほど、それなら広美さんの力を信じて、覚えてもらうまで、一緒に行動しましょう」

最寄りの駅までご家族が付き添い、一人で電車に乗り、降りた駅からグループホームまではスタッフが一緒に通勤すること2週間。次の2週間は家族やスタッフがそっと後ろからついていき、迷ったら手助けを。そして1ヶ月後には一人で通勤できるようになりました。

広美さんと一緒に工夫したこと

- 出勤する曜日を固定した。
- 通勤に使う電車の時間を固定した。
- 交番の警官と駅員さんに「この人が困っていたら声をかけてください」とお願いをしておいた。
- 帰りに使うホームを間違えることが多かったので、メモ付きのミサンガを、帰宅前に付けるようにした。

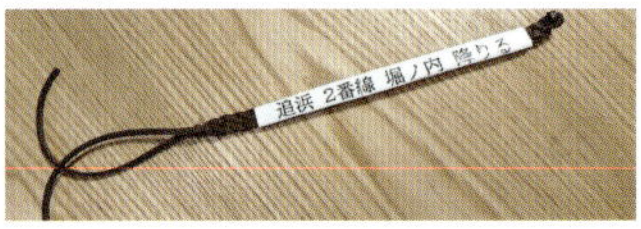

帰宅時に乗る電車が出発するホームと、降りる駅を記載したメモ付きのミサンガ。

ていねいな仕事と高齢者への自然な寄り添いは、広美さんにしかできないこと

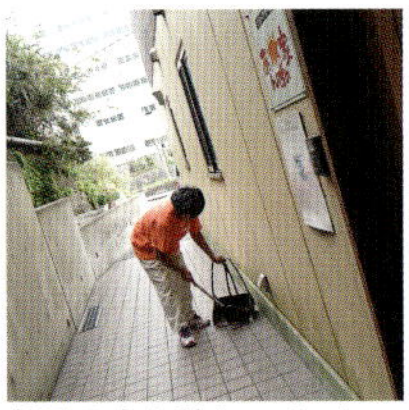
部屋の中も外も、ていねいに掃除をする広美さん。

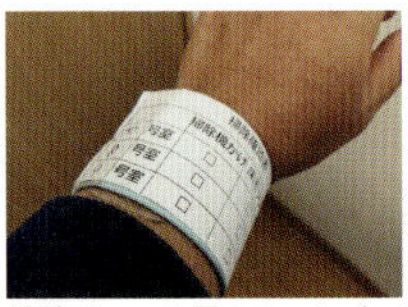
掃除チェック用のリストバンド。

料理と掃除が広美さんのおもな仕事です。この日はおいなりさん作りでしたが、高齢者と一緒に一つずつていねいに袋にごはんを詰めていました。お掃除のときは、「ここは掃除したかしら？」と忘れてしまうので、メモ付きのリストバンドを使い、チェックしながら進めています。「仕事は楽しいです。お料理は家で毎日していますから」と、広美さん。「ふと見ると、高齢者のところに行って、やさしい笑顔で話しかけている広美さん。そのタイミングややわらかい雰囲気は、広美さんにしかないものです」と、田島さん。グループホームの住人さんたち、スタッフたちともおだやかな関係が続いているそうです。

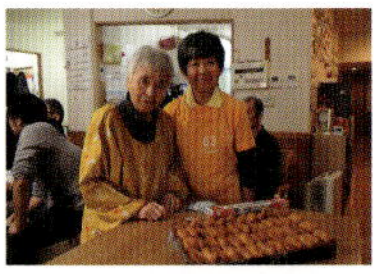

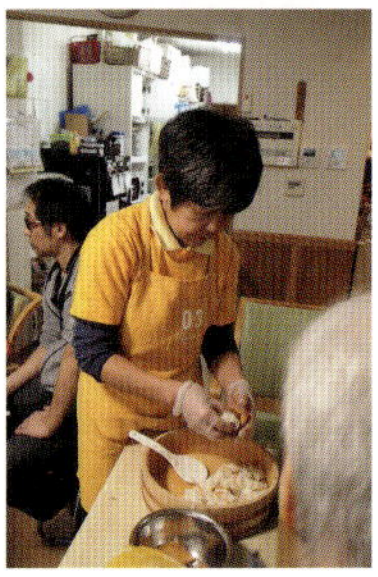

（敬称略）

【編集協力】

赤井信太郎 日本赤十字社　長浜赤十字病院　看護部　看護師長　認知症看護認定看護師
馬 場 直 哉 長浜市立湖北病院　看護局　認知症看護認定看護師

【取材協力】

●社会福祉法人聖隷福祉事業団　総合病院　聖隷三方原病院
佐 藤 晶 子 看護部課長　老人看護専門看護師
阿部ゆみ子 看護部　認知症看護認定看護師

●一般社団法人三豊・観音寺市医師会　三豊市立西香川病院
井 川 咲 子 看護部長
宮﨑真智子 看護部　看護師

島 橋 　誠 公益社団法人日本看護協会 看護研修学校　認定看護師教育課程教員　認知症看護認定看護師
鈴 木 智 子 磐田市立総合病院　看護部　認知症看護認定看護師
住 若 智 子 社会医療法人蘇西厚生会　松波総合病院　看護部　認知症看護認定看護師
曽谷真由美 社会医療法人河北医療財団　天本病院 地域認知症支援センター　認知症看護認定看護師
高 梨 敬 子 君津中央病院企業団　国保直営総合病院　君津中央病院　看護局　主任看護師　認知症看護認定看護師
髙 原 　昭 学校法人澤田学園　松江看護キャリア支援センター　認知症看護認定看護師教育課程専任教員　認知症看護認定看護師
田 中 久 美 筑波メディカルセンター病院　副看護部長　老人看護専門看護師
戸 谷 幸 佳 群馬県立県民健康科学大学　看護学看護学科　講師　老人看護専門看護師
中 田 貴 子 日本赤十字社　大津赤十字病院　看護部　認知症看護認定看護師
森 林 朋 英 公益社団法人日本看護協会 看護研修学校　認定看護師教育課程教員　認知症看護認定看護師
吉 村 浩 美 社会福祉法人聖隷福祉事業団 浜名湖エデンの園　副園長

【協力】

鈴木淳（社会福祉法人聖隷福祉事業団　総合病院　聖隷三方原病院）、鈴木美佳（静岡市立清水病院）、
大石映美（日本赤十字　浜松赤十字病院）、福島秀美（公立森町病院）、高柳容子（市立湖西病院）
＊すべて認知症看護認定看護師
医療法人社団優和会　グループホーム　あんずの家（神奈川県横須賀市）

【参考文献】

『DCM（認知症ケアマッピング）理念と実践 第８版 日本語版第４版』ブラッドフォード大学保健衛生学部認知症学科認知症ケア研究グループ ドーン・ブルッカー、クレア・サー著 水野裕監訳　認知症介護研究・研修センター
『DCM（認知症ケアマッピング）マニュアル 第８版 日本語版第４版』ブラッドフォード大学保健衛生学部認知症学科認知症ケア研究グループ ドーン・ブルッカー、クレア・サー著 水野裕監訳　認知症介護研究・研修センター
『DESIGN MY 100 YEARS 100 のチャートでみる　人生 100 年時代、「幸せな老後」を自分でデザインするためのデータブック』大石佳能子著（ディスカヴァー・トゥエンティワン）
『一般病棟の認知症患者「こんなときどうする？」』内田陽子編著（照林社）
『看護実践能力習熟段階に沿った 急性期病院でのステップアップ認知症看護』鈴木みずえ編集（日本看護協会出版会）
『気持ちが楽になる 認知症の家族との暮らし方』繁田雅弘監修（池田書店）
『今日の夜から始める･一般病棟のための せん妄対策 成功への道しるべ』山川宣著（学研プラス）
『生活機能からみた　老年看護過程＋病態・生活機能関連図』山田律子・萩原悦子・内ヶ島伸也・井出訓編集（医学書院）
『多職種チームで取り組む認知症ケアの手引き』鈴木みずえ編集（日本看護協会出版会）
『認知症の看護・介護の役立つ よくわかる パーソン・センタード・ケア』鈴木みずえ監修（池田書店）
『認知症の人の気持ちがよくわかる聞き方・話し方』鈴木みずえ監修（池田書店）
『認知症の人を理解したいと思ったとき読む本　正しい知識とやさしい寄り添い方』内門大丈監修（大和出版 ）
『パーソン・センタードな視点から進める急性期病院で治療を受ける認知症高齢者のケア―入院時から退院後の地域連携まで』鈴木みずえ編集（日本看護協会出版会）

厚生労働省「終末期医療の決定プロセスに関するガイドライン」
https://www.mhlw.go.jp/shingi/2007/05/s0521-11.html
厚生労働省「認知症の人の日常生活・社会生活における意思決定支援ガイドライン」
https://www.mhlw.go.jp/stf/seisakunitsuite/bunya/0000212395.html

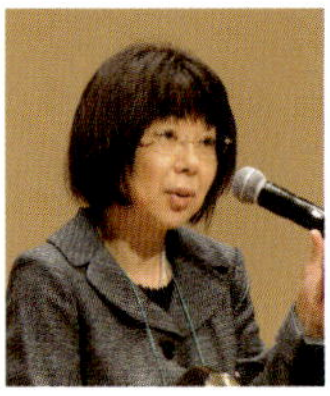

監修　**鈴木みずえ**（すずき みずえ）

浜松医科大学医学部看護学科教授。医科学修士。医学博士。

筑波大学大学院医学研究科環境生態系専攻博士課程修了。大学院生の頃から高齢者の転倒予防の研究を始め、その後も認知症高齢者の研究を続ける。特に、認知症高齢者と介護者の生活をよりよいものにするための研究に力を注ぎ、病院や介護施設などの協力を得ながら、パーソン・センタード・ケアやタクティールケア、音楽・動物・ロボット療法などを取り入れたケアの質の向上のための研究を進めている。パーソン・センタード・ケアと認知症ケアマッピング（DCM）基礎トレーナー（英国ブラッドフォード大学認定）。平成27年度日本老年看護学会研究論文優秀賞受賞、平成28年度日本早期認知症学会論文賞受賞。監修書に『認知症の介護・看護に役立つハンドセラピー』『認知症の看護・介護に役立つ　よくわかるパーソン・センタード・ケア』『認知症の人の気持ちがよくわかる聞き方・話し方』（池田書店）などがある。

監修協力　**内門大丈**（うちかど ひろたけ）

医療法人社団彰耀会メモリーケアクリニック湘南理事長・院長。横浜市立大学医学部臨床教授。

横浜市立大学医学部卒業。2004年から2006年米国ジャクソンビルのメイヨークリニックにて研究留学。横浜舞岡病院を経て、2008年横浜南共済病院神経科部長に就任。2011年開業の湘南いなほクリニック在職中より認知症医療（もの忘れ外来、在宅医療）を推進。N-Pネットワーク研究会（代表世話人）、湘南健康大学（代表）、日本認知症予防学会神奈川県支部などの取り組みを通じて、認知症に関する啓蒙活動・地域コミュニティの活性化に取り組んでいる。監修書に『心のお医者さんに聞いてみよう　認知症の人を理解したいと思ったとき読む本』（大和出版）、『レビー小体型認知症　正しい基礎知識とケア』『気持ちが楽になる　認知症の家族との暮らし方』（池田書店）などがある。

メモリーケアクリニック湘南　https://memorycare.jp

3ステップ式
パーソン・センタード・ケアで
よくわかる
認知症看護のきほん

監修者　鈴木みずえ
発行者　池田士文
印刷所　図書印刷株式会社
製本所　図書印刷株式会社
発行所　株式会社池田書店
〒162-0851　東京都新宿区弁天町43番地
電話 03-3267-6821（代）
振替 00120-9-60072

落丁・乱丁はおとりかえいたします。

ISBN978-4-262-14595-2

23010010

STAFF
デザイン　横田洋子
イラスト　坂木浩子
　　　　　仲本りさ
編集協力　吉村典子
編集・執筆　早川景子

本書でご紹介したパーソン・センタード・ケアを実践していくときに役立つ3ステップは、本の制作をきっかけに、監修者である鈴木みずえと編集者早川景子がともに考え、提案し、研究を進めているものです。